REFERENZBUCH

TRIGGERPUNKT BEHANDLUNG

HILFE UND SELBSTHILFE

SIMEON NIEL-ASHER

REFERENZBUCH

TRIGGERPUNKT BEHANDLUNG

HILFE UND SELBSTHILFE

COPRESS

Titel der Originalausgabe: The concise book of trigger points: a professional and self-help manual

HINWEISE
Die Methoden, die in diesem Buch erläutert werden, ersetzen keine geeignete Therapie durch einen zugelassenen Manualtherapeuten. Zwar sind Beschwerden und Schmerzen durch Triggerpunkte verbreitet, dennoch kann manchmal eine tieferliegende Erkrankung dafür ursächlich sein. Es ist ratsam, immer eine Diagnose durch einen qualifizierten Arzt einzuholen und sich mit diesem abzustimmen, ehe Sie den Behandlungsmethoden in diesem Buch folgen.

Das *Referenzbuch Triggerpunktbehandlung* wird unterstützt durch die *Society for the Study of Native Arts and Sciences*, eine gemeinnützige Bildungsinstitution mit dem Ziel, interkulturelle Bildungsperspektiven zu entwickeln, die verschiedene wissenschaftliche, soziale und künstlerische Bereiche vernetzt, um eine ganzheitliche Sicht von Kunst, Wissenschaft, Geisteswissenschaft und Heilmethoden zu fördern sowie um Fachliteratur zum Verhältnis von Geist, Körper und Natur zu veröffentlichen und zu vertreiben.

WIDMUNG
Für meine Frau, meine Söhne, meine Mutter, meine Freunde, meine Familie und meine wunderbaren Patienten.

Bibliografische Information der Deutschen Nationalbibliothek
Die Deutsche Nationalbibliothek verzeichnet diese Publikation in der Deutschen Nationalbibliografie; detaillierte bibliografische Daten sind im Internet (http://dnb.dnb.de) abrufbar.

6., durchgesehene Neuauflage 2025

Übersetzung aus dem Englischen: Christa Trautner-Suder,
Dr. Iris Klofat (Fachberatung)

Satz und Redaktion der deutschen Ausgabe: Verlags- und Redaktionsbüro München, www.vrb-muenchen.de

ISBN 978-3-7679-1105-5
Druck: Dabas Printing House, Ungarn

www.copress.de

Inhalt

Zu diesem Buch

Herzlich willkommen zu einer spannenden Lese-Reise. Im Jahr 2003 bat man mich, die erste Ausgabe des hier vorliegenden Buches zu schreiben. Seitdem entwickelte sich das *Referenzbuch Triggerpunktbehandlung* zu einem bis heute weltweit in mehr als 20 Sprachen übersetzten Bestseller. Dieser enorme Erfolg und neueste Forschungsergebnisse spornten mich nun dazu an, mein Buch komplett zu überarbeiten und umzugestalten. Das Ergebnis halten Sie hier in Ihren Händen.

Ich weiß aus meiner langjährigen Erfahrung, dass viele Leserinnen und Leser dieses Buches völlig unnötigerweise unter Schmerzen und Einschränkungen leiden. Denn für viele Beschwerden gibt es rasche und wirksame Abhilfe durch die einfache Triggerpunktbehandlung. Deshalb freue ich mich sehr, Ihnen hiermit den aktuellen Stand der Forschung auf diesem Gebiet sowie moderne Methoden für Manualtherapeuten und einfache Selbsthilfeanleitungen für zu Hause vorstellen zu können. Und ich hoffe natürlich, dass auch Sie auf den folgenden Seiten individuelle Hilfestellung finden werden.

Simeon Niel-Asher
www.nielasher.com

Liste der Abkürzungen

ACh	Acetylcholin
ANS	Autonomes/Automatisches Nervensystem
ASC	Anterior sagital chain (Vordere sagittale Kette)
ATP	Adenosintriphosphat
BK	Bradykinin
COPD	Chronisch obstruktive Lungenerkrankung
CRAC	Contract-Relax/Antagonist Contract (Kontrahieren-Ent spannen/Antagonisten-Kontraktionstechnik
CRHR	Contract-Relax/Hold-Relax (Kontrahieren-Entspannen/Halten-Entspannen)
EMG	Elektromyographie
GI	Gastrointestinal
GSO	Golgi-Sehnenorgan
HLA	Humanes Leukozyten-Antigen
HNO	Hals, Nase, Ohren
ICT	(Inhibitions-)Kompressionstechnik
IT	Iliotibial
ITHP	Integrierte Triggerpunkthypothese
LD	Manuelle Lymphdrainage
MEP	Motorische Endplatte
MET	Muskelenergietechniken
MTP	Myofasziale Triggerpunkte
NAT	Niel-Asher-Technik
NLP	Neurolinguistische Programmierung
NMDA	N-Methyl-D-Aspartat
PIR	Postisometrische Relaxationstechnik
PMR	Polymodale Rezeptoren
PNF	Propriozeptive neuromuskuläre Fazilitation
PNS	Peripheres Nervensystem
RA	Riesenzellarteriitis
RI	Reziproke Inhibition
SCS	Strain-Counterstrain
SCM	Sternocleidomastoideus
SLE	Systemischer Lupus erythematosis
SPIAI	Spina iliaca anterior inferior
SPIAPS	Spina iliaca anterior superior
SR	Sarkoplasmatisches Retikulum
STP	Super-Triggerpunkt
TCM	Traditionelle Chinesische Medizin
TFL	M. tensor fasciae latae
TMG	Temporomandibulargelenk
TP	Triggerpunkt
ZNS	Zentralnervensystem

Einleitung

Über mich

Als ich 14 Jahre alt war, hörte ich durch meinen Großonkel Sidney Roseneil erstmals etwas über Osteopathie. Er war in den 1960er-Jahren Osteopath, Akupunkteur und Naturheilkundler, in einer Zeit, in der es in der modernen Medizin zu großen Veränderungen kam. Bereits damals empfand ich die Aussage, der Körper solle zur Selbstheilung ermutigt werden, als schlüssig. Die Osteopathische Manipulative Therapie (OMT) hebt die angeborene Fähigkeit des Körpers zur Selbstheilung hervor und lehrt Methoden, wie diese »halb-automatische« Reaktion ausgelöst werden kann. Der Körper verfügt über Selbstregulations- und Selbstheilungsmechanismen, die auch heute noch der modernen Medizin vielfach überlegen sind. Durch meine Arbeit als Osteopath habe ich gelernt, die kraftvolle »Sprache der Berührung« zu spüren und zu verstehen, die ganz ohne Worte auskommt. Als in meinem zweiten Studienjahr die Triggerpunkte (TP) auf dem Lehrplan standen, wurde mir schnell klar, dass es dabei um etwas ganz Besonderes geht. Die nächsten zweieinhalb Jahre verbrachte ich mit ein paar Freunden jedes Wochenende damit, den »Meister« David Warren zu besuchen, um bei ihm zu lernen und ihm bei der Arbeit zuzuschauen.

Seit dem Abschluss meiner Ausbildung im Jahr 1992 arbeite ich als vielbeschäftigter Osteopath, Forscher, Studierender und Lehrer. Seit über 22 Jahren durfte ich vielen tausend Patienten begegnen und ihnen helfen. Ich wurde vom Leben reich beschenkt: mit einer großartigen Familie, großartigen Freunden und einer wunderbaren internationalen Karriere. Ich bin erstaunlichen Menschen begegnet und habe sie auf ihrem Weg zur Heilung begleitet. Ich bin um die ganze Welt geflogen und habe mit Popstars, Hollywood-Schauspielern, Gurus, Politikern und Olympiasportlern gearbeitet. 1999 entwickelte ich eine moderne Triggerpunktmethode, die ich »Niel-Asher-Technik (NAT)« nannte. Der Auslöser dafür war, dass ich eines der am besten gehüteten Geheimnisse der Schmerzmedizin kennen- und verstehen lernte – die Triggerpunkttherapie.

Über Sie

Akute und chronische Schmerzen sind höchst motivierende Signale. Wenn wir unter Schmerzen leiden, sind wir verletzlich und greifen nach jedem Strohhalm. Sie waren vielleicht beim Arzt, haben eine Kernspinuntersuchung hinter sich, Bluttests gemacht und wurden dann mit einem Rezept nach Hause geschickt oder bekamen gesagt, es sei doch alles in Ordnung! Ja, vielleicht hat man Ihnen sogar gesagt, Sie würden sich den Schmerz nur einbilden. Danach haben Sie womöglich mit physikalischer Therapie, mit Ernährungsumstellung, Diäten, Akupunktur, Chiropraktik, Osteopathie, Massage, Bowen-Technik, Pilates und vielem mehr probiert, Ihren (keineswegs nur eingebildeten) Schmerz zu lindern: alles ohne Erfolg.

Hier sollte nun endlich die Triggerpunktbehandlung zum Einsatz kommen: Sie wirkt schnell, ist mit geringen Kosten verbunden, kann reproduziert werden, ist evidenzbasiert und leicht zu beherrschen.

Warum wird sie dann nicht von allen Ärzten und Manualtherapeuten praktiziert? Oder warum wissen manche gar nicht, was sie da tun? Denn tatsächlich nutzen viele Therapeuten in ihrer täglichen Praxis auf die eine oder andere Weise Triggerpunkte, ohne genau darüber Bescheid zu wissen. Doch je mehr sie darüber erfahren, desto höher die Effizienz, das Tempo und die Wirksamkeit der Behandlung.

Über den Schmerz

Muskuläre (myogene) Schmerzen und Dysfunktionen können durch viele Faktoren hervorgerufen werden wie Trauma, chronische Fehlhaltungen, Sportverletzungen und systemische Erkrankungen. Muskelschmerzen sind ein Schlüsselelement unseres Schutz- und Verteidigungsmechanismusses. Schmerz ist eine wertvolle Alarmglocke, die uns mitteilt, dass etwas nicht in Ordnung ist.

Zudem spielen Triggerpunkte bei einer ganzen Reihe von Krankheitszuständen eine Rolle und können andere Erkrankungen auch häufig »nachahmen«. Beschwerden, die von Kopfschmerzen, Ohrenschmerzen über Zahnschmerzen bis zu Rückenschmerzen, Tennisellenbogen (Epicondylitis lateralis) und sogar Schwindelgefühlen reichen, können von einem Triggerpunkt ausgehen.

In diesem Buch werden Sie lernen, wie Sie die Quelle Ihres Schmerzes herausfinden und zu Hause wirksam und einfach Abhilfe schaffen können.

Ich hoffe, dass die Therapeuten unter den Lesern, die bereits mit Triggerpunkten arbeiten, das Buch prägnant, praxisbezogen, klinisch relevant und hilfreich finden werden. In den Kapiteln 4 und 5 bespreche ich auch moderne Techniken an wie trockenes Nadeln, Spray-and Stretch-Technik (Sprühen und Dehnen), propriozeptive neuromuskuläre Fazilitation (PNF), moderne manuelle Positional Releasetechniken (PRT), und grundlegende NAT-Protokolle.

Über dieses Buch

Dieses Buch ist als Kurzreferenz-Handbuch aufgebaut und vermittelt nützliche Informationen über Triggerpunkte in den Hauptmuskeln des Skelettsystems. Diese Triggerpunkte sind entscheidend für Massage, Körperarbeit und physikalische Therapie. Die Informationen über jeden Muskel werden im gesamten Buch in einheitlicher Form präsentiert. Ein Beispiel wird in Abbildung 1 gegeben. Die Bedeutung der Überschriften ist fett gedruckt erklärt (für einige Muskeln wird nur eine gekürzte Version angegeben).

Myofaszien

Stellen Sie sich vor, Sie wären eine Orange. Ihre Haut ist die mit Haaren und Rezeptoren ausgestattete oberflächliche Faszie, deren Entsprechung bei der Orange die weiße feste Haut unter der Schale ist. Die Trennhäute um jede Orangenspalte sind die tiefen Faszien, und wenn Sie genau hinschauen, sehen Sie, dass sich der Saft in noch kleineren Faszientaschen befindet. Bis zu einem gewissen Grad sind wir alle einander ähnlich: Unsere Faszien sind überall – sie umwickeln und stützen Organe, Knochen und Sehnen. Dort, wo die Faszie den Muskel »einwickelt«, wird sie als *Myofaszie* bezeichnet. Die Faszie ist ein lebendes Gewebe und hat ein Gedächtnis. Sie wirkt außerdem beim Transport chemischer und anderer Substanzen im Körper mit. Wenn wir uns auf »myofasziale Triggerpunkte« beziehen, sprechen wir über einen Triggerpunkt in einem spezifischen Muskel und seine fasziale Hülle. Myofaszien verbinden viele Bereiche des Körpers miteinander, daher wird die Faszie manchmal auch als *Bindegewebe* bezeichnet.

X markiert den Hotspot

In den Bereichen der häufigsten Triggerpunkte habe ich Markierungen eingefügt, die aber keine exakten Lokalisationen, sondern Annäherungen sind. Geringfügige Veränderungen in Anatomie, Haltung oder gewichttragenden Strukturen beeinflussen die Lokalisation und Ausbildung von Triggerpunkten. In der Praxis werden Sie deshalb vielleicht feststellen, dass die tatsächliche Lokalisation der Triggerpunkte von den Punkten auf den Muskeln in den Kapiteln 7–12 leicht abweicht. Auch Unterschiede bei der Richtung, Amplitude und Druck (therapeutisch) beeinflussen die Lokalisation des Triggerpunktes.

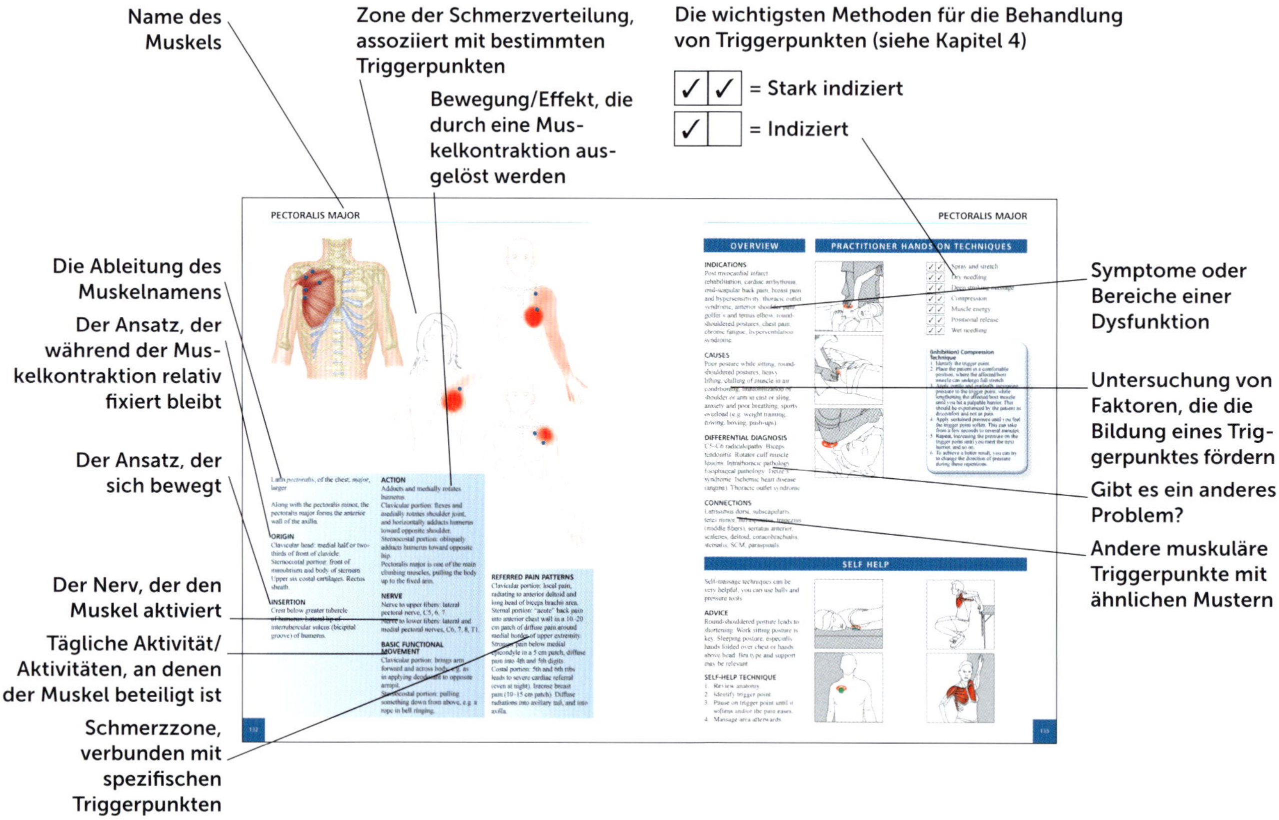

Abbildung 1: Musterseite für einen Muskel

Noch ein Wort zur peripheren Nervenversorgung

Das Nervensystem umfasst:

- Das Zentralnervensystem (ZNS) – d.h. das Gehirn und das Rückenmark
- Das periphere Nervensystem, einschließlich des autonomen Nervensystems – d.h. alle neuralen Strukturen außerhalb des Gehirns und des Rückenmarks

Das periphere Nervensystem besteht aus 12 paarigen Hirnnerven und 31 paarigen Spinalnerven (und deren nachfolgenden Verzweigungen). Die Spinalnerven werden nach dem Rückenmarksniveau beziffert, aus dem sie entspringen (das Rückenmarksniveau wird auch als »Spinalsegment« bezeichnet).

Für jeden Muskel, der in diesem Buch aufgeführt ist, wird die relevante periphere Innervation angegeben. Die Informationen über das spinale Segment* (Abbildung 2), aus dem die Nervenfasern entspringen, unterscheiden sich jedoch bei den verschiedenen Quellenangaben häufig. Dies erklärt sich aus der Schwierigkeit für Anatomen, der Verlauf einer einzelnen Nervenfaser im Gewirr anderer Nervenfasern zu verfolgen, wenn die Nervenfaser durch den Plexus läuft (Plexus = ein Netzwerk von Nerven; lateinisch für »Geflecht«). Daher wurden solche Informationen hauptsächlich durch empirische klinische Beobachtung und weniger durch Autopsie gewonnen.

Um eine möglichst genaue Information anzugeben, habe ich die von Florence Peterson Kendall und Elizabeth Kendall McCreary entwickelte Methode reproduziert. Kendall & McCreary (1983) kombinierten Informationen aus sechs bekannten anatomischen Referenztexten, insbesondere denen von Cunningham, deJong, Foerster & Bumke, Gray, Haymaker & Woodhall sowie Spalteholz. Ich ging nach dem gleichen Verfahren vor und unterzog die Ergebnisse anschließend einer Kreuzstudie mit denen von Kendall & McCreary. Das sich daraus ergebende System, bei dem der Schwerpunkt auf den wichtigsten Nervenwurzeln für jeden Muskel liegt, wurde für dieses Buch übernommen.

Nehmen wir als Beispiel den Musculus supinator, der vom tiefen Ast des Radialnervs C5, C6, (C7) versorgt wird. Das relevante Spinalsegment wird mit dem Buchstaben C bezeichnet und den Ziffern 5, **6**, (7). Fettgedruckte Zahlen (wie hier die 6) bedeuten, dass die meisten (oder mindestens fünf) Quellen hierin übereinstimmen. Zahlen, die nicht fett gedruckt sind (wie hier die 5) bedeuten, dass drei oder vier Quellen hierin übereinstimmen. Zahlen, die nicht fett gedruckt und in Klammern angegeben sind (wie hier die 7) bedeuten, dass hierin nur zwei Quellen übereinstimmen oder dass mehr als zwei Quellen diese als äußerst minimale Nervenversorgung bezeichnen. Wurde ein Spinalsegment nur von einer einzigen Literaturquelle genannt, wurde sie hier nicht berücksichtigt. Fett gedruckte Zahlen geben also die Hauptinnvervation an, nicht fett gedruckte Zahlen eine geringere Innvervation und Zahlen in Klammern eine mögliche oder seltene Innervation.

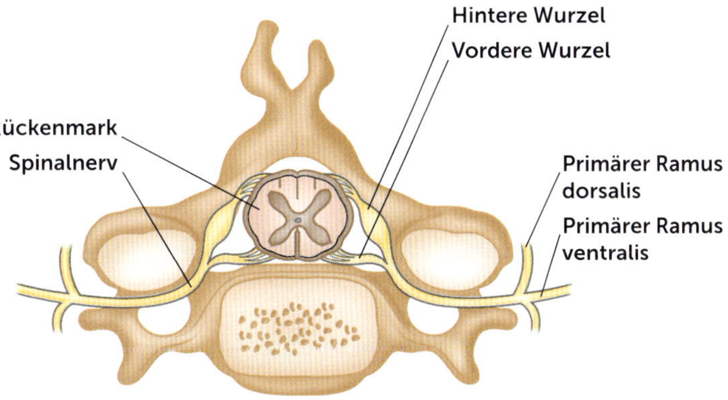

Abbildung 2: Ein Spinalsegment, das die Nervenwurzeln zeigt, die sich verbinden, um einen Spinalnerv zu bilden, der sich dann in vordere und hintere Äste verzweigt.

**Ein Spinalsegment ist der Teil des Rückenmarks, aus dem jeweils ein Paar von Spinalnerven entspringt (ein Paar besteht aus einem Nerv auf der linken und einem Nerv auf der rechten Seite des Körpers). Jeder Spinalnerv enthält motorische und sensorische Fasern. Bald nachdem der Spinalnerv durch das Foramen hindurchzieht (die Öffnung zwischen benachbarten Wirbelkörpern), teilt er sich in einen primären dorsalen Ast (dieser ist hinten gelagert) und einen primären ventralen Ast (dieser ist lateral oder vorne gelagert). Fasern aus dem Ramus dorsalis innervieren die Haut und die Extensorenmuskeln des Nackens und Rumpfes. Die vorderen Äste versorgen die Gliedmaßen, die Seiten und die Vorderseite des Rumpfes.*

1 Sich selbst heilen mit Selbsthilfetechniken

Eine wahre Geschichte

Fangen wir mit einer wahren Geschichte über John an, der nach Aussage seiner Mutter ein »sehr, sehr kranker kleiner Junge« war. Kurz vor seinem dritten Geburtstag wäre er beinahe an Scharlach gestorben. Mit fünf hatte er Keuchhusten und Windpocken, seine Gesundheit blieb sehr labil. Als Teenager bekam er Verdauungsprobleme und wog mit 14 Jahren 43 kg. Irgendwann wurden bei ihm schließlich Colitis und Zöliakie diagnostiziert. Außerdem litt er unter Rückenschmerzen. Als John 17 Jahre alt war, war sein Vater so beunruhigt, dass er ihn in die Mayo Clinic in Rochester, Minnesota, schickte, wo die Addisonsche Krankheit der Nebennierenrinden diagnostiziert wurde.

Mit der Zeit entwickelte John Muskelschmerzen. Seine Probleme begannen nach einem Unfall während des Militärdienstes, der eine größere Rückenoperation zur Folge hatte. Diese war nur teilweise erfolgreich, deshalb wurde er medikamentös weiterbehandelt und erhielt eine Rückenbandage. Doch seine Schmerzen wurden schlimmer und schlimmer. Mit der Zeit konnte John seine Zehen nicht mehr berühren und nicht einmal seine Schuhe zubinden. Manchmal musste er an Krücken gehen, er nahm permanent Medikamente ein. Diese halfen ihm vorübergehend, hatten aber unerwünschte Nebenwirkungen wie Depressionen, Osteoporose, chronische dauerhafte Muskelschmerzen und Muskelspasmen.

Janet and John

Als John Ende dreißig war, stellte ein Freund ihn der Ärztin Dr. Janet Travell vor, die Pionierarbeit für eine neue Behandlungsmethode leistete, die *myofasziale Triggerpunkttherapie*. Sie behandelte ihn regelmäßig, empfahl ihm Absatzerhöhungen und einen Schaukelstuhl, um seine Schmerzen zu lindern. Nach nur wenigen Wochen ging es John allmählich besser. Endlich konnte er seine Schmerzen in Schach halten, und diese gingen sogar zurück. Die Behandlungen von Dr. Travell waren so außerordentlich erfolgreich, dass sie John ermöglichten, eine wunderbare Karriere zu verfolgen – eine Karriere, die die Welt verändern sollte!

Johns Probleme waren biomechanischer Natur – seine Muskeln hatten Triggerpunkte entwickelt. Die Behandlung von Dr. Travell war eine »natürliche«, und sie war einfach. Sie hatte einen Weg gefunden, die verborgenen Schmerzcodes, die in seinem muskuloskelettalen System eingeschlossen waren, zu lösen. John würdigte die Arbeit von Dr. Travell öffentlich, und bald nachdem er Präsident der Vereinigten Staaten wurde, ernannte er Janet zu seiner »Leibärztin« – die erste Frau und einige der wenigen Zivilpersonen, die diesen Posten je innehatten.

Dr. Travell setzte ihre Forschungen noch bis zu ihrem Tod 1997 im Alter von 95 Jahren fort und entwickelte ihre Theorien und wissenschaftlichen Modelle zu den Triggerpunkten. Mit der Zeit wurde ihr Erbe umfassend erforscht, ausgeweitet und validiert. Nun können auch Sie von ihren einfachen, aber sehr wirkungsvollen Techniken profitieren.

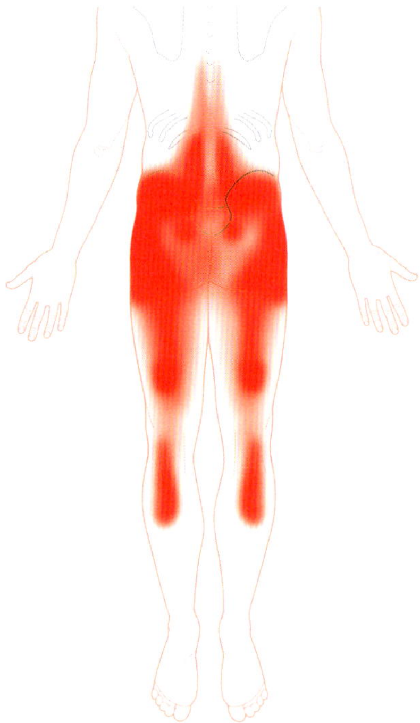

Abbildung 1.1: John F. Kennedys vermutliches Schmerz-Verteilungsmuster
Unterer Anteil des M. erector spinae bilateral, Mm. gluteus maximus, minimus und medius bilateral, M. tensor fasciae latae bilateral, M. gastrocnemius bilateral.

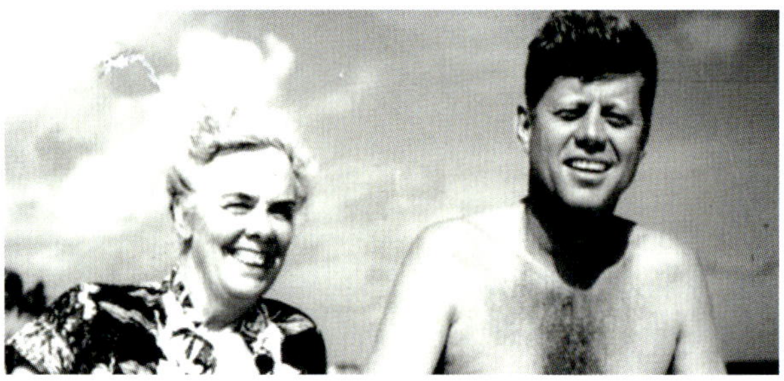

Abbildung 1.2: Foto von Janet Travell und John F. Kennedy. Ihre berühmteste Erfolgsgeschichte.

Ein paar Worte vorab

Es gibt viele Gründe, warum Sie Triggerpunkte haben können, daher ist es wichtig, Triggerpunktschmerzen immer im Zusammenhang mit Ihrem ganzen Körper zu betrachten. Es muss betont werden, dass die Techniken, die in diesem Buch angeboten werden, kein Ersatz für eine Therapie durch einen qualifizierten Therapeuten sind. Selbst wenn Schmerzen und Beschwerden aus Triggerpunkten sehr häufig sind, kann sich dahinter manchmal eine Erkrankung verbergen. *Es ist ratsam, immer eine genaue Diagnose durch einen qualifizierten Arzt oder durch einen sehr erfahrenen Manualtherapeuten stellen zu lassen.*

Akuter und chronischer Schmerz

Statistiken zufolge sind myofasziale Triggerpunkte in 75 bis 95 % der Fälle von Muskelschmerzen die primäre Ursache! Daher ist die Wahrscheinlichkeit sehr hoch, dass es Ihnen helfen wird, Ihre Schmerzen zu überwinden, wenn Sie verstehen, was Triggerpunkte sind, und wenn Sie lernen, wie man diese »ausschalten« kann.

Triggerpunkte können verschiedene Ursachen haben. Einige von den häufigsten Faktoren, die man in Betracht ziehen sollte, sind die folgenden:

- Kopfvorhalte (oberes gekreuztes Syndrom)
- Gerundete Schultern (unteres gekreuztes Syndrom)
- Kopfneigung auf eine Seite (Telefonhaltung)
- Berufliche/ergonomische Stressoren
- Krummes Stehen (unteres gekreuztes Syndrom)
- Krummes Sitzen (z.B. Arbeiten am Computerbildschirm/Ergonomie)
- Sitzen mit übergeschlagenen Beinen
- Gewohnheitshaltungen und/oder Gewohnheiten
- Sitzen am Steuer
- Seitliche Verkrümmung der Wirbelsäule (Skoliose)
- Überbeweglichkeit der Gelenke
- Schweres Heben/Tragen
- Temporomandibulargelenkssyndrom
- Schleudertrauma
- Primär kürzere untere Extremität
- Repetitive Aktivitäten oder Sport
- Chronischer Vitamin- und/oder Mineralstoffmangel
- Eisenmangel und Schilddrüsenunterfunktion
- Durch Medikamente induziert (iatrogen)

Bei allen langanhaltenden oder chronischen Schmerzen werden Kompensationsmuster und Adaptationen in zahlreichen lokalen und sogar vom Schmerzgebiet entfernten Muskeln auftreten.

Triggerpunkte können aktiv (schmerzhaft) oder inaktiv (latent) sein; sie können sich auch in Sekundärmuskeln oder als Satelliten in der Nachbarschaft des primären Schmerzes manifestieren. Sie können zudem die folgenden Erkrankungen imitieren: Angina pectoris, Bursitis, Prostatitis, Appendizitis, Zystitis und Arthritis, Ösophagitis, Karpaltunnelsyndrom, eine entzündliche Beckenerkrankung, Divertikulosis, Tietze-Syndrom (Costochondritis), Ischias, Schmerzen durch einen Herzanfall oder eine Gallenblasenkolik.

Die Grundlagen der Triggerpunkte

Der Begriff *Triggerpunkt* wurde im Jahr 1942 von Dr. Janet Travell geprägt, um schmerzhafte Knoten oder Knötchen zu beschreiben, die innerhalb von festen Muskelbändern gefühlt werden können. Alle Triggerpunkte scheinen folgende Merkmale zu besitzen:

- Häufig sehr starker Schmerz an einem bestimmten Punkt
- Ein Knötchen befindet sich in einem Hartspannstrang (Taut Band)
- Druck reproduziert die Schmerzsymptome, mit Ausstrahlungen in einem spezifischen und reproduzierbaren Verteilungsmuster (Schmerzkarte)
- Schmerzen können durch Ergebnisse neurologischer Untersuchungen nicht erklärt werden

Eines der wichtigsten Merkmale von Triggerpunkten ist, dass sie in Muskeln eingebettet sein können, die weit von dem Punkt der Schmerzempfindung entfernt sind. Zum Teil gelingt es vielen Therapien aus diesem Grunde nicht, Abhilfe zu schaffen. In den meisten Fällen konzentrieren sich Therapeuten und Ärzte auf die schmerzhafte Stelle, statt nach der Quelle des Schmerzes zu suchen. Ein Triggerpunkt führt zur Verkürzung und Verdickung des Gastmuskels, was zu Druck auf Nerven und Blutgefäße führen kann und seine Funktion reduziert. Wenn Sie Triggerpunkte und ihre Verteilungsmuster verstehen, wird Ihnen dies helfen, zur Quelle Ihrer Schmerzen zu finden.

Was sind die Eigenschaften von Triggerpunkten?

Unsere Sprache zur Beschreibung von Empfindungen ist nicht sehr hoch entwickelt: Leider haben wir noch kein passendes Vokabular entwickelt, um in Worte zu fassen, was wir mit unseren Händen spüren. Dennoch will ich zu beschreiben versuchen, wie sich Triggerpunkte anfühlen:

- Kleine Knötchen in der Größe eines Stecknadelkopfes
- Erbsengroße Knötchen
- Große Knoten
- Mehrere große Knoten nebeneinander
- Schmerzempfindliche Stellen, eingebettet in feste Bänder von halbharten Muskeln, die sich wie eine Schnur anfühlen
- Seilähnliche Bänder nebeneinander, wie halb gekochte Spaghetti
- Erhöhte Hauttemperatur am Triggerpunkt im Vergleich zur Umgebung (wegen der erhöhten metabolischen/autonomen Aktivität)

Was ist die Triggerpunkttherapie?

Die Triggerpunktherapie umfasst verschiedene Techniken, die zum Ziel haben, diese schmerzhaften Knoten zu deaktivieren. Viele Behandlungsansätze sind praktisch durchführbar, sie »gehen über die Hände« und können zu Hause mit einem Partner oder alleine mit Behandlungshilfen für Triggerpunkte durchgeführt werden. Kombiniert mit einigen einfachen Veränderungen des Lebensstils kann die Triggerpunkttherapie zu dramatischen, sofortigen und anhaltenden Ergebnissen führen.

Die Therapieziele sind einfach:

- Den oder die korrekten Triggerpunkt(e) identifizieren
- Herausfinden, wie oder warum sie sich manifestiert haben
- Geeignete Techniken anwenden, um den Punkt/die Punkte zu deaktivieren
- Strategien entwickeln, um zu verhindern, dass sie wiederkommen

Druck auf die Triggerpunkte …

- … betäubt und reduziert die Schmerzen in der behandelten Region und in der Region, in der die Schmerzen wahrgenommen werden,
- … schwächt die Mechanismen der Schmerzrückkoppelung ab,
- … durchbricht den Teufelskreis von Schmerz und Muskelkrampf,
- … dehnt verhärtete Strukturen und hat damit einen indirekten Effekt auf andere Gewebe,
- … öffnet die folienähnliche myofasziale Hülle, die die Muskeln umgibt, und stützt,
- … regt die Durchblutung an, um Abfallstoffe und Gifte zu entfernen,
- … vermehrt die Ausschüttung wirksamer schmerzstillender Substanzen, genannt Endorphine,
- … beeinflusst das autonome/automatische Nervensystem.

Was ist eine »Karte« für übertragenen Schmerz?

Der durch Triggerpunkte übertragene Schmerz ist nicht das Gleiche wie der übertragene Schulterschmerz einer Appendizitis oder wie die Kiefergelenk-/Armschmerzen, die mit einem Herzanfall zusammen auftreten! Wenn Sie einen schmerzhaften Triggerpunkt 5–6 Sekunden drücken, sollten ein Teil der auf der Abbildung dargestellten Zonen oder auch alle Zonen aktiviert werden: dies sollte Ihre Symptome reproduzieren, die häufig von der Region, die gedrückt wird, entfernt sind.

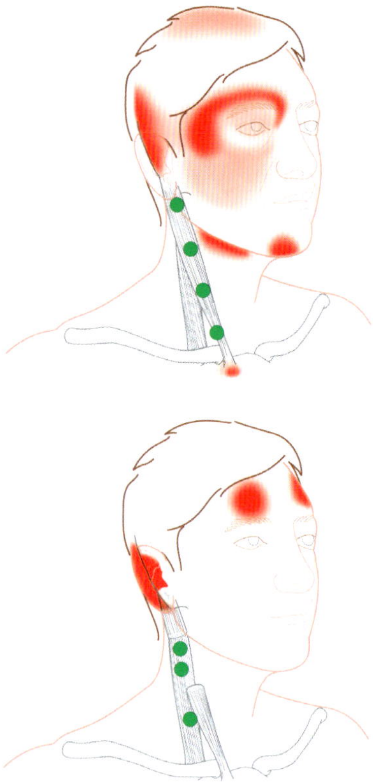

Abbildung 1.3: Die Schmerzübertragungsmuster des M. sternocleidomastoideuss.

Was ist das autonome Nervensystem (ANS)?
Unser ANS kontrolliert unsere vegetativen Funktionen wie Schwitzen, Verdauen und Atmen. Triggerpunkte können zahlreiche verwirrende Symptome des ANS hervorrufen oder zu deren Erhalt beitragen wie Schwitzen, Erblassen der Haut, Kältegefühl, Gänsehaut, Rötung, exzessives Schwitzen, Benommenheit, Dysmenorrhöe, Probleme beim Toilettengang, Ohrenschmerzen, Steifheit und Schwierigkeiten beim Atmen.

Selbstbehandlung

Es wirkt bereits therapeutisch, wenn Sie verstehen, was Triggerpunkte sind und wie diese zur Ursache Ihrer Schmerzen werden können. Sind Ihre Schmerzen im therapeutischen Kontext reproduzierbar, verschafft Ihnen dies ein wirksames Mittel zur Selbsthilfe. Mir ist es wichtig, meine Patienten zu befähigen, selbst zu Ihrer Besserung beitragen zu können und zu erkennen, dass »Wissen Macht ist«. Bitte beschäftigen Sie sich mit dem Behandlungsprozess und informieren Sie sich, bevor Sie beginnen.

Selbstbehandlung wird Ihnen helfen, zu Hause und ohne einen Therapeuten Ihre Schmerzen selbst zu verstehen, damit umzugehen und sie zu kontrollieren. Wenn Sie sich einmal daran gewöhnt haben, mit Triggerpunkten zu arbeiten, werden Sie sogar feststellen, dass Ihre Freunde, Verwandten und Nachbarn eine Behandlung wünschen. Wer weiß, vielleicht werden Sie ja selbst einmal Therapeut!

In diesem Buch habe ich die wirksamsten Selbsthilfe- und Dehntechniken dargestellt, die sich in meinen vielen Jahren als Therapeut bewährt haben.

WelcheAusrüstung brauche ich?
Sie sollten ein Bett (oder eine Couch) benützen, manchmal reicht auch ein Tisch mit einer weichen Auflage aus. Sie brauchen etwas Creme oder Lotion für die Streichmassagetechniken sowie wohl einige Druck-»Hilfsmittel«, um Ihre Finger und Hände zu schonen.

Woher weiß ich, dass dies ein Triggerpunkt ist?
Achten Sie auf die folgenden Punkte:

- Steifheit im betroffenen Muskel (Gastmuskel)
- Schmerzempfindlicher Punkt (starker Schmerz)
- Tastbarer fester Knoten oder Hartspannstrang
- Anwesenheit von übertragenem Schmerz
- Die (genaue) Reproduktion der Symptome
- Mögliche Verminderung der Hautelastizität in der Region des Triggerpunktes

Der betroffene Bereich kann feuchter oder wärmer (oder auch kälter) sein als das umgebende Gewebe und sich ähnlich wie Schleifpapier anfühlen.

Mit welchen Bereichen der Hände sollte ich die Triggerpunkte tasten? (siehe Abbildung 4.1 in Kapitel 4)

- Fingerbeere bzw. Fingerkuppe
- Flache Finger
- Pinzettengriff: Greifen Sie den Muskelbauch zwischen dem Daumen und den anderen Fingern und rollen Sie die Muskelfasern vor und zurück.
- Palpation mit der flachen Hand: Nutzbar in der Bauchregion (Viszera)
- Ellenbogen: Erlaubt einen stärkeren und kürzeren Hebel, was ein Vorteil sein kann.

Wie drücke ich einen Triggerpunkt bei mir selbst?
Es gibt zwei sehr einfache, sichere und effektive Techniken: (1) die ischämische Kompressionstechnik und (2) die tiefe Streichmassage.

Wieviel Druck wende ich auf?
Als Faustregel gilt: Je schmerzhafter das Gewebe, umso langsamer und tiefer der Druck. In allen Fällen sind die Schlüsselwörter »langsam arbeiten«, »sensibel«,»gründlich«. Die tiefe Streichmassage sollte sich etwa so anfühlen, als ob man vorsichtig Zahnpasta aus der Tube drückt.

Weitere Faktoren, die den erforderlichen Kraftaufwand bestimmen, um eine Veränderung zu bewirken, sind der Muskeltyp (phasischer Muskelfasertyp I/tonischer Muskelfasertyp II) und Ihr Körperbau. Dies wird sich auf die Tiefe der Behandlung auswirken. Wenn Sie untersetzt sind, werden Sie ziemlich kraftvoll arbeiten müssen, besonders an der posturalen Muskulatur. Wenn Sie schlank sind, brauchen Sie nicht soviel Kraft, um eine Veränderung im Gewebe zu bewirken (siehe Kapitel 2).

In welche Richtung sollte der Druck ausgeübt werden?
Es ist wünschenswert, einen stetigen tiefen direkten Druck auf den Knoten oder erbsenähnlichen Triggerpunkt auszuüben. Ich habe versucht, dies durch die Vorstellung einer heißen Zone darzustellen.

Das Herz des Triggerpunktes befindet sich irgendwo in dieser Zone. Sie müssen die Richtung des Drucks finden, die womöglich exakt die Schmerzen reproduziert. Es verblüfft mich häufig, dass bereits eine leichte Veränderung in der Richtung des Drucks an anderer Stelle einen völlig anderen Schmerz verursachen kann. Sie werden es merken, wenn Sie »dort« sind.

Abbildung 1.4: Heiße Zonen

Woher weiß ich, wann ich genug Druck ausgeübt habe?
Drücken Sie den Triggerpunkt 6 Sekunden lang:

- Wenn die Schmerzen schnell verschwinden, halten Sie den Druck weiter, bis der Triggerpunkt weich wird oder sich unter Ihrem Druck löst.
- Bleiben die Schmerzen gleich oder werden sie schlimmer, pausieren Sie 15 Sekunden lang und versuchen es anschließend erneut.
- Falls nötig dreimal wiederholen.
- Wenn sich der Triggerpunkt nach dem dritten Mal immer noch nicht deaktivieren lässt, notieren Sie das – es könnte sich um einen sekundären oder Satellitenpunkt handeln.

Was mache ich, nachdem ich den Druck auf einen Punkt beendet habe?
Lassen Sie jeder tiefen Gewebearbeit eine sanfte generalisierte Effleurage-Massage folgen. Die Region, in der Sie einen tiefen Druck ausgeübt haben, kann noch empfindlich sein, aber vermeiden Sie diese Region nicht. So helfen Sie, die schmerzinduzierenden Toxine aus der Region zu beseitigen und die Reparatur der Faszie zu stimulieren.

Sind Triggerpunkte und übertragene Schmerzmuster bei allen gleich?
Grundsätzlich ja, aber sie können sich je nach Größe, Figur, Gewicht etc. verschieben. Diese Faktoren beeinflussen auch die verschiedenen Faszienebenen und damit die Lokalisation der Triggerpunkte. Ähnlich kann ein Narbengewebe oder ein Keloid eine Veränderung im myofaszialen Belastungsmuster und damit auch in der Lokalisation des Triggerpunktes verursachen.

Wie sieht es mit der Ausrichtung der Muskelfasern aus?
Je nach ihrer Lokalisation im Körper und nach ihrer Aufgabe sind Muskelfasern in verschiedenartigen Strukturen angeordnet (siehe Abbildung 2.4 in Kapitel 2). Das erlaubt den Muskeln, entweder mehr Kraft oder eine spezifischere Kraft zu erzeugen. Entsprechend der Anordnung der Muskelfasern im jeweiligen Muskel wird ein zentraler Triggerpunkt anders lokalisiert werden. In der Faseranordnung des vielseitig gefiederten Muskels (M. multipennatus) können mehrere Triggerpunkte in der Mitte jeder funktionalen Komponente existieren.

Welche Cremes oder Lotionen kann ich verwenden?
Meist ist es besser, auf Öle zu verzichten, da Sie sonst von den Druckpunkten wegrutschen können, wenn Sie sie einmal gefunden haben. Ich verwende die einfache blaue Nivea-Creme. Alternativen sind Arnikacreme oder eine einfache wasserlösliche Creme, die mit Vitamin E-Öl gemischt ist (einen Holzlöffel dafür verwenden).

Vaseline, Talkumpulver oder Massageöl können ebenfalls benützt werden, wenn Sie eine Allergie gegen Lanolin haben.

Wie häufig soll behandelt werden?
Nach meiner Erfahrung sollten diese manuellen Selbstbehandlungen vorsichtig durchgeführt werden und nicht öfter als einmal am Tag, vorzugsweise im Abstand von drei bis vier Tagen. Bälle, Rollen oder Haken können bis zu 10 Minuten pro Sitzung benützt werden und bis zu sechsmal pro Tag.

Hilfsmittel

Während Finger, Ellenbogen und Daumen die bequemsten Instrumente für die Behandlung bleiben, wurde eine Reihe von Selbsthilfewerkzeugen entwickelt, um Triggerpunkte zu behandeln. Dazu gehören:

- Bälle
- Stöcke
- Knäufe
- TOLA-System
- Rollen (Schaumstoff)

Jedes dieser Hilfsmittel hat einen anderen Behandlungseffekt. Im Allgemeinen sind sie dafür gedacht, entweder Druck auf einen spezifischen Triggerpunkt auszuüben oder die Muskeln nach der Behandlung zu dehnen. Hilfsmittel wie Bälle und Knäufe können Sie anstelle Ihrer Hände und Ellenbogen verwenden, um den Druck zu erhöhen und die Belastung für Ihre Finger zu reduzieren. Andere Hilfsmittel wie das TOLA-System erlauben Ihnen, auch schwer erreichbare Punkte zu behandeln.

Die Hilfsmittel können im Stehen, Sitzen, Liegen oder in der Seitlage benutzt werden. Ein aktiver Triggerpunkt wird schnell überstimuliert, daher sollte der Druck vorsichtig und sanft angewendet werden, bis er »genau richtig« ist. Sie sollten den Punkt so lange drücken, bis er weich wird oder der Schmerz nachlässt. Es ist in Ordnung, Druckwerkzeuge bis zu sechsmal am Tag zu verwenden, je nach der Chronizität des Problems.

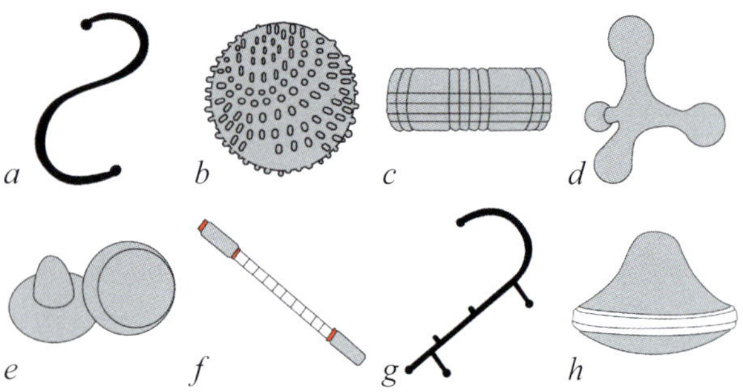

Abbildung 1.5: Hilfsmittel zur Selbstbehandlung von Triggerpunkten a) Backnobber, b) Ball, c) Faszienrolle aus Schaumstoff, d) Jackknobber e) Knobble (Massageknauf), f) Massagestick g) Thera Cane, h) Tola-Knauf

Wie oft sollte ich einen Triggerpunkt mit Bällen oder Haken behandeln?

Das hängt davon ab, wie akut oder chronisch das Problem ist. Bei einem chronischen Triggerpunkt können Sie den Bereich bis zu sechsmal am Tag behandeln: Beharrlichkeit zahlt sich aus. Ein akutes Problem verlangt weniger Arbeit am Triggerpunkt als ein chronisches. Bei einem erfahrenen Therapeuten wird die Behandlungssequenz anders aussehen. Es variiert also von Fall zu Fall.

Kann ich etwas falsch machen?

Wenn Sie den korrekten Triggerpunkt identifizieren und ihn mit liebevoller Sorgfalt behandeln, vermutlich nicht. Bis zu 48 Stunden nach der Behandlung kann noch eine gewisse Schmerzhaftigkeit, ähnlich einem Muskelkater vorherrschen. Wenn diese bleibt oder sich das Befinden verschlechtert, beenden Sie bitte sofort die Behandlung und holen Sie erneut die Meinung eines Arztes ein.

Wird es zu Ekchymosen kommen?

Ekchymosen sollten nicht auftreten, wenn Sie sich an die Anleitungen halten, es sei denn, Sie nehmen ein blutverdünnendes Medikament ein. Mit der Zeit und mit der Erfahrung werden Ekchymosen immer seltener auftreten. Ich habe herausgefunden, dass es nicht die Tiefe der Behandlung (Kraft) ist, die zu Blutaustritten führen wird, sondern üblicherweise der zu schnell ausgeführte Druck (Geschwindigkeit). Versuchen Sie, die Muskeln und empfindlichen Knötchen unter der Haut zu fühlen. Arnikacremes und -tabletten sollen die Inzidenz und Schwere der Ekchymosen reduzieren. Leider entwickeln manche Menschen leichter als andere eine Ekchymose.

Tipp

Versuchen Sie, die Muskeln und die schmerzempfindlichen Knötchen unter der Haut zu tasten. Bauen Sie den Druck langsam auf, und beenden Sie ihn nicht zu schnell.

Werde ich danach Schmerzen verspüren oder Nebenwirkungen erfahren?

Nicht selten treten 24–36 Stunden nach der Behandlung Schmerzen oder Ekchymosen auf, dabei ist aber nicht klar, ob es sich um Wirkungen/Nebenwirkungen der Behandlung handelt. Nach einer Manipulation der Halswirbelsäule sind Behandlungsreaktionen am stärksten. Dazu gehören auch andere assoziierte Symptome wie Müdigkeit oder grippeähnliche Empfindungen, erhöhter Harndrang, Lethargie, erhöhte Schläfrigkeit.

Dehnen (Stretching)

Es ist ratsam, am Tag der Behandlung stündlich zu dehnen und dann dreimal pro Tag für die Dauer von einigen Wochen bis zu mehreren Monaten. Dehnungsdiagramme für jeden Muskel werden, soweit zweckmäßig, gezeigt.

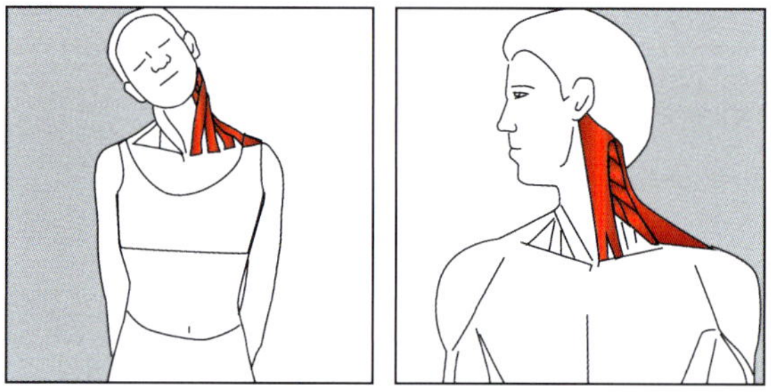

Abbildung 1.6: Dehnübungen für den M. sternocleidomastoideus

Lebensstil und Ernährung

Gesundheitliche Probleme wie ein Mangel an Folsäure, Eisen, Vitaminen und/oder Mineralstoffen können sowohl zur Triggerpunktaktivität beitragen, als diese auch aufrechterhalten. Es sollte beachtet werden, dass sich Sehnen unter dem Einfluss von Nikotin nicht reparieren! In unserem heutigen Leben werden Muskeln und Sehnen häufig unterfordert, was zu inneren Fetteinlagerungen und zunehmender Anfälligkeit für Verletzungen führt. Weitere Faktoren wie fettes Essen und Exposition gegenüber freien Radikalen können ebenfalls einen zerstörerischen Effekt auf unsere Weichteile haben. Nahrungsergänzungsmittel wie Omega-3-Fettsäuren, Zink, Magnesium, Eisen und die Vitamine K, B12 und C sowie Folsäure können Ihre Erholung beschleunigen.

NAT-Protokolle zur Selbsthilfe

Ich habe meine Standard-NAT-Protokolle am Ende jeder farbigen Abhandlung zu den einzelnen Muskeln beigefügt. Wie Sie sehen werden, sind darin »Super-Triggerpunkte« enthalten. Obwohl es keine »Einheits«-Lösung für alle Körperbereiche gibt, habe ich Protokolle beigefügt, die vielen tausenden von Patienten über die Jahre hinweg geholfen haben. Weitere Informationen zu Super-Triggerpunkten und NAT finden Sie in Kapitel 6.

Was ist mein Triggerpunkt?

Zu Beginn jedes farbigen Muskelkapitels (Kapitel 7–12) finden Sie eine regionale Triggerpunkt-Checkliste. Schauen Sie sich diese Muskelseiten sehr genau an, um herauszufinden, ob Ihnen eine dieser Schmerzkarten bekannt vorkommt. Die Liste von Symptomen in Tabelle 1.1 (unten) sollte Ihnen ebenfalls helfen, Ihre Suche nach dem Triggerpunkt einzuschränken.

Zeichen und Symptome	**Möglicher Sitz von Triggerpunkten (TP)**
Abgeschwächte Wahrnehmung der Lichtintensität (Dämmersehen)	M. sternocleidomastoideus
Anorexie	M. rectus abdominis
Atemzugvolumen, Verminderung des	M. serratus anterior, Mm. intercostali
Auge, Druck im	M. splenus capitis
Auge, exzessive Tränenproduktion	Vorderer Bereich des M. temporalis, mittlerer M. temporalis, sternaler M. sternocleidomastoideus, M. frontalis, oberer M. orbicularis oculi
Auge, Rötung des	M. frontalis, oberer M. orbicularis oculi, sternaler M. sternocleidomastoideus
Auge, Unfähigkeit das Oberlid zu heben oder Verlangsamung beim Heben des Oberlids	Sternaler M. sternocleidomastoideus mit Spasmus des M. orbicularis oculi
Augenreizung, Rötung	M. sternocleidomastoideus, extrinsische Augenmuskeln
Augenschmerz hinter dem Auge	M. temporalis, M. occipitalis, M. trapezius
Augenschmerz, tiefer	Sternaler M. sternocleidomastoideus
Augenschmerzen	M. sternocleidomastoideus, M. occipitalis, M. longus capitis
Autokrankheit/ Seekrankheit	M. sternocleidomastoideus
Bauchkrämpfe/Koliken	M. rectus abdominis – periumbilikaler Rand
Bettnässen	Aktive TP in der unteren Bauchmuskulatur
Blähungen	M. transversus abdominis, M. rectus abdominis
Blasenschmerzen	Oberer Anteil des M. adductor magnus
Bruxismus (Zähneknirschen/Aufeinanderpressen der Zähne)	M. temporalis
Daumenkrämpfe	M. abductor pollicis longus
Diffuse Bauchschmerzen/gynäkologische Schmerzen	Unterer M. rctus abdominis, oberer M. adductor magnus
Druckgefühl in den Ohren/Nachlassendes Hörvermögen/ Geräusch-überempfindlichkeit (Hyperakusis)/Schwerhörigkeit (Hpoakusis)	M. pterigoideus, M. masseter
Durchfall	Unteres abdominales Gebiet, rechter unterer M. rectus abdominis, M. transversus abdominis
Dyspareunia (Schmerzen beim Sex)	M. piriformis, oberer M. adductor magnus
Einklemmung der Arteria radialis	M. pectoralis minor
Empfindlichkeit gegenüber Geräuschen und Licht	M. occipitalis
Erbrechen	Bauchmuskeln (vor allem M. rectus abdominis)
Erbrechen im Schwall	Beidseitiger Triggerpunkt, der ein »Aufstoßen« auslöst, bei oder direkt unter dem Rippenwinkel der 12. Rippe
Fasciitis plantaris	Oberflächliche/tiefe intrinsische Fußmuskeln
Flatulenz	Bauchmuskeln
Fuß, Fußheberschwäche, Schlappfuß	M. tibialis anterior
Genitalschmerz	Oberer M. adductor magnus, M. transversus abdominis
Geschwollene Drüsen, Gefühl von	M. digastricus, M. sternocleidomastoideus, M. pterygoideus, vordere Halsmuskulatur
Gestörte Gewichtswahrnehmung von Objekten in der Hand	M. sternocleidomastoideus
Greifkraft, Verlust der	M. infraspinatus, Mm. scaleni, Handextensoren, M. brachioradialis, M. abductor pollicis brevis
Hodenhochstand	Mm. multifidii, M. erector spinae
Hohe 1. Rippe	M. scalenus anterior (kann das Kostoklavikular-Syndrom verursachen/dazu beitragen)

Zeichen und Symptome	Möglicher Sitz von Triggerpunkten (TP)
Husten, trockener Husten	Konvergenzregion des sternalen M. sternocleidomastoideus und des M. pectoralis
Hyperakusis (Geräusch-überempfindlichkeit)	M. temporalis, M. pterygoideus medialis
Impingement-Syndrom der Schulter	M. serratus anterior
Impotenz	M. piriformis und andere kurze laterale Rotatoren, Einklemmung des Nervus pudendus und der Blutgefäße
Inkontinenz, urinal und fäkal	M. obturator internus (beidseits)
Instabile Hüfte	Extension von M. rectus femoris und oberer M. vastus intermedius
Instabiles Knie (»Wackelknie«)	M. vastus medialis, M. vastus lateralis
Kardiale Arrhythmie (Herzrhythmusstörung)	M. pectoralis major zwischen 5. und 6. Rippe, in der Mitte zwischen Brustwarze und Sternum rechtsseitig (zuerst sternale TP deaktivieren), M. pectoralis minor
Kieferöffnung, Einschränkung der	M. masseter, zahlreiche TP im Gebiet; der M. zygomaticus major allein kann eine Einschränkung der Kieferöffnung um 10–20 mm bewirken
Klingeln in den Ohren/ Ohrgeräusche	M. pterygoideus, M. masseter, medialer M. pterygoideus, M. splenius capitis, M. sternocleidomastoideus, M. temporalis
Kloß im Hals	M. longus colli, M. longus capitis, M. pterygoideus
Kniescheibe, verriegelt	M. vastus medialis, M. vastus lateralis
Knieschwäche	M. rectus femoris, M. popliteus
Koliken	M. transversus abdominis, M. rectus abdominis
Kopfdruck/Druckgefühl in den Nasennebenhöhlen/ Obstruktion der Nasennebenhöhlen	M. masseter, M. pterygoideus, internasale und Sinusbereiche
Kurzatmigkeit	M. levator scapulae, Mm. scaleni
Lichtempfindlichkeit	M. frontalis, M. orbicularis oculi superior, sternaler M. sternocleidomastoideus, M. rectus capitis
Lumbago/Schmerzen im unteren Rücken	M. iliocostalis lumborum, M. longissimus thoracis, M. piriformis und weitere kurze laterale Rotatoren, M. erector spinae, M. quadratus lumborum, M. gluteus medius, M. psoas major
Nahrungsunverträglichkeit	M. transversus abdominis
Nasen- und Nasennebenhöhlenverstopfung	M. sternocleidomastoideus, lateraler M. pterygoideus
Obere respiratorische Dysfunktion	M. pectoralis major (bronchii), Interkostalmuskulatur
Phantomschmerzen in den Gliedmaßen	Nach Amputation verursachen TP im Gewebe des fehlenden Organs (Bein, Arm, Mamma) oder der Organumgebung, Schmerzen
Postnasales Tropfen	M. pterygoideus, M. sternocleidomastoideus, vordere Halsmuskulatur, M. digastricus
RDS (Reizdarmsyndrom)	Rektale TP, Bauchmuskeln (vor allem schräge), Multifidus-Muskulatur des mittleren und unteren Rückens, Beckenboden, oberer M. adductor magnus
Reflux	Oberer externer M. abdominal obliquus
Rülpsen	Bauchmuskeln (besonders M. rectus abdominis), obere Thoraxmuskulatur paraspinal
Schienbeinkantensyndrom-ähnliche Schmerzen (hinten)	M. flexor digitorum longus, M. tibialis posterior
Schienbeinkantensyndrom-ähnliche Schmerzen (vorne)	M. extensor digitorum longus, M. tibialis anterior
Schluckauf	Reflektorische Kontraktion des Zwerchfells, der Uvula
Schlucken, unangenehmes oder schmerzhaftes	M. pterygoideus, M. digastricus, M. longus capitis, M. sternocleidomastoideus
Schmerzhafter Stuhlgang	M. obturator internus
Schreibkrämpfe	M. brachioradialis, Unterarmextensoren
Schwäche im Sprunggelenk	M. tibialis anterior, M. peroneus
Schwäche in Oberschenkel und Bein	M. rectus femoris
Schwellung der Hände	Mm. scaleni
Schwellung im Bein	M. piriformis und andere kurze laterale Rotatoren, Mm. adductor longus/brevis

Schwellung im Hals	TP im M. digastricus (ahmen geschwollene Lymphknoten nach)
Schwellung in Fuß und Knöchel	M. piriformis, M. soleus
Schwierigkeiten beim Schlucken	M. longus capitis, M. longus colli, medialer M. pterygoideus, M. digastricus
Schwierigkeiten beim Treppensteigen	M. erector spinae, M. quadratus lumborum, M. tibialis anterior, M. soleus, lange Zehenflexoren
Schwindel	M. sternocleidomastoideus, oberer M. trapezius, M. splenius capitis, M. semispinalis cervicis, M. temporalis
Sehstörung/ Verschwommenes Sehen	M. splenius capitis, Augenmuskeln, sternaler Anteil des M. sternocleidomastoideus, oberer M. trapezius, M. orbicularis oculi, M. masseter (Nahsehen)
Seitenstechen	M. serratus anterior und/ oder M. obliquus externus, Diaphragma
Sodbrennen	Oberer äußerer M. obliquus abdominis, oberer M. rectus abdominis, M. paraxiphoideus, M. transversus abdominis
Speichelproduktion, intensive	Mittlerer M. temporalis
Stimmdysfunktion	M. pterygoideus, vordere Halsmuskulatur, M. digastricus, Laryngealmuskulatur
Stuhldrang (pathologisch)	M. obturator internus
Symptome wie bei einem Petit-Mal-Anfall (Epilepsie)	M. rectus capitis major/ minor
Tachykardie, Arrhythmie (einschließlich Vorhoffflimmern)	M. pectoralis major, Interkostalmuskulatur, wird autonom mitinnerviert
Tastbare Härte und tiefe Druckempfindlichkeit der unteren Bauchmuskulatur	M. erector spinae auf Höhe Th9
Temporomandibulargelenks-Syndrom (TMG-Syndrom)	Lateraler M. pterygoidus, tiefer M. masseter
Thoracic-outlet-Syndrom, ähnliche Schmerzen wie beim	Mm. scaleni, M. pectoralis major, M. latissimus dorsi, M. teres major und M. subscapularis, M. pectoralis minor, M. trapezius, M. levator scapulae, M. triceps brachii
Triggerpunkte im Daumen	M. flexor pollicis longus-Sehnenscheide
Triggerpunkte im Finger	Hand-/Fußflexoren, Sehnenscheiden der Fingerflexoren
Übelkeit	M. abdominalis, M. paraspinalis obere BWS, M. transversus abdominis, M. temporalis
Überempfindlichkeit der Brustwarzen/ Überempfindlichkeit gegen Kleidung	M. pectoralis major (beide Seiten prüfen)
Umknicken im Knöchel	M. peroneus
Unfähigkeit, gerade zu stehen	M. psoas
Unfähigkeit, still zu sitzen	M. gluteus maximus, M. obturator internus, oberer M. adductor magnus
Unfähigkeit zu längerem Sitzen (evtl. schmerzhaft)	M. gluteus maximus, M. piriformis, M. transversus perinealis, inguinale Ligamente, Lig. sacrotuberalis
Ungelenker Daumen (Probleme beim Schreiben/Zuknöpfen)	M. adductor pollicis, M. opponens pollicis
Verdauungsprobleme	M. rectus abdominis
Verlust von Aufmerksamkeit/Fokussierung	M. rectus capitis anterior und lateral
Verstopfung	Bauchmuskeln, möglicherweise mesenterale Muskulatur, M. obturator internus
Völlegefühl im Bauch/ Blähungen/Übelkeit	M. rectus abdominis, besonders oberer Anteil paraxiphoid (neben dem Processus xiphoideus)
Vulvodynie	Beckenboden, M. psoas, M. rectus abdominis und M. obturator internus
Wadenkrämpfe	M. gastrocnemius
Weibliche sexuelle Dysfunktion	M. piriformis und andere kurze laterale Rotatoren, Beckenboden
Zahnschmerzen und Überempfindlichkeit gegenüber Kälte, Wärme und Druck	Klavikularer Anteil vom M. sternocleidomastoideus, M. trapezius, M. masseter, M. temporalis, oberer M. trapezius, M. digastricus, M. longus capitis
Zehenkrämpfe	Lange Zehenextensoren

Tabelle 1.1: Lokalisation von Triggerpunkten (TP) und die assoziierten Symptome (nach Starlanyl & Sharkey, 2013). Sie sind in folgenden Referenzwerken aufgeführt: Bezerra Rocha et al. (2008), Doggweiler-Wiygul (2004), Funt & Kinnie (1984), Qerama et al. (2008), Sharkey (2008), Simons et al. (1998), Starlanyl & Copeland (2001), Teachey (2004), Travell & Simons (1992).

Triggerpunkt-Releasetechniken zur Selbsthilfe

In diesem Abschnitt werden wir uns auf zwei Techniken konzentrieren – Kompression und tiefe Streichmassage. Diese Techniken wurden in der Arbeit von Simons et al. (1998) beschrieben. Weitere Techniken besprechen wir in Kapitel 4.

Inhibitions-Kompressionstechnik (ICT)

Diese Technik setzt voraus, dass man das Zentrum des Triggerpunkts lokalisiert. Wird dieses komprimiert, kann es ein spezifisches Schmerzübertragungsmuster auslösen (was vorzugsweise Ihre Symptome reproduziert). Bei dieser Technik übt man einen direkten, sanften und anhaltenden Druck auf den Punkt aus:

PROCEDERE

1. Identifizieren Sie den Triggerpunkt, mit dem Sie arbeiten wollen.
2. Bringen Sie den Gastmuskel in eine bequeme Stellung, wo er entspannt ist und sich vollständig dehnen kann.
3. Üben Sie sanften, langsam zunehmenden Druck auf den Punkt aus, bis Sie auf Widerstand stoßen. Dieser Widerstand sollte als unangenehm, aber nicht als Schmerz empfunden werden.
4. Wenden Sie anhaltenden Druck an, bis Sie fühlen, dass der Triggerpunkt nachgibt und weich wird. Das kann von einigen Sekunden bis zu mehreren Minuten dauern.
5. Die Schritte 3–4 können wiederholt werden, wobei Sie den Druck auf denTriggerpunkt graduell verstärken, bis er vollständig nachgegeben hat.
6. Um ein besseres Ergebnis zu erreichen, können Sie versuchen, die Richtung des Drucks während dieser Wiederholungen zu verändern.

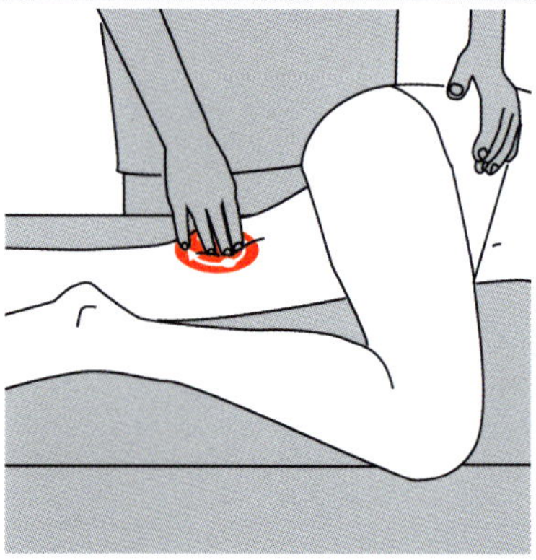

Abbildung 1.7: (Inhibitions-)Kompressionstechnik

Technik der tiefen Streichmassage

Dieser Behandlungsansatz folgt einer von Travell und Simons (Travell & Simons, 1992; Simons et al. 1998) befürworteten Technik und umfasst eher eine tiefe langsame Streichtechnik über einen Triggerpunkt als eine Druckausübung, wie sie bei der vorherigen Technik beschrieben wurde. Die Technik kann den Triggerpunkt deaktivieren, aber auch einen stimulierenden oder tonischen Effekt auf den Gastmuskel ausüben.

PROCEDERE

1. Identifizieren Sie den Triggerpunkt und beachten Sie die Richtung der Muskelfasern.
2. Bringen Sie den Patienten in eine bequeme Stellung, wo der betroffene Muskel (Gastmuskel) vollständig gedehnt werden kann.
3. Cremen Sie die Haut falls nötig ein.
4. Identifizieren und lokalisieren Sie den Triggerpunkt oder den Hartspannstrang.
5. Arbeiten Sie vom Ansatz des Muskels zum Ursprung des Muskels, führen Sie eine langsame Streichmassage direkt unter dem Hartspannstrang aus und verstärken Sie mit Ihrer anderen Hand; es sollte sich ungefähr so anfühlen, als wenn man Zahnpasta aus einer Tube drückt. Das sollte zwar als unangenehm, aber nicht als Schmerz empfunden werden.
6. Halten Sie dies 10–15 Sekunden lang, und führen Sie anschließend den Massagestrich zum Ende des Muskels hin fort.

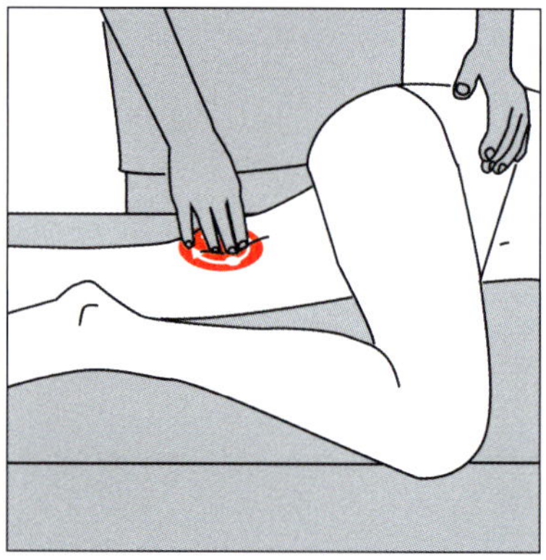

Abbildung 1.8: Tiefe Streichmassage-Technik

2 Skelettmuskulatur, Muskelbiomechanik und Beweglichkeit

Die Skelettmuskulatur

Triggerpunkte finden wir in den Skelettmuskeln. Der menschliche Körper enthält über 215 paarige Skelettmuskeln, die ca. 40 % seines Gewichtes ausmachen. Die Skelettmuskeln werden so genannt, weil die meisten am Skelett ansetzen, dieses bewegen und so für die Bewegung des Körpers verantwortlich sind.

Die Skelettmuskeln werden reich mit Blutgefäßen und Nerven versorgt, was einen direkten Bezug zur Kontraktion hat, der primären Funktion der Skelettmuskeln. Jeder Skelettmuskel hat im Allgemeinen eine Hauptarterie, die ihm Nährstoffe über die Blutversorgung bringt, sowie mehrere Venen, um die metabolischen Abfallprodukte abzutransportieren. Die versorgenden Blutgefäße und Nerven treten meist in der Mitte des Muskels ein, gelegentlich auch an einem Ende. Von dort gelangen sie schließlich in das jede Muskelfaser umgebende Endomysium.

Muskelfasern

Es gibt drei Arten von Muskelfasern in der Skelettmuskulatur: die roten langsam-zuckenden, die intermediären schnell-zuckenden und die weißen schnell-zuckenden. Die Farbe der Muskelfasern ergibt sich durch die jeweils vorhandene Menge an sauerstoffspeicherndem Myoglobin. Myoglobin kann die Diffusionsrate von Sauerstoff erhöhen, daher können sich die roten langsam-zuckenden Fasern über längere Perioden kontrahieren, was besonders für den Ausdauersport wichtig ist. Die weißen schnell-zuckenden Fasern enthalten weniger Myoglobin, da sie auf den Glykogenspeicher als Energiereserve zurückgreifen. Sie können sich schnell kontrahieren, aber sie ermüden auch schnell und sind daher in größerer Menge bei Sprintern oder bei Sportarten vorhanden, bei denen schnelle kurze Bewegungen erforderlich sind wie beim Gewichtheben. Marathonläufer der Weltklasse verfügen über 93 bis 99 % langsam-zuckende Muskelfasern in ihrer Wadenmuskulatur, während Weltklasse-Sprinter in den gleichen Muskeln nur 25 % dieser Fasern haben (Wilmore & Costill 1994).

Jede Skelettmuskelfaser ist eine einzelne zylindrische Muskelzelle (Abb. 2.1), die von einer Plasmamembran umgeben ist, dem *Sarkolemm*. Das Sarkolemm weist bestimmte Öffnungen auf, die zu Röhren führen, die auch als *transversale Tubuli* (oder T-Tubuli) bezeichnet werden. (Das Sarkolemm besitzt ein Membranpotenzial, das es den Impulsen, insbesondere denen im sarkoplasmatischen Retikulum, erlaubt, Kontraktionen entweder zu erzeugen oder zu inhibieren).

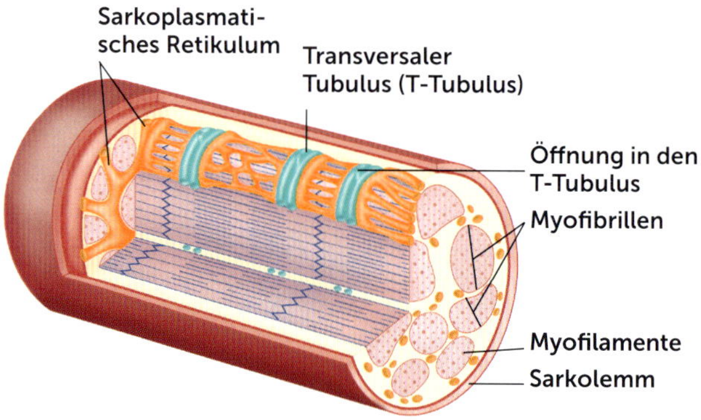

Abbildung 2.1: Jede Skelettmuskelfaser ist eine einzelne zylindrische Muskelzelle

Jede Muskelfaser besteht aus kleinen Strukturen, den *Muskelfibrillen* oder *Myofibrillen* (»myo« bedeutet auf Lateinisch »Muskel«). Diese Myofibrillen liegen parallel und geben der Muskelzelle ihr gestreiftes Aussehen, denn sie bestehen aus regelmäßig angeordneten Myofilamenten. Myofilamente sind Ketten von Proteinmolekülen, die unter dem Mikroskop als alternierend weiße und schwarze Streifen erscheinen. Die hellen (I) isotropen Streifen bestehen aus dem Protein Aktin. Die dunklen anisotropen (A) Streifen bestehen aus dem Protein Myosin. (Es wurde auch ein drittes Protein identifiziert, genannt *Titin*, dieses stellt ca. 11 % des kombinierten Muskelproteingehaltes). Wenn sich ein Muskel kontrahiert, bewegen sich die Aktin-Filamente zwischen den Myosin-Filamenten, sie bilden Kreuzbrücken, was bewirkt, dass sich die Myofibrillen verkürzen und verdicken (siehe auch »Die Physiologie der Muskelkontraktion«).

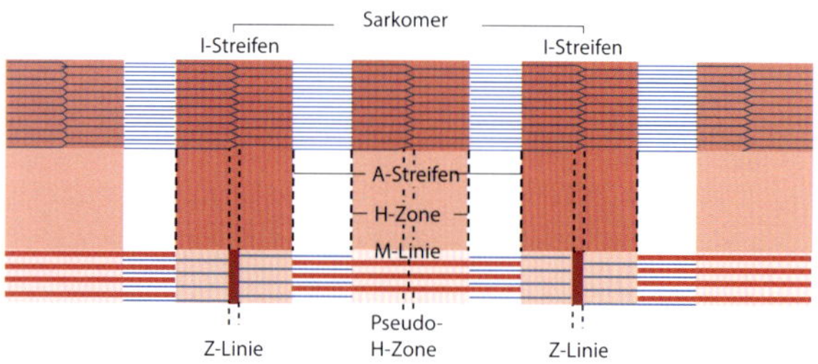

Abbildung 2.2: Die Myofilamente innerhalb eines Sarkomers. Ein Sarkomer wird an beiden Enden begrenzt von der Z-Linie; die M-Linie ist das Zentrum des Sarkomers. Der I-Streifen besteht aus Aktin, der A-Streifen aus Myosin.

Die Zusammensetzung der Skelettmuskulatur

Ein einzelner Skelettmuskel kann aus hunderten oder sogar tausenden von Muskelfasern aufgebaut sein, die gebündelt und in eine Bindegewebshülle gepackt sind, die man *Epimysium* nennt. Dieses Epimysium verleiht dem Muskel seine Form und bildet eine Fläche, gegen die sich die umgebenden Muskeln bewegen können. Die Faszie, das Bindegewebe außerhalb des Epimysiums, umgibt und trennt die Muskeln.

Teile des Epimysiums ragen nach innen, um den Muskel in Kompartimente aufzuteilen. Jedes Kompartiment enthält ein Bündel von Muskelfasern. Jedes dieser Bündel wird *Fasciculus* genannt (lateinisch: kleines Bündel von Ästchen) und umgeben von einer Schicht Bindegewebe, genannt *Perimysium*. Jeder Fasciculus besteht aus mehreren Muskelzellen. Innerhalb des Fasciculus wird jede einzelne Muskelzelle von Endomysium umgeben, einer dünnen Schicht von sehr empfindlichem Bindegewebe.

Im Allgemeinen dehnen sich Epimysium, Perimysium und Endomysium über die fleischigen Teile des Muskels (d. h. den Muskelbauch) aus, um eine dicke seilartige Sehne oder ein breites flaches schichtähnliches Bindegewebe zu bilden, das als *Aponeurose* bezeichnet wird. Die Sehne und die Aponeurose bilden indirekte Verbindungen des Muskels mit dem Periost der Knochen oder mit dem Bindegewebe anderer Muskeln. Komplexere Muskeln können auch mehrfache Verbindungen haben wie der M. quadriceps, der vier Ansätze hat. Deshalb verläuft ein Muskel typischerweise über ein Gelenk und ist an beiden Enden via Sehnen mit den Knochen verbunden. Einer der gelenkbildenden Knochen bleibt relativ fest oder stabil, während der andere sich als Ergebnis der Muskelkontraktion bewegt.

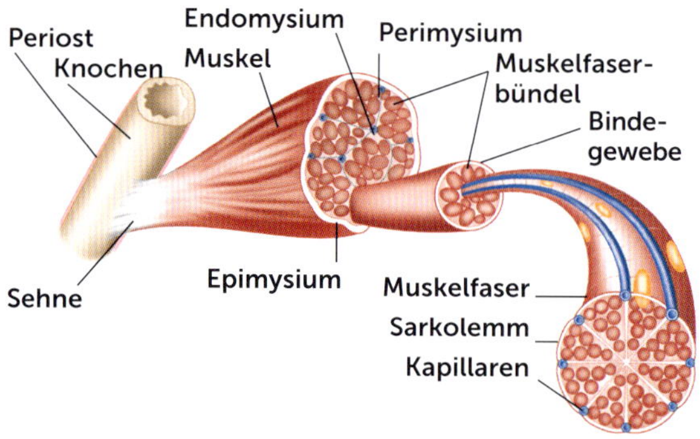

Abbildung 2.3: Schnitt durch das Skelettmuskelgewebe

Die verschiedenen Arten von Skelettmuskeln

Wegen der Anordnung der Faserbündel *(Fasciculi)* gibt es Skelettmuskeln in verschiedenen Formen, wobei die Form von der Funktion des Muskels im Verhältnis zu seiner Lage und Aufgabe abhängt. Die Faserbündel der parallelen Muskeln laufen parallel zur Längsachse des Muskels, insbesondere beim M. sartorius. Gefiederte Muskeln haben kurze Faserbündel, die schräg an der Sehne ansetzen und wie eine Feder geformt erscheinen wie beim M. rectus femoris. Konvergente (trianguläre) Muskeln haben einen breiten Ursprung, wobei die Faserbündel zu einer einzigen Sehne zusammenlaufen wie beim M. pectoralis major. Bei den zirkulären Muskeln (Sphinktermuskeln) verlaufen die Faserbündel konzentrisch um eine Öffnung, etwa beim M. orbicularis oculi.

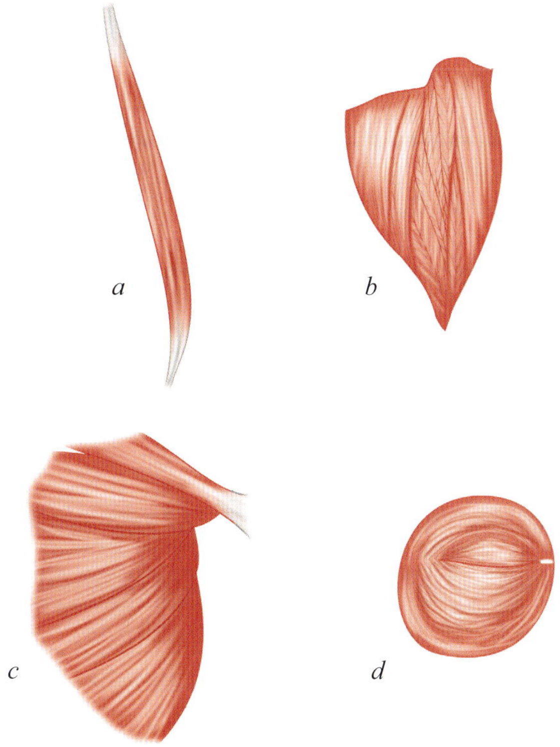

Abbildung 2.4: Muskelformen: (a) parallel, (b) gefiedert, (c) konvergierend, (d) zirkulär

Motorische Einheiten

Jede Muskelfaser wird von einer einzigen motorischen Nervenfaser innerviert, die nahe der Mitte der Muskelfaser endet. Eine einzelne motorische Nervenfaser gemeinsam mit allen Muskelfasern, die sie versorgt, bezeichnet man als motorische Einheit. Die Anzahl von Muskelfasern, die von einer einzelnen Nervenfaser versorgt (innerviert) werden, hängt von der erforderlichen Bewegung ab.

Für eine genaue und kontrollierte Bewegung wie eine Augen- oder Fingerbewegung werden nur einige wenige Muskelfasern innerviert. Wird hingegen eine gröbere Bewegung verlangt wie das bei großen Muskeln wie dem M. gluteus maximus der Fall ist, können mehrere hundert Fasern innerviert werden.

Die einzelnen Skelettmuskelfasern arbeiten nach dem Prinzip »alles oder nichts«, wobei eine Stimulation der Faser entweder deren vollständige Kontraktion zur Folge hat oder keinerlei Kontraktion – eine Faser kann nicht »leicht kontrahiert« sein. Insgesamt bringt die Kontraktion jedes genannten Muskels jeweils die Kontraktion eines Teils seiner Fasern mit sich, während andere Fasern entspannt bleiben.

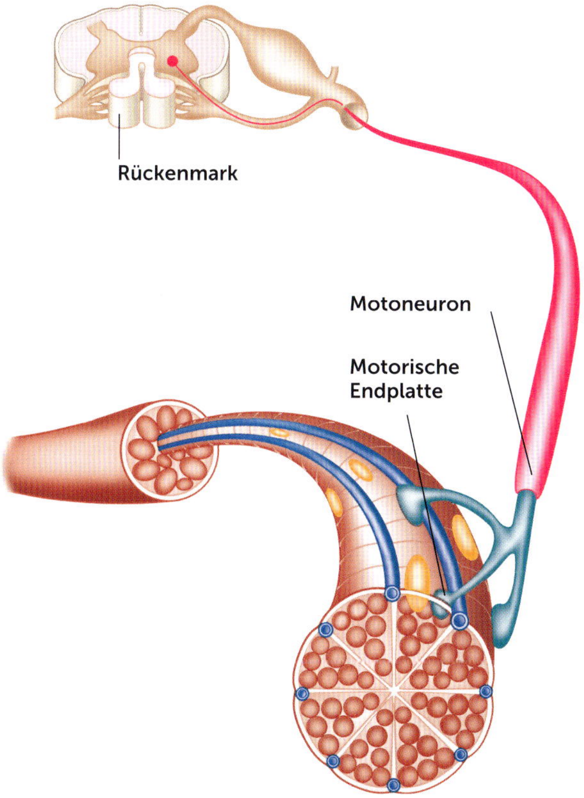

Abbildung 2.5: Motorische Einheit eines Skelettmuskels

Die Physiologie der Muskelkontraktion

Nervenimpulse bewirken, dass sich die Skelettmuskelfasern, in denen die Nerven enden, kontrahieren. Die Verbindung zwischen einer Muskelfaser und dem motorischen Nerv wird als neuromuskuläre Verbindung bezeichnet, hier findet die Kommunikation zwischen Nerv und Muskel statt. Ein Nervenimpuls kommt am Nervenende an, der sogenannten Synapse, die nah am Sarkolemm liegt. Diese Synapsen enthalten tausende kleiner Bläschen, die mit einem Neurotransmitter, dem Acetylcholin (ACh) gefüllt sind. Wenn ein Nervenimpuls die Synapse erreicht, wird aus hunderten dieser Bläschen Acetylcholin freigesetzt. Das Acetylcholin öffnet Kanäle, dadurch können die Natriumionen (Na+) hineindiffundieren. Eine inaktive Muskelfaser hat ein Ruhepotenzial von rund -95 mgV. Das Einströmen von Natriumionen reduziert die Ladung und schafft ein Endplattenpotenzial. Wenn das Endplattenpotenzial die Schwellspannung (ca. -50 mV) erreicht, fließen Natriumionen hinein, und es wird ein Aktionspotenzial innerhalb der Muskelfaser erzeugt.

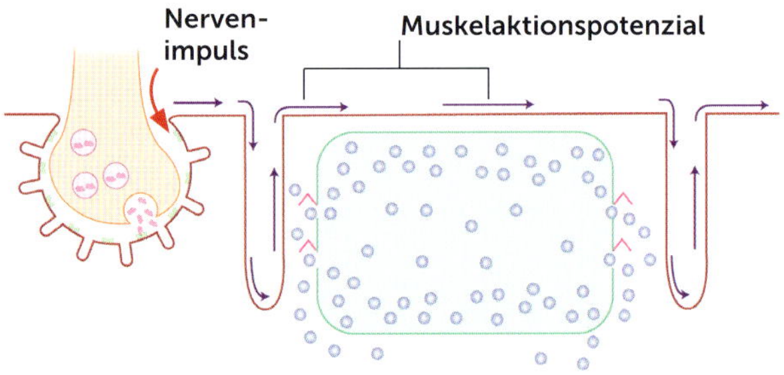

Abbildung 2.6: Nervenimpulse, die ein Aktionspotenzial/eine Muskelkontraktion auslösen

Während (sowie unmittelbar nach) dem Aktionspotenzial ist keine sichtbare Veränderung in der Muskelfaser zu beobachten. Diese als *Latenzperiode* bezeichnete Phase dauert 3–10 Millisekunden. Vor dem Ende der Latenzperiode wird Acetylcholin durch das Enzym Acetylcholinesterase in der neuromuskulären Synapse gespalten, die Natriumkanäle schließen sich, und der Platz wird frei für einen neuen Nervenimpuls. Das Ruhepotenzial der Faser wird durch den Ausfluss von Kaliumionen wiederhergestellt. Die kurze Periode, die benötigt wird, um das Ruhepotenzial wiederherzustellen, nennt man *Refraktärphase*.

Muskelfaserverkürzung

Wie kommt es dazu, dass sich eine Muskelfaser verkürzt? Am besten erklärt wurde dies durch die Theorie der gleitenden Filamente (Huxley & Niedergerke 1954), nach der Muskelfasern einen Nervenimpuls (siehe oben) erhalten, der die Freisetzung von – im sarkoplasmatischen Retikulum (SR) gespeicherten – Kalziumonen zur Folge hat. Für eine effektive Muskelarbeit ist Energie erforderlich; diese wird durch die Spaltung von Adenosintriphosphat erzeugt. Aufgrund dieser Energie können sich die Kalziumionen mit den Aktin- und Myosin-Filamenten verbinden, und es wird ein magnetisches Feld erzeugt. Dieses Feld bewirkt, dass sich die Fasern verkürzen, woraus eine Kontraktion resultiert. Die Muskelaktion geht so lange weiter, bis das Kalzium verbraucht ist; dann wird erneut Kalzium ins SR gepumpt und dort gespeichert, bis ein neuer Nervenimpuls ankommt.

Muskelreflexe

Die Skelettmuskulatur enthält spezialisierte sensorische Einheiten, die die Muskelverlängerung (Stretching) erfassen. Diese sensorischen Einheiten nennt man *Muskelspindeln* und *Golgi-Sehnenorgane*. Sie sind wichtig, um Veränderungen in der Länge des Muskels zu registrieren, auf diese zu reagieren und sie zu modulieren.

Muskelspindeln bestehen aus spiralförmigen Fäden, den *intrafusalen* Fasern, sowie aus Nervenendigungen. Beide werden von einer Bindegewebsscheide umhüllt. Gemeinsam überwachen Sie die Geschwindigkeit, in der sich ein Muskel verlängert. Wenn sich ein Muskel schnell verlängert, werden Signale von den intrafusalen Fasern über das Rückenmark ans Nervensystem gesendet, sodass ein Nervenimpuls zurückgesendet wird, der dafür sorgt, dass sich der verlängerte Muskel kontrahiert. Die ein- und ausgehenden Signale versorgen den Muskel kontinuierlich mit Informationen über seine Lage und Kraft (Propriorezeption).

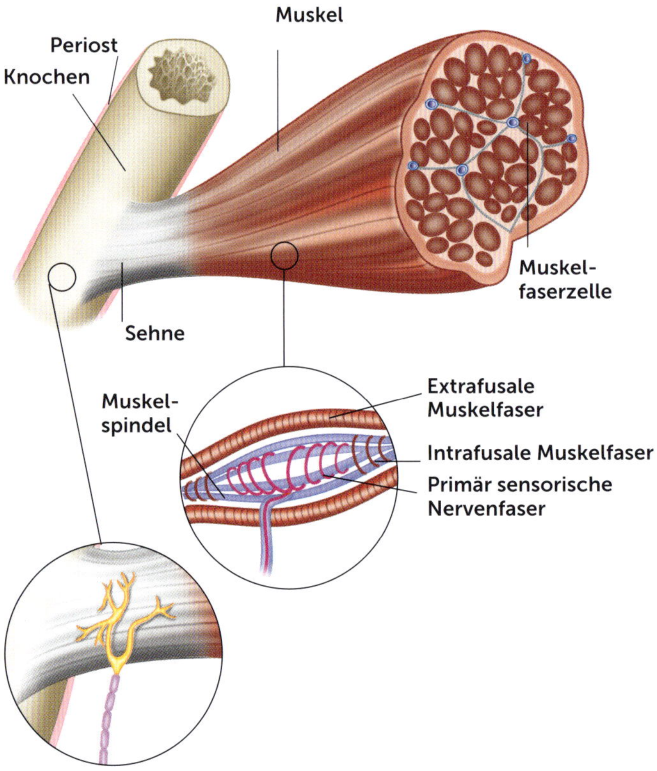

Abbildung 2.7: Anatomie der Muskelspindel und des Golgi-Sehnenorgans (GSO)

Darüberhinaus bleibt ein gedehnter Muskel kontraktil, wenn diese Dehnung gehalten wird: Diese Eigenschaft wird als Dehnreflex bezeichnet. Muskelspindeln bleiben solange stimuliert, wie die Dehnung gehalten wird.

Das klassische klinische Beispiel für den Dehnreflex ist der Patellasehnenreflex, der die Aktivierung der Dehnrezeptoren in der Sehne involviert, welche wiederum eine reflektorische Kontraktion des ansetzenden Muskels bewirkt, d.h. des M. quadriceps. Während die Muskelspindeln die Länge eines Muskels kontrollieren, sind die Golgi-Sehnenorgane (GSO) in der Muskelsehne so sensibel gegenüber Spannung im Muskel-Sehnen-Komplex, dass sie auf die Kontraktion einer einzelnen Muskelfaser reagieren können. Die GSO sind von Natur aus inhibitorisch und erfüllen eine Schutzfunktion, indem sie das Verletzungsrisiko reduzieren. Werden GSO stimuliert, inhibieren sie die kontrahierenden Muskeln (Agonisten) und erregen die antagonistische Muskulatur.

Muskuloskelettale Biomechanik

Bei den meisten koordinierten Bewegungen bleibt der eine Ansatz eines Skelettmuskels relativ unbeweglich, während sich der Ansatz am anderen Ende bewegt. Die proximale, eher unbewegliche Ansatzstelle wird als *Ursprung* bezeichnet, während die distalere Ansatzstelle, die sich bewegt, als *Ansatz* bezeichnet wird.

Agonisten, Antagonisten und Synergisten

Die meisten Bewegungen erfordern Muskelkraft, die häufig durch Agonisten, Antagonisten und Synergisten ausgeübt wird. *Agonisten* (oder Primärbeweger) sind primär für die Bewegung verantwortlich und liefern die meiste hierfür erforderliche Kraft. *Antagonisten* müssen sich verlängern, um die Bewegung zuzulassen, die die Primärbeweger ausführen, zudem haben sie eine Schutzfunktion. *Synergisten* unterstützen die Primärbeweger und sind manchmal an der Feinausrichtung der Bewegung beteiligt. Sie verhindern auch alle unerwünschten Bewegungen, die auftreten können, wenn sich der Primärbeweger kontrahiert: In diesem Zusammenhang werden Synergisten manchmal auch als *Neutralisierer* bezeichnet. Dies ist besonders dort wichtig, wo ein Primärbeweger sich über zwei Gelenke erstreckt. Denn wenn er sich zusammenzieht, erzeugt dies eine Bewegung in beiden Gelenken, falls nicht andere Muskeln eines der beiden Gelenke stabilisieren. Beispielsweise verlaufen die Muskeln, die die Finger beugen, nicht nur über die Fingergelenke, sondern auch über das Handgelenk, sodass sie potenziell eine Bewegung in beiden Gelenken verursachen. Da wir jedoch andere Muskeln haben, die synergistisch arbeiten, um das Handgelenk zu stabilisieren, können wir die Finger zur Faust beugen, ohne gleichzeitig das Handgelenk zu beugen.

Ein einfaches Beispiel für die Rolle von Agonisten, Antagonisten und Synergisten ist die Flexion des Ellenbogens, die eine Kontraktion (Verkürzung) des M. brachialis und des M. biceps brachii (Agonisten) sowie eine Entspannung des M. triceps brachii (Antagonist) verlangt. Allerdings bringt der Zug des Agonisten (Primärbeweger) auch den Unterarm in Supination (verdreht den Unterarm wie beim Festdrehen einer Schraube). Wenn Sie eine Flexion ohne Supination möchten, müssen sich andere Muskeln kontrahieren, um die Supination zu verhindern. Der M. brachioradialis arbeitet als Synergist, indem er den M. brachialis und den M. biceps brachii unterstützt.

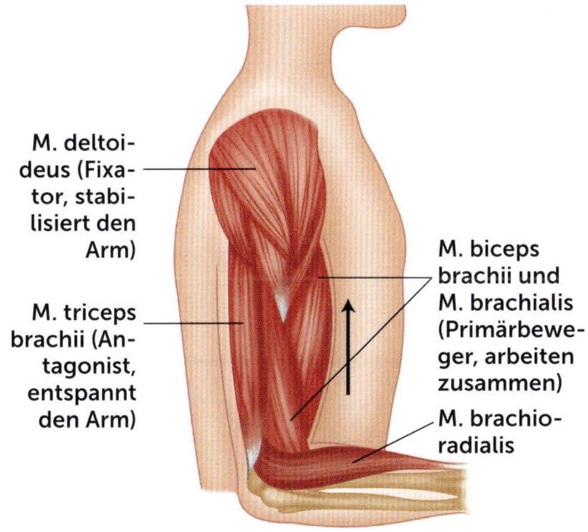

Abbildung 2.8: Flexion des Ellenbogens, wobei der M. brachialis und der M. biceps brachii als Agonisten (Primärbeweger) wirken, der M. triceps brachii als Antagonist und der M. brachioradialis als Synergist

Fixatoren

Synergisten werden genauer als Fixatoren oder Stabilisierer bezeichnet, wenn sie den knöchernen Ursprung des Primärbewegers ruhigstellen und dadurch eine stabile Basis für dessen Aktion liefern. Ein gutes Beispiel hierfür sind die Muskeln, die die Scapula während der Bewegungen der oberen Extremität stabilisieren/fixieren. Das Sit-up ist ein weiteres Beispiel hierfür. Die Bauchmuskeln setzen sowohl an den Rippen als auch am Becken an. Wenn sich diese Muskeln kontrahieren, um Sit-ups zu erlauben, kontrahieren sich die Hüftbeuger synergistisch und fungieren als Fixatoren. Dadurch wird verhindert, dass die Bauchmuskulatur das Becken kippt, sodass der Oberkörper nach vorne kommen kann, während das Be cken stabil bleibt.

Stabilisierer und Mobilisierer

Skelettmuskeln können grob in zwei Typen klassifiziert werden:

1. *Stabilisierer*, deren Hauptaufgabe es ist, ein Gelenk zu stabilisieren. Sie bestehen aus langsam-zuckenden Fasern, die für Ausdauer sorgen und Körperhaltungen unterstützen. Sie lassen sich weiter unterteilen in *Primärstabilisierer*, die sehr tiefe Ursprünge und Ansätze haben und nahe der Rotationsachse des Gelenkes liegen, und in *sekundäre Stabilisierer*, bei denen es sich um kraftvolle Muskeln

handelt mit der Fähigkeit, viel Kraft abzufedern. Stabilisierer wirken der Schwerkraft entgegen und werden mit der Zeit häufig schwach und lang (Norris 1998). Beispiele hierfür sind der M. multifidus, der M. transversus abdominis (primär) sowie der M. gluteus maximus und der M. adductor magnus (sekundär).

2. *Mobilisierer* sind für die Bewegungen verantwortlich und liegen meist an der Oberfläche. Obwohl sie weniger kräftig sind als die Stabilisierer, ermöglichen sie einen größeren Bewegungsumfang. Sie erstrecken sich häufig über zwei Gelenke und bestehen aus schnell-zuckenden Muskelfasern, die kräftig, jedoch wenig ausdauernd sind. Mobilisierer assistieren bei schnellen oder ballistischen Bewegungen und entwickeln große Kräfte. Im Lauf der Zeit und durch Beanspruchung verkürzen und verhärten sie häufig. Beispiele hierfür sind die Hamstrings (rückseitige Oberschenkelmuskulatur), der M. piriformis und die Rhomboidalmuskulatur.

Wichtig: Alle Skelettmuskeln sind Stabilisierer und Mobilisierer – es hängt von der Bewegung und der Position des Körpers ab, wie die Muskeln jeweils reagieren.

Verschiedene Typen der Muskelkontraktion

Die Muskelbewegung kann in drei Kontraktionstypen aufgeteilt werden: eine konzentrische, eine exzentrische und eine statische (oder: isometrische) Kontraktion. Bei vielen Aktivitäten wie Laufen, Pilates und Yoga können alle drei Kontraktionsarten zusammenarbeiten, um eine geschmeidige und harmonische Bewegung zu erzeugen.

Die Hauptaktion eines Muskels, die Verkürzung, bei der sich die Muskelansätze einander annähern, wird als *konzentrische Kontraktion* bezeichnet. Da es zu einer Gelenkbewegung kommt, nennt man konzentrische Kontraktionen auch dynamische Kontraktionen. Ein Beispiel ist das Halten eines Gegenstandes, wobei sich der M. biceps brachii konzentrisch kontrahiert, das Ellenbogengelenk beugt und die Hand nach oben Richtung Schulter bewegt.

Als *exzentrisch* gilt eine Kontraktion, wenn der Muskel eine Kraft ausübt, während er sich verlängert. Da auch hier, wie bei der konzentrischen Kontraktion, eine Gelenkbewegung entsteht, wird diese Kontraktion auch als *dynamische Kontraktion* bezeichnet. Die Aktin-Filamente werden weiter vom Zentrum des Sarkomers entfernt, was zu dessen Dehnung führt.

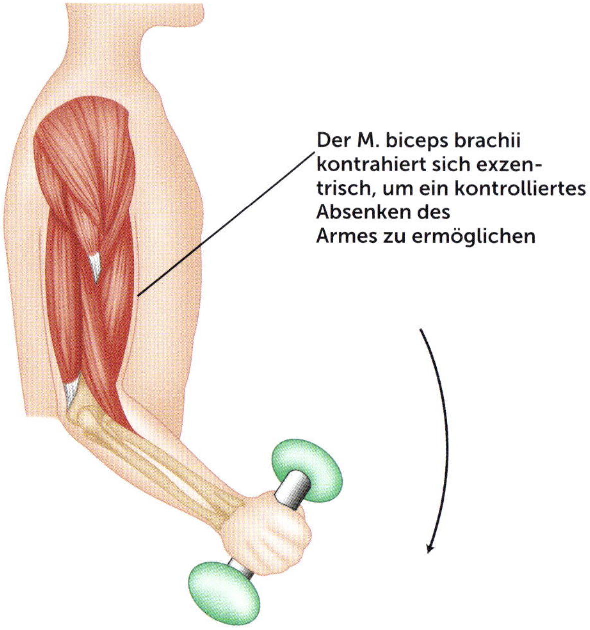

Abbildung 2.9: Ein Beispiel für eine exzentrische Muskelkontraktion ist die Aktion des M. biceps brachii, wenn der Ellenbogen gestreckt wird, um ein schweres Gewicht nach unten zu bringen. Hier kontrolliert der M. biceps brachii die Bewegung, indem er sich langsam verlängert, um Widerstand gegen die Schwerkraft zu geben.

Wenn ein Muskel aktiv wird, ohne sich zu bewegen, wird eine Kraft erzeugt. Die Länge des Muskels bleibt unverändert. Das nennt man *statische* (isometrische) Kontraktion.

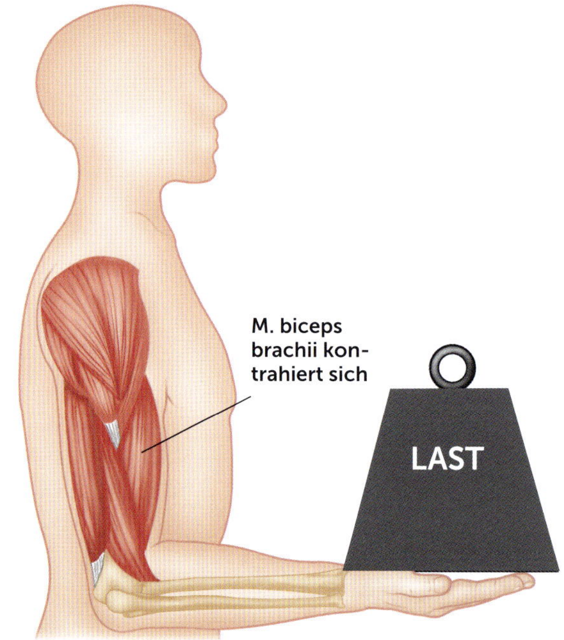

Abbildung 2.10: Beispiel einer statischen (isometrischen) Kontraktion, um ein schweres Gewicht zu halten. Dabei bleibt der Ellenbogen unbeweglich und in 90°-Beugung.

Kraftübertragung

Ein Hebel ist eine Vorrichtung, um Kraft zu übertragen (aber nicht zu erzeugen). Er besteht aus einem starren Körper, der sich um einen festen Punkt (Angelpunkt) bewegt. Spezifischer besteht ein Hebel aus einer Kraft, einem Widerstand, einem Festkörper und einem Angelpunkt. Knochen, Gelenke und Muskeln gemeinsam bilden ein Hebelsystem im Körper, wobei die Gelenke als Angelpunkte agieren, die Muskeln die Kraft aufwenden und die Knochen das Gewicht der Körperteile tragen, die zu bewegen sind.

Hebel werden entsprechend des Verhältnisses ihrer Angelpunkte, des Widerstands (Last) und der Kraft zueinander klassifiziert. Bei einem *Hebel erster Klasse* werden Kraft und Widerstand auf gegenüberliegenden Seiten des Angelpunktes lokalisiert. Bei einem *Hebel zweiter Klasse* sind Kraft und Widerstand auf derselben Seite wie der Angelpunkt lokalisiert; der Widerstand liegt zwischen Angelpunkt und Kraft. Bei einem *Hebel dritter Klasse* sind Kraft und Widerstand auf derselben Seite wie der Angelpunkt lokalisiert; die Kraft wirkt jedoch zwischen Angelpunkt und Widerstand. Das ist der häufigste Hebeltyp im menschlichen Körper.

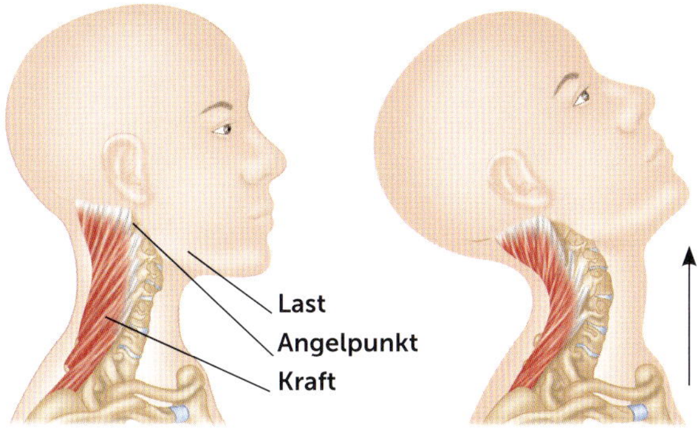

a

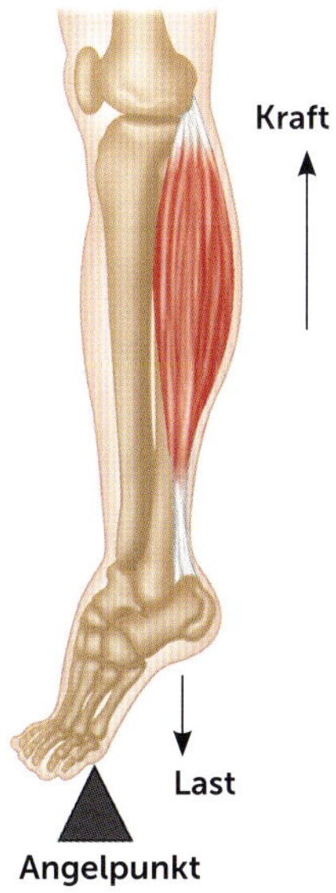

b

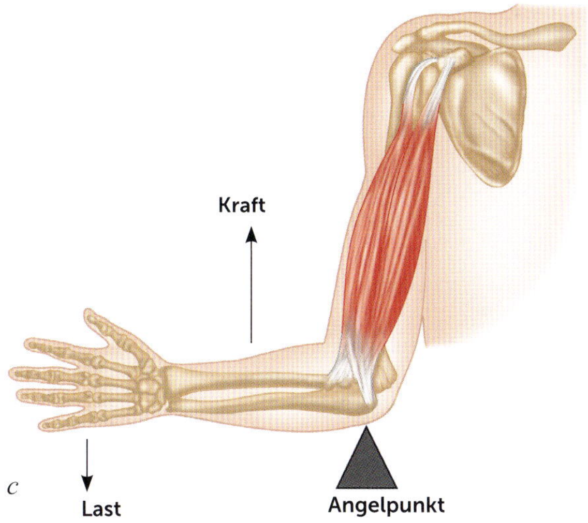

c

Abbildung 2.11: Beispiele für Hebel im menschlichen Körper: (a) Hebel erster Klasse, (b) Hebel zweiter Klasse, (c) Hebel dritter Klasse

Krafterzeugung

Die Kraft eines Skelettmuskels bemisst sich an seiner Fähigkeit, Kraft zu erzeugen. Wenn ein Gewichtheber 75 kg heben kann, sind seine Muskeln in der Lage, ausreichend Kraft zu entwickeln, um die 75 kg zu stemmen. Selbst Muskeln, die nicht versuchen, ein Gewicht zu heben, müssen immer noch genügend Kraft erzeugen, um die Knochen zu bewegen, an denen sie ansetzen. An dieser Fähigkeit, Kraft zu erzeugen, sind eine Reihe von Faktoren beteiligt wie die Anzahl und der Typ aktivierter motorischer Einheiten, die Größe des Muskels und der Gelenkwinkel.

Reziproke Inhibition

Die meisten Bewegungen verlangen die kombinierte Kontraktion von zwei oder mehreren Muskeln, wobei ein Muskel als Primärbeweger agiert. Die meisten Primärbeweger werden üblicherweise durch einen synergistischen Muskel unterstützt. Zudem haben die meisten Skelettmuskeln einen oder mehrere Antagonisten, die die gegenläufigen Bewegungen ausführen. Ein gutes Beispiel ist die Hüftabduktion, bei der der M. gluteus medius als Primärbeweger agiert, während der M. tensor fasciae latae (TFL) synergistisch wirkt und die Hüftadduktoren als Antagonisten wirken, die von den Agonisten reziprok inhibiert werden.

Reziproke Inhibition (RI; wörtlich: »wechselseitige Hemmung«) ist das physiologische Phänomen, bei dem es (im Millisekundenbereich) zu einer automatischen Inhibition (Hemmung) eines Muskels kommt, wenn sich sein Antagonist kontrahiert. Beschrieben wurde das Phänomen ursprünglich bereits im Jahr 1906 von dem Neurophysiologen Charles Scott Sherrington als Hemmung eines Spinalreflexes durch einen anderen Reflex. Unter besonderen Umständen können Agonisten und Antagonisten aber auch gemeinsam kontrahieren: Das nennt man auch *Ko-Kontraktion*.

Beweglichkeit

Wenn wir das Ziel haben, unsere Beweglichkeit zu verbessern, sollten die Muskeln und ihre Faszien (Umhüllungen) der Hauptfokus unseres Beweglichkeitstrainings sein. Knochen, Gelenke, Ligamente, Sehnen und Haut tragen zur Flexibilität aller Körperteile bei, jedoch haben wir über diese Faktoren wenig Kontrolle.

Knochen und Gelenke sind so strukturiert, dass sie einen spezifischen Bewegungsspielraum zulassen. Das Kniegelenk etwa wird unserem Bein nicht erlauben, sich über eine ausgestreckte Beinposition hinaus weiter vorwärts zu beugen, wie sehr wir es auch versuchen.

Ligamente verbinden Knochen mit Knochen und wirken als Stabilisierer für die Gelenke. Es sollte vermieden werden, die Ligamente zu dehnen, denn dies kann in einer permanenten Einschränkung der Gelenkstabilität resultieren, was wiederum eine Gelenkschwäche und Verletzungen zur Folge haben kann.

Sehnen verbinden Muskeln mit Knochen. Sie bestehen aus dichtem Bindegewebe, sind äußerst stark, aber dennoch sehr elastisch. Auch Sehnen spielen in der Gelenkstabilität eine Rolle. Zur Gesamtbeweglichkeit eines Gelenks tragen sie weniger als 10% bei. Sehnen sollten daher nicht der Primärfokus bei Dehnübungen sein.

Dehnen (Stretching)

Nachdem wir nun über ein allgemeines Verständnis von Flexibilität, Muskeln und Muskel-Biomechanik verfügen, ist es sinnvoll zu definieren, was »Stretching« ist. Soweit Stretching oder Dehnen mit körperlicher Gesundheit und Fitness zu tun hat, handelt es sich darum, bestimmte Körperteile in eine Position zu bringen, die die Muskeln und die damit verbundenen Weichteile verlängert (siehe auch Kapitel 5).

Was passiert, wenn ein Muskel gedehnt wird?

Wenn Sie ein regelmäßiges Dehnungsprogramm durchführen, werden Sie feststellen, dass im Körper und speziell in den Muskeln selbst eine Reihe von Veränderungen eintritt. Ligamente, Sehnen, Faszien, Haut und Narbengewebe passen sich an die Dehnung an.

Wie bereits in diesem Kapitel besprochen, sind es die Sarkomere, an denen die Muskelverlängerung und damit die Vergrößerung des Bewegungsspielraums beginnt. Wird ein bestimmter Körperteil in eine Position gebracht, die den Muskel verlängert, überlappen die dicken und dünnen Myofilamente weniger stark. Sobald dies erreicht ist und alle Sarkomere vollständig gedehnt sind, hat die Muskelfaser ihre maximale Ruhelänge erreicht. An diesem Punkt wird weiteres Stretching nur dazu dienen, Bindegewebe und Muskelfaszien zu dehnen.

Die embryologische Entwicklung der Faszie

Ein Überblick über den embryologischen Ursprung des Bindegewebes liefert einige Erkenntnisse über die Bildung und Lokalisation von Triggerpunkten. Diese manifestieren sich je nach myofaszialen Stressmustern häufig innerhalb des Epimysiums, das sich in einem sehr frühen embryonalen Stadium entwickelt, und können auch mit der Lage des Fetus im Uterus zusammenhängen. Diese Stressmuster entwickeln sich weiter, während wir vom Kind zum Erwachsenen heranreifen und dabei Einflüssen wie Haltung, Gewichtszunahme und mechanischen Verletzungen ausgesetzt sind. Die Faszien unterstützen Organe, umhüllen Muskeln und verdichten sich, um Ligamente, Aponeurosen sowie – bei Verfügbarkeit von Kalizumsalzen – sogar Knochen zu bilden.

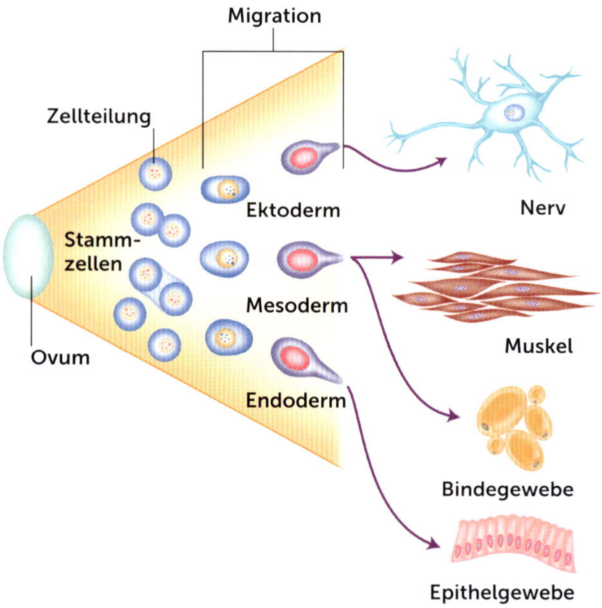

Abbildung 2.12: Aus dem Ei proliferieren die Zellen, wandern und differenzieren sich zu funktionell spezialisierten Geweben

Bis zum Ende der siebten Entwicklungswoche sind beim Embryo die meisten Organe, Knochen, Muskeln und neurovaskulären Strukturen angelegt. Eine Gruppe von »Füllzellen« beginnt nun, sich um diese Strukturen herum auszudehnen und zu wachsen. Diese Füllzellen entspringen aus dem Mesoderm, einem primitiven Fasziengewebe, das aus Zellen, Fasern und interzellulärer Matrix besteht. Diese Matrix hat die Konsistenz einer Glasfaserdämmung in einem weichen, geleeartigen Substrat. In den meisten Körperregionen bleibt diese primitive Faszie bis zur Geburt sehr weich und geschmeidig. In einigen Bereichen jedoch verdichtet sie sich und erhält als Reaktion auf inneren und äußeren Druck und Spannungen eine bestimmte »Richtung«. Hier entwickeln sich Ligamente und Sehnen. In diesen Geweben entwickeln sich Stress- und Belastungslinien, und es lagern sich Knochensalze ab, die eine primitive Verknöcherung ermöglichen. In dem Maß, in dem die Knochen wachsen, werden einige Bindegewebsfasern mitgezogen, die sich zu »differenzierten« Ligamenten entwickeln. Ein Beispiel dafür ist der prävertebrale Knorpel, der wächst und sich in die mesodermalen Bindegewebsbetten schiebt. Hierbei entstehen Stresslinien, die helfen, die Struktur aufrechtzuerhalten und die ein Gerüst für weiteres gerichtetes Wachstum bilden. Wenn die Knochen zu wachsen beginnen, erscheinen als Ergebnis der Komplexität von Zug und Richtungsdruck die hochdifferenzierten spinalen Ligamente (Flavum, posterior longitudinal, etc.).

Darüber hinaus gelang der zuverlässige Beweis, dass das primitive Organwachstum auf diese mesodermale intrazelluläre Matrix angewiesen ist. Der spätere Pankreas beispielsweise wird sich nur in Gegenwart dieser primitiven potenziellen Faszie zu einem reifen Organ differenzieren. Es wurde postuliert, dass die primitive oder potenzielle Faszie ein »spezifisches Energiefeld« erzeugt, in dem die Zellen der »potenziellen« Organe reifen und sich differenzieren (Schultz & Feitis 1996). Das kann verständlicher werden, wenn wir bedenken, dass Knochen, Muskeln, Ligamenten und myofaszialen Elementen des Bindegewebes ein charakteristisches Wachstumsmuster gemeinsam ist.

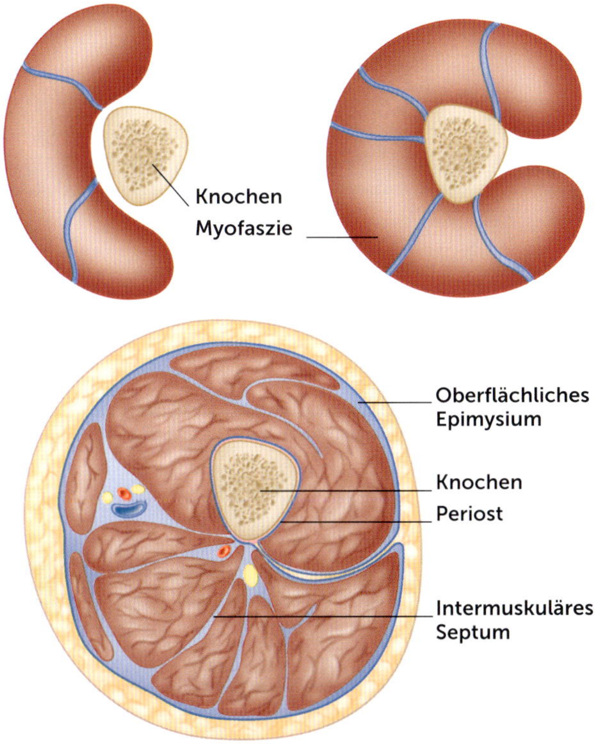

Abbildung 2.13: Faszientasche – das Verhältnis zwischen Myofaszie und Knochen

Das Verhältnis zwischen einem sich entwickelnden Muskel und der Myofaszie, also dem Bindegewebe, das ihn umhüllt, ist sehr komplex. Die Stresslinien können einen Schlüssel zum Verständnis dieser Beziehung liefern. Es wurde postuliert, dass sich während des zweiten Monats der embryologischen Entwicklung Bindegewebe vor dem Muskelgewebe anhäuft und dass sich eine Masse von »potenziellem Muskelgewebe, das in diesem gerichteten Zug gefangen ist, in reife Muskulatur differenziert, die entlang der Zuglinie orientiert ist« (Schulz & Feitis 1996). Dieses Muskelgewebe verlängert sich durch gerichteten Druck. An diesem Punkt entwickelt und differenziert es sich; es reift und wächst durch Mitosen, um die bekannten Muskeln zu bilden.

Anders ausgedrückt ist das Wachstum der Faszie entlang von Stress- und Zuglinien entscheidend für die Muskelorientierung und die Entwicklung des Muskels. Das erklärt auch, warum die Muskelarbeit nicht isoliert, sondern vernetzt erfolgt. Beispielsweise übt eine Kontraktion des M. biceps brachii eine Kraft auf die Faszie des gesamten Armes, der Schulter und des Nackens aus. Die Faszie hat keinen Anfang und kein Ende und wird von Anatomen entsprechend ihrer Lokalisation beschrieben. Bei einer näheren Betrachtung sind die myofaszialen Taschen, die die Muskeln umgeben, tatsächlich ein Teil eines kontinuierlichen Gewebes. Dies kann in gewisser Weise auch die übertragenen Schmerzmuster erklären, die stimuliert werden, indem man auf einen Triggerpunkt drückt.

3 Triggerpunkte und Triggerpunktbildung

Definition eines Triggerpunkts

Dr. Janet Travell und Dr. David Simons (1992) beschrieben einen Triggerpunkt als einen höchst reizbaren, lokalisierten, sehr empfindlichen »Punkt in einem Knötchen, der im Taut Band eines (Skelett-)Muskels tastbar ist.« Die Größe dieser höchst reizbaren lokalisierten Punkte kann variieren, sie wurden beschrieben als »winzige Knoten«, »kleine Erbsen« oder auch als »große Knoten«. Sie können – eingebettet in die Muskelfasern – unter der Oberfläche getastet werden. Die Größe eines Triggerpunktknötchens variiert je nach Größe, Form und Typ des Muskels, in dem es entstanden ist. Allen gemeinsam ist, dass sie gegenüber Druck schmerzempfindlich sind – so empfindlich sogar, dass die Patienten häufig vor Schmerz zusammenzucken, wenn man auf diese Punkte drückt. Dies bezeichnet man als »Jump Sign« (unwillkürliches Zusammenzucken).

Myofasziale Triggerpunkte können auch bei allen Typen muskuloskelettaler und mechanischer Muskelschmerzen beteiligt sein. Sie wurden sogar bei Kindern und Babys nachgewiesen. Schmerzen oder Symptome können direkt auf aktive Triggerpunkte zurückgeführt werden, oder der Schmerz »baut sich« mit der Zeit aus latenten oder inaktiven Triggerpunkten »auf«. Bei ausgewählten Patientenpopulationen wurden Studien und Untersuchungen in verschiedenen Körperregionen durchgeführt. Es gibt zunehmende Nachweise aus Forschungsergebnissen, die muskuloskelettale Schmerzen direkt mit Triggerpunkten in Verbindung bringen. Es wurde eine hohe Prävalenz von Triggerpunkten bestätigt, die direkt mit myofaszialen Schmerzen, somatischen Dysfunktionen und psychischen Störungen sowie den damit verbundenen Einschränkungen des täglichen Lebens (ADL) assoziiert sind.

Ätiologie (Dommerholt et al. 2006)

Es wurden mehrere mögliche Triggerpunktmechanismen vorgestellt wie:

- Schwache Muskelkontraktionen
- Ungleichmäßige intramuskuläre Druckverteilung
- Direktes Trauma
- Ungewohnte exzentrische Kontraktionen

- Exzentrische Kontraktionen bei unkonditionierten Muskeln
- Maximale oder submaximale konzentrische Kontraktionen

Embryogenese

Es gibt Hinweise darauf, dass myofasziale Triggerpunkte bereits bei Babys und Kindern vorhanden sein können (Davies 2004); sie wurden auch noch post mortem im Muskelgewebe nachgewiesen.

Triggerpunkte entwickeln sich in der Myofaszie (daher die beschreibende Bezeichnung *myofasziale Triggerpunkte*, MTP), hauptsächlich in der Mitte des Muskelbauches, wo die motorische Endplatte eintritt (primär oder zentral). Als Reaktion auf den Primärtriggerpunkt entstehen häufig auch sekundäre oder Satelliten-Triggerpunkte. Diese Satellitenpunkte entwickeln sich oft entlang faszialer Stresslinien, die bereits während der Embryogenese angelegt worden sein können. Externe Faktoren wie Altern, Körpermorphologie, Haltung, Gewichtszunahme oder angeborene Missbildungen spielen ebenfalls eine entscheidende Rolle bei der Manifestation und Entstehung von Triggerpunkten. Es wurde postuliert, dass myofasziale Triggerpunkte als polymodale Rezeptoren wie Fäden in einen Stoff eingewebt sein könnten. Dies kann bis zur Differenzierung in Chorda dorsalis und Somiten zurückreichen.

Evidenz

Im Jahr 1957 entdeckte Dr. Janet Travell, dass Triggerpunkte winzige elektrische Ströme »erzeugen und empfangen«. Sie konnte experimentell nachweisen, dass die Triggerpunktaktivität durch Messung dieser Signale in einem Elektromyogramm (EMG) genau quantifizierbar ist. Sie bewies weiterhin, dass ein Triggerpunkt durch die gleiche Technik genau und zuverlässig lokalisierbar ist.

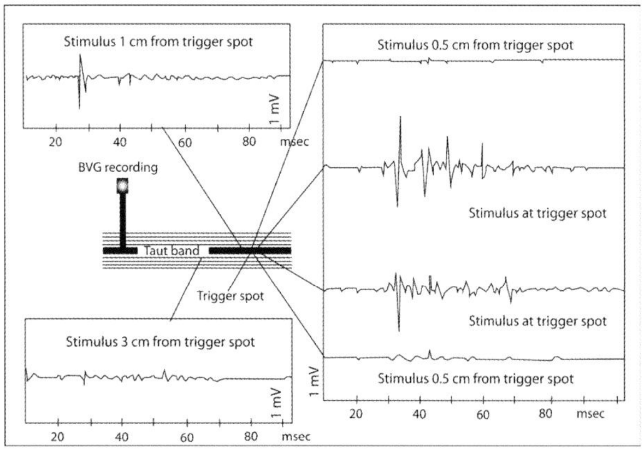

Abbildung 3.1: Lokale Zuckungsreaktion (Local twitch response, LTR) im Triggerpunkt eines Kaninchens. LTR werden nur dann ausgelöst, wenn die Nadel genau den Triggerpunkt trifft (nach: Hong 1996).

Ursächlich hierfür ist, dass ein Muskel in Ruhe keine elektrische Aktivität aufweist. Wenn ein kleiner Teil des Muskels in die Kontraktion geht – wie bei einem Triggerpunkt – entsteht eine winzige lokalisierte Zacke in der elektrischen Aktivität. Triggerpunkte, die mit einer monopolaren teflonbeschichteten EMG-Nadel genadelt werden, lösen eine lokale Zuckungsreaktion (LTR) aus. LTR erscheinen als hochamplitudige polyphasische EMG-Entladungen (Hong 1994, Wang & Audette 2000).

Triggerpunkte wurden im MRT zuverlässig nachgewiesen, und es gibt eine Fülle von Studien, die ihre Wirksamkeit zeigen. Nur noch wenige Fragen blieben unbeantwortet:

- Was macht eine Nadel, dass sie einen Muskel dazu bringt, sich zu kontrahieren?
- Warum ist die Kontraktion schmerzhaft?
- Warum verschwindet der Schmerz so schnell wieder?

Weitere Ergebnisse

Shah et al. (2003) führten ein Mikro-Dialyse-Experiment durch, bei dem zwei winzige Mikrotubuli (in einer hohlen Akupunkturnadel) in den Triggerpunkt des oberen M. trapezius eingeführt wurden. Durch den einen Tubulus wurde eine Kochsalzlösung gepumpt, während der andere das lokale Exsudat der Gewebsflüssigkeit ansaugte. Diese Mikrotubuli waren genau positioniert und wurden unter Ultraschallkontrolle von der äußeren Zone des Triggerpunkts zum Zentrum bewegt.

Triggerpunkttyp	Befunde
Aktiv	Niedrigere Schmerzschwellen, erhöhte Reizbarkeit, mäßige Hypoxie, niedriger pH-Wert und höchste Spiegel von Substanz P, Bradykinin, Norepinephrin und Interleukin-1
Latent	Mäßig erhöhte Spiegel von Substanz P, Bradykinin, Norepinephrin und Interleukin-1
Kontrollgruppe	Niedrige Spiegel von Substanz P, Bradykinin, Norepinephrin und Interleukin-1, normaler pH-Wert

Tabelle 3.1: Befunde der Mikrodialyse

Für die Studie wurden neun Probanden ausgewählt: Drei mit aktiven Triggerpunkten, drei mit latenten Triggerpunkten und drei ohne Triggerpunkte (Kontrollgruppe). Um die Triggerpunkte zu lokalisieren, wurden die Probanden zuerst manuell palpiert, anschließend bestimmte man mithilfe eines Algometers (Druckmesser), welcher Druck erforderlich war, um Symptome auszulösen. Bei jedem der neun Probanden wurde in der gleichen Zone des oberen M. trapezius abgesaugt. Die Ergebnisse verdeutlichen die innere Pathophysiologie der Triggerpunkte und ergaben, dass lokale Gewebshypoxie, vermehrte akute inflammatorische Kaskade und niedriger pH-Wert (Azidose) vorhanden sind (siehe Tabelle 3.1).

Übertragener radikulärer Schmerz/Triggerpunktkarten
Ähnlich wie ein beschädigter Nerv verursacht die Stimulation eines Triggerpunktes einen übertragenen Schmerz. Es gibt aber mehrere wichtige Unterschiede, wie in Tabelle 3.2 dargelegt. Zum Ausschluss einer neuronalen Beteiligung ist es ratsam, neurologische Tests durchzuführen.

Neuraler (radikulärer) übertragener Schmerz	Durch Triggerpunkt übertragener Schmerz
Spezifisches Dermatommuster	Die Schmerzen können sich über mehrere Dermatome ausbreiten
Verlust der Sensitivität im Dermatom	Kein Verlust der Sensitivität
Verlust der motorischen Kraft ab dem Beginn der Paralyse	Schwäche, aber kein Kraftverlust im Test
Nicht durch lokalen Muskelgewebsdruck induziert	Induziert durch lokalen Muskelgewebsdruck
Verlust des tiefen Sehnenreflexes	Kein Verlust des tiefen Sehnenreflexes

Tabelle 3.2: Unterschiede zwischen neural oder durch Triggerpunkte übertragenen Schmerzen

Der übertragene Schmerz durch Triggerpunkte unterscheidet sich deutlich vom übertragenen Schulterschmerz einer Appendizitis oder einer Kiefergelenks-/Armsymptomatik bei einem Herzanfall. Wenn Sie einen Triggerpunkt 5–6 Sekunden drücken, sollte das Verteilungsmuster auf der Karte teilweise oder vollständig aktiviert werden.

Akupunktur- oder Akupressurpunkte und Triggerpunkte

Triggerpunkte und Akupunkturpunkte sind nicht gleichwertig, auch wenn es einige Überschneidungen geben mag. Akupunkturpunkte gelten als lokalisierte Konzentrationen von »Energie«, die sich entlang elektromagnetischer Linien (Meridiane) entwickeln. Triggerpunkte hingegen sind eigenständige Verbindungen in myofaszialen Geweben, die bei Stimulation ein spezifisches und reproduzierbares übertragenes Schmerzmuster verursachen.

Die Akupunktur kennt seit Langem anerkannte schmerzhafte Punkte oder »Ashi«-Punkte, häufig außerhalb eines spezifischen Meridians. Einige Experten halten diese für Triggerpunkte. Es wurde postuliert, die allgemeine Theorie der Akupunkturpunkte sei von der alten Chinesischen Medizin als »Erklärung« für das nachweisbare und tastbare Vorhandensein von Triggerpunkten in myofaszialen Geweben vorgeschlagen worden (Simons et al. 1998). Einige anerkannte Autoren (Chaitow 1996) gehen noch viel weiter und behaupten, dass es eine 70-prozentige Korrelation zwischen Triggerpunkten und Akupunkturpunkten gebe. Darüber hinaus gibt es Hinweise auf eine wirksamere Schmerzlinderung, wenn sich der Triggerpunkt während der Behandlung an der Stelle eines Akupunkturpunktes befindet.

Die Theorie des »spezifischen Energiefeldes« wurde von Befürwortern des »Rolfings« (Hunt 1997; Myers 2001; Oschmann 2003) weiterentwickelt und definiert als bioenergetisches Feld, das von der Faszie selbst erzeugt wird. Einige Autoren gehen davon aus, dass Triggerpunkte sich entlang einer veränderten energetischen Aktivität oder zumindest bei veränderten Belastungsmustern entwickeln.

Fibromyalgie

Fibromyalgie bedeutet Schmerzen in den fibrösen, bindegewebigen und tendinösen Körpergeweben, das Fibromyalgie-Syndrom ist charakterisiert durch weit verbreitete diffuse muskuloskelettale Schmerzen und Ermüdung. Die Ursache dieser Störung ist immer noch unbekannt.

Wie bei myofaszialen Triggerpunkten entsteht der Schmerz auch bei Fibromyalgie im Bindegewebe, in Muskeln, Sehnen und Ligamenten; Fibromyalgie hat ebenfalls keinen Einfluss auf die Gelenke. Myofasziale Triggerpunkte und Fibromyalgie werden häufig verwechselt. Es handelt sich dabei jedoch um eigenständige Krankheitsbilder. Beide können mit psychischer Depression verbunden sein. Anders als bei einer Triggerpunktmanifestation glaubt man, dass Fibromyalgie einen systemischen Ursprung hat. Starlanyl & Sharkey (2013) prüften die aktuellen Forschungsergebnisse und vertreten die Ansicht, dass Fibromyalgie und myofasziale Triggerpunkte zwar eigenständige Entitäten sind, beide jedoch durch eine zentrale und/oder periphere Sensibilisierung aufrechterhalten werden (siehe Seite 41).

Anders als bei Triggerpunkten, die ein spezifisches und reproduzierbares übertragenes Schmerzmuster hervorrufen, beschreiben Patienten mit Fibromyalgie, dass sie »überall Schmerzen« haben (auch wenn einige Patienten lokalisierte Triggerpunkte nennen). Patienten mit Fibromyalgie berichten, dass sich ihre Muskeln anfühlen, als habe man an ihnen »gezogen« oder als seien sie überanstrengt. Manchmal zucken die Muskeln, manchmal wird ein brennender Schmerz in ihnen empfunden. Von Fibromyalgie sind mehr Frauen als Männer betroffen. Im Gegensatz zu Fibromyalgiepunkten konnten Triggerpunkte unter dem Elektronenmikroskop erfolgreich fotografiert werden. Eine Liste der grundsätzlichen Unterschiede wird in Tabelle 3.3 angegeben.

	Schmerz-lokalisation	Schmerz-typ	Muskeln bei der Palpation
Triggerpunkt	Spezifisch und eigenständig Lokal in der Region der motorischen Endplatte vom peripheren Nervensystem (PNS) übertragen	In einem bestimmten Muster übertragen	Fest, steif, warm
Fibromyalgie	Allgemein Zentral übertragen	Unklar, schmerzhaft, brennend, diffus, weit verbreitet	Teigig und weich

Tabelle 3.3: Einige grundlegende Unterschiede zwischen Fibromyalgie und Triggerpunkten (Juhan 1987)

Reflexpunkte (Tenderpoints) nach Chapman versus Triggerpunkte

Die Chapman'schen Reflexpunkte (Tenderpoints) wurden erstmals im Jahr 1920 von Dr. Frank Chapman als »kleine Maniok-Perlen« beschrieben, »die fest, teilweise fixiert und unter der Haut in der tiefen Faszie lokalisiert sind«. Die Punkte können als diagnostische Hilfe nützlich sein, um eine Verbindung zwischen inneren Schmerzen und einer spezifischen Pathologie herzustellen; sie wurden diagnostisch in der osteopathisch-manuellen Therapie genutzt (OMT). Obwohl der Begriff »Tenderpoint« gelegentlich synonym zu »Triggerpunkt« gebraucht wird, unterscheiden sich die Chapman'schen Reflexpunkte deutlich von den Triggerpunkten. Anders als Letztere (die ein spezifisches Übertragungsmuster hervorrufen) sind die Chapman' schen Punkte immer klein und umschrieben mit lokalen Veränderungen im Gewebe. Zudem findet man sie direkt unter der Haut lokalisiert. Therapeuten betrachten sie als die äußere körperliche Darstellung einer inneren Dysfunktion oder Pathologie eines Organsystems. Die aktuelle Hypothese lautet, dass sie durch Überstimulation des sympathischen Nervensystems (SNS) erzeugt werden, wodurch es zu einer Konzentration ionisierter Flüssigkeit kommt, auch wenn das bisher noch nicht histologisch gestützt werden konnte.

Ernährungsfaktoren und biochemische Faktoren

Simons et al. (1999) postulierten, dass Veränderungen beim biochemischen Input die Bildung und/oder das Fortbestehen von Triggerpunkten beeinflussen könnten (siehe Tabelle 3.4). Gerwin et al. (2004) gingen noch weiter und behaupteten, Ernährungsfaktoren und biochemische Faktoren könnten sowohl chronischen myofaszialen Schmerz beschleunigen als auch aufrechterhalten, was während der Behandlung in Betracht gezogen werden »muss«.

Faktor	Einfluss
Allergie/Hypersensitivität	Kann einen potenzierenden Effekt haben (Brostoff 1992)
Hormonell	Östrogenmangel und Schilddrüsenunterfunktion können die endoplasmatische Umgebung beeinflussen und zu einer vermehrten Entwicklung und/oder zum Fortbestehen von Triggerpunkten führen (Lowe & Honeyman-Lowe 1998)
Chronische virale, Hefe- und/oder Parasiteninfektion	Kann die Wahrscheinlichkeit einer Triggerpunktbildung erhöhen (Ferguson & Gerwin 2004)
Vitamin-C-Mangel	Kann die Langlebigkeit von Triggerpunkten erhöhen
Eisenmangel (Ferritin)	10–15% der Menschen mit chronischen myofaszialen Schmerzsyndromen leiden wahrscheinlich an einem Eisenmangel (Simons et al. 1999). Serumspiegel von 15–20 ng/ ml zeigen einen geleerten Eisenspeicher an, aber sogar Spiegel bis 50 ng/ml können signifikant sein (Gerwin et al. 2004)
Vitamin B1-, B6-, B12-Mangel	Können Müdigkeit, Erschöpfung und die Bildung chronischer Triggerpunkte erhöhen
Magnesium- und Zinkmangel	Spiegel im unteren Normbereich können bei manchen Menschen schon zu niedrig sein
Vitamin D-Mangel	Bei nahezu 90% der Patienten mit muskuloskelettalen Schmerzen vorhanden (Plotnikoff 2003)
Cytochromoxidase	Bei Patienten mit Myalgie sind niedrige Spiegel üblich, verbunden mit Müdigkeit, Kälteempfinden, extremer Erschöpfung bei Sport und Muskelschmerz
Folsäure	Kann die innere endoplasmatische Umgebung in ausreichendem Maß verändern, um die Entwicklung und/oder das Fortbestehen von Triggerpunkten zu erhöhen

Tabelle 3.4: Biomechanische Faktoren (nach Simons et al. [1999] und Gerwin [2004])

Der Einfluss des Autonomes Nervensystem (ANS)

Ein weiteres wichtiges Element bei einer Triggerpunktakvitität ist eine Veränderung oder Modulation im lokalen ANS. Wie weiter oben besprochen, beeinflussen verschiedene entzündlich wirksame chemische Substanzen das ANS. Hubberd (1996) postulierte, dass die autonomen

Effekte auf dysfunktionelle Veränderungen in der Muskelspindel zurückzuführen seien. Gerwin & Dommerholt (2006) postulierten einen möglichen Mechanismus, der alpha- und beta-adrenerge Rezeptoren an der motorischen Endplatte betrifft. Auch das veränderte chemische Milieu um den aktiven Triggerpunkt bestimmt die sympathische Fazilitation und mechanische Sensitivierung. Die beteiligten chemischen Botenstoffe verursachen eine vermehrte Vasokonstriktion, eine vermehrte sympathische Ausschüttung von Noradrenalin und eine vermehrte Sensitivität auf Noradrenalin. Darüber hinaus kann das Vorhandensein von Interleukin IL-8 im lokalen chemischen Milieu auch an der Aktivität des ANS beteiligt sein. Es wurde nachgewiesen, dass Interleukin-8 eine mechanische Hypernozizeption verursacht, die durch beta-adrenerge Rezeptorantagonisten inhibiert wird (Shah et al. 2005).

Zu den bekannten Symptomen gehören:

- Hypersalivation – vermehrter Speichelfluss
- Epiphora – Auslaufen von Tränenflüssigkeit über den Lidrand
- Konjunktivitis – Rötung des Auges
- Ptosis – Herabhängen eines Augenlids
- Verschwommenes Sehen
- Vermehrte nasale Sekretion
- Gänsehaut

Differentialdiagnose

Andere gesundheitliche Zustände erzeugen ebenfalls Muskelschmerzen und Triggerpunkte (Dommerholt & Issa 2003):

- Hypothyreose
- Systemischer Lupus erythematosis (SLE)
- Lyme-Krankheit
- Ehrlichiose
- Infektionen mit Candida albicans
- Myoadenylat-Deaminasemangel
- Hypoglykämie
- Durch Parasiten bedingt (Fasziolose, Giardiasis, Amöbiasis)

Triggerpunkte und Muskelfasertyp

Alle Muskeln enthalten eine Mischung von Typ 1- und Typ 2-Fasern (Janda 2005; Lewit 1999). Dies hat einen direkten Einfluss darauf, wie chronisch Symptome werden können, wenn sie unbehandelt bleiben: Typ 1-Fasern sind posturale Fasern und reagieren auf Stress oder Überbeanspruchung gerne durch Verkürzung und indem sie hypertonisch werden. Ein Triggerpunkt in einem Muskel mit hohem Prozentsatz an Typ 1-Fasern kann länger brauchen, bis er auf die Behandlung anspricht. Typ 2-Fasern sind für eine »explosive« kurzfristige Aktivität (Schnellkraft) vorgesehen und werden unter chronischer oder anhaltender Belastung eher schwach, atrophisch, hyperton. Ein Triggerpunkt in einem Muskel mit hohem Prozentsatz an Typ 2-Fasern kann sehr rasch auf die Behandlung ansprechen.

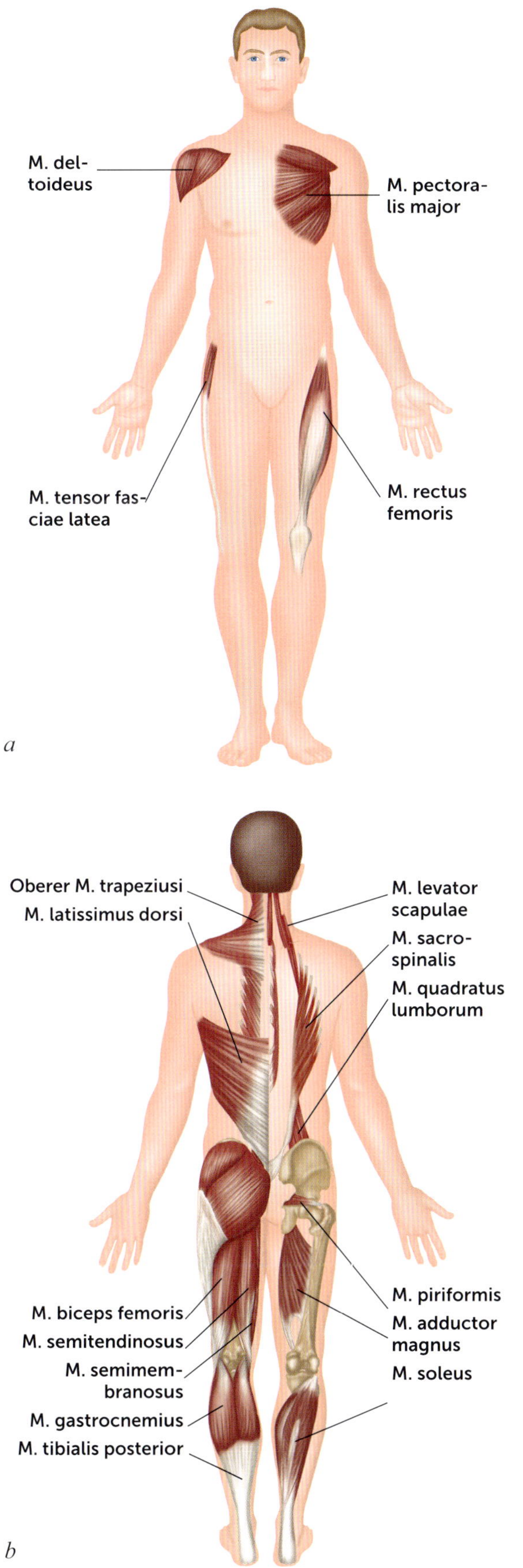

Abbildung 3.2: Die wichtigsten posturalen Muskeln des Körpers: (a) Ansicht von vorne, (b) Ansicht von hinten

Triggerpunktbildung und Körperhaltung

Schlechte Haltung aktiviert bzw. erhält myofasziale Triggerpunkte (Simons et al. 1998) und sollte bei chronischen Triggerpunktsyndromen immer beachtet werden. Posturale Muskeln verfügen tendenziell über einen größeren Prozentsatz von Typ 1-Fasern. Dieses Merkmal kann zu einem Triggerpunkt führen, der behandlungsresistenter ist. Menschen sind viergliedrige Lebewesen und wie ihre Verwandten dazu geschaffen, sich zu bewegen und nach Nahrung zu jagen. Ich bin sicher, dass ein Gorilla einen kranken Rücken bekäme, wenn man ihn den ganzen Tag auf einen Stuhl setzen würde!

Es ist eine Tatsache, dass in den Industriestaaten viele Arbeitsplätze langes Sitzen verlangen, häufig an einem Computerbildschirm. Ergonomische Gesichtspunkte sorgen für eine boomende Industrie und fokussieren auf die Wechselwirkungen zwischen dem Menschen und seiner Arbeitsumgebung. Aus finanziellen Gründen ist es jedoch nicht möglich, alle Arbeitsplätze ergonomisch angemessen einzurichten. Bei vielen Menschen führen lange monotone Arbeitstage an einem Computerbildschirm häufig zu chronischen Fehlhaltungen. Es ist wichtig, darauf zu achten und zu prüfen, wie diese Fehlhaltungen die Symptome des Patienten beeinflussen, um Abhilfe für die Situation durch ergonomische Beratung, Behandlung und/oder Übungen anbieten zu können.

Die häufigsten mechanischen Fehlanpassungen sind:

- Kopfvorhalte (oberes gekreuztes Syndrom, Janda)
- Runde Schultern (oberes gekreuztes Syndrom, Janda)
- Kopf auf eine Seite – Telefonhaltung
- Berufliche/ergonomische Stressoren
- Krummes Stehen (unteres gekreuztes Syndrom, Janda)
- Krummes Sitzen (z.B. Computerbildschirm/ Ergonomie)
- Sitzen mit übergeschlagenen Beinen
- Haltungsgewohnheiten
- Hohlkreuz (unteres gekreuztes Syndrom, Janda)
- Haltung am Steuer
- Seitliche Verkrümmung der Wirbelsäule (Skoliose) Hypermobilität der Gelenke
- Heben/Tragen
- Primäre kürzere untere Extremität

Bei den folgenden Haltungsstrukturen kommen Triggerpunkte häufig vor: Oberer M. trapezius, M. levator scapulae, M. sternocleidomastoideus (SCM), M. erector spinae, muskuloskelettaler Apparat der LWS, M. gluteus medius, Gastrocnemius-Soleus-Komplex.

Posturale Triggerpunkte und »gekreuzte Syndrome«

Osteopathen, Chiropraktiker und andere Physiotherapeuten haben alle die »gekreuzten« Syndrome innerhalb des Körpers beobachtet, von oben nach unten, von links nach rechts. Janda (1996) berichtete über die beiden häufigsten »gekreuzten« posturalen Belastungssyndrome – das obere und das untere. Myers (2001) hat diese Beobachtungen in seinem bahnbrechenden Buch *Anatomy Trains* (»Anatomische Leitbahnen«) weiter erforscht. Diese myofaszialen Belastungsmuster haben einen tiefgreifenden Effekt auf die Pathogenese und Chronizität der Entwicklung von Triggerpunkten. Triggerpunkte können in allen unten aufgelisteten Muskeln gefunden werden.

Das obere gekreuzte Syndrom ...

... kann bei Haltungen wie runden Schultern, nach vorne geschobenem Kinn, zusammengesacktem Sitzen beobachtet werden – was auch eine normale Atmung beeinträchtigt. In diesen Fällen wird häufig über Schmerzen im Nacken, in Schultern, Brust und an der Brustwirbelsäule berichtet (häufig findet man Bewegungseinschränkungen in diesen Regionen). Man kann ein schräges Kreuz durch das Glenohumeralgelenk (Schultergelenk) zeichnen, das die funktionellen »gekreuzten« Veränderungen in den Muskelbeziehungen anzeigt. Die wichtigsten Muskeln beim oberen gekreuzten Syndrom werden in Abbildung 3.3 angegeben.

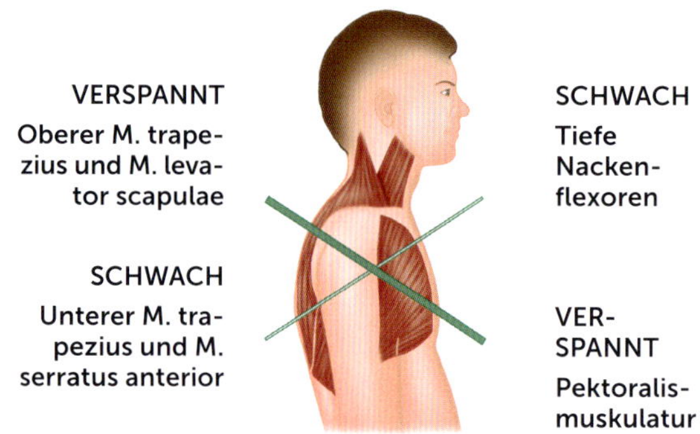

Abbildung 3.3: Oberes gekreuztes Syndrom

Das untere gekreuzte Syndrom ...

... kann bei einer Haltung im Hohlkreuz beobachtet werden, mit schwachen Bauchmuskeln und schwacher Glutealmuskulatur sowie einem zu festen M. erector spinae, M. quadratus lumborum, TFL, M. piriformis und M. psoas major (siehe Abbildung 3.4).

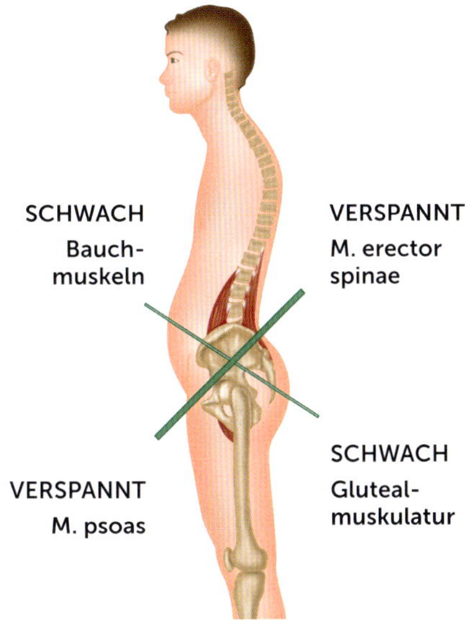

Abbildung 3.4: Unteres gekreuztes Syndrom

Triggerpunkte innerhalb der Sarkomere

Muskelkontraktionen kommen in den Sarkomeren vor (siehe Kapitel 2). Selbst die kleinste Bewegung erfordert die koordinierte Kontraktion Hunderter Sarkomere. Der Gleitprozess erfordert: (a) eine Initialstimulation oder einen Impuls aus einem lokalen motorischen Nerv sowie (b) Energie und (c) Kalziumionen.

Die Physiologie der Bewegung

Wenn das Gehirn einen Muskel bewegen will, sendet es eine Botschaft durch einen motorischen Nerv. Die lokalen motorischen Nervenendigungen übersetzen diesen Impuls chemisch durch Produktion von Acetylcholin, welches die Aktivität des Sarkomers erhöht. Die für diesen Vorgang benötigte Energie wird von den Mitochondrien (Energiezentren) in den Zellen produziert. Kalziumionen sind im sarkoplasmatischen Retikulum vorhanden, welches im Sarkoplasma des Skelettmuskels gefunden wird.

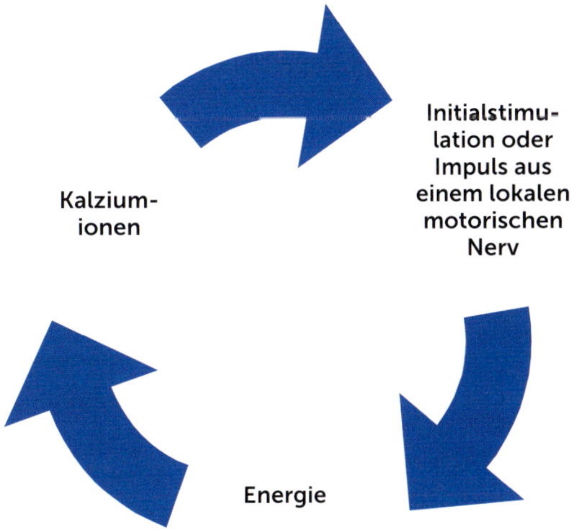

Abbildung 3.5: Ablaufdiagramm eines Nervenimpulses, der eine Muskelkontraktion verursacht

Pathophysiologie der Triggerpunkte

Die integrierte Triggerpunkthypothese (ITPH)

Die ITPH ist die aktuelle Theorie/Arbeitshypothese: Sie erklärt die meisten Triggerpunktphänomene und basiert auf den besten aktuell vorliegenden elektrodiagnostischen und histopathologischen Nachweisen. Die zuerst von Travell und Simons 1981 als »Energiekrisen-Theorie« (Simons et al. 1998) eingeführte ITPH hat sich inzwischen durch viele andere Kollegen auf diesem Gebiet etabliert. Triggerpunkte manifestieren sich dort, wo Sarkomere und extrafusale motorische Endplatten überaktiv werden. Mikroskopisch wurde nachgewiesen, dass Aktin- und Myosinfilamente (Myofilamente) in einem Hartspannstrang nicht mehr übereinandergleiten und stecken bleiben. Reitinger et al. (1996) berichteten über »pathologische Veränderungen« in den Mitochondrien innerhalb dieser Myofilamente sowie über eine Zunahme in der Breite der A-Bänder und eine Abnahme in der Breite der I-Bänder. Die betroffenen Sarkomere werden permanent »angeschaltet«, was eine Kontraktion zur Folge hat. Die geschwollenen kontrahierten Aktin- und Myosinfilamente können im Z-Band wegen gel-ähnlicher Titinmoleküle stecken bleiben, blockieren so die lokalen Fasern und verhindern ihr Auseinandergleiten (Dommerholt et al. 2006).

Neuere elektrophysiologische Untersuchungen haben gezeigt, dass die elektrische Aktivität von »aktiven Triggerpunkten« eher aus dysfunktionellen extrafusalen Zonen motorischer Endplatten entspringt als aus Muskelspindeln (was man bisher angenommen hatte). Elektrische Entladungsfrequenzen, die um das 10- bis 1000-fache über den Normwerten liegen, wurden in den »Endplattenzonen« bei Pferden, Kaninchen und Menschen nachgewiesen (Simons et al. 2002, Dommerholt et al. 2006).

Histologische Untersuchungen zeigen abnormale Kalzium- und ACh-Spiegel sowie einen Mangel an ATP in der Umgebung eines Triggerpunkts. Grinnel et al. (2003) haben nachgewiesen, dass Dehnen und/oder Hypertonus der Muskeln einen Zug von Integrin-Protein-Peptiden an den motorischen Nervenendigungen verursachen, was eine exzessive Acetylcholinausschüttung auslöst, ohne dass Kalzium erforderlich ist. Zu den weiteren abnormalen chemischen Botenstoffen im Milieu »aktiver« Triggerpunkte gehören (Shah et al. 2003):

- Prostaglandine
- Substanz P
- Zytokine
- Bradykinin (BK)
- Hydrogen (H+)
- Calcitonin Gene-Related Peptide (CGRP)
- Tumornekrosefaktor (TNF-α)
- Interleukine IL-1, beta, IL-6 und IL-8
- Serotonin
- Norepinephrin

Mit diesen chemischen Substanzen kommt es zu vielen Interaktionen, sie sind Teil verschiedener Feedbackschleifen. So ist etwa Bradykinin dafür bekannt, dass es Muskelschmerzfasern aktiviert und sensibilisiert (Nozizeptoren). Dies könnte ein Erklärungsmodell für einige der entzündlichen Hyperalgesiephänomene, Schmerzempfindlichkeiten, Schmerzen und herabgesetzte Schmerzschwellen bei Patienten mit chronischen Triggerpunkten sein.

Der Teufelskreis der Energiekrise

Eine anhaltende Dysfunktion und Kontraktion der Sarkomere führt zu lokalen intrazellulären und extrazellulären chemischen Veränderungen wie:

- Lokalisierte Ischämie/Hypoxie
- Zunehmender metabolischer Bedarf
- Vermehrter Energiebedarf (für das Aufrechterhalten der Kontraktion erforderlich)
- Keine Wiederaufnahme von Kalziumionen in das sarkoplasmatische Retikulum
- Lokalisierte Entzündung (um die Reparaturmechanismen zu fazilitieren)
- Kompression oder Wasserscheideneffekt auf lokale Gefäße
- Energiekrise
- Produktion von Entzündungsmediatoren (die die die lokalen autonomen und nozizeptiven [Schmerz-]Fasern sensibilisieren)

Hält diese Situation über einen signifikanten Zeitraum an, führen die o. g. Veränderungen zu einem wahren Teufelskreis. Kalzium kann nicht in die Aktin- und Myosinfilamente aufgenommen werden, was ein »Versagen« des Sarkomers zur Folge hat.

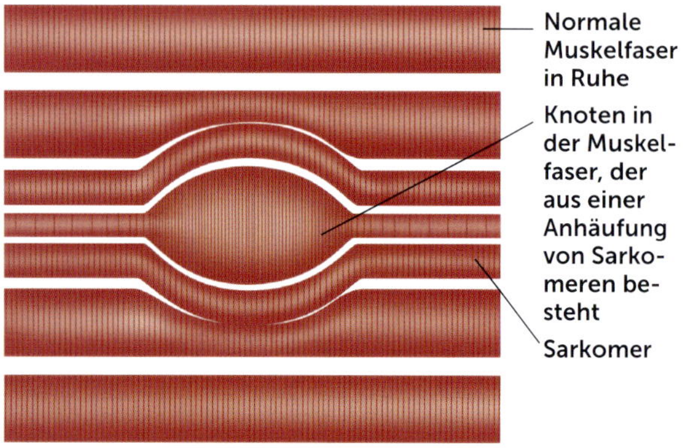

Abbildung 3.6: Ein Triggerpunkt, der 100 verkürzte Sarkomere zeigt ohne Nervenstimulus und ohne assoziierten Hartspannstrang

Bengtsson et al. (1986), Hong (1996) und Simons et al. (1998) haben Variationen der *Energiekrisen-Theorie* vorgeschlagen. Diese besagt, dass der Körper versucht, das funktionelle Versagen von Sarkomer und Endplatte durch eine veränderte Blutversorgung (Vasodilatation) zum Sarkomer zu lösen. Eine weitere Folge dieser pathologischen Situation ist die Migration lokaler *akuter* und *chronischer* Entzündungszellen. Die Entzündung beginnt im Umfeld des dysfunktionellen Sarkomers und bringt sensibilisierende Substanzen mit sich wie Bradykinin und Substanz P – ein Peptid, das in Nervenzellen vorhanden ist und nicht nur die Kontraktionen der glatten Muskulatur des Gastrointestinaltrakts erhöht, sondern auch zu Vasodilatation führt. Dies stimuliert sowohl lokale (kleine) Schmerzfasern als auch lokale autonome Fasern, was dazu führt, dass vermehrt ACh produziert wird. Schließlich sendet das Gehirn ein Signal an den Muskel, in dem sich der Triggerpunkt manifestiert, um ihn zur Ruhe zu bringen. Dies führt zu einer Hypertonie, einer Schwäche, einer Verkürzung und einer Fibrose (Muskelsteifheit) des Muskels, zusammen mit einer reflektorischen Inhibition anderer Muskelgruppen. Unter dem Mikroskop wurden diese Fasern als »Ragged-Red-Fasern« (zottige rote Fasern) beschrieben. Die Behandlung hat zum Ziel, diesen Teufelskreis zu durchbrechen.

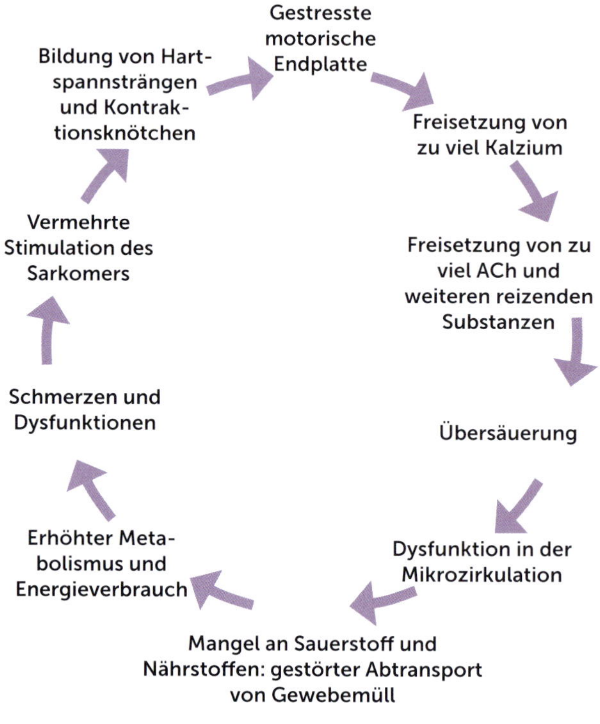

Abbildung 3.7: »Kreislauf des Jammers«, Hypothese der Triggerpunktbildung – diese Verkettungen treten nicht immer in dieser Reihenfolge auf (Quelle: Starlanyl & Sharkey 2013)

Zu den weiteren Theorien gehören die Theorie der *Radikulopathie* und die *polymodale* Theorie.

Die Theorie der Radikulopathie

Gunn (1997) und Quintner & Cohen (1994) stellten für die Ausbildung von Triggerpunkten eine alternative Theorie auf. Diese geht von einem kausalen Zusammenhang mit der intervertebralen Diskopathie, dem Nervenwurzel-Impingement und paraspinalen Muskelkrämpfen aus. Die Reizung dieser Nervenwurzeln soll die Ursache für eine Beeinträchtigung der neurovaskulären Signale, für distale Muskelkrämpfe und für die Pathogenese von Triggerpunkten sein.

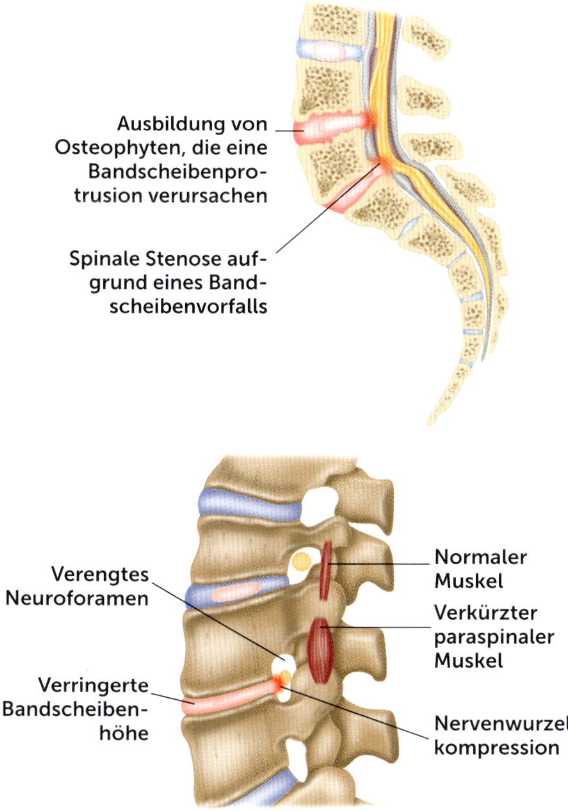

Abbildung 3.8: Reizung der Nervenwurzel

Die polymodale Theorie

Diese alternative Hypothese von Kawakita et al. (2002) beschreibt Triggerpunkte selbst als »sensibilisierte neurale Strukturen«, sogenannte *polymodale Rezeptoren* (PMR).

Nach dieser Theorie sind PMR ein Typ von Nozizeptoren, die auf mechanische, thermische und/oder chemische Stimuli reagieren. Diese »sensorischen Endpunkte« der PMR existieren potenziell in verschiedenen Geweben im gesamten Körper als »freie Nervenendigungen«. Unter bestimmten physiologischen Stimuli werden latente PMR »angeschaltet« und empfindlich, wobei sie sich in die Form verwandeln, die wir *Triggerpunkte* nennen.

Auch wenn diese Theorie etwas radikal ist, erklärt sie eine Reihe von Befunden zu Triggerpunkten. Kawakita postuliert darüber hinaus, dass PMR die Verbindung zwischen Akupunktur- und Triggerpunkten erklärten könnten.

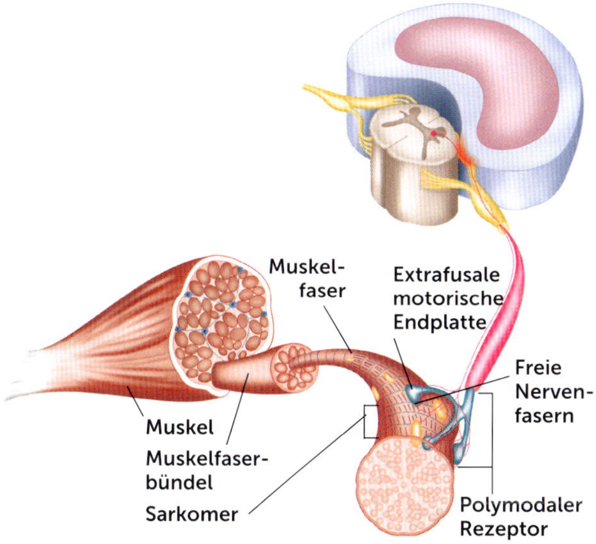

Abbildung 3.9: Akkumulation von nozizeptiven Fasern (Baum/Dendriten)

Periphere und zentrale Sensibilisierung

Der aktuellen Forschung ist eine Reihe von Entdeckungen zu verdanken, die für die Manifestation und das Fortbestehen von Triggerpunkten relevant sind. Schmerzsysteme müssen empfindlich genug sein, um potenziell schädliche Stimuli zu erkennen. Im Fall der Triggerpunkte werden diese Systeme letztlich jedoch *zu* empfindlich und verursachen Schmerzen ohne Nutzen. Hypersensitivität entsteht, weil die Sensitivität unserer Schmerzpfade zunimmt, wenn sie Schmerzbotschaften weiterleiten. Die Mechanismen dieser Sensitivierung werden in den myofaszialen Triggerpunkten (MTP) manifest.

Periphere Sensitivierung

Innerhalb von 48 Stunden nach ihrer Entwicklung verursachen unbehandelte MTP eine Entzündung, chronische Fazilitation und eine Veränderung der Feedbackschleife aus dem Gastmuskel. Physiologisch kommt es wie oben besprochen zu einem Abfall in der Erregungsschwelle der polymodalen Nozizeptoren, sodass sie sogar von üblicherweise harmlosen Stimuli aktiviert werden. Nach der Sensitivierung von »Schmerzfasern« können Stimuli, die in der Regel nicht schmerzhaft sind, Schmerzen auslösen (Schaible 2006). Zusätzlich werden unter Umständen mechano-insensitive Nervenfasern mechano-sensitiv. »Diese Rekrutierung von ruhenden Nozizeptoren trägt signifikant zum nozizeptiven Input des Rückenmarks bei. Ruhe-Entladungen können in den Nozizeptoren verursacht oder verstärkt werden« (Schaible 2006). Chronisch aktive Triggerpunkte, die einen kontinuierlichen Zustrom zum Rückenmark liefern, sind hierfür ursächlich.

Vermutlicher Mechanismus:

- Substanz P, die aus Nozizeptoren freigesetzt wird, überträgt nozizeptive Signale. Diese werden zentral verarbeitet, es kommt zu Veränderungen der lokalen Mikrozirkulation und der Gefäßpermeabilität. Das führt zu einem lokalen Ödem, wobei sowohl Mechanorezeptoren als auch Nozizeptoren aktiviert werden, mit daraus folgender vermehrter Empfindlichkeit und Schmerzen.
- Die anhaltende Aktivierung durch diese schmerzauslösenden Substanzen führt zu Veränderungen in der peripheren und zentralen Reaktionsbereitschaft der Nozizeptoren.

Bis zu 50 % der Muskelnerven können aus Nozizeptoren bestehen; sie innervieren auch das den Muskel umgebende Bindegewebe. Dies könnte verantwortlich sein für die Schwere der Schmerzen und die außerordentliche Empfindlichkeit, die bei der Palpation in den Muskeln festgestellt wird. Eine anhaltende Aktivierung von Nozizeptoren führt zu einer peripheren Sensitivierung, wobei primäre afferente Nozizeptoren eine erhöhte Reaktionsbereitschaft auf natürliche Stimuli aufweisen.

Zentrale Sensitivierung (Spinale Hyperexzitabilität)

Im Lauf der Zeit erreichen die peripheren Veränderungen tiefere Strukturen im Nervensystem, sodass das Schmerzmuster zentraler geprägt wird. Die oberflächlichen, die tiefen und die ventralen Anteile des Rückenmarks zeigen deutliche Veränderungen in ihrer Reaktionsbereitschaft (Schaible 2006). Dies ist eine Form der Neuroplastizität: Nach Sensitivierung antwortet ein erhöhter Prozentsatz von Neuronen in einem Segment auf die Stimulation eines entzündeten Gewebes. Die Empfindlichkeit der Rückenmarksneuronen nimmt zu, sodass ein Input, der vorher unterschwellig war, nun ausreichend sein kann, um die Neuronen zu aktivieren. Dieser Effekt wird noch über mehrere Rückenmarkssegmente sowohl zum unteren Körperende (kaudal) als auch kopfwärts (kranial) erweitert, was zu niedrigeren Aktivierungsschwellen für weitere MTP führt.

Die Folgen dieser Veränderung sind tiefgreifend: Es kommt vor, dass ein chronischer Triggerpunkt in einer Region die Segmente des Rückenmarks ober- und unterhalb des Inputssegments sensitiviert. Mit der Zeit kann dies zu einer Art neuroplastischer Veränderung im ZNS führen. Dadurch wird die Schmerzschwelle in anderen Regionen, die weit von der ursprünglichen Schmerzquelle entfernt sind, herabgesetzt; das Schwellenpotenzial für andere Triggerpunkte innerhalb der Schmerzkarte sinkt möglicherweise. Zentrale Sensitivierung kann je nach Chronizität des Stimulus über Wochen, Monate oder sogar Jahre anhalten.

Vermutlicher Mechanismus:

- Muskelnozizeptoren werden kontinuierlich aktiviert – dies induziert neuroplastische Veränderungen und eine Sensitivierung der Neuronen des Hinterhorns im Rückenmark.
- Aus dem Skelettmuskel erfolgt ein nozizeptiver Input (Schmerzsignal), der neuroplastische Veränderungen am Rückenmark deutlich schneller als ein schädlicher Schmerzreiz aus der Haut verursachen kann.
- Die wiederholte Stimulation von primär afferenten (zu einem Organ hinführenden) Nozizeptoren führt zu einer progressiven Zunahme der Entladung des Aktionspotenzials – dieses Phänomen (der sich steigernden Sensibilisierung) nennt man *Wind-up*. Es kann zu einer 20-fachen Erhöhung der neuronalen Sensitivität führen.
- Das Ergebnis ist eine Zunahme in der Schmerzintensität und in der Sensitivierung von Neuronen im Hinterhorn des Rückenmarks wegen der Aktivierung von N-Methyl-D-aspartat-Rezeptoren (NMDA-Rezeptoren) – das bedeutet eine zentrale Sensibilisierung.
- Sensorische Neuronen von den Ganglien (Anhäufungen von Nervenzellkörpern im peripheren Nervensystem) des Hinterhorns werden für mechanische Stimuli sensibilisiert, sodass Stimuli, die eigentlich nur leicht schmerzhaft sind, schmerzhafter werden – eine mechanische Hyperalgesie ist entstanden.
- Anhaltender nozizeptiver Input aus aktiven Triggerpunkten könnte nicht nur die Hinterhornneuronen sensitivieren, was zu Hyperalgesie und Allodynie führt, sondern auch die Bereiche des übertragenen Schmerzes vergrößern.

Potenzielle Mechanismen für dieses Phänomen sind die Aktivierung von zuvor redundanten Synapsen im Hinterhorn und die Entwicklung neuer spinaler Endpunkte, die die synaptischen Kontaktflächen im Hinterhorn verbreitern. Dies kann den übertragenen Schmerz erklären, der bei aktiven Triggerpunkten beobachtet wird.

Sowohl die periphere als auch die zentrale Sensitivierung können schwerwiegende unerwünschte Effekte haben. Deshalb sollte man so schnell wie möglich in diesen Prozess eingreifen. Die gute Nachricht ist, dass sich sowohl der myofasziale Triggerpunktrelease als auch die Technik des trockenen Nadelns als zuverlässig in der Reduzierung dieser Effekte erwiesen haben.

Klassifikation der Triggerpunkte

Triggerpunkte werden entsprechend der Lokalisation, der Empfindlichkeit und der Chronizität beschrieben als: *zentral* (oder primär), *Satellit* (oder sekundär), *Ansatz-TP*, *diffus*, *inaktiv* (oder latent) und *aktiv*.

Zentrale (oder primäre) Triggerpunkte

Dies sind, wenn sie *aktiv* sind, die am besten bekannten Punkte – sie meint man üblicherweise, wenn über Triggerpunkte gesprochen wird. Zentrale Triggerpunkte befinden sich immer im Zentrum des Muskelbauches, wo die motorische Endplatte in den Muskel eintritt. In dieser Hinsicht sind Muskelform und Faseranordnung bedeutsam. So kann etwa ein M. multipennatus mehrere zentrale Punkte haben. Auch wenn Muskelfasern diagonal verlaufen, führt dies unter Umständen zu einer veränderten Lokalisation des Triggerpunktes.

Satelliten-(oder sekundäre) Triggerpunkte)

Triggerpunkte können als Antwort auf den zentralen Triggerpunkt in Nachbarmuskeln innerhalb der Schmerzübertragungszone entstehen. In solchen Fällen ist der primäre Triggerpunkt immer noch der Schlüssel für die therapeutische Intervention: Satelliten-Triggerpunkte lösen sich oft auf, wenn der primäre Triggerpunkt wirksam *deaktiviert* wurde. Daraus folgt, dass sich Satelliten-Triggerpunkte als behandlungsresistent erweisen können, solange der primäre *zentrale* Triggerpunkt, der im Fokus steht, nicht behandelt ist. Das findet man häufig bei paraspinalen und/oder Bauchmuskeln.

Ansatz-Triggerpunkte

Wie in Kapitel 1 besprochen, ist die Myofaszie ein Kontinuum und der Bereich, in dem die Sehne am Knochen ansetzt (tendino-osseale Verbindung) als Ergebnis der dort wirkenden Kräfte oft äußerst empfindlich (Simons et al. 1998; Davies 2004). Dieselben Autoren vertreten die Ansicht, dies könnte das Ergebnis eines assoziierten chronischen aktiven myofaszialen Triggerpunktes sein. Als Ursache hierfür wurde gezeigt, dass die Empfindlichkeit nachlässt, sobald der primäre zentrale Triggerpunkt behandelt wurde. In solchen Fällen wird der Punkt als Ansatz-Triggerpunkt bezeichnet. Darüber hinaus wurde postuliert, dass »degenerative Veränderungen« innerhalb des Gelenkes herbeigeführt und beschleunigt werden können, wenn primäre und Ansatz-Triggerpunkte chronisch unbehandelt bleiben (Simons et al. 1998).

Diffuse Triggerpunkte

Manchmal treten Triggerpunkte dort auf, wo multiple Satelliten-Triggerpunkte sekundär zu den multiplen zentralen Triggerpunkten existieren. Dies ist häufig der Fall, wenn eine schwere Haltungsdeformität wie einer seitlichen Verkrümmung der Wirbelsäule (Skoliose) besteht und ein ganzer Quadrant des Körpers betroffen ist: Dann bezeichnet man die sekundären Punkte als *diffus*. Diese diffusen Triggerpunkte entwickeln sich oft entlang der Linien von veränderten Stress- und/oder Belastungsmustern.

Inaktive (oder latente) Triggerpunkte

Dies gilt für Knoten und Knötchen, die sich wie Triggerpunkte anfühlen. Sie können sich überall im Körper entwickeln und sind häufig sekundär, aber nicht schmerzhaft; sie aktivieren auch keinen Pfad für einen übertragenen Schmerz. Inaktive Triggerpunkte in Muskeln könnten zu erhöhter muskulärer Steife führen. Offenbar kommen sie bei Menschen mit einem überwiegend sitzenden Lebensstil häufiger vor. Sie können wieder aktiv werden, wenn man den zentralen oder primären Triggerpunkt (erneut) stimuliert; auch nach Trauma oder Verletzung kann eine Reaktivierung auftreten.

Aktive Triggerpunkte

Dies trifft auf zentrale und Satelliten-Triggerpunkte zu. Zahlreiche Stimulanzien wie das Erzwingen von Muskelaktivität durch den Schmerz hindurch können einen inaktiven Triggerpunkt aktivieren. Diese Situation tritt häufig ein, wenn die körperlichen Aktivitäten nach einem Verkehrsunfall, bei dem sich multiple und diffuse Triggerpunkte entwickelt haben, wieder intensiviert werden. Der Begriff beinhaltet, dass der Triggerpunkt sowohl schmerzempfindlich bei der Palpation ist als auch ein übertragenes Schmerzmuster hervorruft.

Symptome der Triggerpunkte

Übertragene Schmerzen

Sie kennen vielleicht den übertragenen Schmerz viszeralen Ursprungs: ein Beispiel dafür ist der Herzschmerz. Ein Herzinfarkt wird häufig nicht als Vernichtungsschmerz in der Brust erfahren, sondern als Schmerz im linken Arm, in der linken Hand und im linken Kiefer. Dieser Schmerztyp ist gut dokumentiert und embryologisch nachvollziehbar, denn Herzgewebe, Kiefergewebe und Armgewebe entwickeln sich alle aus dem gleichen Dermomyotom.

Beim übertragenen Schmerz aus einem myofaszialen Triggerpunkt ist es anders. Dabei handelt es sich um einen so ausgeprägten wie eigenständigen Schmerz, der einem Muster oder einer Karte folgt. Diese Karte ist universel, denn die Stimulierung eines aktiven Triggerpunkts erzeugt immer den gleichen Schmerz. Patienten beschreiben den übertragenen Schmerz in dieser Karte als tief und stark; Bewegung kann die Symptome manchmal verstärken und den Schmerz stechender machen. Ein Beispiel hierfür können Kopfschmerzen sein. Der Patient beschreibt häufig ein Schmerzmuster, das durch Bewegungen von Kopf und Hals stärker oder stechender werden kann. Die Schmerzintensität variiert entsprechend folgender Faktoren (die Liste ist nicht erschöpfend):

- Lokalisation (Ansatzpunkte sind empfindlicher) Grad der Irritabilität des Triggerpunktes
- Aktive oder latente Triggerpunkte
- Primäre oder Satelliten-Triggerpunkte
- Lage des Triggerpunktes (einige Bereiche sind empfindlicher)
- Assoziierter Gewebeschaden
- Steife oder Beweglichkeit des Gastgewebes
- Alter
- Chronizität des Triggerpunktes

Untersuchungsbefunde

Leider haben wir bisher noch keine geeignete Terminologie entwickelt, um zu klassifizieren, was wir mit unseren Händen fühlen. Dennoch versuche ich hier zu klassifizieren, wie sich Triggerpunkte anfühlen:

- Kleine Knötchen von der Größe eines Stecknadelkopfes
- Erbsengroße Knötchen
- Große Knoten
- Mehrere große Knoten nebeneinander
- Empfindliche Stellen, eingebettet in feste Bänder halbharter Muskeln, die sich wie eine Schnur anfühlen.
- Seilähnliche Bänder, die nebeneinanderliegen wie teilweise gekochte Spaghetti
- Die Haut über einem Triggerpunkt ist etwas wärmer als die umgebende Haut (wegen der erhöhten metabolischen/autonomen Aktivität).

Untersuchung

Die Untersuchung kann im Stehen, Sitzen oder Liegen durchgeführt werden. Dies hängt davon ab, welcher Bereich zu untersuchen ist und welcher Muskelfasertyp in Verdacht steht. Sie können einen Muskel *unter Belastung* untersuchen, wenn Sie vermuten, dass dies ein aggravierender Faktor sein könnte. Der Einfachheit halber werde ich *ab jetzt* die Untersuchung des M. pectoralis major und seiner Triggerpunkte beschreiben.

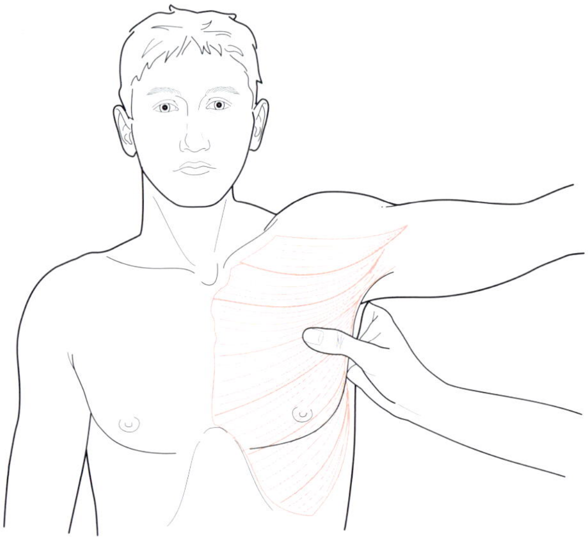

Abbildung 3.10: Untersuchung des M. pectoralis major

Die wichtigsten Triggerpunkte im M. pectoralis major werden im klavikularen Anteil des Muskels gefunden. Der Pinzettengriff ist die beste Art, einen Triggerpunkt in dieser Region zu untersuchen, während Triggerpunkte im *parasternalen* Bereich des Muskels am besten *mit der flachen Hand* palpiert werden. Das Procedere geht folgendermaßen:

- Bitten Sie den sitzenden oder stehenden Patienten, den Arm um 90° vom Körper weg, zur Seite hin zu heben (abduzieren), um den Muskel unter leichte Spannung zu bringen.
- Tasten Sie nach einem Knötchen oder Hartspannstrang.
- Fühlen Sie, ob es zu einem unwillkürlichen Zusammenzucken (Jump sign) oder einer Zuckungsreaktion (Twitch Response) kommt.
- Druck sollte die Symptome, die der Patient empfindet, reproduzieren.
- Druck sollte ein übertragenes Schmerzmuster hervorrufen.

Aufrechterhaltende Faktoren

Es wurden mehrere Faktoren nachgewiesen, die Triggerpunkte aufrechterhalten. Sie können es schwierig machen, Triggerpunkte auszuschalten, die bereits über einen langen Zeitraum vorhanden sind:

- Alter
- Haltung (einschließlich der am Arbeitsplatz).
- Übergewicht
- Appetitlosigkeit (Anorexie)
- Narbengewebe (postoperativ)
- Sport, Hobbys und Gewohnheiten
- Stress- und Belastungsmuster
- Stoffwechselstörungen
- Krankheit
- Schlafstörungen (einschließlich Apnöe)
- Eisenmangel
- Vitamin- und Mineralstoffmangel (Folsäure, Vitamine C, D, B1, B6, B12, Eisen, Magnesium und Zink)
- Angeborene (knöcherne) Anomalien
- Muskelfasertyp
- Richtung/Orientierung der Muskelfaser
- Muskelform/Morphologie
- Psychische Faktoren – Depression, Angst, Wut und Gefühle von Hoffnungslosigkeit
- Chronizität des Triggerpunktes

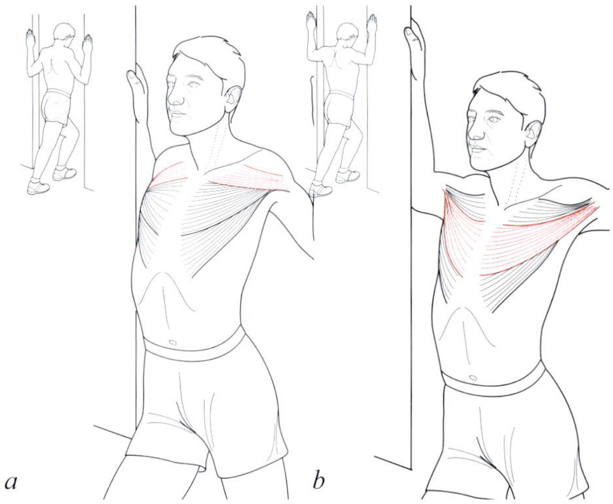

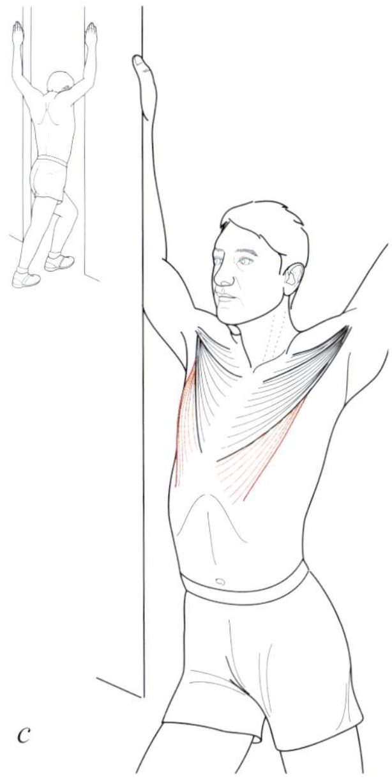

Abbildung 3.11, Dehntechniken für den M. pectoralis major, (a) obere Fasern, (b) mittlere Fasern, (c) untere Fasern

Rat an den Patienten

Nach einer therapeutischen Intervention ist es ratsam, den Patienten zu ermutigen, sich an der Bewältigung seiner Symptome selbst zu beteiligen. Unter der Überschrift »Rat an den Patienten« gebe ich in diesem Buch einige spezielle Ratschläge. Um dem Patienten einen allgemeinen Überblick zu verschaffen, können Sie bei Ihren Tipps und Ratschlägen die folgenden Punkte berücksichtigen. Als Beispiel nehme ich auch hier wieder den M. pectoralis major.

Stärkung (Strengthening)

Schwache Muskeln sind anfälliger für Schädigung, Erschöpfung und Verletzung. Schwäche ist häufig ein Faktor, der zur Pathogenese myofaszialer Triggerpunkte beiträgt, weil der Körper die Schwäche überkompensiert und den Muskel belastet, wodurch die motorische Endplatte überlastet und überstimuliert wird.

Ein Muskel sollte niemals isoliert gekräftigt werden. Falls Sie Kräftigungsübungen anbieten, ist es ratsam, diese in eine Übungsfolge einzubinden. Empfehlenswert ist ein umfassendes Dehnprogramm, beispielsweise basierend auf Yoga.

Dehnen (Stretching)

Dehnen sollte langsam und ohne Nachfedern erfolgen. Es ist darauf zu achten, dass die Dehnung so weit wie möglich auf den spezifischen Muskel abzielt. Als Regel sollten Dehnungen dreimal durchgeführt werden, wobei die Dehnung jedesmal mit einem Ausatmen leicht verstärkt wird. Diese Übungssequenz sollte mehrmals am Tag für etwa 15 bis 20 Minuten durchgeführt werden. Siehe Kapitel 5.

Rat

Das meiste, was Sie raten können, basiert auf dem gesunden Menschenverstand. Erfragen und eliminieren Sie jedes Stoffwechsel- oder Ernährungsdefizit. Helfen Sie dem Patienten, verschiedene Situationen zu analysieren, beispielsweise »Schauen Sie auf Ihre Haltung beim Autofahren« und »Schauen Sie sich Ihre alltägliche Arbeitsplatzgestaltung an«. Am Beispiel des Pectoralis major können Sie den Patienten zu seinem Stress- oder Angstniveau befragen (Mechanik der Rippenatmung). Hat eine Patientin große schwere Brüste, können Sie einen geeigneteren BH zur Unterstützung empfehlen. Ich habe versucht, für jeden Muskel in diesem Buch Tipps zu geben.

Haltung

Die Haltung kann entscheidend dazu beitragen, die Aktivität der Triggerpunkte aufrechtzuerhalten. Falsches Sitzen und/oder falsche Stehhaltungen können die Aktivität von Triggerpunkten auslösen und/oder aufrechterhalten. Ratschläge und Übungen für die Haltung sind häufig der Schlüssel, um sowohl *zentrale* als auch *Satelliten*-Triggerpunkte zu lösen.

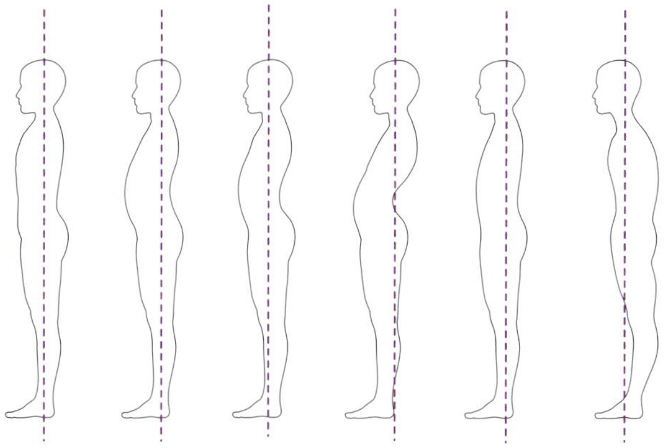

Abbildung 3.12: Haltung

Schlafhaltung

Nachts nehmen Patienten häufig merkwürdige Haltungen ein. Manchmal geschieht dies, um Schmerzen durch aktive oder harte latente Triggerpunkte zu reduzieren. In solchen Fällen wählen die Patienten häufig eine Schlafposition, die den betroffenen Muskel verkürzt: beispielsweise schlafen sie mit den Händen über dem Kopf (M. supraspinatus) oder mit vor der Brust verschränkten Armen (M. pectoralis major). Die Schlafhaltung kann auch ein pathogener oder ein aufrechterhaltender Faktor sein.

Die Haltung am Arbeitsplatz

Die berufliche Tätigkeit mancher Patienten umfasst manuelle oder sich wiederholende Aktivitäten: Diese können bei der Pathogenese von Triggerpunkten oder bei deren Aufrechterhaltung eine Rolle spielen. Viele Patienten arbeiten im Sitzen, Abbildung 3.13 (unten) illustriert eine ideale Sitzhaltung am Arbeitsplatz.

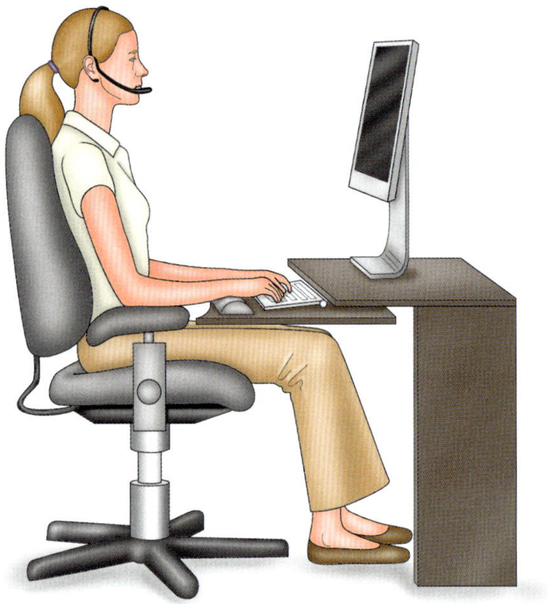

Abbildung 3.13: Ideale Sitzhaltung am Arbeitsplatz

Regelmäßige Aktivitäten, Hobbys und Sport

Ebenso wichtig ist es, den Patienten zu fragen, ob er außerhalb seines Arbeitsbereiches irgendwelche sich wiederholende oder gewohnheitsmäßige Aktivitäten ausübt. Das Stehen auf einem Bein den ganzen Tag über kann beispielsweise den M. tensor fasciae latae überlasten. Das Sitzen mit übergeschlagenen Beinen kann eine Reihe von Muskeln beeinträchtigen wie die Hüftflexoren (M. iliopsoas), die Gesäßmuskeln (Glutealmuskulatur und M. piriformis) und die Oberschenkelmuskeln (M. quadriceps). Starke Raucher können Triggerpunkte in den Muskeln von Schulter (M. deltoideus) und Arm (M. biceps brachii) entwickeln.

Auch einige Hobbys und Sportarten führen möglicherweise zu einer erhöhten Inzidenz von Triggerpunkten. Es ist wichtig, sorgfältig nach solchen Aktivitäten zu fragen. Wie gut wissen die Patienten Bescheid? Wärmen sie sich auf, kühlen sie sich ab? Auf welchem Leistungsniveau bewegen sie sich? Ist ihr Aktivitätsniveau für ihr Alter angemessen? Wie ist ihre Körperhaltung? Welchen Körpertyp haben sie? Wie gesund sind sie?

Sie können diese Bereiche weiter explorieren. Häufig ist es hilfreich, diese Aktivitäten zu besprechen und dem Patienten bestimmte Aktivitätsziele zu setzen, die er zwischen den Behandlungssitzungen erreichen soll.

4 Therapie-Protokolle

Palpation

Das medizinische Abtasten ist zum Teil eine Kunst und zum Teil eine Wissenschaft. Anfänglich sollten Sie versuchen, den Patienten ausreichend zu entspannen, um eine potenziell schmerzhafte Behandlung zu ermöglichen. Die Palpationsfähigkeiten entwickeln sich mit der Zeit und durch Erfahrung sowie durch gründliche Kenntnisse der Anatomie. Sie sind der Schlüssel für eine erfolgreiche Triggerpunkttherapie. Eine vollständige Fallgeschichte mit zielgerichteten Fragen ist ebenso wichtig wie ein engagiertes Miteinander mit dem Patienten. Es ist wichtig, mit dem Patienten zu sprechen: Wenn Sie die Behandlungsverfahren erklären, nimmt dies dem Patienten etwas von seiner Angst und er kann an der Behandlung besser mitwirken. Das Einbeziehen des Patienten ist ein wichtiger Schritt, da Sie auf sein Feedback angewiesen sind, um das exakte Zentrum (Herz) des Triggerpunktes lokalisieren zu können.

Woher weiß ich, dass es ein Triggerpunkt ist?
Sie suchen nach:

- Steifigkeit im betroffenen Muskel (Gastmuskel)
- Schmerzempfindlichen Stellen (akutem Schmerz)
- Einem palpablen harten Knötchen oder einem Hartspannstrang
- Dem Vorhandensein von übertragenem Schmerz
- Der (exakten) Reproduzierbarkeit der Symptome des Patienten
- Einer Region, die wärmer (oder kälter) ist als das Umgebungsgewebe
- Einer Region, die feuchter ist als das Umgebungsgewebe
- Einem Bereich, der sich ungefähr wie Schleifpapier anfühlt
- Möglicherweise einem Verlust der Hautelastizität im Bereich des Triggerpunktes

In der osteopathischen Medizin werden das Vorhandensein und die klinische Relevanz von myofaszialen Triggerpunkten (MTP) seit langem anerkannt. 1998 schlug Dowling für die Beschreibung der damit assoziierten somatischen Dysfunktionen die folgenden Faktoren vor: Sensitivität, Veränderungen in der Gewebebeschaffenheit, Asymmetrie, reduzierter Bewegungsspielraum.

Welchen Applikator sollte ich für die Palpation benützen?

- Fingerbeeren: Denken Sie immer daran, Ihre Fingernägel zu schneiden (kürzer ist besser).
- Flache Finger: Gleiten Sie mit den Fingerspitzen über die Haut über den Muskelfasern des Patienten.
- Pinzettengriff: Greifen Sie den Muskelbauch zwischen dem Daumen und den anderen Fingern und rollen Sie die Muskelfasern vor und zurück.
- Flache Hand: Sie ist nützlich in der Abdominalregion (viszeral).
- Ellenbogen: Er erlaubt einen stärkeren und kürzeren Hebel, was von Vorteil sein kann.

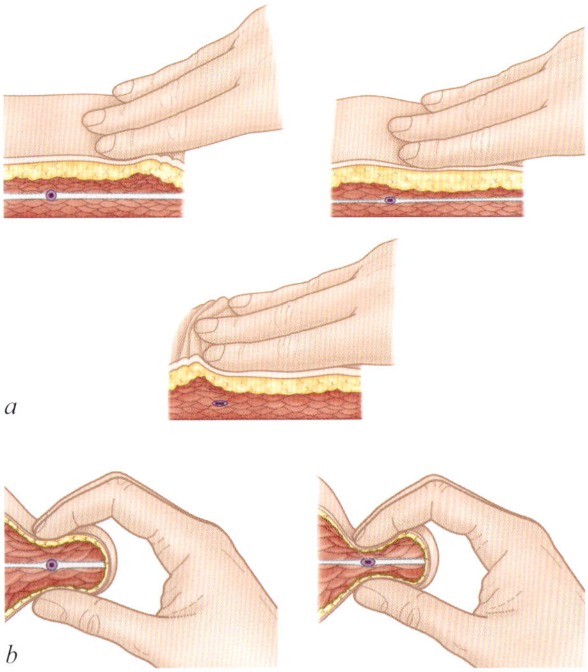

Abbildung 4.1: (a) Palpation mit flachen Fingern, (b) Pinzettengriff

Sie brauchen vielleicht Instrumente wie einen *Dermometer*, um einen reduzierten Hautwiderstand genau zu messen (Kalibrierung erforderlich) oder einen *Algometer*, um die Empfindlichkeit eines Punktes und den Schmerz zu messen, der durch Druck erzeugt wird.

Zuerst werden Sie feststellen, dass es einfacher ist, einen zentralen Triggerpunkt zu lokalisieren. Fester Druck auf diesen Punkt produziert einen akuten Schmerz und lässt den Patienten häufig zusammenzucken. Eine schnell schnappende Palpation mit dem Pinzettengriff oder das Einführen einer Nadel (intensiverer Reiz) in einen Triggerpunkt löst häufig eine lokalisierte Zuckungsreaktion innerhalb des Muskels aus (Simons et al. 1998). Dieses Zucken erfolgt aufgrund der erhöhten Reizbarkeit der Schmerzfasern (siehe Kapitel 3). Schmerzen aus einem aktiven zentralen Triggerpunkt verursachen häufig eine spezifische übertragene Schmerzverteilung; diese bildet ein eigenständiges Muster wie auf einer Karte, entfernt vom Druckpunkt. Im therapeutischen Kontext sollte dieses Muster in den meisten Fällen den exakten Schmerz reproduzieren, den der Patient empfindet. Sie finden die Karten für übertragenen Schmerz in den Kapiteln 7 bis 12.

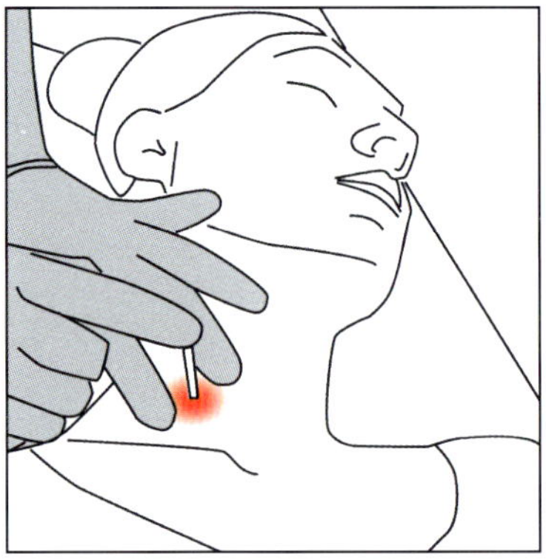

Abbildung 4.2: Therapeutische Techniken

Injektionen und trockenes Nadeln

Trockenes Nadeln ist genauso wirksam wie eine Injektion, um die von Triggerpunkten verursachten Symptome zu lindern, kann jedoch eine längere Schmerzhaftigkeit als nach der Injektion zur Folge haben. Tabelle 4.1 bietet einige Vorschläge, wann eine Injektion und wann manuelle Methoden in Betracht zu ziehen sind.

	Injektion/ Nadeln	**Manuelle Methoden**
Unerfahrener Therapeut	Nicht empfohlen	Nicht empfohlen
Invasiv	Ja	Nein
Schnelle Antwort auf Behandlung	Ja	Nein
Ermöglicht das Selbstmanagement	Nein	Ja
Punkt immer erreichbar	Nein	Ja
Patient hat eine niedrige Schmerzschwelle	Ja	Nein
Patient hat Angst vor Nadeln	Nein	Ja
Chronisches Schmerzgeschehen	Ja	Erfordert vielfach mehrere Behandlungssitzungen

Tabelle 4.1: Injektion/Nadeln versus manuelle Methoden

Es gibt drei verschiedene Herangehensweisen an das Nadeln (Simons et al. 1998):

1. Injektion eines Lokalanästhetikums (ohne Zusätze)
2. Injektion von Botulinumtoxin A
3. Trockenes Nadeln mit einer Akupunkturnadel

Es kann eine Reihe von Injektionen nötig sein, auch wenn in manchen Fällen eine einzige ausreicht. Es werden kleine Mengen (<1 ml) eines nicht-myotoxischen Anästhetikums empfohlen. Eine lokale Zuckungsreaktion ist ein zuverlässiger Hinweis auf die korrekte Position der Nadel, die Kontrolle mittels EMG erlaubt jedoch eine höhere Genauigkeit und Spezifität. Folgende Substanzen wurden für Injektionen empfohlen:

- Procainhydrochlorid 1 % Lösung
- Lidocainhydrochlorid (0,5 %)
- Lang wirksame Lokalanästhetika
- Isotonische Salzlösung
- Epinephrin
- Kortikosteroid
- Botulinumtoxin A

Trockenes Nadeln (Dry Needling)

Trockenes Nadeln (Simons et al. 1998) ist auch als *intramuskuläre Stimulation (IMS)* und als »Gunn-Technik« bekannt, nach den bahnbrechenden Erkenntnissen des kanadischens Arztes Dr. Chan Gunn. Die Methode übernimmt die Nadeltechnik aus der traditionellen chinesischen Akupunktur, aktualisiert und verbessert sie jedoch durch anatomische und neurophysiologische Erkenntnisse.

Vergleichsstudien ergaben, dass trockenes Nadeln die Triggerpunkte ebenso wirksam deaktiviert wie die Injektion einer anästhetischen Lösung (Procainhydrochlorid oder Lidocainhydrochlorid). Trockenes Nadeln verursacht jedoch innerhalb von zwei bis acht Stunden nach der Nadelung eine lokale Schmerzempfindlichkeit. Diese kann signifikant stärker sein und/oder signifikant länger anhalten als bei einer Injektion.

Für die beste Praxis gibt es zahlreiche Behandlungsprotokolle, die Sie befolgen sollten, bevor Sie Triggerpunkte nadeln. Dazu gehören eine geeignete Ausbildung, angemessener Versicherungsschutz, Hygiene, Kenntnisse der anatomischen oder mechanischen Risiken für die Triggerpunkte und das Einverständnis des Patienten.

Komplikationen des trockenen Nadelns

(Nach Simons et al. 1998)

Pneumothorax

Ein Pneumothorax ist eine der schwersten möglichen Komplikationen beim trockenen Nadeln. Sie tritt dann ein, wenn Luft in den Pleuraspalt zwischen der viszeralen Pleura und der parietalen Pleura eindringt. Ein Pneumothorax ist entweder partiell oder vollständig. Zu den Symptomen gehören stechende Brustschmerzen beim Atmen und Husten, Kurzatmigkeit, Engegefühle der Brust und manchmal Husten. Die Schwere der Symptome kann individuell stark variieren. Andere mögliche Symptome sind Müdigkeit, zunehmende Atemfrequenz (Tachypnöe) und Tachykardie. Eine sichere Diagnose wird durch eine Röntgen-Thoraxaufnahme gestellt. Jeder Verdacht auf einen Pneumothorax erfordert eine sofortige Einweisung ins Krankenhaus oder zumindest eine weitere Untersuchung, insbesondere wenn die Auskultation verminderte Atemgeräusche ergibt.

Häufigkeit des Pneumothorax

Eine japanische Studie, bei der allerdings eine Vorselektion erfolgte, ergab, dass 9 % von 255 sekundären Pneumothoraxen das Ergebnis von Akupunktur waren (Nakamura et al. 1986). Eine andere Studie berichtete über zwei Vorfälle (Gee 1984). Ein unilateraler Pneumothorax kann eine ernste Komplikation darstellen, bilaterale Pneumothoraxe sind lebensbedrohlich. Es wird daher davon abgeraten, in einer Sitzung bilateral am Thorax zu nadeln.

Infektionen …

… können andere schwere Komplikationen nach sich ziehen wie Erysipel (eine Form der bakteriellen Hautinfektion, die in der Regel durch Streptokokken der Gruppe A verursacht wird) oder virale Infektionen. Besondere Vorsicht geboten ist bei Patienten mit gestörtem Immunsystem (HIV/AIDS, fortgeschrittenem Diabetes oder Drogenmissbrauch). Es sollte vermieden werden, mit der Nadel in den Gelenkspalt oder die Gelenkkapsel einzudringen. Ein Lymphödem sollte beim Nadeln ebenfalls gemieden werden, denn dabei besteht ein signifikant erhöhtes Infektionsrisiko.

Verletzungen von inneren Organen, Nerven, Venen und Arterien

Ernsthafte Verletzungen als Ergebnis des trockenen Nadelns sind selten, aber oberflächliche venöse und arterielle Blutungen relativ häufig. Im Allgemeinen sind diese harmlos; sie können jedoch zu einem Hämatom führen. Um weiteres Bluten zu verhindern, sollten Sie eine direkte Kompression ausüben, besonders bei Patienten, die Gerinnungshemmer (Antikoagulanzien) einnehmen. Gelegentlich werden Sie einen Nerv treffen, was zu einem einschießenden stechenden Schmerz entlang einer Extremität oder in der Leistenbeuge führt. Normalerweise verursacht es keinen Schaden, wenn ein Nerv getroffen wird. Bereiche, die eine besondere Vorsicht erfordern, sind die subokzipitale Region zwischen C0 und C2 (Foramen magnum) und das Sternum.

Autonome Symptome

Synkope, Benommenheit, Schwindel oder plötzliches und übermäßiges Schwitzen können gelegentlich auftreten, sind jedoch meist vorübergehend. Um dieses Risiko zu vermindern, sollten die Patienten in Rücken-, Bauch- oder Seitlage behandelt werden.

Gebrochene/verlorene Nadeln
In seltenen Fällen kann der gedrehte Metallgriff der Nadel brechen, und die Nadel wird in die Körperhöhle »gesaugt« (dies ist einem meiner Kollegen passiert). Das kann potenziell ernste Folgen nach sich ziehen, vermeiden Sie es daher, die Nadel ganz bis zum Griff zu schieben und haben Sie für den Notfall immer chirurgische Pinzetten griffbereit. Wenn bei einer Sitzung mehrere Nadeln verwendet wurden, müssen Sie diese am Ende der Sitzung alle wieder abzählen.

Herzrhythmusstörungen
Bei einem Patienten mit Herzschrittmacher oder Defibrillator sollte keine intramuskuläre elektrische Stimulation angewendet werden.

Schwangerschaft
In der traditionellen Akupunktur werden während einer Schwangerschaft bestimmte Punkte vermieden. Es liegen keine Studien vor, die dies evidenzbasiert unterstützen.

Hygiene
Hygiene bezieht sich auf die Einhaltung gesundheitserhaltender Praktiken. Beim trockenen Nadeln gehören zu den relevanten Hygienemaßnahmen Sauberkeit (wie z. B. kurze und saubere Fingernägel), das Waschen der Hände (mindestens 10 Sekunden mit Seife), Desinfektion und Schutz (Handschuhe, um eine Infektion zu vermeiden). In der Rechtsprechung einiger Länder enthalten die Gesundheitsvorschriften spezifische Richtlinien für die klinische Hygiene.

Kontraindikationen für das trockene Nadeln

Allgemeine Kontraindikationen

- Akute Infektionen
- Blutverdünnung
- Fehlendes Einverständnis des Patienten
- Fieber
- Akuter Notfall
- Lymphödem
- Hämatom
- Osteosynthese

Relative Kontraindikationen

- Schwangerschaft
- Kindesalter
- Psychische Erkrankungen
- Erhöhtes Infektionsrisiko, z.B. bei HIV oder Diabetes
- Ansteckende Erkrankungen

Komplikationen
Solange die Kontraindikationen berücksichtigt und befolgt werden, sollte es bei einer professionellen Ausübung des Triggerpunktnadelns zu keinen ernsthaften Komplikationen kommen. Als häufige unerwünschte Nebenwirkung kann ein mehr oder weniger großes Hämatom auftreten. Die Patienten können auch bis zu vier Tage nach der Behandlung einen lokalen Muskelschmerz empfinden. Der Patient sollte vor der Behandlung über diese möglichen Reaktionen informiert werden.

Einverständnis
Es ist ratsam, das mündliche oder schriftliche Einverständnis des Patienten nach Aufklärung einzuholen.

Ausrüstung

Nadeln
Trockenes Nadeln wird mit sterilen Akupunkturnadeln durchgeführt. Es gibt verschiedene Arten, insbesondere chinesische und japanische. Die chinesischen Nadeln sind konisch geformt, wobei die Spitze dünner ist als der Rest der Nadel. Die japanischen Nadeln haben überall den gleichen Durchmesser. Unabhängig davon, welche Nadeln Sie wählen, sollten Sie diese nur einmal verwenden, da sie recht schnell stumpf werden – und verwenden Sie niemals dieselbe Nadel bei verschiedenen Patienten. Nach meiner Erfahrung können die meisten Punkte mit einer 50 mm x 0,3 mm-Nadel erreicht werden, für einige tiefere Muskeln kann eine längere erforderlich sein (bis zu 10 cm).

Desinfektion
Es wird empfohlen, die Haut vor der Behandlung mit antiseptischem Gel, entweder auf Alkohol- oder Isopropanolbasis, zu desinfizieren. Denken Sie daran, ca. 30 Sekunden mit dem Nadeln zu warten, um den maximalen antiseptischen Effekt zu erzielen.

Nadelsammler/Abfallbehälter für spitze Instrumente
Benutzte Nadeln sind in einem Nadelsammler zu entsorgen. Die Vorschriften können lokal unterschiedlich sein.

Handschuhe
Das Tragen von Handschuhen (Latex) dient primär dem Schutz des Arztes, für den Fall eines versehentlichen Nadelstichs: Der Handschuh liefert für alle Körperflüssigkeiten eine Barriere und reduziert das Infektionsrisiko. Für die beste Praxis empfiehlt es sich, einen Handschuh zu tragen, zumindest an der palpierenden Hand.

Tupfer und Pflaster
Gelegentlich kann es zu kleinen venösen oder arteriellen Blutungen nach dem Entfernen der Nadel aus der Haut kommen. Tritt eine Blutung auf, sollte die Stelle bis zu einer Minute lang komprimiert und anschließend soweit nötig mit einem Pflaster abgedeckt werden. Alkoholtupfer sollten immer griffbereit sein, um eine mögliche Blutung zu stoppen.

Etwas zum Umarmen
Einige Kollegen verwenden ein Plüschtier oder ein Kissen, das der Patient in den Arm nehmen kann, um das Stressniveau des Patienten zu reduzieren.

Die Technik des trockenen Nadelns …

… ist relativ unkompliziert, auch wenn es einige Variationen gibt. Das Nadeln kann beim sitzenden Patienten, beim Patienten in Bauch-, Rücken- oder Seitlage durchgeführt werden. In der Regel wird empfohlen, den Patienten in einer der liegenden Positionen zu nadeln: dies reduziert die Nebenwirkung einer Synkope (wenn der Patient ohnmächtig wird) und ist meist bequemer.

PROCEDERE

1. Lokalisieren Sie den zentralen Triggerpunkt, identifizieren Sie den Muskel und die Faserrichtung.
2. Achten Sie auf jegliche Anomalien, Nerven, Nervengeflechte oder Blutgefäße in diesem Bereich.
3. Wählen Sie die Handgriffe abhängig von der Morphologie des Muskels und der Technik:
   a) Pinzettengriff: für den M. trapezius, M. pectoralis major etc.
   b) Stretching/Dehnen mit flachen Fingern: Dehnen Sie die Haut, indem Sie Daumen und Zeigefinger der palpierenden Hand beidseits der Nadel voneinander wegziehen (in der Richtung der Muskelfasern). Dies hilft Ihnen auch, die Twitch-Response (Zuckungsreaktion) zu palpieren und zu bewerten.
4. Stechen Sie die Nadel senkrecht zur Faser, bis die Zuckung erfolgt (überprüfen Sie dabei immer die anatomischen Verhältnisse).
   • Die Techniken variieren vom sofortigen Entfernen der Nadel bis zum Belassen der Nadel im Punkt bis zu 26 Minuten. Es gibt Hinweise darauf, dass die Aktivität der kleinen c-Fasern abnimmt, wenn die Nadel ein paar Minuten *in situ* belassen wird, was den Muskelkater nach der Behandlung vermindert.
   • Die Manipulation der (eingeführten) Nadel in verschiedene Richtungen kann den Eindruck erwecken, als würden verschiedene Bereiche desselben Triggerpunkts behandelt; Studien ergaben jedoch, dass die einmal eingestochene Nadel einen Kanal oder eine Furche bildet und sich immer im selben Kanal oder derselben Furche hinaus- und hineinbewegt.
5. Einige Kollegen (Gerwin et al.) sprechen von Punkt-»Clustern« und schlagen eine Technik vor, wie man die Nadel vorsichtig rhythmisch in einen Punkt hineinsticht und wieder herauszieht, die Nadel anschließend aus dem Muskel entfernt und einen anderen Punkt innerhalb dieses Clusters nadelt.
6. Das Drehen der Nadel wird in der Regel nicht empfohlen, da es den Effekt hat, die empfindliche Muskelspindel aufzuwickeln und damit zu beschädigen.

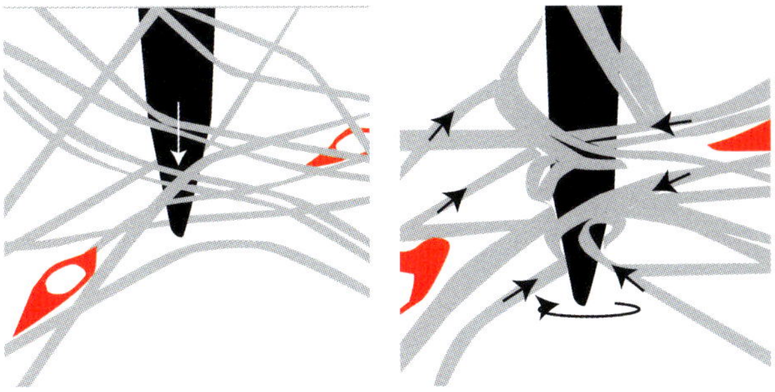

Abbildung 4.3 (oben): Der »Aufwickel«-Effekt beim Drehen einer Nadel

Abbildung 4.4 (unten): Protokoll des trockenen Nadelns

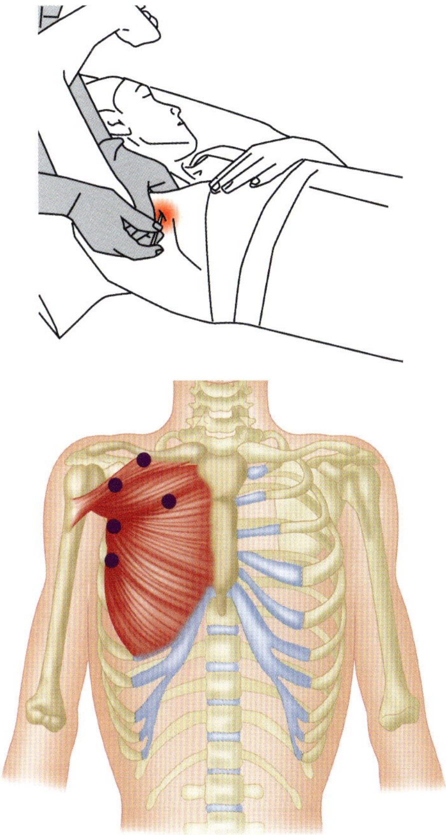

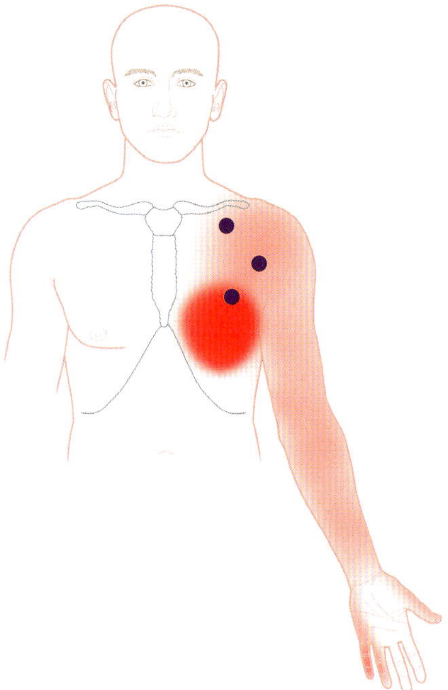

Abbildung 4.5: Die Nadelung des M. pectoralis

Modifikationen für trockenes Nadeln

Die folgenden Abwandlungen sind in einer chronischen Situation mit Triggerpunkt-Clustern hilfreich:

- Aktivierung der myofaszialen Ebene
- Pickendes Nadeln auf das Periost (für Ansatz-Triggerpunkte)
- Zwei-Nadel-Techniken
- Nadeltechnik mit Aktivierung von Nervenwurzeln
- Techniken für die Basalganglien

Myogene Nervenkompressionssyndrome

Wenn sich ein Triggerpunkt entwickelt, wird der Gastmuskel kürzer, dicker und weniger effizient. Da Muskeln zu 75 % aus Wasser bestehen und Wasser nicht gut komprimierbar ist, schwellen diese Punkte im Muskel funktionell an, was häufig zu einem Hartspannstrang führt, wodurch weiterer Druck auf das lokale Gewebe entstehen kann. Dies ist in bestimmten Körperbereichen wie dem Gebiet um die obere Thoraxapertur in hohem Maße relevant, wo der Raum für das neurovaskuläre Bündel bereits klein und eng ist. Bei den folgenden Gegebenheiten hat sich nicht nur gezeigt, dass sie eine Triggerpunktkomponente haben, sondern auch, dass sie gut auf Injektionen und trockenes Nadeln ansprechen:

- Okzipitalneuralgie
  - M. semispinalis capitis
  - Oberer M. trapezius
  - M. multifidus

- Thoracic-outlet/inlet-Syndrom
  - Mm. scalenus anterior und medius
  - M. supraspinatus
  - M. infraspinatus
  - M. levator scapulae
  - M. pectoralis major
  - M. subscapularis (Handgelenksschmerzen)

- Unterarm – Einengung des Nervus ulnaris, des Nervus radialis und des Nervus medianus durch
  - M. pronator teres
  - M. supinator
  - M. extensor carpi ulnaris
  - M. flexor digitorum
  - M. brachioradialis

- Meralgia paresthetica
  - M. sartorius (überwiegend)
  - TFL (leicht)

- Pseudo-Ischias
  - M. piriformis

Prolotherapie

Bei der ursprünglich von dem US-amerikanischen Arzt Dr. George S. Hackett in den 1950er-Jahren vorgestellten Prolotherapie (auch: »Proliferationstherapie« oder »Proliferations-Injektionstherapie«) wird eine das Gewebe reizende Lösung in die Region von Triggerpunkten, Sehnen und/oder Ligamenten injiziert. So sollen geschwächtes Bindegewebe wirksam »gekräftigt« und chronische oder therapieresistente muskuloskelettale Schmerzen gelindert werden. Die Prolotherapie wird in der Regel von Ärzten durchgeführt. Ihr primärer therapeutischer Effekt besteht darin, Gelenke und das sie umgebende Bindegewebe zu stabilisieren – die Effekte auf Triggerpunkte, die sich als Ergebnis der Gelenksdysfunktion entwickelt haben, können tiefgreifend sein. Die folgenden Präparate werden am häufigsten verwendet:

- Hyperosmolare Dextrose (eine Traubenzuckerlösung als Grundlösung)
- Glyzerin
- Lidocain (ein häufig verwendetes Lokalanästhetikum)
- Phenol und …
- … Natriummorrhuat, ein Derivat eines Lebertranextraktes

Die Injektion wird in Gelenke oder Sehnen verabreicht, in denen eine Verbindung mit Knochen besteht, und/oder auch in Triggerpunkte.

Die Behandlungssitzungen der Prolotherapie finden im Allgemeinen alle zwei bis sechs Wochen über mehrere Monate statt, dabei werden drei bis sechs oder mehr Behandlungen angesetzt.

Sprühen und Dehnen (Spray and Stretch)

Dr. Hans Kraus (1905–1996), ein ursprünglich in Wien geborener US-amerikanischer Sportmediziner, der als Erster den Kühlspray (Chloraethyl) zur Behandlung für Triggerpunkte empfahl, nutzte die Technik zunächst für die Behandlung von Schmerzen und Verstauchungen bei Ringern. Seither wurden viele weitere kühlende Techniken entwickelt, um nahezu alle Triggerpunkte zu behandeln. Sie scheinen innerhalb weniger Sekunden nach der Anwendung muskelrelaxierend zu wirken.

Diese Techniken sind die »allerwirksamsten nicht-invasiven Methoden« für die Deaktivierung von Triggerpunkten (Simons et al. 1998). Allerdings ist Chloraethyl-Spray hochentzündlich, toxisch und erheblich kälter als nötig. Zudem ist es explosiv – bei dadurch verursachten Unfällen kamen bereits mehrer Patienten und Ärzte ums Leben. Eine sicherere Alternative dazu sind Vapocoolant- und Fluormethan-Spray, die jedoch als Fluorkohlenstoff die Ozonschicht schädigen können. Empfohlen wird deshalb Gebauer's Spray and Stretch, der weder toxisch noch entzündbar ist. Kältemaschinen-Produkte wie Cryonics CRYO+ gewinnen ebenfalls an Beliebtheit; ihre Wirkung ist wesentlich besser vorhersehbar und kontrollierbar.

Die physiologische Grundlage aller dieser Produkte ist eine Art »Temperaturschock«. Forschungen ergaben, dass diese Techniken zum Teil auf den Hypothalamus (ein unterhalb des Thalamus liegender Teil des Zwischenhirns) wirken. Die rasche Abkühlung der Haut fordert die autonomen Reflexwege heraus und erzwingt eine lokale homöostatische Antwort, die einen therapeutischen Effekt haben kann. Das Abkühlen der Haut um zwei bis fünf Grad reicht aus, um diese Reaktion hervorzurufen. Die folgenden positiven Wirkungen wurden berichtet:

- Analgetische Wirkung
- Antiphlogistische Wirkung
- Vasomotorische Wirkung
- Myorelaxierende Wirkung

Kontraindikationen für Spray & Stretch

- Kälteallergie
- Raynaud-Syndrom
- Störungen der Hautsensitivität
- Kryoglobulinämie

Die elementare Spray-and-Stretch-Technik ...

... ist recht einfach, da die Triggerpunkte hier nicht so präzise zu lokalisieren sind wie für das Nadeln oder für die Injektionen. Stattdessen müssen Sie in diesem Fall nur den betroffenen Muskel (Gastmuskel) lokalisieren und identifizieren, um dessen Fasern zu lockern. Es ist allerdings ratsam, den Triggerpunkt durch Palpation zu lokalisieren, da dies den Patienten hinsichtlich der Wirksamkeit dieser Methode beruhigt.

PROCEDERE

1. **Spray**: Der Spray wird aus der umgedrehten Spritzdüse im 30-Grad-Winkel aus einer Entfernung von 20–50 cm in einem feinen Nebel aufgesprüht (zielen Sie nicht nur auf eine Stelle).
2. **Stretch**: Während zwei bis drei Sprühstöße auf den betroffenen Muskel (Gastmuskel) aufgetragen werden, wird der Muskel vorsichtig bis zu seiner vollen Länge gedehnt.

Wann ist die Spray-and-Stretch-Technik angezeigt?

- Bei jungen Kindern
- Bei Patienten mit Nadelangst
- Direkt nach der Injektion in einen Triggerpunkt
- Bei der Rehabilitation nach einem Schlaganfall mit halbseitiger Lähmung (Hemiplegie)
- Unmittelbar nach einem größeren Trauma, z. B. einer Fraktur oder einer Verrenkung
- Nach einem Schleudertrauma
- Bei einem Patienten mit myofaszialen Triggerpunkten und Hyperurikämie (erhöhte Harnsäure)
- Bei chronischen oder auf Inhibition nicht reagierenden Triggerpunkten
- Bei Ansatz-Triggerpunkten
- Nach Verstauchungen und Verbrennungen

Wie gehen Sie dabei am besten vor?

- Lokalisieren Sie den zentralen Triggerpunkt, der ein präzises übertragenes Schmerzmuster verursacht.
- Sorgen Sie dafür, dass der Patient kurz zuvor gegessen hat, da eine Hypoglykämie die Triggerpunkte verschlimmert.
- Sorgen Sie für einen angenehm warmen Behandlungsraum.
- Verwenden Sie eine Decke, um die Körperbereiche zuzudecken, die nicht abgekühlt werden, da sich warme Muskeln besser entspannen.
- Denken Sie daran, gegebenenfalls die Augen des Patienten zu schützen.
- Zielen Sie nicht auf eine einzelne Stelle, da dies zu Brennen und Urtikaria führen kann.
- Erzwingen Sie keine Dehnung.
- Wenn der Patient ängstlich ist, bitten Sie ihn, sich auf seine Atmung zu konzentrieren.
- Testen Sie den Bewegungsumfang vor und nach Einsatz der Spray-and-Stretch-Technik.
- Achten Sie darauf, dass der zu behandelnde Muskel vollständig entspannt ist, und stützen Sie ihn, wo dies möglich ist – die Behandlung kann im Sitzen, in Seitlage, Bauchlage oder Rückenlage durchgeführt werden.
- Um die volle Dehnung zu erreichen, sollten Sie eine Seite des Muskels fixieren und die andere Seite (passiv) bewegen.

PROCEDERE
1. Erfordert nicht die gleiche präzise Lokalisation der Triggerpunkte wie bei einer Injektion.
2. Zwei oder drei Sprühstöße werden auf den betroffenen Muskel (Gastmuskel) aufgetragen, während der Muskel vorsichtig in seine volle Dehnlänge gezogen wird.
3. Das Ziel wird aus der umgedrehten Sprühflasche im 30°-Winkel in einem feinen Sprühnebel aus etwa 30–50 cm Entfernung auf die Haut aufgesprüht (zielen Sie nicht auf eine einzige Stelle).

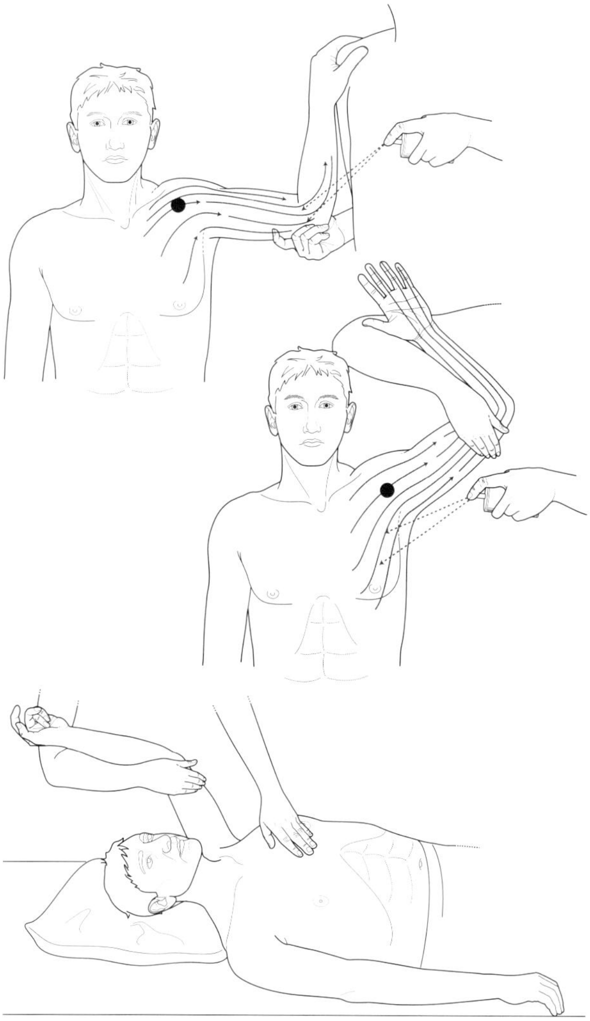

Abbildung 4.6: Spray-and-Stretch-Technik für den M. pectoralis major

Protokolle für die manuelle Triggerpunkt-Releasetherapie

Niel-Asher-Technik (NAT)

Die NAT ist eine vom Autor weiterentwickelte Triggerpunkt-Technik, die ursprünglich der Behandlung komplexer Schulterprobleme wie Dysfunktionen der Rotatorenmanschette und dem Syndrom der Frozen Shoulder/adhäsive Kapsulitis diente. Sie umfasst spezifische wiederholbare, gezielt neuromuskuläre Algorithmen für die Triggerpunktmassage und die Kompressionsbehandlung. Ihr liegt der Gedanke zugrunde, dass die Stimulation eines Triggerpunktes einem neuralen Input entspricht, der Veränderungen in der Feedbackschleife zu und vom Gehirn fördert. Diese therapeutischen Reize (Inputs) zielen in einer wohlüberlegten und wiederholbaren Sequenz auf Triggerpunkte innerhalb von Agonisten und Antagonisten sowie auf Supertriggerpunkte rund um die Gelenke (siehe Seite 72). Ziel ist es, die Anzahl dieser neuralen Inputs auf ein überschaubares Minimum zu reduzieren. Die NAT verwendet gezielt automatische Reflexe wie:

- Ko-Koordination
- Reziproke Inhibition
- Postisometrische Relaxation
- Nacheffektivitätsdepression
- Reine Fazilitation
- Ko-Fazilitation
- Antworten des autonomen Nervensystems (ANS)
- Die Schmerz-Gate-Control-Theorie
- Rückenmarksreflexmechanismen
- Neuroplastizität

Die NAT ist schnell, wirksam und evidenzbasiert, was durch randomisierte placebokontrollierte Studien im Addenbrooke's Hospital, Cambridge (VK) nachgewiesen wurde (Weis et al. 2003). Die Technik wird heute weltweit zur Behandlung einer Reihe von häufigen muskuloskelettalen Problemen verwendet (siehe Kapitel 6).

Neuromuskuläre Technik (NMT)

Die auf den Osteopathen Stanley Leif und den Chiropraktiker Dr. Raymond Nimmo zurückgehende NMT bietet Techniken, die Triggerpunkte lokal und durch Reflexaktivierung zu regulieren/deaktivieren. Schmerzlinderung schafft die Behandlung der folgenden sechs physiologischen Faktoren (Chaitow & Delany/DeLany 2000):

- Ischämie (örtliche Blutleere)
- Triggerpunkte
- Nervenkompression/Nerveneinklemmung
- Haltungsstörungen (biomechanisch bedingt)
- Ernährungsfaktoren
- Emotionale Faktoren

Myotherapie (MT)

Die Myotherapie wurde in den Vereinigten Staaten von der Sportlehrerin Bonnie Prudden entwickelt. Dabei entstand ein System der manuellen Therapie, das auf den Arbeiten und Forschungen von Travell und Simons, Gunn und Nimmo basiert. Definiert wird die Myotherapie als umfassende Diagnostik und Behandlung neuromuskuloskelettaler Störungen und Krankheiten, die durch biomechanische Fehlfunktionen verursacht wurden. Bei ihrer Behandlung berücksichtigen Myotherapeuten viele Aspekte der Gesundheit und des Wohlbefindens – dazu gehören physische, psychische und berufsbedingte Faktoren jedes Einzelnen. Die Myotherapie kann entweder als einzige Behandlungsform angewandt werden oder in Kombination mit weiteren Behandlungen.

Manuelle Techniken: Die Details

Die (Inhibitions-)Kompressionstechnik ...

... ist die beste Technik für einen aktiven zentralen Triggerpunkt. Sie beinhaltet als erstes die Lokalisation des Triggerpunktes, der ein spezifisches übertragenes Schmerzmuster verursacht (vorzugsweise werden die Symptome des Patienten reproduziert). Anschließend wird ein direkter inhibitorischer Druck auf den Punkt ausgeübt. Die Therapie wird auch als ischämisch bezeichnet, wobei man aber nur in bestimmten Situationen bis zum Punkt der örtlichen Blutleere (Ischämie) komprimieren muss. Diese Technik ist sehr wirksam, wird aber am besten mit anderen Dehn- und Lösetechniken kombiniert. Ich habe ein Protokoll zum aktuellen therapeutischen Vorgehen beigefügt und finde es persönlich einfacher, sich mit dem eigenen Körpergewicht auf den Triggerpunkt zu stützen, als ihn zu drücken oder zu pressen. Dies bedeutet tatsächlich, dass Sie, sobald Sie den Punkt gefunden haben, Ihr Gewicht über den Applikator darauf verlagern, ohne zu drücken oder zu pressen. Das ist für Sie und Ihre Patienten viel bequemer.

PROCEDERE

1. Identifizieren Sie den Triggerpunkt.
2. Bringen Sie den Patienten in eine bequeme Position, in der der betroffene Muskel (Gastmuskel) in die volle Dehnung kommen kann.
3. Üben Sie vorsichtigen, allmählich zunehmenden Druck auf den Triggerpunkt aus, während Sie den betroffenen Muskel (Gastmuskel) verlängern, bis Sie an eine palpable Barriere kommen. Der Patient sollte das als unangenehm, aber nicht als schmerzhaft empfinden.
4. Üben Sie anhaltenden Druck aus, bis Sie spüren, dass der Triggerpunkt weicher wird. Das kann zwischen wenige Sekunden bis mehrere Minuten dauern.
5. Wiederholen Sie den Vorgang, verstärken Sie dabei den Druck auf den Triggerpunkt, bis Sie an die nächste Barriere kommen etc.
6. Um ein (noch) besseres Ergebnis zu erzielen, versuchen Sie während der Wiederholungen die Richtung des Drucks zu ändern.

Tipp

Hören Sie nicht zu abrupt mit der Behandlung auf – das kann den Triggerpunkt irritieren und die Symptome verschlimmern. Folgen Sie nicht nur Ihrem Kopf, sondern auch Ihrem Gefühl.

Tiefe Streichmassage

Die tiefe Streichmassage ist spezifischer, da sie zielgerichteter als die Spray-and-Stretch-Technik ist, und sie wird daher auch von den meisten namhaften Kollegen als die sicherste und wirksamste manuelle Behandlungsmethode angesehen (Simons et al. 1998).

PROCEDERE

1. Bringen Sie den Patienten in eine bequeme Position, in der der betroffene Muskel (Gastmuskel) in die volle Dehnung kommen kann.
2. Cremen Sie die Haut falls nötig ein.
3. Identifizieren und lokalisieren Sie den Triggerpunkt oder den Hartspannstrang.
4. Positionieren Sie Ihren Daumen/Applikator direkt unterhalb des Hartspannstrangs und verstärken Sie mit der anderen Hand.
5. Üben Sie anhaltenden Druck aus, bis Sie fühlen, dass der Triggerpunkt weicher wird, und streichen Sie in der gleichen Richtung zum Ansatz des Taut Bands weiter. Das sollte von dem Patienten als unangenehm, aber nicht als Schmerz empfunden werden.
6. Wiederholen Sie diese streichende Behandlung in die Gegenrichtung.

Tipp

Streichen Sie nicht zu schnell und auch nicht zu tief, da dies den Triggerpunkt irritieren und das Sarkomer dabei reißen kann, wodurch sich die Symptome verschlechtern.

Eine Modifikation der tiefen Streichmassage ist das *Strumming*, bei der man den Applikator quer zur Muskelfaserrichtung einsetzt. Dies erfolgt langsam und rhythmisch, als streiche man über die Saiten einer Gitarre auf und ab, wobei ein leichter Kontakt gehalten und auf dem Triggerpunkt eine Pause eingelegt wird, sobald er palpiert wurde. Diese Methode eignet sich besonders gut für die Behandlung des M. pterygoideus medialis und des M. masseter.

Manuelle Lymphdrainage (MLD)

Mehr und mehr Therapieberichte zeigen, dass die MLD-Techniken Triggerpunkte sehr effektiv lösen. Sie erfordern einen vorsichtigeren Zugang und auch eine gute Kenntnis des Aufbaus des lymphatischen Systems. Der Lymphfluss wird durch Anwendung von sehr leichtem Druck verbessert, anders als im arteriellen System, wo das Blut durch das System gepresst wird. Die MLD ist besonders nützlich, um Triggerpunkte in der Scalenusmuskulatur, in der vorderen zervikalen Muskulatur und an der klavipektoralen Faszie in der Akutphase eines Schleudertraumas zu lösen.

Es wurde bereits nachgewiesen, dass Triggerpunkte den lymphatischen Fluss auf folgende Arten schwächen (Simons et al. 1998):

- Die Triggerpunkte in der Scalenusmuskulatur (besonders im M. scalenus anterior) verursachen eine Spannung, die den Abfluss in den Ductus thoracicus behindert.
- Dies wird durch Einschränkungen der Beweglichkeit der 1. Rippe (häufig sekundäre Reaktion auf Triggerpunkte im M. scalenus medius und M. scalenus posterior) verstärkt.
- Die Lymphperistaltik wird durch Triggerpunkte in der Scalenusmuskulatur beeinträchtigt.
- Der Lymphfluss in Armen und Brust kann durch Triggerpunkte im M. subscapularis, M. teres major und M. latissimus dorsi weiter behindert werden.
- Der Lymphfluss zur Brust kann weiterhin beeinträchtigt werden durch Triggerpunkte in der vorderen Achselfalte (besonders im M. pectoralis minor). Dies resultiert meist aus einer protrahierten chronischen Haltung mit runden Schultern (Zinc 1981).

Es wird empfohlen, die manuelle Lymphdrainage entweder vor einer Arbeit im tieferen Gewebe oder danach anzuwenden, um den Abtransport vonToxinen und/oder Abfallprodukten aus den Geweben zu unterstützen (Chaitow & DeLany 2000).

PROCEDERE (Harris & Piller (2004))

1. Geben Sie bei jedem Streichen einen leichten rhythmischen alternierenden Druck.
2. Dehnen Sie die Haut und verschieben Sie diese sowohl in Längsrichtung als auch diagonal.
3. Wenden Sie Druck und Dehnung in der gewünschten Fließrichtung an (nicht immer in der Richtung des Lymphflusses).
4. Wenden Sie über schwammigen ödematösen Regionen leichten Druck an und über fibrotischem Gewebe etwas stärkeren Druck.
5. Überschreiten Sie keinen Druck von 32 mmHg.

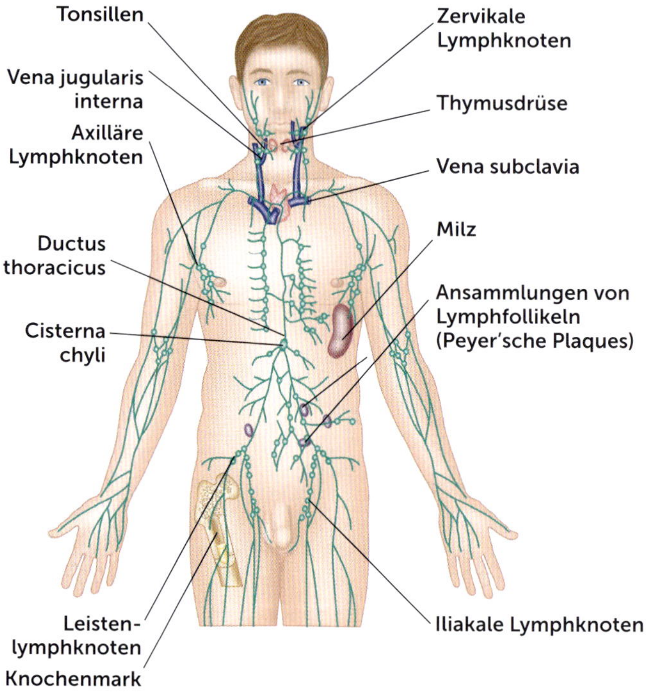

Abbildung 4.7: Das lymphatische System

Dehn- und Löse-(Releasetechniken)

Diese Methoden beziehen den Patienten direkt mit ein, da er den betroffenen Muskel (Gastmuskel) aktiv kontrahieren und anschließend entspannen soll. Diese Sequenz bildet die Grundlage für mehrere äußerst wirksame inhibitorische Techniken:

- Postisometrische Relaxation (PIR)
- Reziproke Inhibition (RI)
- Anspannen und Entspannen/Halten und Entspannen (Contract-Relax/Hold-Relax, CRHR)
- Anspannen und Entspannen/Antagonisten-Kontraktionstechnik
- Muskelenergietechnik (MET)
- Positional-Releasetechnik
- Taping

Diese Techniken sind wirksam, wenn Sie das Konzept einer überstimulierten motorischen Endplatte berücksichtigen, wie bereits in Kapitel 2 besprochen. Durch Anspannen und Entspannen bei gehaltenem Triggerpunkt kann die Länge des Sarkomers normalisiert werden. Dies bringt eine Kaskade in Gang, bei der das betroffene Aktin und Myosin freigesetzt werden und die Energiekrise abgemildert wird. In diesem Fall kann es besonders hilfreich sein, während der Inhibition des Triggerpunktes das Gewebe zu straffen.

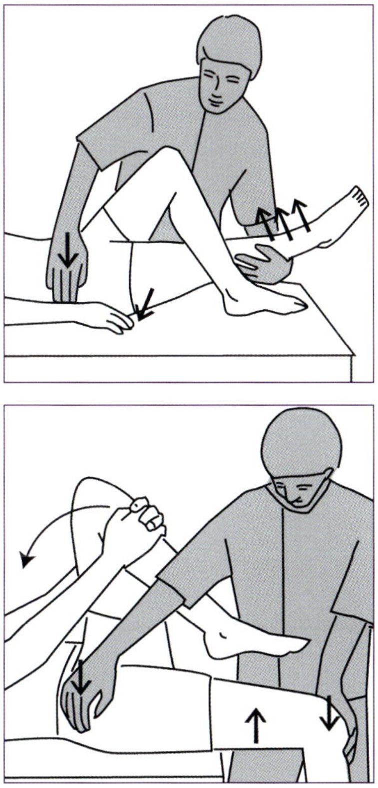

Abbildung 4.8: Dehn- und Lösetechniken

Postisometrische Relaxationstechnik (PIR)

Diese Technik wurde von Karel Lewit (1981) eingeführt. Die vollständige Technik beinhaltet die Verwendung von koordinierten Augen- und Atembewegungen (Reflexverstärkung).

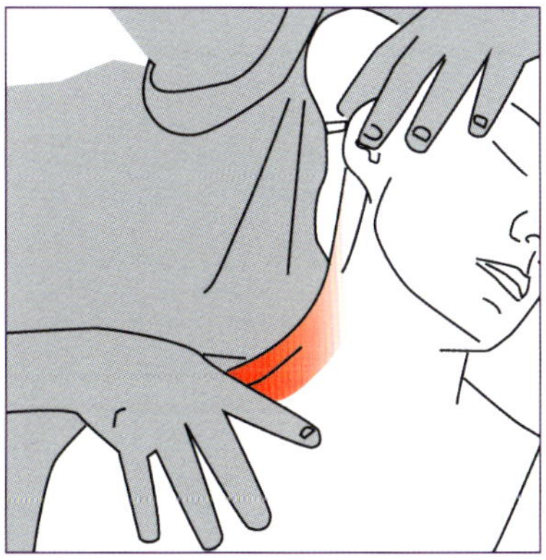

Abbildung 4.9: Postisometrische Relaxationstechnik für den oberen M. trapezius

PROCEDERE

1. Identifizieren Sie den Triggerpunkt.
2. Bringen Sie den Patienten in eine bequeme Position, in der der betroffene Muskel (Gastmuskel) in die volle Dehnung kommen kann.
3. Bitten Sie den Patienten, mit 10–25 % seiner Muskelkraft den betroffenen Muskel (Gastmuskel) zu seiner maximalen schmerzfreien Länge zu kontrahieren, während Sie für 3–10 Sekunden isometrischen Widerstand geben. Stabilisieren Sie den entsprechenden Körperteil, um eine Muskelverkürzung zu verhindern.
4. Bitten Sie den Patienten, den Muskel zu entspannen oder »loszulassen«.
5. Während dieser Relaxationsphase verlängern Sie vorsichtig den Muskel, indem Sie ihn bis zum Punkt des (passiven) Widerstands spannen. Registrieren Sie jede Veränderung der Länge.
6. Wiederholen Sie diese Übung mehrere Male (üblicherweise dreimal).

Reziproke Inhibitionstechnik (RI)

Dies ist eine indirekte Technik, die auf dem neurologischen Reflex von Agonist-Antagonist beruht. Häufig wird sie verwendet, um andere Techniken zu verstärken, ihnen sozusagen den »letzten Schliff« zu geben.

PROCEDERE

1. Identifizieren Sie den betroffenen Muskel (Gastmuskel) und bringen Sie ihn in eine Entspannungshaltung.
2. Bitten Sie den Patienten, den Antagonisten gegen 35–45 % isometrischen Widerstand anzuspannen.
3. Die manuelle Therapie des Antagonisten wird wie die reziproke Inhibition wirken.

Kontrahieren und Entspannen/Halten und Entspannen (Contract-Relax/Hold-Relax/CRHR)

Die zuerst von den Osteopathinnen Knott und Voss (1968) gelehrte CRHR-Technik wurde entwickelt, um den passiven Bewegungsumfang von sehr steifen Gelenken zu vergrößern. Die Prinzipien dieser Technik haben eine direkte Relevanz für die myofasziale Triggerpunkttherapie, weil eine Muskelhärte häufig ein Zeichen für aktive oder latente Triggerpunkte ist.

PROCEDERE
1. Identifizieren Sie den Triggerpunkt.
2. Bringen Sie den Patienten in eine bequeme Position, in der der betroffene Muskel (Gastmuskel) in die volle Dehnung kommen kann.
3. Bringen Sie das steife Gelenk in eine bequeme Position nahe am Endpunkt und bitten Sie den Patienten, den betroffenen Muskel (Gastmuskel) aktiv anzuspannen.
4. Geben Sie vorsichtigen Widerstand.
5. Lassen Sie Entspannung folgen.
6. Dehnen Sie das Gelenk während der Entspannungsphase passiv bis zu dem neu erreichten Endpunkt.

Kontrahieren und Entspannen/Antagonisten-Kontraktionstechnik (Contract-Relax/Antagonist Contract, CRAC)

CRAC ist eine Kombinationstechnik, die die neuromodulatorischen Inputs der postisometrischen Relaxation mit der reziproken Inhibition kombiniert. Sie eignet sich exzellent für mäßige bis chronisch eingeschränkte Gelenkbeweglichkeit und therapieresistente Triggerpunkte. Sie wird vor allem in schmerzhaften Problemregionen gerne eingesetzt.

PROCEDERE
1. Finden Sie die Einschränkung im Gelenk/in den Weichteilen oder den sogenannten »Schleifpunkt«.
2. Agonisten kontrahieren. Agonisten entspannen.
3. Agonisten kontrahieren. Agonisten dehnen.
4. Dehnung über 15–30 Sekunden halten.
5. Dreimal wiederholen.

Muskelenergietechnik (MET)

Muskelenergietechnik ist eine umfassende Klassifikation von Methoden der manuellen Medizin, die darauf zielen, die muskuloskelettale Funktion zu verbessern und Schmerzen zu reduzieren. Historisch gesehen tauchte das Konzept als Form einer osteopathischen manipulativen Diagnostik und Behandlung auf, bei der die Muskeln des Patienten nach Aufforderung aktiv angespannt werden. Dies geschieht aus einer präzise kontrollierten Position heraus in eine spezifische Richtung und gegen einen vom Arzt gegebenen deutlichen Widerstand. Sie wurde erstmals 1948 von Fred Mitchell senior beschrieben. MET werden benützt, um somatische Dysfunktionen zu behandeln, vor allem einen eingeschränkten Bewegungsumfang, muskulären Hypertonus und Schmerzen.

Diese Techniken sind für die folgenden Verletzungsmuster besonders geeignet:

- Eingeschränkter Bewegungsumfang nach muskulärer Spastik
- Rigidität
- Hypertonus oder Hypotonus

Hypertonus folgt häufig einer Überbeanspruchung und kann als Ergebnis eine veränderte Gelenkposition, eine erhöhte Irritabilität und verminderte Elastizität mit sich bringen. Dieses Verletzungsmuster wird oft von unspezifischen Muskelschmerzen im Verletzungsbereich begleitet. Im Fall einer interneuronalen Verletzung, wenn eine Dysfunktion in einem Gelenk oder Segment auftritt, sind die mit diesem Gelenk in Verbindung stehenden Muskeln ebenfalls betroffen. Bleibt eine Korrektur aus, werden schließlich auch die Antagonisten involviert, was zu einer Dysfunktion in beiden Muskelgruppen führt. Dies stellt sich klinisch als eingeschränkter Bewegungsspielraum mit Schmerzen und/oder Schmerzempfindlichkeit in dem Gebiet dar.

Die Muskelenergietechnik ist eine direkte und aktive Methode. Das bedeutet, sie geht an eine restriktive Barriere heran und erfordert die Teilnahme des Patienten, um einen maximalen Effekt zu erzielen. Wenn der Patient eine isometrische Kontraktion durchführt, ändern sich die folgenden physiologischen Parameter:

- Die Aktivierung des Golgi-Sehnenapparates resultiert in einer direkten Inhibition der Agonisten.
- Eine reflexive reziproke Inhibition erfolgt in den Antagonisten.
- Wenn der Patient entspannt, bleiben Agonist und Antagonist inhibiert, sodass das Gelenk weiter in den eingeschränkten Bewegungsspielraum bewegt werden kann.

Neben vielen Berichten über die Wirksamkeit dieser Techniken ergaben zwei von Experten geprüfte Studien, dass MET bei Patienten mit Problemen und Schmerzen im unteren Rücken die Einschränkungen signifikant reduzieren und die Funktionalität verbessern können.

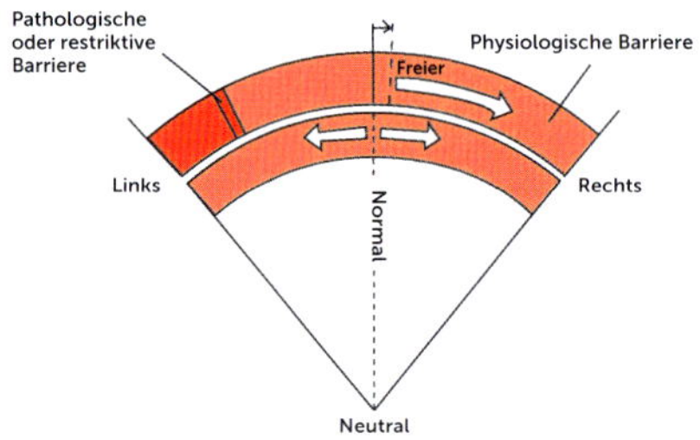

Abbildung 4.10: Wenn Sie einen harten Muskel oder ein »gesperrtes« Gelenk untersuchen, kommen Sie zu einer restriktiven Barriere, die entweder physiologisch ist oder eine Schutzfunktion hat. Dieses Diagramm zeigt das Endgefühl der Barrieren.

Die MET kann auf die meisten Bereiche des Körpers angewendet werden. Jede Methode erfordert acht Schritte:

1. Stellen Sie eine exakte strukturelle Diagnose.
2. Gehen Sie auf so vielen Ebenen wie möglich an die restriktive Barriere heran.
3. Arzt und Patient üben beide Muskelkräfte aus, wobei die Kraft des Patienten genau der Kraft des Arztes entsprechen soll.
4. Die isometrische Kontraktion des Patienten hat die korrekte Menge an Kraft, die korrekte Richtung (von der restriktiven Barriere weg) und die korrekte Dauer (3–5 Sekunden).
5. Nach der Muskelarbeit tritt eine vollständige Entspannung ein.
6. Der Patient wird auf so vielen Ebenen wie möglich an der neuen restriktiven Barriere positioniert
7. Die Schritte 3–6 werden etwa 3–5-mal wiederholt oder so lange, bis keine weitere Verbesserung im Bewegungsspielraum beobachtet wird.
8. Die strukturelle Diagnose wird wiederholt, um zu bewerten, ob die Dysfunktion aufgelöst oder verbessert wurde.

Diese Techniken können in drei eigenständige Ansätze unterteilt werden (Kuchera & Kuchera 1994).

Isometrische Kontraktionstechnik

PROCEDERE

1. Halten oder fixieren Sie den Triggerpunkt des betroffenen Muskels (Gastmuskels).
2. Bitten Sie den Patienten, den Muskel gegen minimalen Widerstand zu kontrahieren.
3. Halten Sie, bis der Triggerpunkt bei der Palpation weicher wird.
4. Dehnen Sie den Muskel aktiv und passiv.

Isotonische Kontraktionstechnik

PROCEDERE

1. Bringen Sie den Muskel in eine bequeme Position im mittleren Kontraktionsbereich.
2. Bitten Sie den Patienten, den Muskel für 7–15 Sekunden mit ca. 35–45 % seiner Kraft aktiv zu kontrahieren, während Sie mit weniger Kraft Widerstand dagegenhalten, sodass eine konzentrische Kontraktion ermöglicht wird.
3. Fünf Sekunden Ruhepause, bevor Sie den Muskel bei einer Ausatmung für 30 Sekunden an die neue restriktive Barriere führen.
4. Wiederholen Sie den Vorgang dreimal.

Isolytische Kontraktionstechnik

PROCEDERE

5. Den Muskel an die restriktive Barriere führen.
6. Bitten Sie den Patienten, den Muskel für 2–4 Sekunden mit ca. 10–25 % seiner Kraft aktiv zu kontrahieren, während Sie dagegen halten.
7. Überwinden Sie den Widerstand, indem Sie für 15–30 Sekunden aktiv gegen den Muskel in eine exzentrische Kontraktion zur physiologischen Barriere hin drücken.
8. Wiederholen Sie den Vorgang 3–5-mal.

Positional-Releasetechnik (PRT)

Vorreiter für die PRT waren die Osteopathen Harold Hoover, D.O., Charles H. Bowles, D.O. und William L. Johnston, D.O. Die PRT sind eine Reihe von Methoden, die eher zu einer Veränderung einladen, als diese zu erzwingen; sie versuchen, eine »Gelegenheit zur Veränderung« anzubieten. Diese Techniken zeigen viele Überschneidungen mit anderen Methoden. Drei der wichtigsten Ansätze sind:

- Strain-Counterstrain-Technik (Entspannung durch Positionieren)
- Funktionelle Technik
- Fazilitierter Positional-Release

Strain-Counterstrain (SCS) Technique

Die in den frühen 1960er-Jahren von Lawrence Jones entwickelte SCS-Technik arbeitet mit sehr spezifischen Behandlungspositionen, die für 90 Sekunden gehalten werden (bei neurologischen Patienten auch bis zu 3 Minuten). Während der Behandlung wird das betroffene Gewebe in eine lockere Position gebracht, wodurch sich der »Gewebekrampf« löst. Dadurch können sich lokale Entzündungsbereiche im schmerzhaften Gewebe auflösen. Nach diesem »Release« kommt es zu einer unmittelbaren Abnahme der Schmerzen sowie der Spannung im betroffenen Gewebe.

Eine kontrollierte Studie (Lewis et al. 2010), in der die unmittelbaren und kurzfristigen Effekte einer Strain-Counterstrain-Behandlung auf die Druckschmerzschwelle an Tenderpoints im unteren Rücken untersucht wurden, kam zu dem Ergebnis, dass die Strain-Counterstrain-Behandlung eine unmittelbar quantifizierbare Reduzierung der Empfindlichkeit in Tenderpoints bewirkt. Allerdings stellte sich heraus, dass ein Teil dieser Wirkung auf den manuellen Kontakt bei der Behandlung zurückzuführen ist. Eine Strain-Counterstrain-Behandlung zusätzlich zu einem Übungsprogramm war bei der Reduzierung von Schmerzen im unteren Rücken und damit verbundener Arbeitsunfähigkeit nicht wirksamer als die Übungen für sich alleine (Lewis et al. 2011).

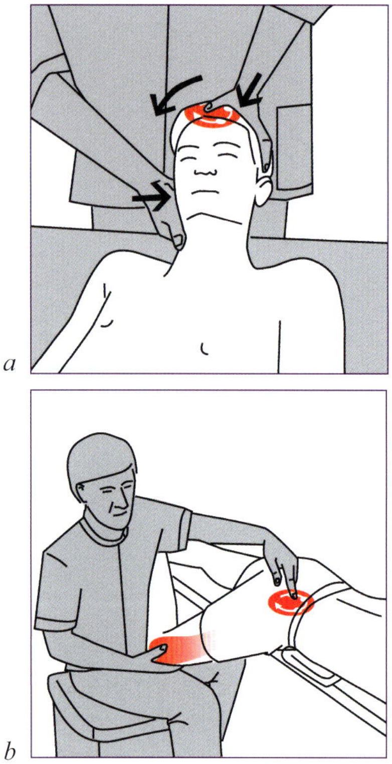

Abbildung 4.11: (a) Positional-Releasetechnik, (b) Fazilitierte Positional-Releasetechnik

Funktionelle und fazilitierte Positional-Releasetechnik

PROCEDERE

1. Mit einer kontrollierenden (horchenden) Hand und einer Bewegungshand, die die Bewegung einleitet, führen Sie die Gewebe in eine Position maximaler Bewegungsfreiheit in alle verfügbaren Richtungen (einen Punkt dynamischer Neutralität), bei der eine ehemals feste Position durch eine lockere Position ersetzt wurde.
2. Überprüfen Sie die Bewegungsfreiheit erneut in verschiedene Richtungen, beginnend an dem Punkt maximaler Bewegungsfreiheit, der bei der vorherigen Untersuchung gefunden wurde. Wiederholen Sie diese Schritte falls nötig.
3. Halten Sie die Position dynamischer Neutralität, bis Sie ein Gefühl von Wärme, ein Pulsieren oder eine größere Bewegungsfreiheit feststellen (vorgeschlagener Richtwert: mindestens 90 Sekunden lang).
4. Wiederholen Sie die komplette Sequenz mindestens einmal (die unterschiedliche Bewegungsfreiheit ergibt sich aus der vorherigen »Behandlung«).

Taping

Die Triggerpunktbehandlung bietet eine Reihe ausgezeichneter Gelegenheiten für das Taping. Das *Journal of Sports Medicine* (Februar 2013) begutachtete die Evidenz von 10 Forschungsarbeiten zur Wirksamkeit des Kinesio-Tapings in der Vorbeugung von Sportverletzungen:

- Es wurden keine klinisch relevanten Ergebnisse für eine Schmerzlinderung durch das Taping gefunden.
- Die Ergebnisse zur Zunahme des Bewegungsspielraums waren widersprüchlich.
- Sieben Ergebnisse hinsichtlich der Muskelkraft waren positiv.
- Das Tape wirkte sich deutlich auf die Muskelaktivität aus, dabei war jedoch nicht klar, ob diese Veränderungen positiv oder negativ waren.
- Die Prüfung kam zu dem Ergebnis, es lägen nur wenige überzeugende Resultate vor, wonach das Kinesio-Taping der Verwendung anderer Arten des elastischen Tapings zur Behandlung oder Vorbeugung von Sportverletzungen überlegen sei.

Taping-Techniken werden häufig nach einer manuellen Behandlung oder nach dem Nadeln verwendet, um den behandelten Muskel zu »entladen« oder um die Lymphdrainage zu verbessern. Kinesio-Tapes sind inzwischen zwar zunehmend verfügbar, es kann jedoch jede Art von Tape (Zinkoxid etc.) verwendet werden.

Entladende Taping-Technik

PROCEDERE

1. Betroffenen Muskel (Gastmuskel) tapen, sodass er in eine lockere Position kommt.
2. Tape wenige Stunden bis mehrere Tage belassen.
3. Taping kann die nozizeptive Aktivität reduzieren.
4. Es kann auch die Sauerstoffversorgung verbessern und Störungen durch Ischämie reduzieren.

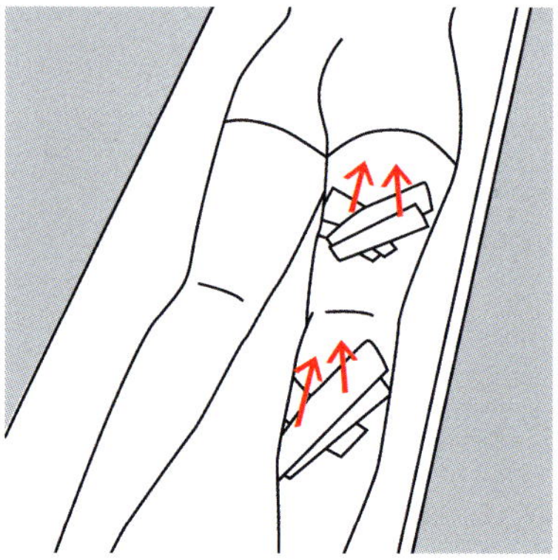

Abbildung 4.12: Entladende Taping-Technik

Tapen in Sternform

PROCEDERE
1. Sechs schmale Streifen Tape abschneiden.
2. Je nach Muskel bis zu 15 cm lang.
3. Im Sternmuster aufkleben, wobei sich die Mitte über dem Triggerpunkt befinden soll.
4. Das Tape sollte an jedem Ende unter minimalem Zug stehen, in der Mitte aber unter 30 % Zug.
5. In das Band können kleine Schlitze geschnitten werden, was die Drainage und den Abbau von Ekchymosen oder Hämatomen fördert.

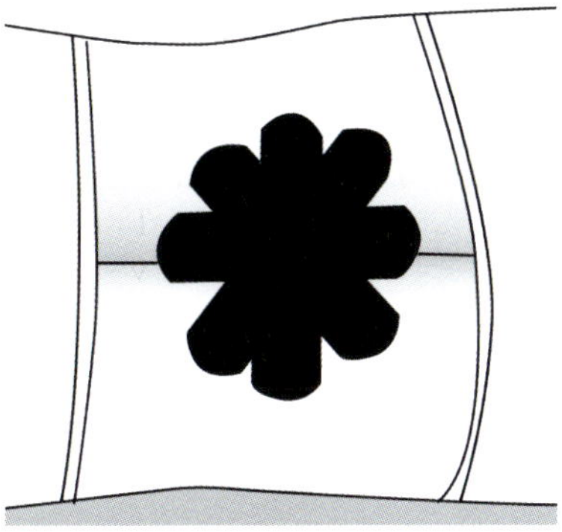

Abbildung 4.13: Tapen in Sternform

Multiples Triggerpunkt-Taping
Dies kann bei einem großen Behandlungsbereich eine sehr hilfreiche Nachbehandlung sein. Tapestreifen werden über dem Behandlungsbereich und/oder dem Bereich der maximalen Triggerpunktaktivität platziert. Das Tape kann bis zu drei Tage belassen werden. Mehrere Studien haben gezeigt, dass dadurch das Tempo der Entwicklung von Ekchymosen und Bindegewebsschwellung zunimmt. Mit dieser Methode können große Triggerpunktbereiche deaktiviert werden.

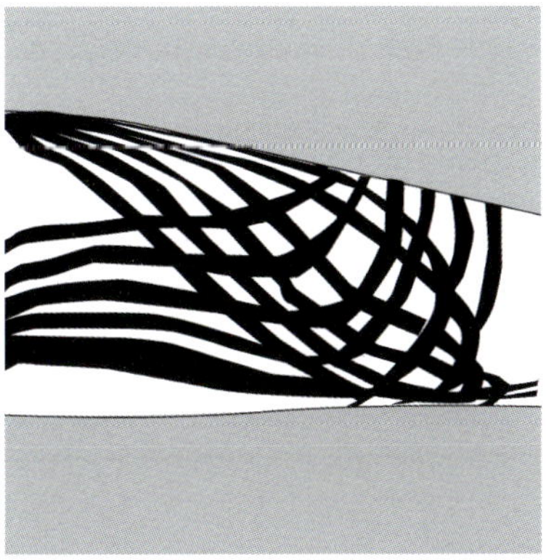

Abbildung 4.14: Multiples Triggerpunkt-Taping

Häufig gestellte Fragen (FAQs) der Therapeuten

Wieviel Druck soll ich aufwenden?
Das ergibt sich mit zunehmender Erfahrung. Als Faustregel gilt: Je schmerzhafter das Gewebe, desto langsamer und tiefer der Druck. In jedem Fall lauten die Schlüsselworte *langsam* und *sorgfältig* arbeiten.

Zwei weitere Faktoren, die bestimmen, wie viel Druck Sie aufwenden sollten, sind der Muskelfasertyp (rote/weiße Fasern) und der Körperbau des Patienten. Beide beeinflussen die Behandlungstiefe. Bei einem untersetzten Patienten sollten Sie davon ausgehen, recht kraftvoll arbeiten zu müssen, insbesondere im Bereich der hinteren Gelenkkapsel. Bei einem schlanken Patienten werden Sie eine Veränderung in den Geweben mit weniger Kraft erreichen.

In welche Richtung soll der Druck angewendet werden?
Allen, die bereits mit Triggerpunkten gearbeitet haben, wird dieses Konzept sehr vertraut sein. Für alle anderen wollen wir die Kompressionstechnik für myofasziale Triggerpunkte besprechen. Hierbei üben wir einen stetigen tiefen direkten Druck auf den Knoten oder erbsenähnlichen Triggerpunkt aus. Ich habe versucht, dies durch die Vorstellung einer heißen Zone darzustellen. Das Herz des Triggerpunktes befindet sich irgendwo in dieser Zone. Sie wollen die Richtung des Drucks finden, die nach Möglichkeit exakt die Schmerzen reproduziert, die der Patient empfindet. Es verblüfft mich häufig, dass bereits eine leichte Veränderung in der Richtung des Drucks an anderer Stelle einen völlig anderen Schmerz verursachen kann. Auch hier müssen Sie wieder den Schmerz reproduzieren, den der Patient in dieser besonderen Zone empfindet: Bitten Sie den Patienten, Ihnen zu sagen, wann Sie die richtige Stelle gefunden haben.

Abbildung 4.15: Heiße Zonen

Woher weiß ich, wann ich genug Druck ausgeübt habe?
Halten Sie den Triggerpunkt, bis (a) der Schmerz des Patienten deutlich zurückgeht und (b) der Triggerpunkt unter Ihrem Druck weicher wird oder sich löst. Bei der NMT wird empfohlen, dass Sie den Druck beenden, falls der Triggerpunkt nicht innerhalb von 6–10 Sekunden nachgibt, die Stelle massieren und den Vorgang bis zu dreimal wiederholen. Auf jede tiefe Arbeit sollte eine sanfte allgemeine Effleurage-Massage (streichende Bewegungen der Hände) folgen. Der behandelte Bereich kann noch schmerzempfindlich sein – meiden Sie ihn dennoch nicht. Dies hilft, schmerzauslösende Toxine aus dem Bereich zu eliminieren und die Reparatur der Faszie zu stimulieren.

Sind die Triggerpunkte und übertragene Schmerzmuster bei allen gleich?
Im Allgemeinen ja, auch wenn folgende Faktoren diese Muster beeinflussen:

- Alter
- Körperhaltung
- Adipositas
- Anorexie
- Narbengewebe
- Myofasziale Belastungsmuster
- Angeborene Anomalien
- Typ der Muskelfaser
- Richtung/Ausrichtung der Muskelfaser
- Typ der Muskelmorphologie (fusiform etc.)
- Chronizität des Triggerpunktes

Welche Auswirkungen haben Adipositas, Anorexie und Narbengewebe?
Sie verändern das Verhältnis zwischen Fett und Muskelmasse, verschieben die Position der Triggerpunkte, beeinflussen auch die Faszienebenen und damit die Lokalisation der Triggerpunkte. Ähnlich können Narbengewebe oder ein Keloid eine Veränderung im myofaszialen Strain-Muster und damit auch in der Lokalisation des Triggerpunktes verursachen.

Wie sieht es mit dem Typ und der Ausrichtung der Muskelfaser aus?
Je nach ihrer Lokalisation im Körper und nach ihrer Aufgabe sind Muskelfasern in verschiedenartigen Strukturen angeordnet. Das erlaubt den Muskeln, entweder mehr Kraft oder eine spezifischere Kraft zu erzeugen. Die Lokalisation eines zentralen Triggerpunktes wird daher entsprechend der Anordnung der Muskelfasern in jedem Muskel variieren.

Wird es zu einer Ekchymose kommen?
Bei Patienten, die blutverdünnende Medikamente einnehmen, kann es zu einer Ekchymose kommen. Nach meiner Erfahrung verursacht nicht die Tiefe der Behandlung (Kraft) die Hautblutungen, sondern eine zu schnelle Behandlung (Geschwindigkeit). Es hilft, wenn Sie sich das Gewebe während der Behandlung vorstellen.

Tipp
Versuchen Sie, die Muskeln und empfindlichen Knötchen unter der Haut des Patienten zu fühlen und bauen Sie den Druck langsam auf. Beenden Sie den Druck nicht zu plötzlich. Arnikasalben und Arnikatabletten können die Häufigkeit und Schwere von Ekchymosen reduzieren.

Welche Cremes oder Lotionen kann ich verwenden?
Auf Öle sollte man besser verzichten, um nicht von den Druckpunkten wegzurutschen – ich verwende die einfache blaue Nivea Creme. Alternativ reichen Arnikacreme oder eine einfache wasserlösliche Creme, mit Vitamin-E-Öl gemischt, aus.

Wie häufig soll behandelt werden?
Manuelle Behandlungen sollten dreimal im Abstand von einer Woche durchgeführt werden, gefolgt von einer weiteren Behandlung nach vier Wochen und einer abschließenden im Abstand von zwölf Wochen. Dies entspricht der mechanischen »Reparatur« der Faszie. Es empfiehlt sich, den Patienten auch danach noch einmal einzubestellen. Die Reaktion auf Injektionen und trockenes Nadeln tritt deutlich schneller ein.

Was ist die beste Position zum Nadeln?
Das Nadeln kann beim Patienten im Sitzen, in Bauch-, Rücken- oder Seitlage durchgeführt werden. Wenn Sie nicht schon sehr geübt sind, ist es im Allgemeinen ratsam, den Patienten in einer der liegenden Positionen zu behandeln: Dies reduziert den Nebeneffekt einer Synkope (Ohnmacht) und ist in der Regel bequemer.

Was passiert, wenn eine Nadel steckenbleibt?
Lassen Sie die Nadel bis zu einer Minute stecken, wenn der Patient dies toleriert, sonst können Sie sie oft lösen, indem Sie eine weitere Nadel daneben einstechen und sie dann in der Reihenfolge des Einstechens wieder entfernen.

Was passiert, wenn ich eine Arterie/einen Nerv treffe?
Sicherheit steht an erster Stelle! Bevor Sie nadeln, sollten Sie die Anatomie und die oberflächlichen anatomischen Orientierungspunkte gründlich studieren und den Bereich vorsichtig palpieren. Denken Sie daran, dass Sie nach einem Hartspannstrang suchen. Arterien haben eine dicke runde Wand, daher prallt die Nadel in den meisten Fällen ab. Wenn Sie sie genau in der Mitte treffen, werden Sie ein starkes Pulsieren fühlen, was bedeutet, dass Sie nicht weitermachen sollten. Im unwahrscheinlichen Fall einer arteriellen Blutung üben Sie bis zu zwei Minuten lang Druck auf den Bereich aus. Im seltenen Fall, dass Sie einen Nerv treffen, sollte der starke stechende Schmerz nachlassen, wenn die Nadel entfernt wird. Bei Verwendung einer Akupunkturnadel ist die Gefahr für einen dauerhaften Schaden sehr gering.

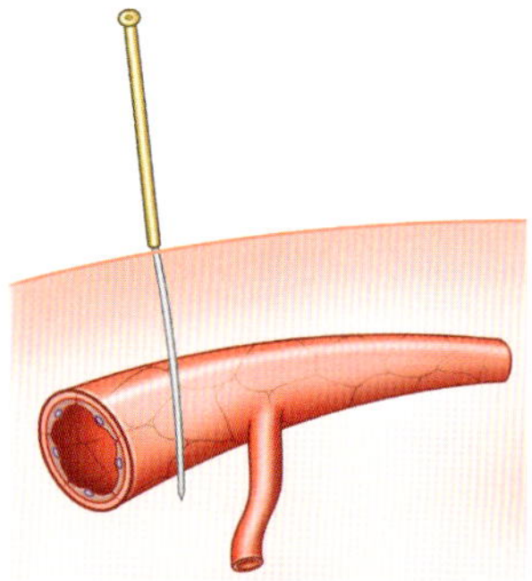

Abbildung 4.16: Struktur einer Arterie – die dicke runde Wand ist gut zu sehen.

5 Dehnen und Sport

Fitness und Beweglichkeit

Die körperliche Fitness eines Menschen hängt von zahlreichen Faktoren ab, Beweglichkeit ist nur einer davon. Auch wenn Beweglichkeit einen entscheidenden Teil der körperlichen Fitness darstellt, ist es wichtig, sie nur als eine Art »Speiche« im Fitnessrad zu sehen. Zu den weiteren Komponenten gehören Kraft, Stärke, Geschwindigkeit, Ausdauer, Gleichgewicht, Koordination, Wendigkeit und Geschicklichkeit.

Auch wenn diese Fitnesskomponenten bei jeder Sportart unterschiedlich wichtig sind, ist es unabdingbar, ein regelmäßiges Übungs- oder Trainingsprogramm zu planen, das alle Komponenten abdeckt. Rugby und American Football z.B. erfordern in hohem Maße Stärke und Kraft; dennoch könnte der Verzicht auf Geschicklichkeitsübungen und Beweglichkeitstraining zu schweren Verletzungen und zu einer schlechten Spielqualität führen. Kraft und Beweglichkeit sind für einen Turner von höchster Wichtigkeit, doch ein gesundes Trainingsprogramm verbessert auch Geschwindigkeit und Ausdauer.

Das Gleiche gilt für jedes Individuum: Während manche Menschen von Natur aus stark oder beweglich zu sein scheinen, wäre es töricht, wenn sie die anderen Komponenten der körperlichen Fitness vollständig ignorieren würden. Und nur weil jemand in einem Gelenk oder in einer Muskelgruppe eine gute Flexibilität zeigt, muss er deshalb nicht auch insgesamt beweglich sein. Beweglichkeit muss also als spezifisch für ein Gelenk oder eine Muskelgruppe angesehen werden.

Gefahren und Grenzen schlechter Beweglichkeit

Muskeln, die fest und steif sind, begrenzen unseren normalen Bewegungsspielraum. In manchen Fällen kann ein Mangel an Beweglichkeit ein Hauptfaktor für Muskel- und Gelenkschmerzen sein. Im Extremfall bedeutet der Mangel an Beweglichkeit, dass es z. B. schwierig ist, sich nach unten zu beugen oder über die Schulter zu schauen.

Harte, steife Muskeln beeinflussen auch die Muskelfunktion. Muskeln, die sich nicht wirksam anspannen und entspannen können, verlieren an Kraft und Bewegungskontrolle. Darüber hinaus verursachen kurze verspannte Muskeln während der körperlichen Aktivität einen deutlichen Verlust an Kraft, Stärke und Effizienz.

In einem sehr kleinen Prozentsatz der Fälle können feste und steife Muskeln sogar die Durchblutung einschränken. Eine gute Durchblutung ist für die Versorgung der Muskeln mit Sauerstoff und Nährstoffen äußerst wichtig. Eine verminderte Durchblutung kann eine erhöhte Ermüdbarkeit der Muskeln zur Folge haben und wird letztlich den Heilungsprozess des Muskels und die Fähigkeit behindern, sich nach einer anstrengenden Übungsbelastung zu erholen. Jeder dieser Faktoren kann das Verletzungsrisiko massiv erhöhen. Gemeinsam ergeben sie ein Gesamtpaket aus muskulären Beschwerden, Verlust der Muskelkraft, erhöhtem Verletzungsrisiko und größerer Wahrscheinlichkeit für wiederholte Verletzungen.

Ursachen eingeschränkter Beweglichkeit

Das Muskelsystem muss beweglich sein, um Spitzenleistungen zu erbringen. Dehnen ist die effektivste Art, bewegliche Muskeln und Sehnen zu entwickeln und zu erhalten. Dennoch tragen auch viele andere Faktoren zu einer Abnahme der Beweglichkeit bei. Innere und äußere Faktoren können Flexibilität oder Bewegungsumfang einschränken. Innere Faktoren wie Knochen, Bänder, Muskelmasse, Muskellänge, Sehnen und Haut beeinflussen die Beweglichkeit jedes einzelnen Gelenkes. Zum Beispiel kann das menschliche Bein wegen der Struktur von Knochen und Bändern, die das Kniegelenk bilden, nicht über eine gestreckte Position hinaus gebracht werden. Auch äußere Faktoren wie Alter, Geschlecht, Temperatur, einschränkende Kleidung und natürlich Verletzung oder Behinderung wirken sich auf die Beweglichkeit jedes Einzelnen aus.

Beweglichkeit und Alterungsprozess

Mit jedem Jahr, das vergeht, scheinen die Muskeln und Gelenke steifer und fester zu werden. Das gehört zum Alterungsprozesses und wird durch eine Kombination von körperlichem Abbau und Inaktivität verursacht. Gegen das Altern können wir nichts ausrichten, aber das sollte nicht bedeuten, dass wir nicht weiter an unserer Beweglichkeit arbeiten. Alter ist kein Hindernis für einen aktiven, die Fitness fördernden Lebensstil, nur sollten mit zunehmendem Alter bestimmte Vorsichtsmaßnahmen beachtet werden; zudem muss länger dafür gearbeitet und mehr Geduld aufgebracht werden, um entsprechende Ergebnisse zu erzielen.

Übungsanweisungen ...

... sind vergleichbar mit dem Rezept eines Arztes: Auf diesem müssen die adäquate »Dosis« (Art und Dauer der Übung) ebenso wie die Zielmuskeln angegeben werden, um eine maximale Wirksamkeit zu gewährleisten. In den Kapiteln 7–12 dieses Buches schlagen wir Ihnen bestimmte Übungen vor. Die besten Ergebnisse können Sie allerdings nur durch ein individuell für Sie ausgestelltes »Rezept« Ihres Therapeuten erzielen.

Dehnen ...

... hat zahlreiche Vorteile wie:

- Erhöhter Bewegungsspielraum
- Erhöhte Kraft
- Verminderter Muskelkater nach der Behandlung
- Geringere Ermüdbarkeit

Es ist wichtig, die Muskeln zu dehnen, die Sie zu kräftigen versuchen, um alte Haltungsmuster zu durchbrechen, den Bewegungsumfang wiederherzustellen und Verletzungen vorzubeugen. Sanftes Dehnen nach einer Triggerpunktbehandlung oder nach Kräftigungsübungen kann helfen, Muskelkater zu reduzieren und die Muskeln lang und beweglich zu erhalten.

Arten des Dehnens

Es gibt viele Arten des Dehnens, jede hat ihre Vor- und Nachteile. Die am meisten empfohlenen Techniken sind: (1) *Passives/statisches Dehnen*, am besten zu Hause oder nach einer Behandlung angewandt und (2) die *propriozeptive neuromuskuläre Fazilitation* (PNF), am besten mit einem Partner durchgeführt. Es ist ratsam, sich 10 Minuten vor dem Dehnen aufzuwärmen, entweder mit Herz-Kreislaufübungen oder einer warmen/heißen Dusche.

Passive/statische Dehntechnik

Diese Technik ist für den Anfänger sicher und effektiv.

PROCEDERE

1. Bringen Sie den Körper in eine Haltung, in der der Muskel, den Sie dehnen wollen, unter Spannung gebracht werden kann.
2. Dehnen Sie langsam und vorsichtig.
3. Dehnen Sie nicht bis zum Schmerzpunkt – Beschwerden sind zwar zu erwarten, doch achten Sie darauf, die Dehnung nicht zu forcieren.
4. Halten Sie die Dehnung mindestens 20 Sekunden (45–60 Sekunden sind am besten) und erlauben Sie dem Muskel, sich zu verlängern.
5. Atmen Sie ein und entspannen Sie.
6. Gehen Sie vorsichtig aus der Dehnung und lassen Sie den Muskel 45–60 Sekunden ausruhen.
7. Wiederholen Sie die Dehnung 2–3-mal.
8. Wiederholen Sie sie 2–3-mal am Tag.
9. Um die Effektivität zu steigern, dehnen Sie den Antagonisten (den Gegenspieler) sofort danach.

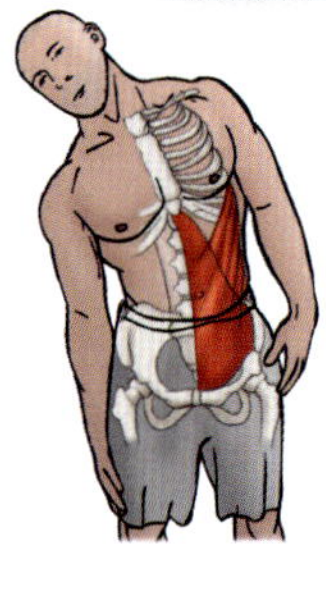

Abbildung 5.1: Eine passiv/statische Dehnübung, Seitdehnung.

Dehnen mithilfe einer Schaumstoffrolle

Schaumstoffrollen gibt es in verschiedenen Formen, Größen und Härtegraden. Sie sind preiswert und einfach zu verwenden. Die Wahl der für Sie besten Rolle hängt von Ihrer Größe ab, Ihrem Gewicht und dem Bereich, den Sie dehnen wollen. Bei der Deaktivierung von Triggerpunkten können die Rollen sehr wirksam sein, sowohl allein für sich verwendet als auch nach manuellen Techniken und nach trockenem Nadeln (Dry Needling). Eine Schaumstoffrolle lässt sich einfach verwenden und kann bei geeigneter Nutzung sehr effektiv folgende Faktoren verbessern:

- Gleichgewicht
- Beweglichkeit
- Koordination
- Entspannung
- Bewegungsumfang

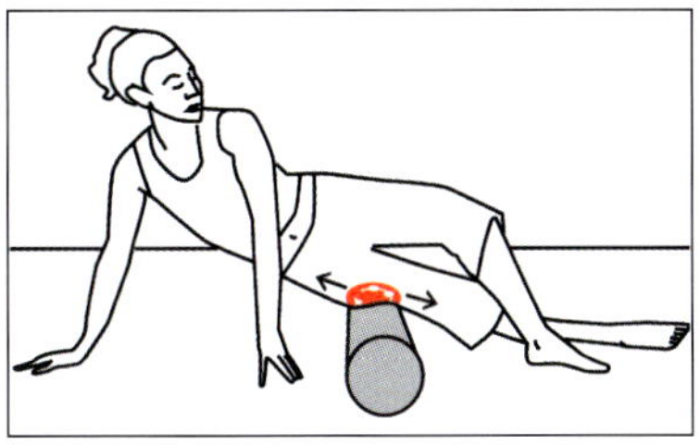

Abbildung 5.2: Verwendung einer Schaumstoffrolle für die Außenseite des Oberschenkels

Selbstmassage

Wenn Sie Schaumstoffrollen als Selbsthilfetechniken verwenden, können Sie Dauer und Druckstärke auf eine Körperregion bestimmen. Zwar sind die Rollen relativ sicher und einfach zu verwenden, dennoch ist es ratsam, die Meinung eines Arztes oder eines ausgebildeten Therapeuten über die beste Art der Benutzung einzuholen. Für die Triggerpunktmassage ist folgendes von Bedeutung:

- Verwenden Sie eine feste runde Rolle.
- Studieren Sie immer die Anatomie des Muskels, bevor Sie die Rolle verwenden.
- Versuchen Sie bei der Druckanwendung, auf den Muskeln/Weichteilen zu bleiben.
- Beginnen Sie nah am Körper und rollen Sie dann weg vom Körper. Rollen Sie über dem Hartspannstrang auf und ab, bis Sie am Schmerzpunkt/Triggerpunkt angelangt sind.
- Verweilen Sie auf dem Schmerzpunkt/Triggerpunkt bis zu 5 Minuten oder bis Sie fühlen, wie diese Zone »wegschmilzt« (nachgibt). Wiederholen Sie, soweit nötig.
- Seien Sie sich der Haltung des restlichen Körpers bewusst, während Sie rollen.
- Rollen Sie am Triggerpunkt langsam und vorsichtig auf und ab.
- Die Schaumstoffrolle kann bis zu sechsmal am Tag benutzt werden.

Warnung

Nicht vergessen – Schmerz ist ein Alarmsignal. Hören Sie also auf, falls der Schmerz zunimmt! Gehen Sie mit dem Triggerpunkt vorsichtig und respektvoll um.

Propriozeptive neuromuskuläre Fazilitation (PNF)

Dies ist eine fortgeschrittenere Technik. Sie kann benutzt werden, um dauerhaftere Ergebnisse zu erzielen und die Muskelkraft zu verbessern. Es gibt verschiedene Formen von PNF-Dehntechniken wie »Hold Relax Stretch« (Halten, Lockern, Dehnen) oder »Contract Relax Stretch« (Kontrahieren Lockern Dehnen). Eine weitere Variation ist die postisometrische Relaxation (PIR, siehe S. 57).

PROCEDERE

1. Positionieren Sie die Muskelgruppe so, dass sie unter Spannung kommt, und halten Sie diese.
2. Kontrahieren Sie den gedehnten Muskel für 5 bis 6 Sekunden, während ein Partner Widerstand gegen das Mitbewegen der Gelenke gibt.
3. Dehnen Sie den Muskel erneut für ca. 30 sec.
4. Ruhen/Pausieren Sie für 30 Sekunden.
5. Wiederholen Sie den Vorgang 2–4-mal (bis zu 10 Minuten).
6. Wiederholen Sie das Procedere 2–3-mal täglich.

Dehnungsprotokoll

In der Regel sollte jedes Dehnungsprogramm vier bis sechs Wochen durchgeführt werden, außer Ihr Arzt oder Physiotherapeut empfiehlt etwas anders. Nach Ihrer Genesung können diese Übungen als Dauerprogramm für lebenslangen Schutz und lebenslange Gesundheit fortgesetzt werden. Wenn Sie die Übungen an zwei bis drei Tagen pro Woche durchführen, wird dies Ihre Kraft und Ihren Bewegungsumfang erhalten. Ein Ziel sollte sein, jeden Tag einen festen Zeitpunkt zu Hause für die Dehnung der betroffenen Muskeln zu reservieren, bis der volle Bewegungsumfang erreicht ist. Es wird auch geraten, ein Tagebuch über alle Dehnübungen zu führen, die die Symptome Ihrer Triggerpunkte verschlimmern.

Vergessen Sie nicht, sich vor den Dehnübungen aufzuwärmen: Führen Sie fünf bis zehn Minuten Aktivitäten mit geringer Kreislaufbelastung durch wie Walking oder Radeln auf einem Home-Trainer.

Noch einmal: Ignorieren Sie *nicht* den Schmerz! Übereifriges Dehnen kann latente Triggerpunkte reaktivieren. Es wird geraten, schrittweise von einer Dehnung zur nächsten zu gehen und auf den Körper zu hören; verschiedene Dehnübungen wenden sich an verschiedene Muskelfasertypen und vermitteln dem Gehirn eine bessere Selbstwahrnehmung. Sie sollten während oder nach einer Dehnübung keinen starken Schmerz empfinden. Generell gilt: Wenn eine Dehnübung Ihren Triggerpunktschmerz aktiviert, sollte sie beendet werden.

Schmerz in Ruhestellung gibt einen Hinweis darauf, dass die Triggerpunkte sehr aktiv sind. In diesem Fall lautet der Rat: Bewegen Sie das betroffene Gebiet rhythmisch in warmem Wasser oder applizieren Sie feuchte Wärme und eine zarte Massage.

Sprechen Sie mit Ihrem Arzt oder Physiotherapeuten, wenn Sie während der Dehnung Schmerzen empfinden.

Kräftigen

Das Dehnen der Muskeln verbessert deren Toleranz und Ausdauer für Übungen. Das Kräftighalten der Muskeln kann Schmerzen lindern, die Funktion der Muskeln mit Triggerpunkten verbessern und weitere Verletzungen verhindern. In der Regel tritt die Kräftigung eines Muskels dann ein, wenn Sie die maximale Muskelkontraktion 5-10 Sekunden beibehalten.

Arten der Kräftigung

Hier konzentrieren wir uns auf zwei Arten von Kräftigungsübungen – *isometrische* und *isotonische*.

Isometrische Kräftigung ...

... bedeutet, in einer festen Haltung variable Kraft auszuüben: Yoga und Pilates etwa beruhen in hohem Maße auf isometrischer Anspannung. Isometrische Übungen sind relativ einfach durchzuführen, erfordern wenig Ausrüstung und setzen keine vorhergehenden Fitnessübungen voraus. Sie sind ein sehr guter Ausgangspunkt für den Start Ihres Kräftigungsprogramms. Ein einfaches Übungsbeispiel ist das »Brett«:

- Liegen Sie mit dem Gesicht zum Boden auf einer Yogamatte, die Ellenbogen direkt unter den Schultern.
- Drücken Sie mit Ihren Unteramen und Händen nach unten, um Ihren Oberkörper vom Boden zu heben.
- Spannen Sie Ihre Bauchmuskeln an, um Ihren Rücken gerade zu halten.
- Der Körper sollte eine lange gerade Linie bilden.

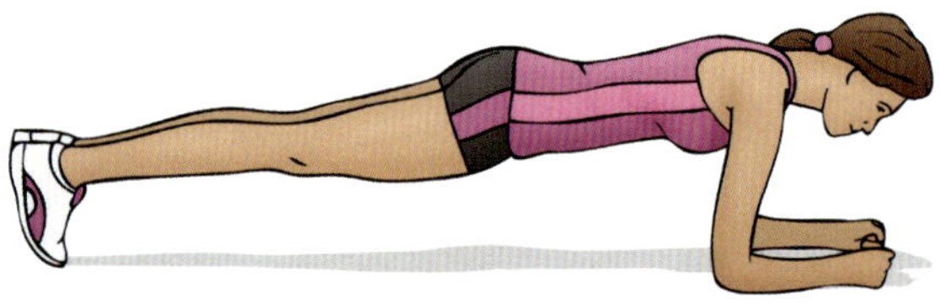

Abbildung 5.3: Eine typische isometrische Kräftigungsübung – das »Brett«

Isometrische Übungen ...

... sind spezifisch auf den Gelenkwinkel abgestimmt: je größer der Winkel des Gelenkes, desto länger der Hebel und desto mehr Kraft ist erforderlich, um die Position aufrechtzuerhalten. Um den Schwierigkeitsgrad zu erhöhen, können Sie isometrische Haltungen innerhalb des Bewegungsspielraums des Gelenkes jeweils im Abstand von 15 bis 20° wiederholen. Behalten Sie die meisten Kontraktionen ca. 6–30 Sekunden bei und wiederholen Sie diese, wenn Sie den Effekt steigern wollen. Vergessen Sie das Atmen nicht. Wenn Sie sich benommen oder schwindlig fühlen, sollten Sie aufhören.

Isotonische Kräftigung ...

... tritt ein, wenn Sie gegen eine gleichförmige Kraft Widerstand geben. Dies kann einschließen:

- Gewichte – Langhanteln, Kurzhanteln oder Widerstandsgeräte
- Körperwiderstand, z.B. Armbeugen
- Widerstandsbänder
- Kugelhanteln

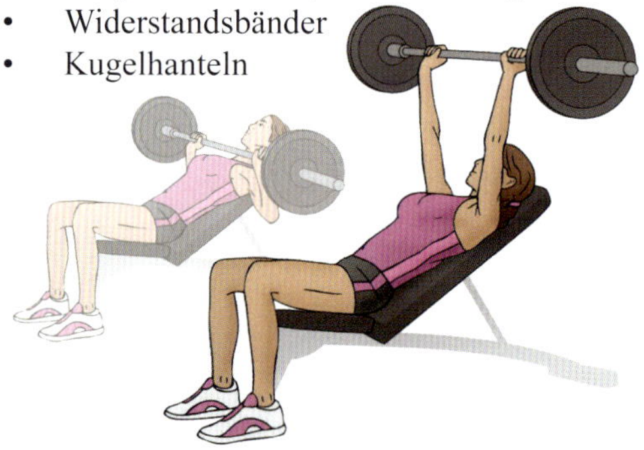

Abbildung 5.4: Eine isotonische Kräftigungsübung: beugen und stemmen Sie eine Hantel

Trainieren Sie ...

... jede Muskelgruppe mindestens 2-mal pro Woche. Es ist wichtig, dass Sie zwischen den Übungssitzungen adäquate Pausen einlegen, mindestens 48 Stunden. Isotonische Übungen kräftigen die Muskeln, indem Sie kleine Risse in ihnen erzeugen, die nachfolgend wieder heilen. Wenn Sie nach Ihrem Workout pausieren, heilen Ihre Muskeln und werden kräftiger. Wärmen Sie sich immer auf, bevor Sie die Workouts durchführen, und kühlen Sie sich anschließend ab. Dehnen Sie sich am Ende jeder Übungssitzung.

Kräftigungsprotokoll

Vor den Übungen wärmen Sie sich 5–10 Minuten mit einer Aktivität geringer Intensität auf wie Walking/Rudern. **Noch einmal:** Ignorieren Sie *nicht* den Schmerz! Sie sollten während oder nach einer Übung keinen starken Schmerz empfinden (anderenfalls sprechen Sie mit Ihrem Arzt oder Physiotherapeuten darüber). Wenn eine Übung Ihren Triggerpunktschmerz aktiviert, sollte sie beendet werden.

6 Jenseits des Triggerpunkts

»Die Faszie ist die Struktur, auf die wir schauen müssen, um die Ursache der Erkrankung zu finden. Sie ist die Stelle, die wir zurate ziehen müssen und an der die Wirkung der Heilmittel bei allen Krankheiten einsetzt.«

»Ich hoffe und wünsche, kein Osteopath möge je nachlassen bei der Suche nach wissenschaftlichen Fakten, die sich auf den menschlichen Mechanismus und die Gesundheit beziehen. Wahrheiten und Gesetze der Natur mögen sich weiter ausweiten und entfalten.«

Dr. Andrew Taylor Still – Begründer der osteopathischen Medizin, Kirksville, Missouri

Das Puzzle zusammensetzen

Das Finden und Behandeln von myofaszialen Triggerpunkten kann therapeutisch höchst wirksam sein. Triggerpunkte entwickeln sich aber selten isoliert, sie können zurückkommen, wenn die zugrunde liegende Ursache nicht gefunden und behandelt wird. Wie wir gesehen haben, können lang bestehende Triggerpunkte zu sekundären (und sogar tertiären) Veränderungen im Nervensystem (Sensitivierung) und zur Ausbildung von Triggerpunkten an anderer Stelle führen, weit entfernt vom ursprünglichen Problem. Während sich Triggerpunkte als Ergebnis von Trauma, Verletzung oder Überbelastung entwickeln können, sind häufig auch andere Mechanismen beteiligt.

Die Tatsache, dass Triggerpunkte in der Gesamtbevölkerung so verbreitet sind (von Babys bis zu älteren Menschen), erfordert nähere Erforschung. Bisher haben sich die Modelle auf das »Wo« und »Wie«, nicht aber auf das »Warum« konzentriert. Unsere mechanischen Systeme sind erfüllt von Selbstwahrnehmung, Selbstheilung und Selbstregulation – was also versucht der Körper zu erreichen, und warum? Ich glaube, es wird uns helfen, wenn wir mit etwas Abstand über das Warum nachdenken, indem wir uns andere relevante Modelle ansehen.

Schutz

Wir werden mit zahlreichen Schutzmechanismen geboren, die wie eine Vorverkabelung in unserem Nervensystem angelegt sind. Wenn wir etwas Heißes berühren, ziehen wir schnell unsere Hand zurück. Wenn wir etwas Unangenehmes riechen, drehen wir uns um oder wenden uns ab.

In der Regel reagiert der Körper auf schädliche Stimuli, indem diese »abgeschaltet« werden oder sich der Körper vom Stressor wegbewegt. Mechanischer Schmerz wird über verschiedene Mechanorezeptoren dem Gehirn rückgemeldet: Das antwortet darauf, indem es höchst effiziente Bewegungen initiiert. Muskelgruppen werden auf hierarchische Weise in funktionelle Einheiten von Agonisten, Antagonisten, Haltemuskeln und Synergisten gegliedert.

Bei einer myofaszialen Dysfunktion arbeiten »Ausschalt«-Mechanismen, um das schädliche Stimulans zu meiden. Wir sind gezwungen, Synergisten, Haltemuskeln und Agonisten häufig auch auf weniger effiziente Art zu rekrutieren, um unsere täglichen Aufgaben zu erfüllen. Dies ist auf kurze Sicht geschickt, kann jedoch über die Zeit hinweg zu neuroplastischen Veränderungen im Rückenmark und Gehirn führen (Sensitivierung). Diese Mechanismen beinhalten häufig Reflexe, die lokal im Rückenmark und zentral im Gehirn aufrechterhalten werden.

Ein Muskelkonflikt kann als Ergebnis dieser Schutzmechanismen um eine Schmerzregion getastet werden. Es ist bemerkenswert, dass wir Menschen häufig diese Barrieren überschreiten, um unseren komplexen Lebensstil fortzuführen.

Dieser »Ausschalt«-Mechanismus ist im ganzen Körper universell vorhanden. Auf zellulärer Ebene wurde das Phänomen bei vielen Krankheiten und in den verschiedensten Lebenssituationen beobachtet. Beim Krebs beispielsweise konzentrieren sich einige der neuesten Konzepte auf die Bereiche des »neuro-immunologischen Kortex« und der »Immun-Onkologie«. In diesen Bereichen wurde beobachtet, dass die Krebszellen unsere Mechanismen zur Immunüberwachung unterdrücken, indem sie eine immunsuppressive Mikroumgebung erzeugen: Sie täuschen unsere »Immun-Checkpoints« und unsere Selbsttoleranzsysteme. Chronische Virusinfektionen wie Hepatitis haben einen ähnlichen Effekt auf das Immunsystem. Die neuesten Ergebnisse der HIV-Forschung deuten an, dass der Virus als chronisch schädlicher Stimulus agiert: Dies täuscht nicht nur die Immunüberwachungsmechanismen und lässt sie »abschalten«, sondern macht die T-Zellen hyperaktiv und bringt sie gleichzeitig zum Schweigen, sodass sie nicht reagieren. Das Immunsystem wie das Nervensystem arbeiten als Kontinuum. Im muskuloskelettalen System beobachten wir sowohl das »Abschalten« als auch die Hyperaktivierung im peripheren (Rückenmark) und im somatosensorischen und Motor-Kortex.

Schmerz ist ein starker Stimulus

Im Hinblick auf myofasziale Triggerpunkte zeigt sich der Stressor als akuter oder chronischer Schmerz entweder in einem Gelenk oder in der myofaszialen Matrix. In beiden Fällen schaltet der Körper in der Umgebung des Stimulus ab. Sowohl lokal als auch zentral wird dieses Abschalten aufrechterhalten. Beobachten lässt sich das Phänomen bei Muskeln um eine Fraktur, bei einer prolabierten Bandscheibe beispielsweise oder einer steifen Schulter. Schmerzhafte Stimuli werden häufig durch Entzündung und ihre schädlichen Exsudate vermittelt, die Teil einer gut bekannten Entzündungskaskade sind. Sind unsere Feedback-Mechanismen verändert, wird das Gehirn zu Anpassung und Kompensation gezwungen. Schmerz ist für das Nervensystem ein hoch motivierendes Symptom. Er ist unsere Alarmglocke dafür, dass etwas nicht stimmt.

Forschungen in Bezug auf die zentrale Sensibilisierung haben zur Einführung des Begriffs der *polymodalen Rezeptoren* geführt. Kawakita et al. (2002) postulierten, dass diese »sensibilisierten neuralen Strukturen« Proto-Triggerpunkte oder »Triggerpunkte *in situ*« sein könnten, »Triggerpunkte auf Abruf«. Bei diesem Szenario schaltet das Gehirn die Triggerpunkte exakt dort ein, wo sie als Teil des myofaszialen Schutzmechanismus gebraucht werden.

»Triggerpunkte auf Abruf«

Weil Triggerpunkte den Gastmuskel schwächen, sind sie ein nützlicher Mechanismus, um die Muskelkraft in einem verletzten Bereich schnell abzuschalten. Dies ist etwa bei einer Fraktur wichtig und ein bedeutsamer Teil unseres Verteidigungs-, Schutz- und Reparaturmechanismusses.

Das Nervensystem benützt dabei myofasziale Triggerpunkte als Teil seines Feedback-Vokabulars. So lassen sich vielleicht auch die lokalen und schnellen neurogenen Antworten der Muskeln auf eine akute Verletzung oder Fraktur erklären.

Reziproke Inhibition

Die reziproke Inhibition (siehe Kapitel 2, Seite 29) stellt einen wichtigen Reflex innerhalb unseres Nervensystems dar und spielt eine entscheidende Rolle in der Kontrolle von Willkürbewegungen. Sie beschreibt den »automatischen« Prozess, der abläuft, wenn Muskeln auf einer Seite eines Gelenkes entspannen, um sich an die Kontraktion auf der anderen Seite dieses Gelenkes anzupassen.

Wie ebenfalls bereits in Kapitel 2 besprochen, werden Gelenke primär durch gegenüberliegende Muskelgruppen, Extensoren und Flexoren kontrolliert, die synchron arbeiten müssen, um eine weiche Bewegung zu ermöglichen. Werden eine Muskelspindel gedehnt und der Dehnungsreflex aktiviert, muss die gegenüberliegende Muskelgruppe gehemmt werden, damit sie nicht gegen die daraus resultierende Kontraktion des dazugehörigen Muskels arbeitet. Diese Hemmung wird durch die Aktionen eines inhibitorischen Interneurons im Rückenmark erreicht.

Die primäre (1a) afferente Faser der Muskelspindel teilt sich im Rückenmark in zwei Äste. Ein Ast innerviert das alpha-Motoneuron, das bewirkt, dass der homonyme Muskel kontrahiert, wodurch der Reflex ausgelöst wird. Der andere Ast innerviert das inhibitorische Interneuron, das wiederum das alpha-Motoneuron innerviert, das mit dem gegenüberliegenden Muskel Synapsen bildet. Da das Interneuron inhibitorisch wirkt, verhindert es, dass das gegenüberliegende alpha-Motoneuron »feuert«, und hemmt so die Kontraktion des gegenüberliegenden Muskels. Dies ist Teil unseres Schutzmechanismusses. Ohne diese reziproke Inhibition könnten beide Muskelgruppen gleichzeitig kontrahieren und gegeneinander arbeiten.

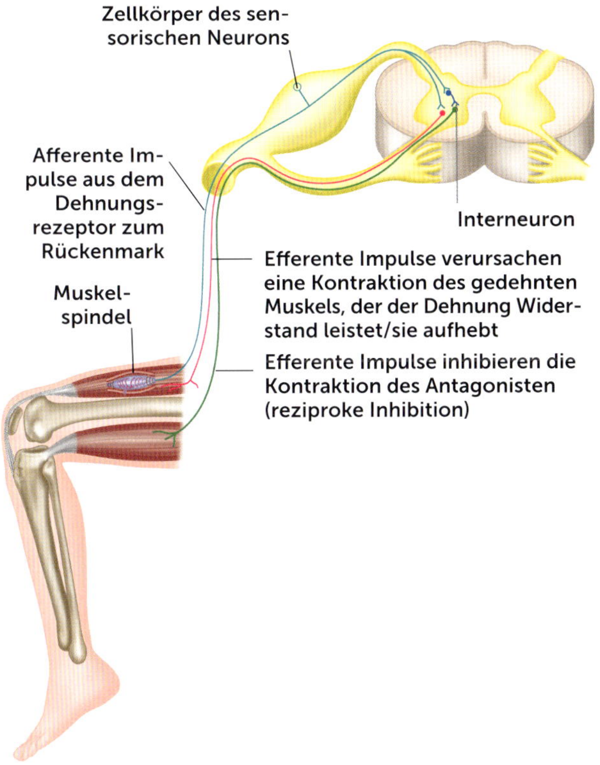

Abbildung 6.1: Der Reflexbogen für den Dehnungsreflex und die reziproke Inhibition

Die Auswirkungen sind klar: Triggerpunkte beeinträchtigen nicht nur die Kraft des Gastmuskels, sondern sie haben auch einen gegenläufigen Effekt auf den Antagonisten. Dieser Effekt nimmt mit der Chronizität des Zustands zu und muss während der Behandlung beachtet werden. Der Reflex eröffnet dem Therapeuten auch die Möglichkeit, akute myofasziale Triggerpunkte über ihren Antagonisten zu behandeln.

Warteschleife

Vor einigen Jahren saß ich fast eine Stunde in einem Flugzeug fest, das über dem Heathrow Airport kreiste und auf eine Landeerlaubnis wartete. Der Kapitän informierte uns, dass wir uns in einer Warteschleife befänden und bald landen würden. Ich habe seither viel über diesen Ausdruck nachgedacht. Für mich beschreibt er recht passend die Art und Weise, wie ich einen Patienten sehe, wenn er sich zur Therapie vorstellt. Patienten kommen vielleicht mit akuten oder chronischen Beschwerden, aber was auch immer der Ursprung sein mag, das myofasziale Netzwerk passt sich an und wird zu einer schützenden »Warteschleife«. Im Lauf der Zeit versagt die »normale« Muskelfunktion, als Ergebnis bilden sich häufig zahlreiche Triggerpunkte. Je länger ein Problem andauert, desto starrer können diese Muster werden. Ketten von Sarkomeren versagen, und so bilden sich chronisch therapieresistente Triggerpunkte. Periphere und zentrale Sensitivierung spielen bei der Aufrechterhaltung dieser Warteschleife ebenso eine Rolle wie die angepasste myofasziale Infrastruktur.

Daher ist es wichtig, Triggerpunkte immer im Zusammenhang zu sehen: Was versucht der Körper zu erreichen? Warum ist seine Toleranz/sein Kompensationsmechanismus zusammengebrochen? Wo und was ist das Kernproblem? Ich ermutige meine Studenten, wie Detektive zu denken: Finden Sie die »Gewebe, die die Symptome verursachen«; denken Sie dann darüber nach und beobachten Sie, wie sich der Körper mit der Zeit angepasst hat, um zu kompensieren. Dies erfordert eine ganzheitliche Sicht auf den Körper, die Organe, die Knochen und die Stützgewebe des Patienten; auch auf seine Haltung, Ernährung, Beschäftigung, seine psychische Situation und sein allgemeines Wohlbefinden.

Chaos und Komplexität

Die Chaostheorie tauchte in den 1880er-Jahren in den frühen Arbeiten von Wissenschaftlern wie Henri Poincaré auf, der das Dreikörperproblem der Himmelsmechanik in nicht-periodischen Orbits studierte. Sie setzte sich in den 1980er-Jahren durch, um nicht-lineare Systeme wie das Wetter zu erklären und dafür Modelle zu entwickeln. Ihre Auswirkungen waren tiefgreifend und zeigten, wie einfachste dynamische Regeln außerordentlich komplexes und verworrenes Verhalten entstehen lassen können: Beobachten Sie die unendlich detaillierte Schönheit von Fraktalen – komplexe geometrische Gebilde, die wie das Adernetz der Lunge oder die schäumenden Strudel eines Flusses auch in der Natur vorkommen.

Chaos ist nicht das gleiche wie Zufall. Wenn Sie von einem 30 Stockwerke hohen Gebäude hinunterschauen auf eine geschäftige Stadt, scheinen sich Autos, Busse und Menschen zufällig fortzubewegen. Tatsächlich haben aber alle ein Ziel, jede Person hat einen Vektor. Was wie Wahllosigkeit aussieht, ist tatsächlich ein mathematisch in hohem Maße vorhersehbares Phänomen.

Durch die ständig zunehmende Leistungsfähigkeit der Computer konnten verschiedene Modelle die Chaostheorie in Situationen der wirklichen Welt weiter erforschen. Daraufhin wurde diese wissenschaftliche Grenze von zahlreichen Forschern verschiedener Disziplinen ausgelotet. Dabei stießen alle unabhängig voneinander auf ein unheimliches, jedoch wichtiges Prinzip: Auf einem schmalen Band am Rande des Chaos existieren Ordnung, Komplexität und Struktur. Aus diesen Forschungsarbeiten ging die Komplexitätstheorie hervor. Sie erforscht die einfachen Regeln, auf denen komplexe Systeme wie der Aktienmarkt, ein soziales Netzwerk oder das muskuloskelettale System basieren.

Auch die »Komplexitätstheorie« – als Ableger der Chaostheorie ein relativ neues Paradigma im wissenschaftlichen Denken – spielt eine Rolle in der Geschichte der Triggerpunkte. Sie bezieht sich gleichwertig auf Wirtschaft, Medizin, Anthropologie, Geschichte, Politik, Computerwissenschaft etc. und bietet ein Netzwerk, um viele alte fundamentale philosophische Fragen neu zu erörtern, die sich aus komplexen Systemen ergeben.

Die Komplexitätstheorie untersucht eine Verbindung, die mehr ist als die »Summe der einzelnen Teile«, und sie versucht dabei, einige grundlegende Fragen zu beantworten. Sie könnte uns auch helfen, ein Modell für das »Warum« von Triggerpunkten zu entwerfen.

Einige relevante Aspekte der Komplexitätstheorie für unser Thema sind:

1. Die Idee von verschiedenen *Attraktortypen* in komplexen Systemen.
2. Der Begriff des *positiven Feedbacks* in komplexen Systemen.
3. Der Begriff des *Auftauchens.*
4. Die Idee einer Ordnung, die am »Rande des Chaos« existiert, die *kreative Zone* und die Selbstähnlichkeit (Fraktale).

Seltsame Attraktoren

Das Leben auf unserem Planeten existiert quasi auf »Messers Schneide«, was als *Habitable Zone* bezeichnet wurde. Wäre die Erdumlaufbahn näher an der Sonne gewesen, so wäre der Wasserdampf verkocht, und es hätte sich kein Leben entwickeln können. Wäre die Erde viel weiter weg gewesen, wie der Mars, wäre sie gefroren und hätte sich nicht weiterentwickelt. Hätte der Wasserstoff aufgrund seiner Wertigkeit keine stabile Verbindung mit Sauerstoff eingehen können, wären wir nicht hier. Dieses Muster taucht wieder und wieder in fast jedem System auf. Auf einer Seite der Grenze ist das Chaos, als nicht-lineare Dimension von ständiger Verwirrung, Aufstand und Veränderung. Auf der anderen Seite herrschen Rigidität, Struktur und Ordnung. Durch die Verwendung von Computermodellen wurde dieses Prinzip weiter erforscht. So führte der britische Physiker und Mathematiker Stephen Wolfram im Jahr 1984 ein bahnbrechendes Experiment durch. Er studierte auf seinem Computer eine simulierte Zellpopulation und stellte dabei fest, dass auf seinem Bildschirm bestimmte Muster wieder und wieder auftauchten, wenn er die Variablen (wie die Nahrung und das Sonnenlicht) manipulierte. Zu seiner Überraschung sah dies sehr lebensecht aus. Dieses Verhalten wies auf eine bestimmte Organisation hin. Wolframs Genialität lag darin, die ihr zugrunde liegenden Prinzipien zu erkennen. So beobachtete er bestimmte Typen von »Attraktoren«, die auftauchten, verschwanden und manchmal blieben.

- **Klasse 1:** Punkt-Attraktor
- **Klasse 2:** Periodischer Attraktor
- **Klasse 3:** Seltsamer Attraktor

In computergenerierten eindimensionalen Modell-Universum, genannt *zellulärer Automat*, führten Klasse 1-Attraktoren zu Stagnation und Stase (Stockung/Stauung), als rollten Murmeln in einer Schale hin und her: Die Zellen begannen herumzuflitzen, sammelten sich dann jedoch am Boden der Schale und stauten sich. Klasse 2-Attraktoren schienen dagegen zwei Pole zu besitzen, zwischen denen sich die Automaten verbanden und gelegentlich zum anderen hinüberhuschten wie ein Doppelstern. Nur Klasse 3- Attraktoren bildeten »lebensechte« Ergebnisse. Die Regeln komplexer Systeme funktionieren nur, weil diese Attraktoren auftauchen, besonders die *seltsamen Attraktoren*.

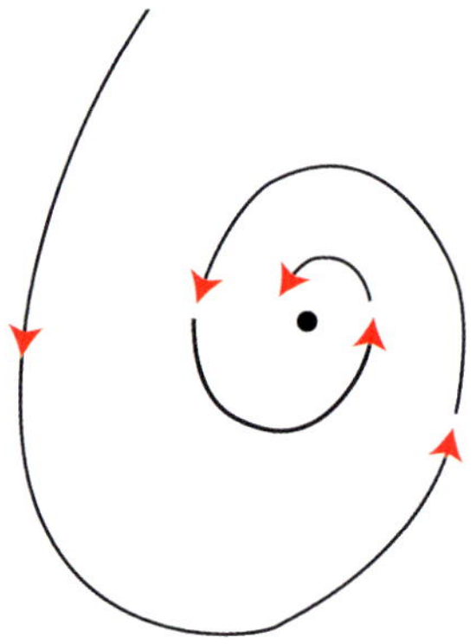

Abbildung 6.2: Punkt-Attraktor

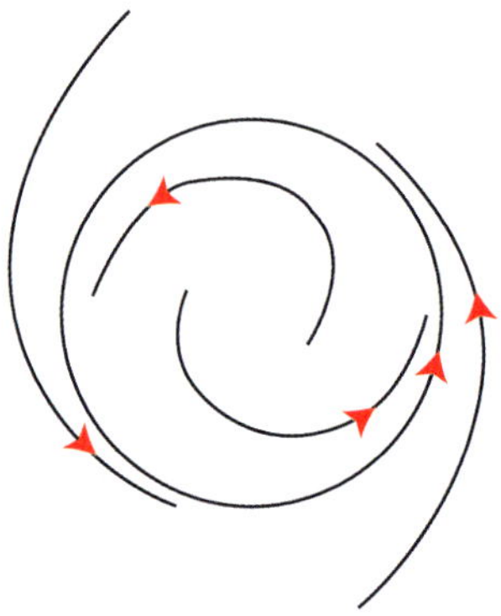

Abbildung 6.3: Periodischer Attraktor

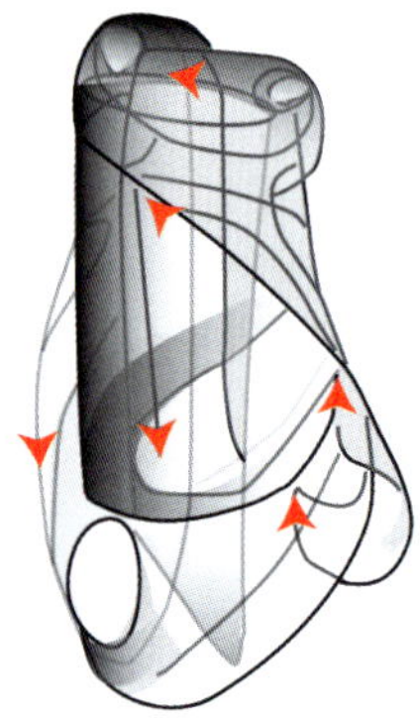

Abbildung 6.4: Seltsamer Attraktor

Man könnte meinen, dass seltsame Attraktoren wie »organisierende Katalysatoren« agieren, die in allen komplexen dynamischen Systemen spontan auftauchen. Wolframs Experimente mit zellulären Automaten wurden allgemein extrapoliert. Bei sämtlichen Arten komplexer dynamischer Systeme scheinen Attraktoren immer wieder aufzutauchen. Sie entstehen offenbar spontan als absolute Notwendigkeit des Systems und wirken wie organisierende, strukturgebende Ruhepunkte; wie das praktisch windstille »Auge« im Zentrum eines Wirbelwinds.

Attraktoren innerhalb komplexer menschlicher Systeme

Der menschliche Körper als komplexes dynamisches System weist eine Reihe von Attraktoren auf, die auf verschiedenen Ebenen arbeiten – in Teilen des Körpers genauso wie im gesamten Körper. Die folgenden Systeme scheinen dieses Prinzip zu zeigen (diese Liste ist nur beispielhaft):

- Das Herz, das mit Punkt-, periodischen und seltsamen Attraktoren arbeitet (Mills 2005)
- Homöostatische (dynamische) Funktionen wie Körpertemperatur oder Menstruationszyklus
- Die Ausbildung von Spindeln in der Embryologie
- Die Mikro- und Makrofunktionen der Leber
- Das retikulo-lymphatische System
- Die Knochenbildung und Faszienverteilung

Das muskuloskelettale System ist komplex und muss daher Punkt-, Periodische und Seltsame Attraktoren innerhalb des Systems aufweisen. Diese Attraktoren könnten »polymodale Rezeptoren« sein, die unter bestimmten Umständen zu myofaszialen Triggerpunkten werden.

Triggerpunkte sind seltsame Attraktoren

Kawakita et al. (2002) stellten die Hypothese auf, nach der Triggerpunkte aus »sensibilisierten neuralen Strukturen« resultierten könnten, den sogenannten *polymodalen Rezeptoren* (PMR). Es wurde postuliert, dass PMR eine Art von Nozizeptoren sind, die auf mechanische, thermische und/oder chemische Stimuli antworten. Die »sensorischen Endstellen« der PMR existieren möglicherweise in verschiedenen Körpergeweben als »freie Nervenendigungen«.

Die Theorie besagt, dass die latenten PMR unter bestimmten physiologischen Stimuli »angeschaltet« und dann empfindlich – zu den uns bekannten *Triggerpunkten* – werden. Gestützt wird diese Theorie auch von einigen anderen Beobachtungen bei der peripheren und zentralen Sensitivierung.

Ich möchte sogar noch weitergehen und behaupten, dass bestimmte PMR *Attraktoren der Klasse 3* – oder *seltsame Attraktoren* – innerhalb des komplexen myofaszialen Netzes sind. Sie tauchen auf und werden auf Anforderung aktiviert. Sie sind da, weil sie da sein müssen. Sie tauchen aus der Komplexität auf, und unter bestimmten physiologischen Umständen und Umgebungssituationen »schalten« sie sich als Triggerpunkte »an«. Sie sind organisiert und Teil des negativen Feedbacks des Nervensystems auf schädliche Stimuli.

Bestimmte Triggerpunkte scheinen konstant »angeschaltet« zu bleiben. Ich betrachte diese Triggerpunkte als seltsame Attraktoren und habe sie *Super-Triggerpunkte (STPs)* genannt.

Super-Triggerpunkte (STPs)

STPs scheinen immer und bei jedem aktiv zu sein: Es ist, als ob sie »hier sein müssten«. Sie sind die myofaszialen seltsamen Attraktoren. Werden Triggerpunkte in diesen Muskeln gelöst, scheint dies einen größeren systemischen Effekt zu haben als erwartet, wobei häufig tiefgreifende physiologische Wirkungen wie Veränderungen im autonomen Nervensystem dazugehören. Diese Effekte gehen weit über die Reaktionen »normaler« Triggerpunkte hinaus, daher der Name *Super-Triggerpunkte*.

Ich habe beobachtet, dass die Aufnahme dieser STPs in ein Behandlungsprotokoll wie ein Beschleuniger wirkt, der tiefsitzende und chronische Schmerzsyndrome schnell löst. Am Ende jedes Muskelkapitels stelle ich einige grundlegende NAT-Protokolle vor, die Super-Triggerpunkte beinhalten. Beispiele dieser physiologischen oder »Super«-Triggerpunkte können gefunden werden in:

- M. sternocleidomastoideus: Kopfschmerzen
- Mm. scaleni: Hand- und Handgelenksschmerzen sowie neurovaskuläre Probleme wie CRPS Stufe I (Komplexes regionales Schmerzsyndrom Stufe I)
- M. infraspinatus neben der medialen Scapula, M. subscapularis und langer Bizepskopf: Schulterschmerzen
- M. gluteus medius: Schmerzen im unteren Rückenbereich
- Ligamentum patellae, Insertion an der Patella: Knieschmerzen
- M. popliteus: Knieschmerzen
- M. extensor digitorum longus (am Talokruralgelenk): Balance im Sprunggelenk (Rehabilitation nach Fraktur) und Knöchelschmerzen

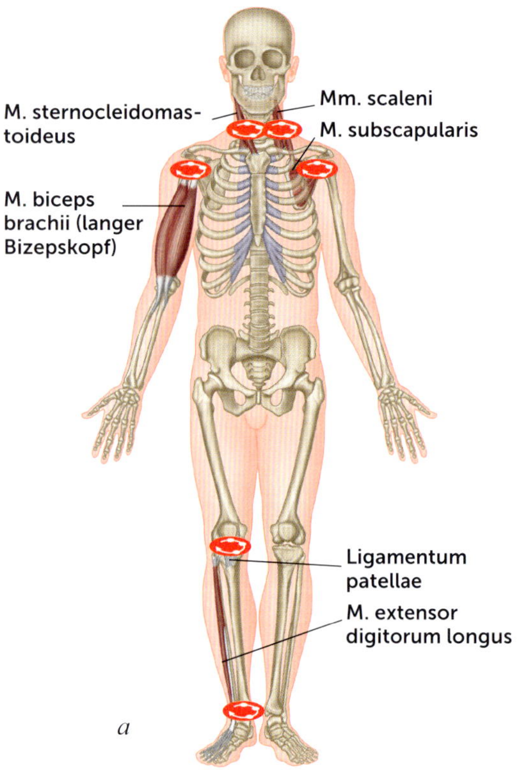

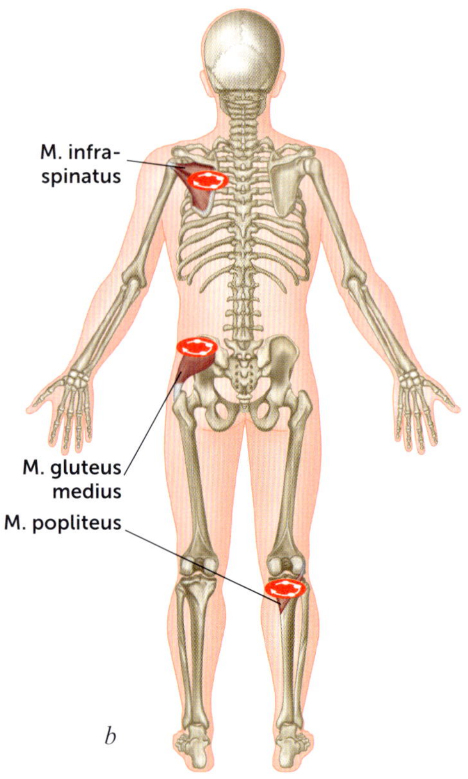

Abbildung 6.5: Super-Triggerpunkte – (a) Ansicht von vorne, (b) Ansicht von hinten

Myofasziale Meridiane

Der Begriff »Meridian« kommt aus der Akupunktur und der Traditionellen Chinesischen Medizin (TCM). Er beschreibt bioenergetische Linien oder Kanäle, die den Körper durchziehen sollen. Klinisch neigen Triggerpunkte und Super-Triggerpunkte dazu, sich im myofaszialen Gewebe entlang bestimmter vorgegebener Kraftlinien (Meridiane) zu entwickeln (wie Schuss und Faden beim Weben). Die Gründe hierfür wurden von Thomas Myers (2001) dargelegt, basierend auf einem früheren Werk von Ida Rolf. Der Begriff der »myofaszialen Kanäle« oder *Ketten* hilft zu erklären, wie der Körper Kräfte von rechts nach links, von oben nach unten und von der Tiefe an die Oberfläche verteilt. Es ist daher nützlich, diese myofaszialen Meridianbahnen zu verstehen und zu visualisieren.

Muskeln arbeiten nicht isoliert, sondern können als kontraktile Elemente eines myofaszialen Kontinuums angesehen werden, das sich durch den ganzen Körper zieht. Meridiankarten helfen bei der Erklärung, wie und warum die Entwicklung von primären zentralen Triggerpunkten in einem Bereich des Körpers zu sekundären oder Satellitentriggerpunkten weiter entfernt führen kann. Sie helfen auch beim Verständnis der in Kapitel 3 (S. 38 f.) besprochenen »gekreuzten Syndrome«.

Myokinetische Ketten und Unterverbindungen

Das Gehirn/der Körper setzt viele neuromuskuläre Strategien ein, um die Muskelkontraktion zu koordinieren und damit Stabilität und Orientierung im Raum zu erleichtern. Alle unsere Körpersysteme und Strukturen arbeiten auf voneinander abhängigen und verbundenen Wegen zusammen. Myers (2001) stellte mehrere Ideen für die myofasziale Komponente dieser Verbindungen in seiner Arbeit *Anatomy Trains (Myofasziale Leitbahnen)* vor und bezeichnete sie als »myofasziale Merdiane«. Sharkey (2008) entwickelte dieses Konzept weiter: Er stellte diese Meridiane als eine Reihe »funktioneller kinetischer Ketten« und postulierte, dass der Körper über die »spiralförmige/schräge Kette, die laterale Kette, die hintere sagittale Kette und die vordere sagittale Kette Bewegungskräfte (Energie) ableitet. Daneben existieren einige andere sekundäre Ketten und/oder Verbindungen sowohl in der Tiefe als auch an der Oberfläche.

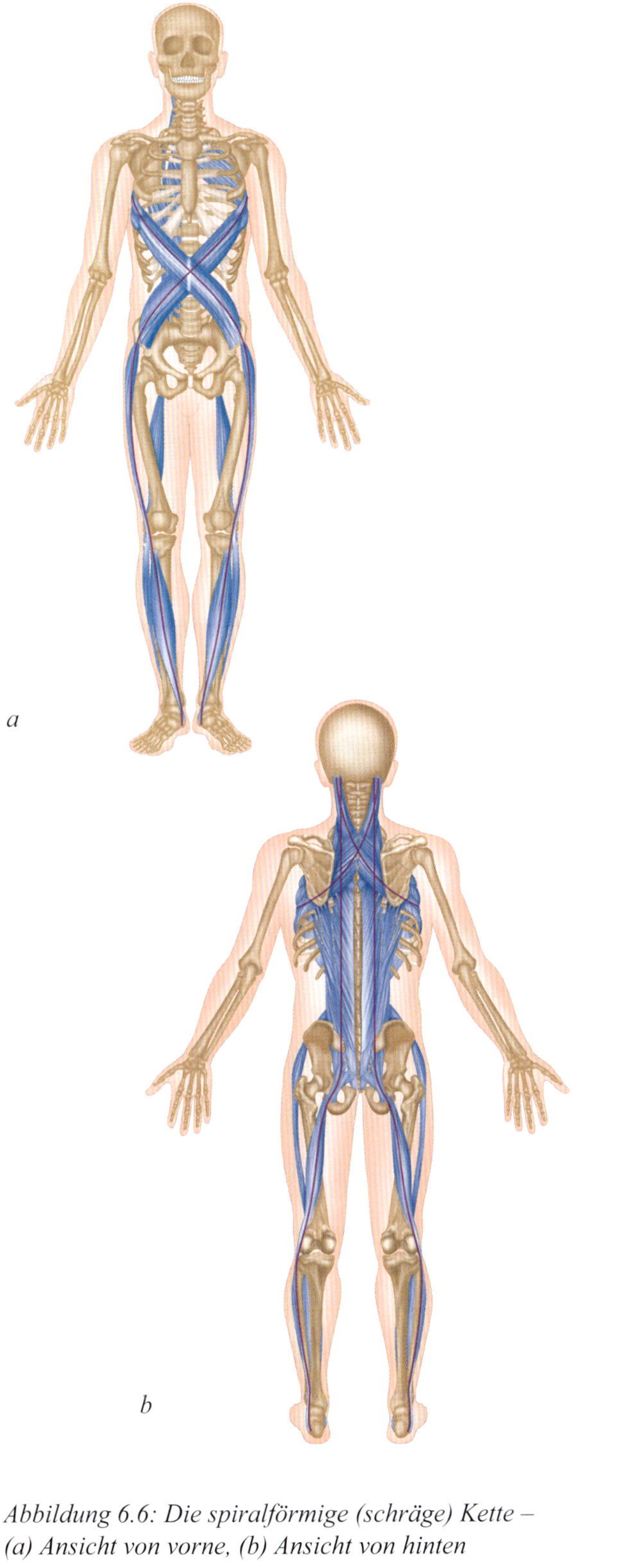

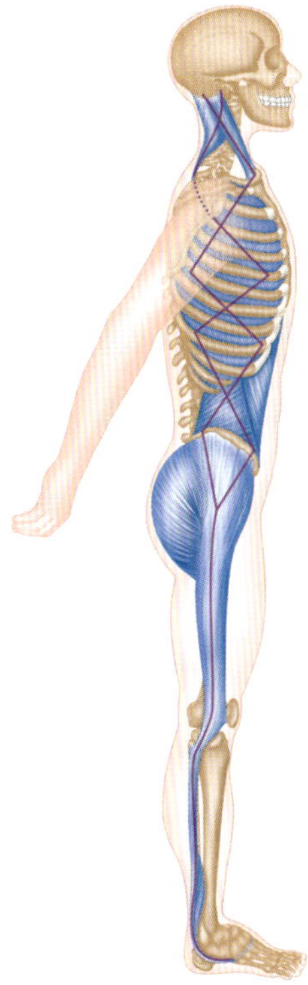

Abbildung 6.7: Die laterale Kette

Die laterale Kette …

… umfasst die Peronealmuskulatur, den Tractus iliotibialis, den M. tensor fasciae latae, die Glutealmuskulatur, die Mm. obliquus externus et internus, die ipsilateralen Adduktoren sowie den kontralateralen M. quadratus lumborum. Diese Kette kann auch Verbindungen haben mit der Interkostalmuskulatur, dem M. sternocleidomastoideus, dem Mm. splenius capitis/cervicis, und den Mm. scaleni.

Abbildung 6.6: Die spiralförmige (schräge) Kette – (a) Ansicht von vorne, (b) Ansicht von hinten

Die spiralförmige (schräge) Kette …

… beinhaltet den M. obliquus externus, den kontralateralen M. obliquus internus, die Adduktoren, den Tractus iliotibialis (IT), den M. tibialis anterior und den M. peroneus longus/brevis. Diese Kette kann auch Verbindungen haben zum M. serratus anterior, ipsilateralen M. rhomboideus und zum kontralateralen M. splenius capitis.

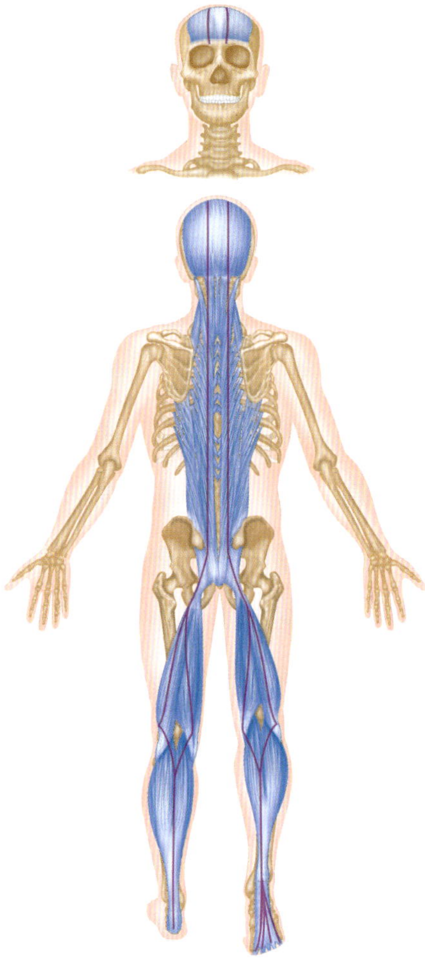

Abbildung 6.8: Die hintere sagittale Kette

Die hintere sagittale Kette ...

... beinhaltet die Fascia thoracolumbalis und dazugehörige muskuläre Verbindungen, wobei den Gelenken der Peripherie wie den Wirbelgelenken Bewegung und Stütze geboten wird. Im mittleren Bereich umschließen Unterverbindungen den M. transversus abdominis und hintere Fasern des M. obliquus internus. Die Muskeln des Beckenbodens beinhalten den M. pyramidalis, die Mm. multifidi und die lumbalen Anteile des M. longissimus, des M. iliocostalis und des Zwerchfells. Natürlich ist dieses Gelenkstabilisierungssystem auch am glenohumeralen und lumbopelvinen Hüftgelenkkomplex vorhanden.

Eine tiefe hintere oder sagittale Kette umschließt lokale tiefe segmental verbundene Muskeln und liefert lokalisierte Unterstützung für die Bewegung in den Segmenten oder Gelenken (tonische oder Typ II-Fasern).

Eine oberflächliche schräge hintere Kette beinhaltet die Primärbeweger oder großflächigere Muskeln, die, wie der Name impliziert, überwiegend oberflächlich gelegen sind. Diese Muskeln sind primär phasisch und dicht besetzt mit Typ I-Fasern mit langsamer Ermüdbarkeit.

Die hintere sagittale Kette umschließt den M. occipitofrontalis, M. erector spinae, die thorakolumbale Faszie, den M. multifidus, das Lig. sacrouberale und den kurzen Kopf des M. biceps femoris. Sie geht weiter zum M. gastrocnemius und zur Plantarfaszie. Der hintere schräge Link beinhaltet den M. latissimus dorsi, den kontralateralen M. gluteus maximus und die thorakolumbale Faszie. Diese Kette kann sich fortsetzen zum Tractus iliotibialis, M. tibialis anterior und zur Peronealmuskulatur.

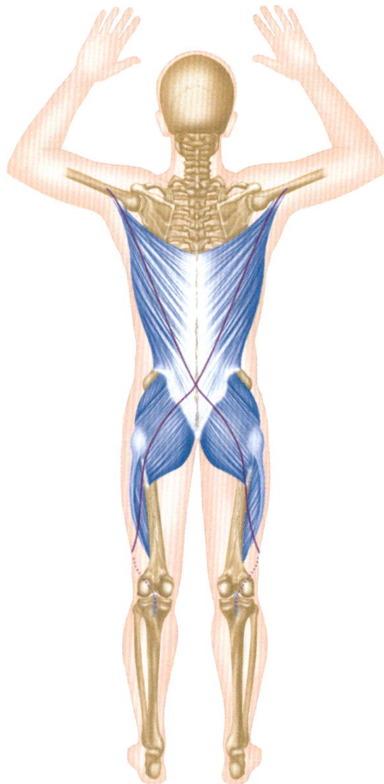

Abbildung 6.9: Die hintere schräge Kette

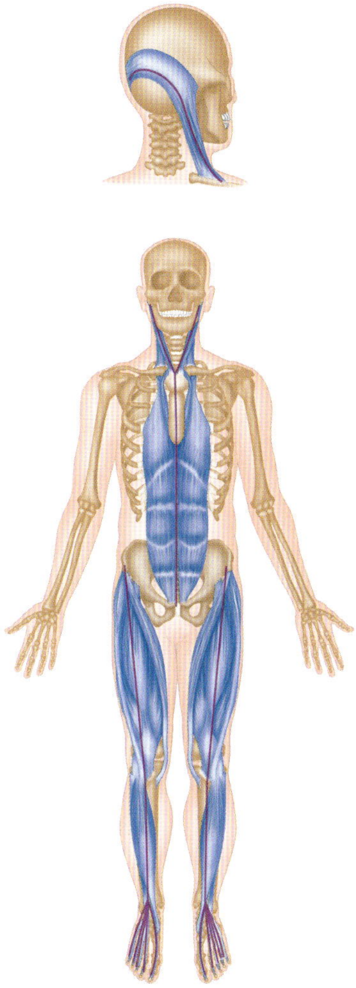

Abbildung 6.10: Die vordere sagittale Kette

Die vordere sagittale Kette …

… umschließt die dorsale Faszie des Fußes, das Periost der Tibia, den M. rectus femoris (einschließlich Kniegelenk), die Spina iliaca anterior-inferior, das Tuberculum pubicum, den M. rectus abdominis, das sternale Periost, den M. sternocleidomastoideus und das Periost des Processus mastoideus.

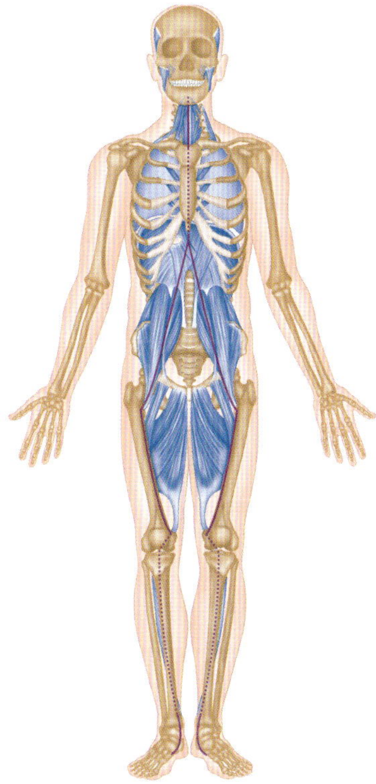

Abbildung 6.11: Die tiefe vordere Kette

Die tiefe vordere Kette …

… umfasst den inneren Bogen der Plantarfaszie (Os cuneiforme I), M. tibialis posterior, das mediale Tibiaperiost, die Adduktoren, die Linea aspera, einen Sitzbeinast und ein Os pubis, den Trochanter minor, den M. iliacus, das vordere Längsband, den M. psoas major, die zentrale Sehnenplatte des Zwerchfells, das Mediastinum und das Perikard, die pleurale Faszie, die prävertebrale Faszie, die Fasciae scaleni, den M. longus capitis, den M. hyoideus und assoziierte Faszien, die Mandibula, das Okziput und die Galea aponeurotica.

Die Niel-Asher-Technik (NAT)

Die NAT ist eine weiterentwickelte Triggerpunkttechnik – weiterentwickelt, weil sie die Neurophysiologie als Grundlage myofaszialer Triggerpunkte auf neue, wohldurchdachte Weise nützt. Sie verwendet tiefe Streichmassage und (Kompressions-)Inhibitionstechniken, die in einem gut abgestimmten Algorithmus zusammengefügt sind. Bei der NAT werden Triggerpunkte nicht als die bekannten Knoten einer muskulären Dysfunktion angesehen, sondern als »Impulsgeber« für das Rückenmark und das zentrale Nervensystem. Der Grund dafür ist, dass Triggerpunkte außerordentlich schmerzhaft sind und die Stimulation der Schmerzpfade, wie oben besprochen, tiefgreifende Wirkungen auf das Nervensystem hat, einschließlich der Abschwächung peripherer und zentraler Sensibilisierung.

Anders als bei den – nach dem Zufallsprinzip verschiedenartige Mechanorezeptoren stimulierenden manuellen Behandlungen – wird bei der NAT die Anzahl von Inputs auf ein zweckmäßiges Minimum reduziert. Die Inputs erfolgen in wiederholbaren Sequenzen über die Triggerpunkte, was immer sowohl die Manipulation von STPs als auch von Triggerpunkten bei Agonisten und Antagonisten einschließt (siehe den nächsten Abschnitt über den 3-D-Release). Ein Teil der NAT-Inputsequenz wird dreimal durchgeführt. Bei einer dreimaligen Wiederholung (verbal oder körperlich) scheint das Nervensystem die Signale besser zu verstehen.

Die Streichmassage wird nur in einer Richtung durchgeführt, Kompressionstechniken werden bis zum Schmerzpunkt durchgeführt (und manchmal bis zu 10 Minuten gehalten). Die NAT führt man am besten über den Ellenbogen aus.

Die Vorstellung, es gäbe eine einheitliche Methode für die Behandlung einer somatischen Dysfunktion, ist einigen Therapeuten ein Dorn im Auge. Schließlich haben wir doch alle gelernt, dass wir jeden Patienten individuell behandeln müssen und jeder Fall, also auch jedes Behandlungsprotokoll, anders ist. Dazu kann ich nur sagen: Probieren Sie die NAT selbst aus, und Sie werden sehen, dass sie immer wirkt.

Ursprünglich entwickelte ich die nach mir benannte Technik im Jahr 1999, um das Syndrom der Schultersteife (adhäsive Capsulitis oder *Frozen Shoulder*) zu behandeln. Mit vier Gelenken und 18 Muskeln ist die Schulter einer der komplexesten Bereiche des Körpers. Eine Frozen Shoulder wird von vielen Therapeuten als Kombination der schlimmsten Komponenten aller Schulterprobleme angesehen. Sie ist in vielerlei Hinsicht ein Rätsel, und wie bei anderen Rätseln auch können wir auf der Suche nach adäquaten Lösungen viele Wahrheiten und Einsichten über die inneren Abläufe des Nervensystems gewinnen. So beobachtete ich, dass spezifische Triggerpunkte *bei jedem einzelnen Patienten* im gleichen Verteilungsmuster anzutreffen sind. Während ich diese Punkte in einer Sitzung behandelte, entdeckte ich zu meiner Überraschung, dass die chronischen Krankheitsbilder der Frozen Shoulder in nur ein oder zwei Behandlungssitzungen wegzuschmelzen schienen. Diese schnelle »Enteisung« konnte nur durch einen neurologischen Prozess erklärt werden, der zum aktuellen theoretischen Modell führte.

Inzwischen wurden Tausende Frozen Shoulders erfolgreich mit NAT behandelt. Diese Methode ist evidenzbasiert und wird heute zur Behandlung eines großen Spektrums muskuloskelettaler Störungen benutzt (weitere Informationen unter www.nielasher.com).

Die Theorie der NAT

Die absichtliche Stimulation von Mechanorezeptoren, die in und um Triggerpunkte (und Gelenke) eingebettet sind, erzeugt eine neue »neurale Signatur«, die das Rückenmark und den somatischen Kortex beeinflusst. Die NAT verwendet bewusst einige automatische Reflexe, die mit Triggerpunkten assoziiert sind, wie:

- Ko-Koordination
- Reziproke Inhibition
- Postisometrische Relaxation
- Nacheffektivitätsdepression
- Reine Fazilitation
- Ko-Fazilitation
- Antworten des autonomen Nervensystems (ANS)
- Die Schmerz-Gate-Control-Theorie
- Antworten über den Rückenmarksreflex
- Neuroplastizität

Das Nervensystem antwortet auf diese Inputsequenzen durch das Auflösen des alten Haltemusters, wobei sich der Output aus der motorischen Einheit normalisiert und die Ko-Koordination verbessert. Klinisch beschreiben Patienten nach jeder NAT-Sitzung ein Gefühl, als ob die Gelenke »von innen geschmiert« und so wieder eine »normale« muskuläre Kontrolle erreicht worden wäre. Im Hinblick auf die somatische Dysfunktion wird die NAT gerne verwendet, um schützende Gelenkpositionen zu kräftigen und zu lösen (wie bei Spondylolisthesis) und/oder den Schutzspasmus im Gebiet des Gelenkproblems (wie bei einer arthritischen Hüfte) zu behandeln.

Darüber hinaus scheinen NAT-Sitzungen die Muskeln um das Gelenk zu tonisieren oder zu reaktivieren; als automatische Antwort kommt es auch zu einer Zunahme der Kraft und Stärke. Dies ist einer der Gründe, warum die NAT bei Sportlern der Kanadischen und Australischen Mannschaften während der Olympischen Sommerspiele in London 2012 mit Erfolg angewandt wurde.

Einen Beweis für dieses Phänomen erbrachten Forschungen im Addenbrooke's Hospital in Cambridge, VK (Weis et al. 2003). Patienten mit lang anhaltendem Schulterschmerz und Schwäche, die mit NAT behandelt wurden, zeigten eine signifikante Verbesserung des aktiven Bewegungsumfangs ($P<0{,}002$) sowie der Stärke und Kraft ($P<0{,}046$), die der physikalischen Standardtherapie und der Placebo-Manualtherapie überlegen war, obwohl die NAT-Gruppe keine Übungen erhielt.

3-D-NAT-Release

Sensorische 3-D-Karten und motorische Karten sind im Kortex des Gehirns vorprogrammiert. Unser Gehirn (Motorkortex) antwortet auf unsere Bewegungsanforderungen durch Koordination komplexer Sequenzen motorischer Einheiten. Diese motorischen Einheiten können sich einzeln oder kollektiv kontrahieren. Ist mehr Kraft erforderlich, bilden sich Gruppen dieser motorischen Einheiten (Recruitment). Einer der Schlüsselwege, auf denen das motorische System eine weiche koordinierte Bewegung erreicht, ist die Triangulierung, bekannt als *Antagonismus*. Das Dreieck wird durch Agonisten, Antagonisten und *Fixatoren* gebildet (die Fixatoren halten die Gelenke so fest, dass Agonist und Antagonist wirksam arbeiten können – siehe Kapitel 2). Entwickelt sich in einer dieser drei Gruppen ein Triggerpunkt, werden die anderen zur Kompensation gezwungen. Daher ist es wichtig, Triggerpunkte im Antagonisten wie im Agonisten zu behandeln, mit anderen Worten: als 3-D-Release. Dabei kommen zahlreiche Faktoren ins Spiel, die diese Wirkungen über die Zeit verstärken: *reziproke Inhibition* (dabei wird ein Antagonist teilweise oder vollständig ausgeschaltet), *reine Fazilitation* (dabei wird ein Antagonist gestärkt), und *Ko-Fazilitation* (dabei wird eine vermehrte Kraft an ein Team von Hilfsmuskeln weitergegeben).

Viele der experimentellen Daten, die den Antagonismus zeigen, wurden bei gesunden Freiwilligen gewonnen. Ich würde davon ausgehen, dass das Gehirn in einer pathologischen Situation (wie bei der Schultersteife) häufig gezwungen wird, die Funktion dieses Antagonisten auszugleichen und hierzu eine gewisse Neuroplastizität zu entwickeln. Mit anderen Worten: Hier funktioniert das Verhältnis Agonist/Antagonist nicht in der klassischen beschriebenen Art und Weise.

Die Schultersteife beispielsweise könnte als eine der vorgesehenen Schutzantworten unseres Nervensystems betrachtet werden, um schädliche Stimuli zu vermeiden (wie reaktive Tendinopathie und Schmerz). Jedes Mal, wenn Sie versuchen, die *Frozen Shoulder* in eine Richtung zu drücken, arbeitet diese dagegen. Das Gehirn arbeitet ständig an der Abwehr dessen, was es als Bedrohung wahrnimmt. Dies stellt sich klinisch als steife und schmerzhafte Schulter mit vielen Triggerpunkten in zahlreichen Muskeln dar (bis zu einem gewissen Ausmaß können wir dieses Schutzmuster bei allen schmerzhaften Schulterbeschwerden sehen). Es ist, als ob das Gehirn die schmerzhafte Schulter (neurologisch) in eine »schlingenähnliche« Haltung bringen muss, um sie dort noch Monate oder sogar Jahre, nachdem der Schmerzreiz verschwunden ist, zu belassen. Dies liegt möglicherweise zum Teil an der peripheren und zentralen Sensibilisierung.

3-D-NAT-Behandlungsfolgen

Ich habe einige der 3-D-NAT-Releasetechniken als Beispiele am Ende jeder farbigen Muskelabschnitte angefügt (Kapitel 7–12).

Hier das Beispiel einer Basis-NAT-Behandlung für leichte bis mäßige osteoarthritische Hüftbeschwerden:

1. Prüfen Sie den Bewegungsumfang.
2. Untersuchen Sie die Muskeln und identifizieren Sie die Triggerpunkte.
3. Behandeln Sie Triggerpunkte in den Adduktoren (der Patient befindet sich dabei in Seitlage auf der betroffenen Seite). Verwenden Sie die tiefe Streichmassage nur in einer Richtung vom Knie bis zur Leistenbeuge.
4. Verwenden Sie die Inhibitions-Kompressionstechnik und verweilen Sie am Ansatz der Adduktoren auf dem Triggerpunkt.
5. Drehen Sie den Patienten auf die andere Seite und behandeln Sie Triggerpunkte im Tensor fasciae latae (TFL; tiefe Streichmassage nur in Richtung Hüfte-Knöchel), und verweilen Sie auf dem Triggerpunkt des *Mm. gluteus minimus/medius* unter Einsatz von Inhibition und Kompression.
6. Führen Sie eine passive Zirkumduktion durch.
7. Wiederholen Sie die Schritte 4 und 5 dreimal.
8. Drehen Sie den Patienten in Rückenlage, und behandeln Sie Triggerpunkte im *M. pectineus* sowie in den kleinen *Innenrotatoren* der Hüfte.
9. Prüfen Sie erneut den Bewegungsumfang.

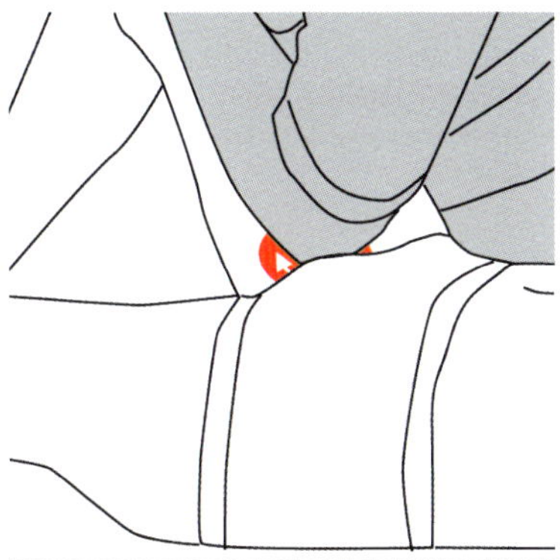

Abbildung 6.12: Inhibition des M. pectineus mithilfe des Ellenbogens in Rückenlage

Veränderter Antagonismus

Durch die Behandlung von mehr als tausend Frozen Shoulders konnte ich beobachten, dass bei einigen Patienten mit akutem Schulterschmerz die paarweise Funktion von M. biceps brachii und M. triceps brachii nicht ordentlich funktioniert. Stattdessen arbeiten M. biceps brachii und M. infraspinatus paarweise zusammen; ähnlich scheinen M. triceps brachii und M. pectoralis minor die Beziehung ihrer Funktion zu verändern. Die NAT berücksichtigt diese funktionellen antagonistischen Veränderungen während der Behandlungssequenzen.

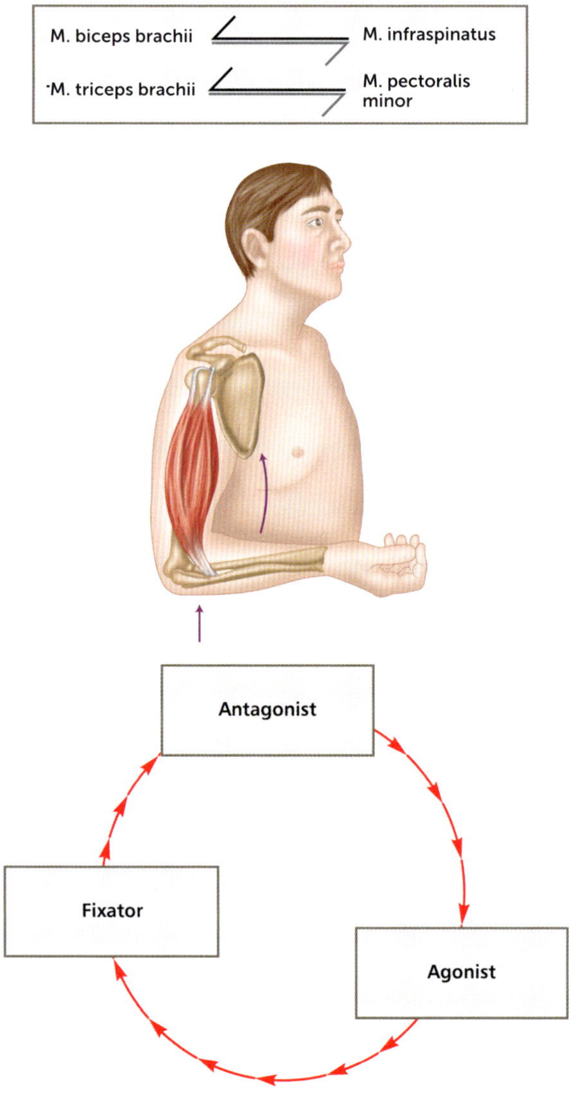

Abbildung 6.13: Beobachtetes funktionelles antagonistisches Reflexmuster für das »Kapselmuster« bei einer Schultersteife (Frozen Shoulder)

Sie können dieses Phänomen selbst beobachten. Wenn Sie den Triggerpunkt im M. infraspinatus nahe dem seitlichen Scapularand bei Patienten mit Schultersteife in Rückenlage stimulieren, werden diese fast immer berichten, dass sie einen übertragenen Schmerz in der vorderen Schulterregion am M. deltoideus und am langen Kopf des M. biceps brachii empfinden. Mit anderen Worten: Die Behandlung eines Triggerpunkts im funktionellen Antagonisten kann Schmerz verdrängen und Triggerpunktsymptome im Agonisten reproduzieren.

Die Behandlung von Triggerpunkten in umgekehrter Reihenfolge

Die oben beschriebenen funktionellen Beziehungsformen werden besonders bei Muskeln mit chronischen Triggerpunkten deutlich. In solchen Fällen zahlt es sich aus, die Primärgewebe zu ermitteln, die Symptome verursachen, und sich dann dem antagonistischen »Haltemuster« zuzuwenden. Ich habe herausgefunden, dass die Behandlung effektiver und anhaltender wirkt, wenn zuerst die sekundären Satelliten- oder latenten Triggerpunkte behandelt werden, dann die zentralen myofaszialen Triggerpunkte. Die dreimalige Stimulation von drei Punkten (einer dieser Punkte sollte ein Super-Triggerpunkt sein) erlaubt dem Gehirn, den sensorischen Input zu triangulieren. Der motorische Kortex antwortet durch automatisches Loslassen der Haltemuster, die in der 3-D-Karte beschrieben sind. Dazu passt ein altes osteopathisches Sprichwort: »Behandeln Sie das sekundäre Haltemuster, so verschwindet das primäre Problem von selbst.«

7 Muskeln von Gesicht, Kopf und Nacken

Regionale Triggerpunkte für Kopf- und Nackenschmerzen

Schläfenkopfschmerz
M. trapezius
M. sternocleidomastoideus
M. semispinalis capitis
M. splenius cervicis
M. temporalis

Kopfschmerz mit frontalem Schwerpunkt
M. frontalis
M. semispinalis capitis
M. sternocleidomastoideus
M. orbicularis oculi

Kopfschmerz mit okzipitalem Schwerpunkt
M. sternocleidomastoideus
M. digastricus
M. trapezius
M. semispinalis capitis
M. semispinalis cervicis
M. occipitalis
M. temporalis
M. splenius cervicis

Scheitelkopfschmerz
M. splenius capitis
M. sternocleidomastoideus

Schmerzen im Nasennebenhöhlenbereich
M. pterygoideus lateralis
M. orbicularis oculi
M. epicranius (frontalis)
M. masseter
M. temporalis
M. sternocleidomastoideus

Zahnschmerzen
M. masseter
M. digastricus
M. temporalis

Schmerzen im Augenbereich
M. orbicularis oculi
M. masseter
M. suboccizipitalis
M. trapezius
M. temporalis
M. occipitalis
M. splenius cervicis

Schmerzen in Wange und Kiefer
M. sternocleidomastoideus
M. masseter
M. pterygoideus lateralis
M. pterygoideus medialis
M. trapezius
M. digastricus
M. buccinator
M. orbicularis oculi

Schmerzen im Temporomandibulargelenk (TMG) und Ohrenschmerzen
M. masseter
M. pterygoideus lateralis
M. pterygoideus medialis
M. sternocleidomastoideus

Halsschmerzen (vorne)
M. sternocleidomastoideus
M. digastricus
M. pterygoideus medialis

Nackenschmerzen (hinten)
M. trapezius
M. levator scapulae
M. multifidus
M. splenius cervicis
M. infraspinatus

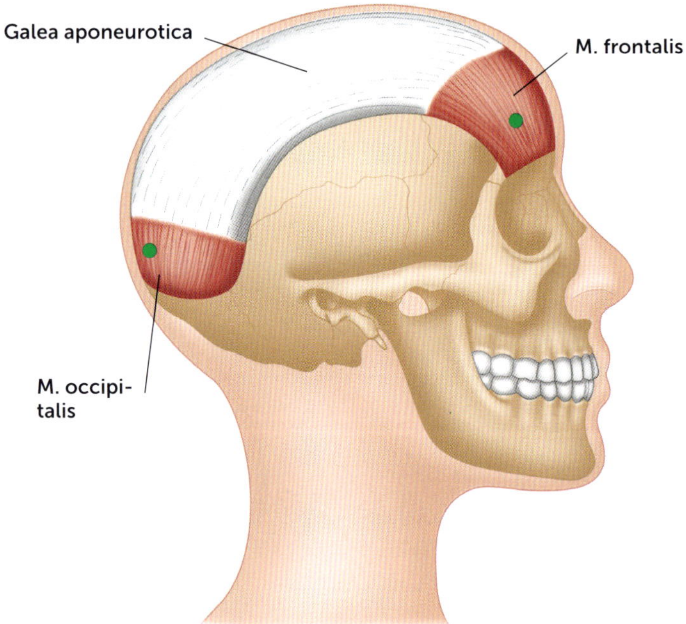

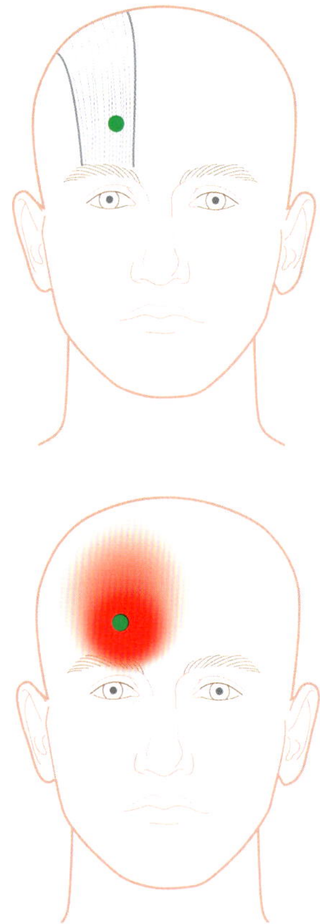

M. frontalis

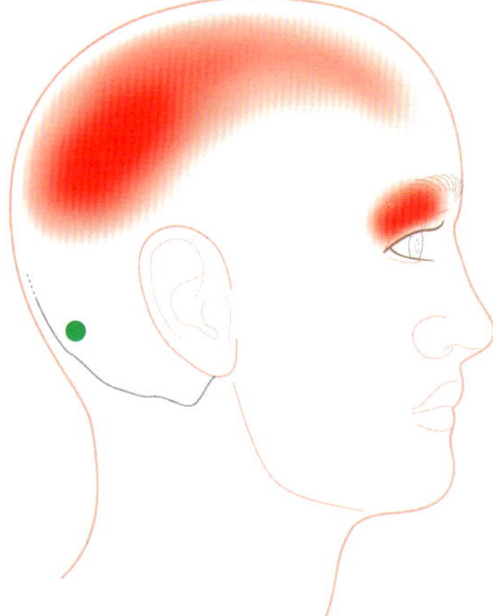

M. occipitalis

Griechisch *epi*, auf;
Lateinisch *Cranium*, Schädel

Der Muskel umfasst tatsächlich zwei Muskeln (M. occipitalis und M. frontalis), die durch eine Aponeurose verbunden sind, die *Galea aponeurotica*. Sie wird so genannt, weil sie einer Haube auf dem Kopf ähnelt.

URSPRUNG

M. occipitalis: Seitliche zwei Drittel der Linea nuchae superior des Os occipitale. Processus mastoideus des Os temporale. M. frontalis: Galea aponeurotica.

ANSATZ

M. occipitalis: Galea aponeurotica (schichtähnliche Sehnenplatte, die zum frontalen Muskelbauch führt). M. frontalis: Faszie und Haut über Augen und Nase.

FUNKTION

M. occipitalis: Zieht die Kopfhaut nach hinten, hilft dem vorderen Muskelbauch, die Augenbrauen zu heben und die Stirn zu runzeln.
M. frontalis: Zieht die Kopfhaut nach vorne. Hebt die Augenbrauen und legt die Haut der Stirn in Querfalten.

INNERVATION

Nervus facialis **VII**

GRUNDBEWEGUNG

Beispiel: Hochziehen der Augenbraue (Stirn in Querfalten legen).

ÜBERTRAGENE SCHMERZEN

M. occipitalis: Schmerz an der seitlichen und vorderen Kopfhaut, ausstrahlend in Hinterkopf/Augenhöhle.
M. frontalis: Lokalisierter Schmerz mit Ausstrahlung nach oben und über die Stirn derselben Seite.

ÜBERSICHT

INDIKATIONEN

Kopfschmerzen, Schmerzen am Hinterkopf, so dass nicht auf dem Rücken oder auf einem Kissen gelegen werden kann, Ohrenschmerzen, Schmerzen hinter dem Auge/den Augenbrauen/ dem Augenlid, Sehleistung, »springender Text« beim Lesen von schwarzer Schrift auf weißem Untergrund, Schielen, Stirnrunzeln, Spannungskopfschmerz, Schmerzen über dem Auge.

URSACHEN

Innere Unruhe/Angst, Überarbeitung, Lebensstil, Computerarbeit, falsche Brille, Stirnrunzeln.

DIFFERENTIALDIAGNOSE

Kribbelnde Kopfhaut, Einklemmung des M. occipitalis major.

VERBINDUNGEN

Subokzipitale Muskulatur, klavikulärer Anteil des SCM, M. semispinalis capitis, M. zygomaticus major, Platysma, Mm. scaleni, hintere Nackenmuskulatur, Augenmuskeln.

MANUELLE TECHNIKEN

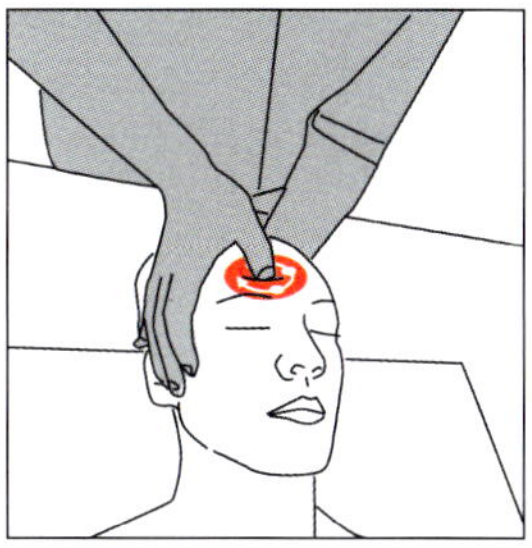

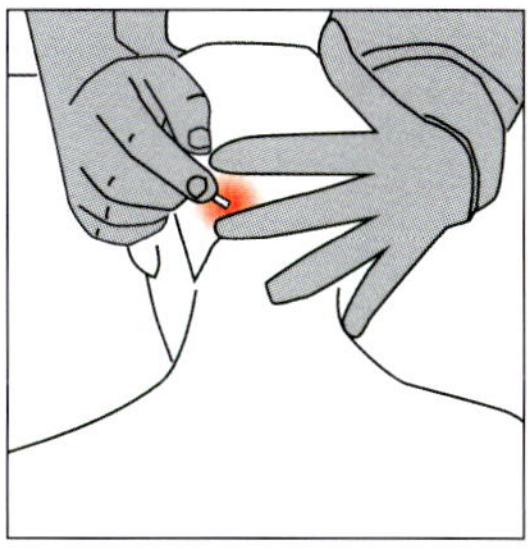

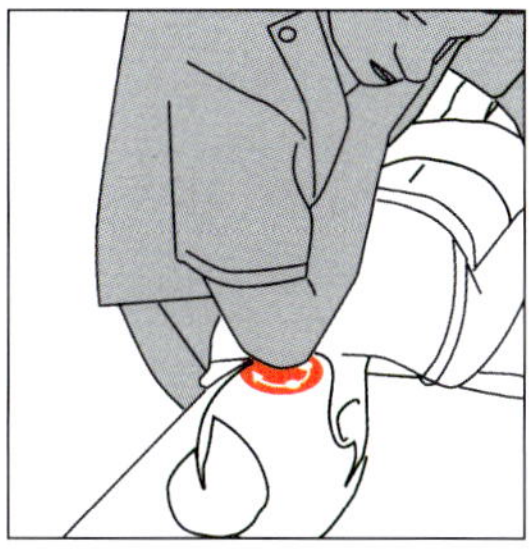

✓		Sprühen und Dehnen
✓		Trockenes Nadeln
✓		Tiefe Streichmassage
✓	✓	Kompressionstechnik
✓	✓	Muskelenergietechnik
✓	✓	Positional-Releasetechnik
✓		Injektionen

Postisometr. Relaxationstechnik (PIR)
Indikationen: Subakute bis chronische Zustände

- Identifizieren Sie den Triggerpunkt.
- Bringen Sie den Patienten in eine bequeme Position, in der der betroffene Muskel (Gastmuskel) in die volle Dehnung kommen kann.
- Bitten Sie den Patienten, mit 10–25 % seiner Muskelkraft den betroffenen Muskel (Gastmuskel) zu seiner maximalen schmerzfreien Länge zu kontrahieren, während Sie für 3–10 Sekunden isometrischen Widerstand geben. Stabilisieren Sie den Körperteil, um eine Muskelverkürzung zu verhindern.
- Bitten Sie den Patienten, den Muskel zu entspannen oder »loszulassen«.
- Während dieser Relaxationsphase verlängern Sie vorsichtig den Muskel, indem Sie ihn bis zum Punkt des (passiven) Widerstands spannen – registrieren Sie jede Veränderung der Länge.
- Wiederholen Sie diese Übung mehrere Male (üblicherweise dreimal).

SELBSTHILFE

Dieser Muskel ist an vielen Kopfschmerzformen beteiligt und lässt sich mit einer Reihe von Techniken gut behandelt werden. Die einfachste davon ist:

SELBSTHILFETECHNIK

1. Studieren Sie die Anatomie.
2. Lokalisieren und fühlen/palpieren Sie den empfindlichen Triggerpunkt, üblicherweise am Hinterkopf.
3. Legen Sie den Hinterkopf/Triggerpunkt für bis zu 10 Minuten auf einen Druckball, bis der Schmerz nachlässt.

EINE WAHRE GESCHICHTE

Osteopathen verwenden diese Technik häufig. Sie war eine der ersten osteopathischen Techniken, die durch den Gründer der Osteopathie, Andrew Taylor-Still (1828–1917) erfunden wurde. Er litt als Jugendlicher unter Kopfschmerzen und befestigte ein Stück Seil zwischen zwei Stuhlbeinen. Dann schlief er mit dem Nacken auf dem Seil und stellte fest, dass er sich auf diese Weise selbst geheilt hatte.

RAT

Vermeiden Sie Stirnrunzeln und Blinzeln.

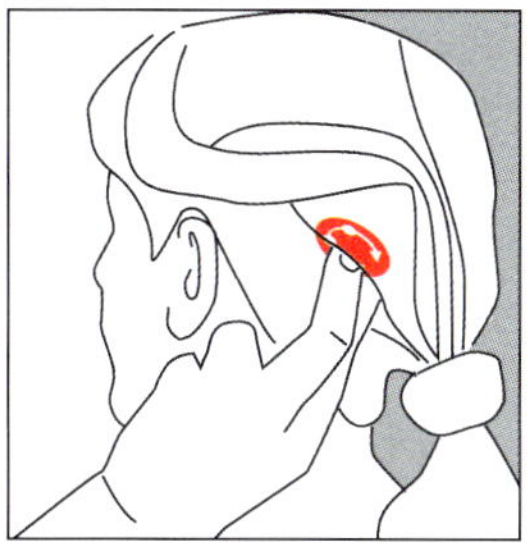

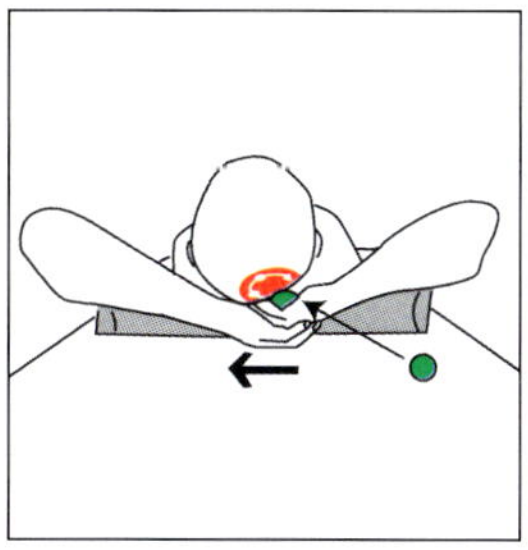

MUSCULUS ORBICULARIS OCULI

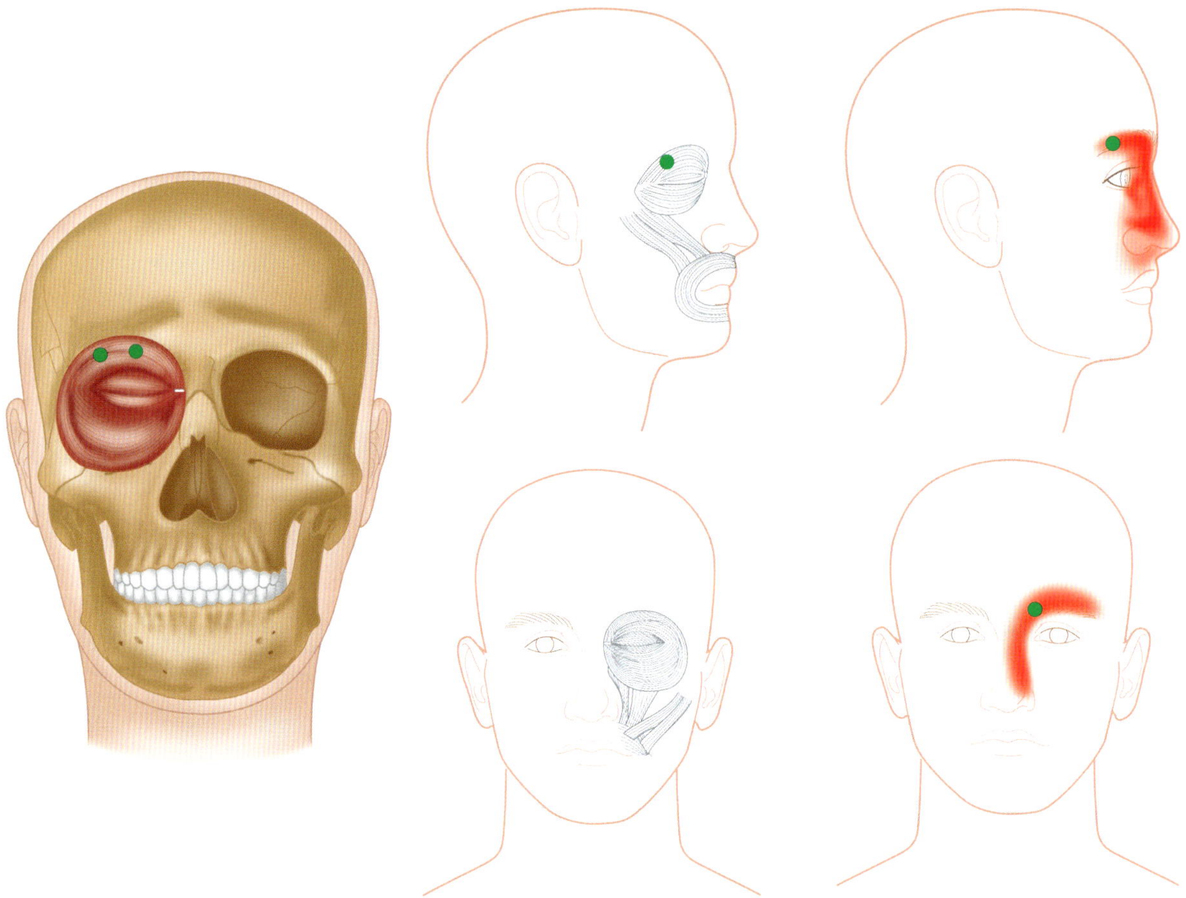

Lateinisch *orbis*, Kugel, Kreis; *oculi* des Auges

Dieser komplexe und außerordentlich wichtige Muskel besteht aus drei Teilen, die zusammen einen wichtigen Schutzmechanismus rund um das Auge bilden.

Pars orbitalis

URSPRUNG
Os frontale. Mediale Wand der Augenhöhle (auf der Maxilla).

ANSATZ
Kreisförmig um die Augenhöhle, kehrt zum Ursprung zurück.

FUNKTION
Sorgt kraftvoll für den Lidschluss. Antagonist: M. levator palpebrae superioris.

INNERVATION
Nervus facialis **VII** (temporaler und zygomatischer Ast).

Pars palpebralis (im Augenlid)

Lateinisch *palpebralis*, zum Augenlid gehörend.

URSPRUNG
Ligamentum palpebrale mediale.

ANSATZ
Ligamentum palpebrale laterale am Os zygomaticum.

FUNKTION
Schließt das Augenlid sanft (und funktioniert unwillkürlich wie beim Blinzeln).

INNERVATION
Nervus facialis **VII** (temporaler und zygomatischer Ast).

Pars lacrimalis
(hinter dem Ligamentum palpebrale mediale und dem Tränensack).

Lateinisch *lacrimalis*, die Tränen betreffend

URSPRUNG
Os lacrimale.

ANSATZ
Raphe palpebrae lateralis.

FUNKTION
Weitet den Tränensack und bringt die Tränenkanäle an die Augenoberfläche.

INNERVATION
Nervus facialis **VII** (temporaler und zygomatischer Ast).

ÜBERTRAGENE SCHMERZEN
Palpebral: Lokalisierter schneidender Schmerz über dem Auge/bis zum Nasenloch derselben Seite.
Lacrimal: Ins Auge, Schmerzen in den Nasennebenhöhlen, im Nasenrücken/Nasenwurzel. Durch Eisessen wird der Schmerz oft reproduziert.

ÜBERSICHT

INDIKATIONEN

Kopfschmerzen, Migräne, Trigeminusneuralgie, Überanstrengung der Augen, zuckendes Auge, schlechte Sehkraft, hängendes Augenlid, Schmerzen in den Nasennebenhöhlen, Augenbrauenschmerz, trockenes Auge.

URSACHEN

Probleme mit der Sehkraft, innere Unruhe/Angst, Stirnrunzeln, Spannung, zu lange am Computerbildschirm arbeiten.

DIFFERENTIALDIAGNOSE

Ptosis – Horner-Syndrom.

VERBINDUNGEN

M. digastricus, M. temporalis, M. trapezius, Mm. splenii, hintere zervikale Muskulatur. Häufig mit dem M. sternocleidomastoideus assoziiert.

MANUELLE TECHNIKEN

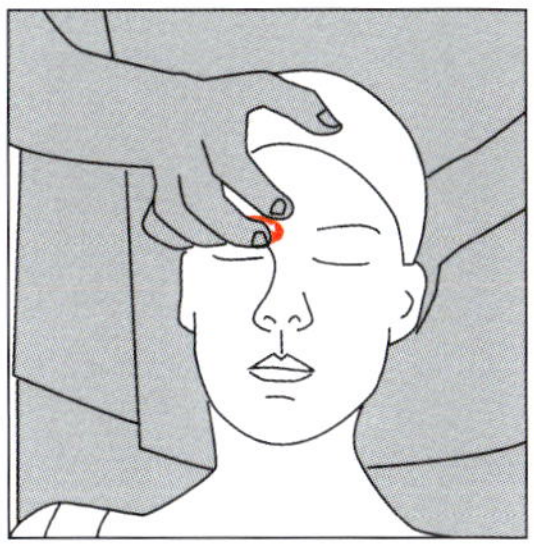

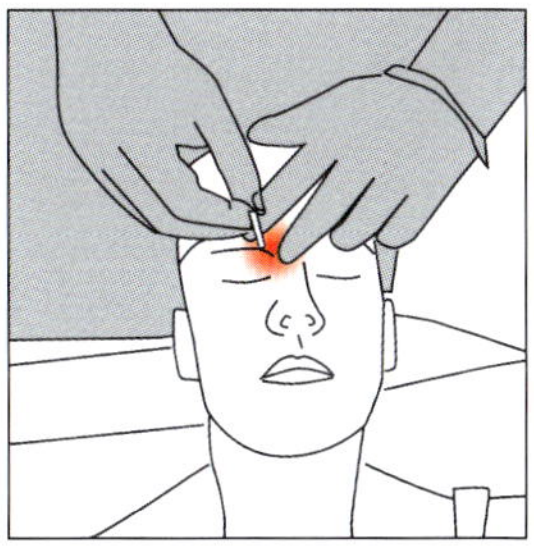

		Sprühen und Dehnen
✓		Trockenes Nadeln
✓		Tiefe Streichmassage
✓	✓	Kompressionstechnik
		Muskelenergietechnik
		Positional-Releasetechnik
✓		Injektionen

(Inhibitions-)Kompressionstechnik

- Identifizieren Sie den Triggerpunkt.
- Bringen Sie den Patienten in eine bequeme Position, in der der betroffene Muskel (Gastmuskel) in die volle Dehnung kommen kann.
- Üben Sie einen vorsichtigen, allmählich zunehmenden Druck auf den Triggerpunkt aus, während Sie den betroffenen Muskel (Gastmuskel) verlängern, bis Sie an eine palpable Barriere kommen. Der Patient sollte das als unangenehm, aber nicht als schmerzhaft empfinden.
- Üben Sie anhaltenden Druck auf, bis Sie spüren, dass der Triggerpunkt weicher wird. Das kann wenige Sekunden bis mehrere Minuten lang dauern.
- Wiederholen Sie den Vorgang, verstärken Sie dabei den Druck auf den Triggerpunkt, bis Sie an die nächste Barriere kommen und so weiter.
- Um ein (noch) besseres Ergebnis zu erzielen, können Sie versuchen, während der Wiederholungen die Richtung des Drucks zu ändern.

SELBSTHILFE

Dieser Muskel ist oft mit vielen Arten des Nasennebenhöhlenkopfschmerzes verbunden und lässt sich mit einer Reihe von Techniken gut behandeln. Die einfachste davon ist:

SELBSTHILFETECHNIK

1. Studieren Sie die Anatomie.
2. Lokalisieren und fühlen/palpieren Sie den schmerzempfindlichen Triggerpunkt – in der Regel am oberen Orbitarand unter den Augenbrauen.
3. Üben Sie mit den Daumen nach der Inhibitions-Kompressionstechnik so lange Druck aus, bis der Schmerz nachlässt.
4. Streichen Sie aus einer anderen Richtung um den Punkt und drücken Sie erneut.
5. Wiederholen, bis jegliche Schmerzempfindlichkeit verschwunden ist.

WARNHINWEIS

Der Schmerz dieses Triggerpunktes kann schneidend und äußerst unangenehm sein. Achten Sie darauf, gut zu atmen, sich *in den Schmerz zu entspannen* und sich *auf die Entspannung zu fokussieren*. Es handelt sich um eine erstaunlich wirksame Methode für überanstrengte Augen aufgrund von Bildschirmarbeit, Nasennebenhöhlenschmerz und Stirnkopfschmerz. Sie können manchmal auch die Punkte an beiden Augen gleichzeitig mit den Daumen drücken.

RAT

Lassen Sie Ihre Sehkraft regelmäßig überprüfen. Schlafen Sie länger/ruhen Sie länger aus. Legen Sie beim Autofahren/der Bildschirmarbeit regelmäßige Pausen ein. Achten Sie darauf, dass Ihre Brille nicht zu eng auf dem Nasenrücken sitzt.

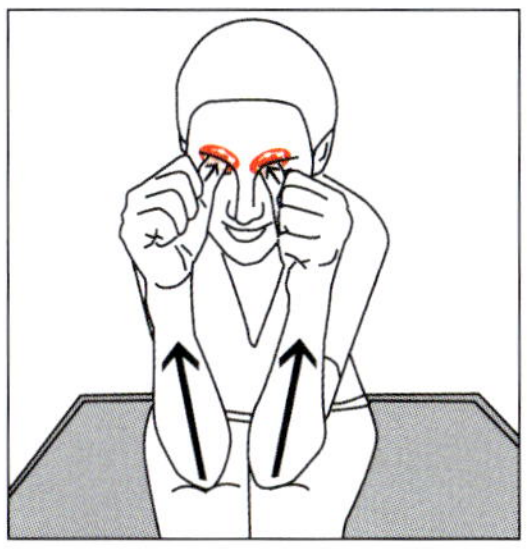

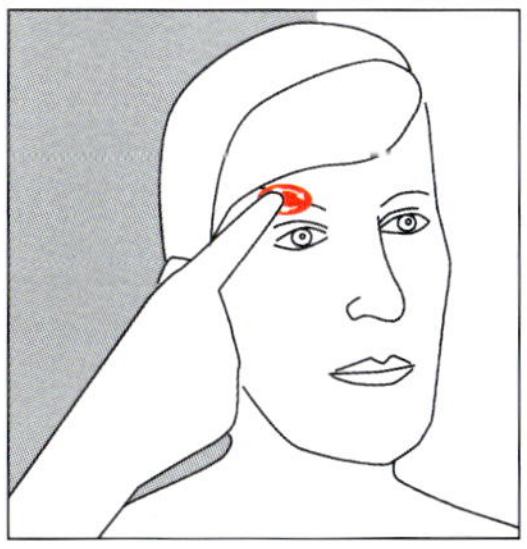

MUSCULUS MASSETER

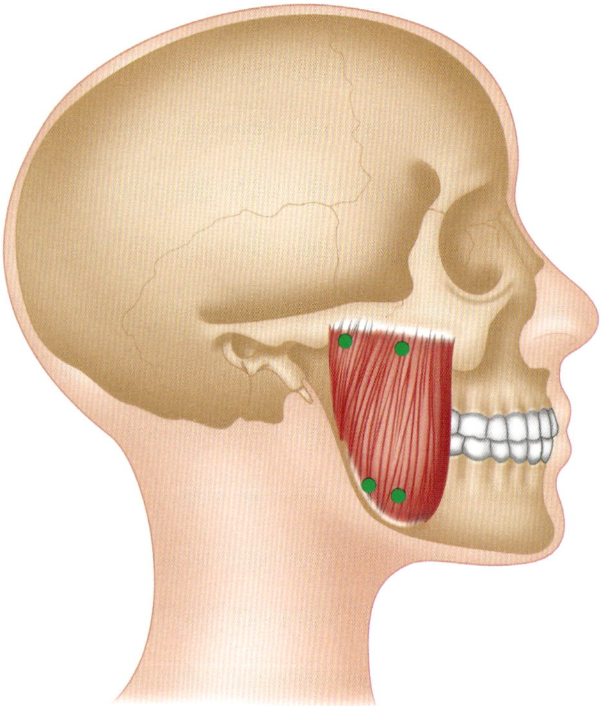

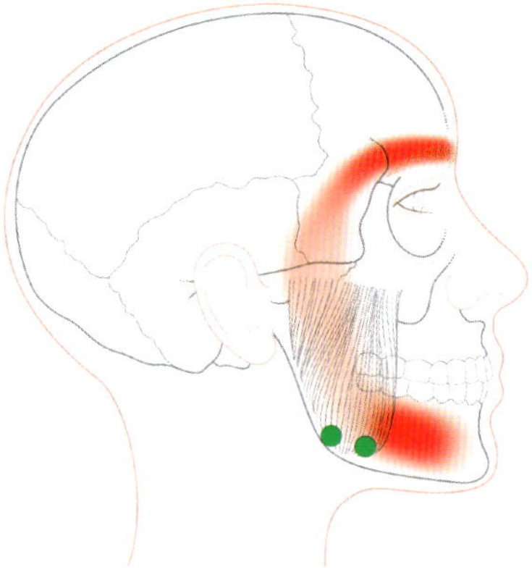

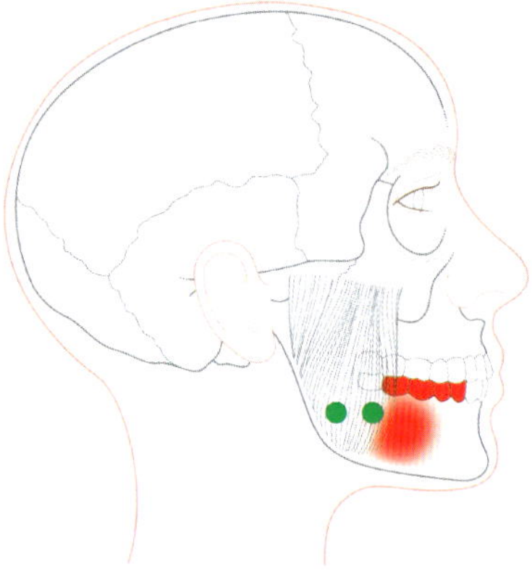

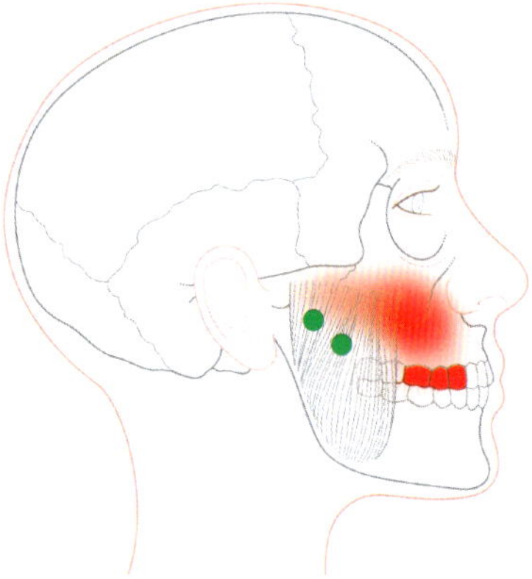

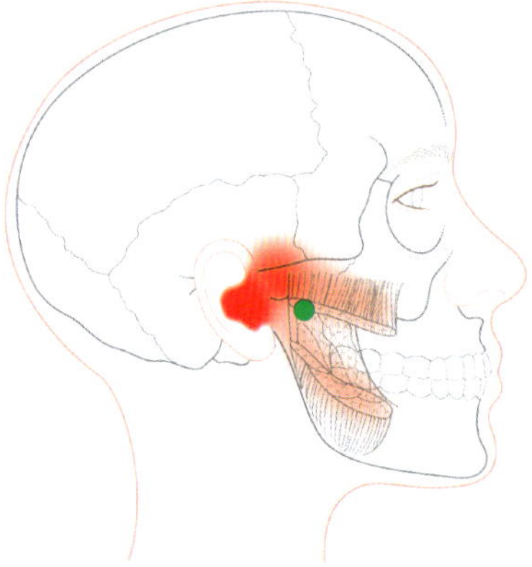

Lateinisch *masseter*, Kaumuskel

Der M. masseter ist der oberflächlichste Kaumuskel und lässt sich bei zusammengebissenem Kiefer gut tasten.

URSPRUNG

Processus zygomaticus maxillae. Mediale und untere Flächen des Jochbogens.

ANSATZ

Winkel des Ramus mandibulae. Proc. coronoideus mandibulae.

FUNKTION

Schließt den Kiefer. Beißt die Zähne zusammen. Unterstützt die Bewegungen der Mandibula (des Unterkiefers) von einer Seite zur anderen. Antagonist: Platysma.

INNERVATION

Nervus trigeminus **V** (mandibularer Anteil).

GRUNDBEWEGUNG

Das Kauen der Nahrung.

ÜBERTRAGENE SCHMERZEN

Oberflächlich: Augenbraue, Maxilla (Oberkiefer) und Mandibula (Unterkiefer; anterior). Obere und untere Molaren (Backenzähne).
Tief: Ohr und TMG.

ÜBERSICHT

INDIKATIONEN
Trismus (schwere Kieferklemme), Schmerzen im TMG, Spannungs-/Stresskopfschmerzen, Ohrenschmerzen, Tinnitus ipsilateral, Zahnschmerzen, Bruxismus (Zähneknirschen), Schmerzen bei Sinusitis (Nasennebenhöhlenentzündung), Schwellungen unter den Augen (häufig bei Sängern zu beobachten).

URSACHEN
Kaugummikauen, Zähneknirschen/Bruxismus, längere zahnärztliche Behandlung, Stress, emotionale Anspannung, Kopfvorhalte, berufsbedingt.

DIFFERENTIALDIAGNOSE
Temporomandibulargelenkssyndrom, Tinnitus, Trismus.

VERBINDUNGEN
Ipsilateraler M. temporalis, M. pterygoideus medialis, kontralateraler M. masseter, SCM.

MANUELLE TECHNIKEN

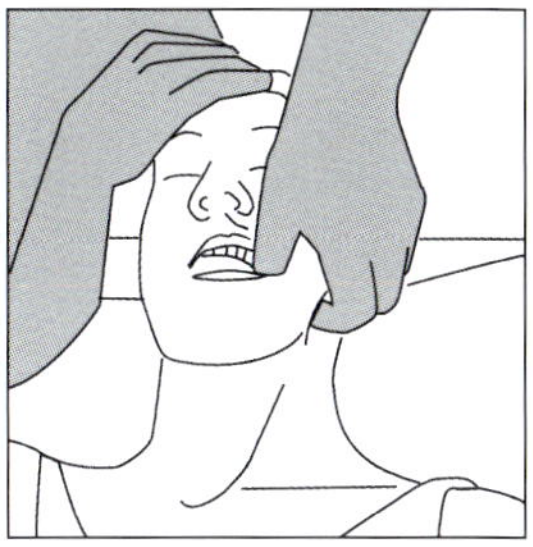

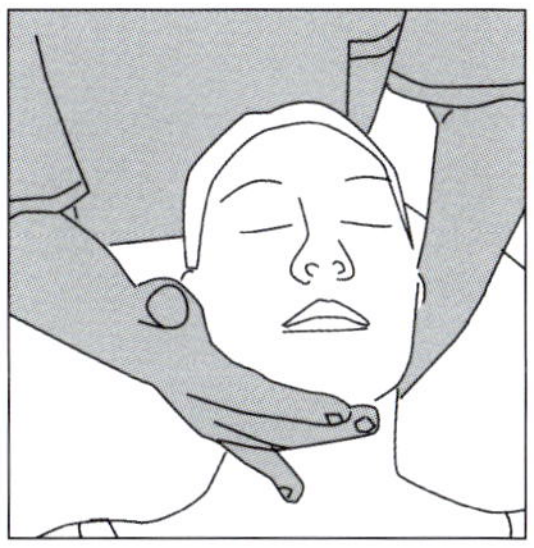

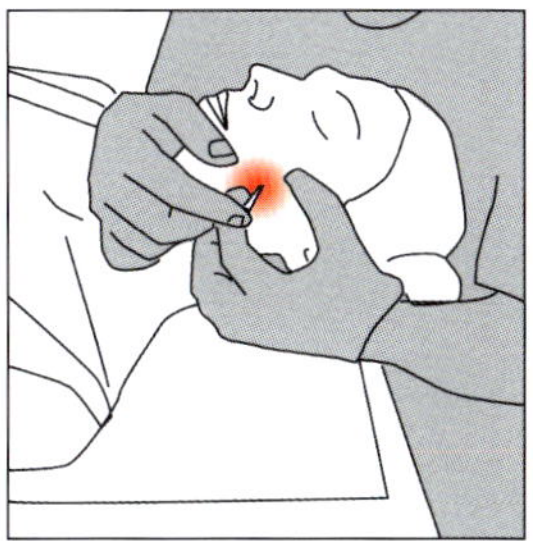

✓		Sprühen und Dehnen
✓	✓	Trockenes Nadeln
✓		Tiefe Streichmassage
✓	✓	Kompressionstechnik
✓	✓	Muskelenergietechnik
✓	✓	Positional-Releasetechnik
✓		Injektionen

(Contract-Relax/Antagonist Contract, CRAC)
Dies ist eine Kombination aus PIR und RI.
- Den Agonisten anspannen.
- Entspannen.
- Den Antagonisten anspannen.
- Dehnen.
- Ursprünglich konzentrische Kontraktion des Agonisten und exzentrische Kontraktion des Antagonisten.
- Nun kann die isometrische Kontraktion ebenso einfach verwendet werden, insbesondere in schmerzhaften unangenehmen Bereichen.
- Die Dehnung über 15–30 Sekunden halten.
- Dreimal wiederholen.

SELBSTHILFE

AUFBISSSCHIENEN
Die Meinungen zur Wirksamkeit, zum Typ und der Verwendungsdauer von Aufbissschienen gehen auseinander. Einige evidenzbasierte Studien belegen eine günstige Wirkung.

TECHNIKEN ZUR ATEM- UND STRESSKONTROLLE
Stress, Spannung und flache Atmung können ein Faktor sein. Für den einen oder anderen empfiehlt es sich womöglich, autogenes Training und Atemtechniken zu erlernen.

HALTUNG
Kopfvorhalte oder oberes gekreuztes Syndrom können durch eine Reihe manueller und Triggerpunkt-Therapiemethoden behandelt werden.

RAT
Hören Sie auf, mit den Zähnen zu knirschen (Aufbissschienen). Achten Sie auf Ihre Haltung bei der Arbeit (Telefonhaltung). Achten Sie auf die Haltung von Kopf-Nacken-Zunge. Hören Sie auf, Kaugummi zu kauen/Eis zu essen/an den Nägeln zu kauen.

SELBSTHILFETECHNIK
Verwenden Sie den Pinzettengriff, der Daumen ist dabei im Mund.

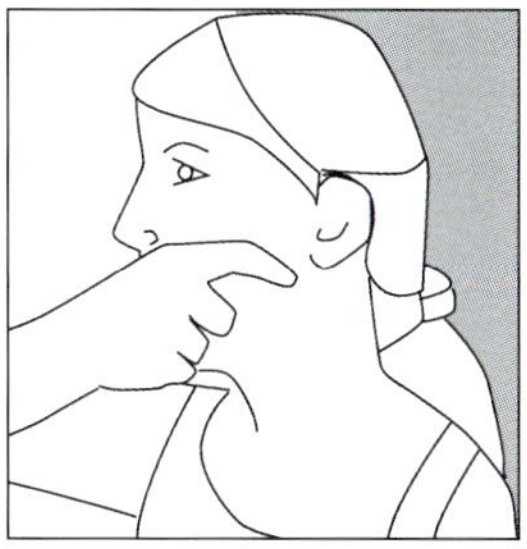

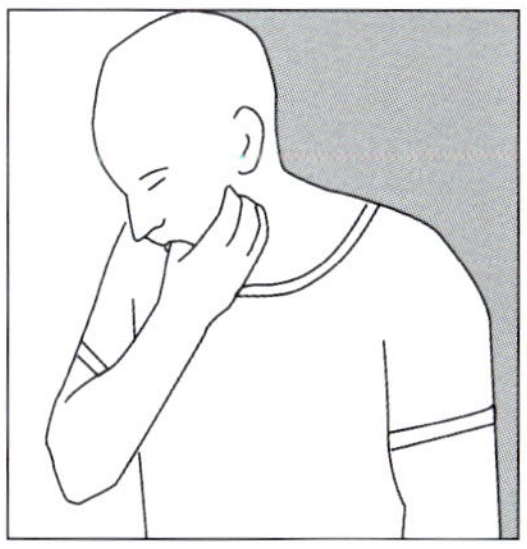

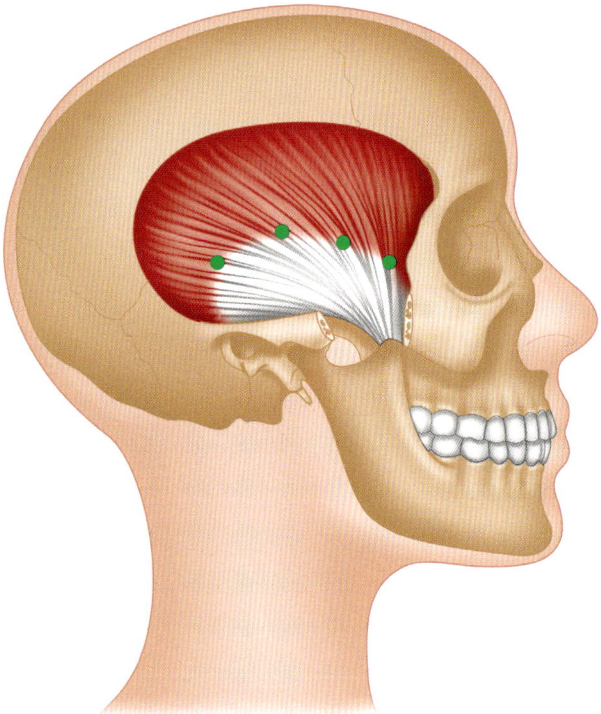

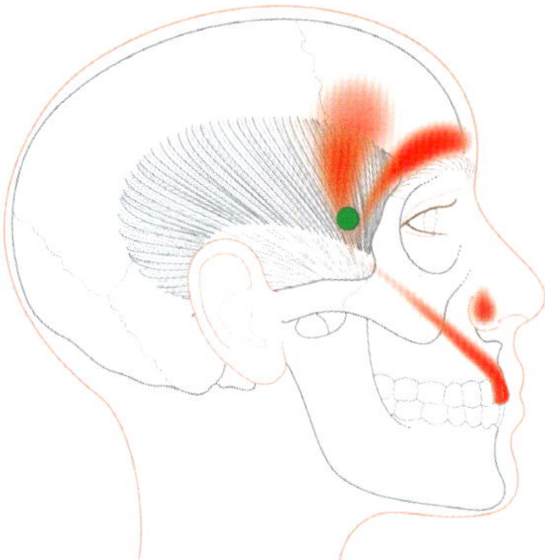

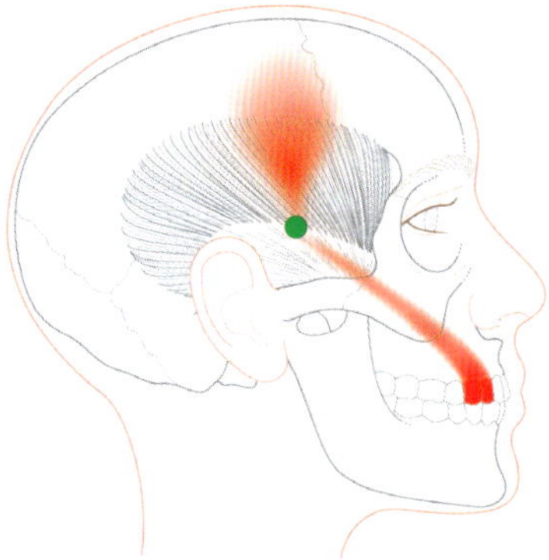

Lateinisch *temporalis*, zur Schläfe gehörend

URSPRUNG
Fossa temporalis einschließlich der parietalen, temporalen und frontalen Knochen. Fascia temporalis.

ANSATZ
Processus coronoideus mandibulae. Vorderer Rand des Ramus mandibulae.

FUNKTION
Schließt den Kiefer. Beißt die Zähne zusammen. Unterstützt die Bewegungen der Mandibula (des Unterkiefers) von einer Seite zur anderen.

INNERVATION
Vordere und hintere tiefe temporale Äste des Nervus trigeminus **V** (mandibulärer Anteil).

GRUNDBEWEGUNG
Kauen von Nahrung.

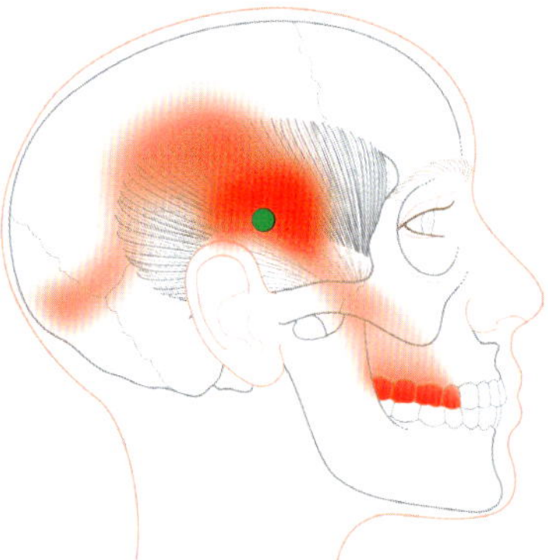

ÜBERTRAGENE SCHMERZEN
Obere Schneidezähne und Augenbrauenbogen. Zahnschmerzen im Oberkiefer und Schmerzen in der Schläfenmitte. Schmerzen im TMG. Lokalisiert (nach hinten und oben).

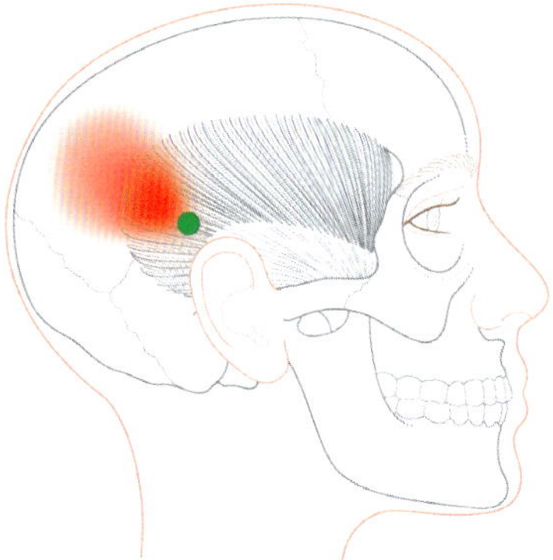

ÜBERSICHT

INDIKATIONEN
Kopfschmerzen, Zahnschmerzen, Temporomandibulargelenkssyndrom, Überempfindlichkeit der Zähne, längere zahnärztliche Behandlung, Schmerzen in der Augenbraue, Bruxismus, Schmerzen bei Sinusitis, Trismus (Kieferklemme), Kribbeln im Wangenbereich.

URSACHEN
Kaugummikauen, Zähneknirschen/Bruxismus, längere zahnärztliche Behandlung, Stress, emotionale Anspannung, Kieferstellung, Nägelkauen, Daumenlutschen.

DIFFERENTIALDIAGNOSE
Tendinitis des M. temporalis, Polymyalgia rheumatica. Arteriitis temporalis oder Riesenzellarteriitis (RZA).

VERBINDUNGEN
Oberer M. trapezius, SCM, M. masseter.

MANUELLE TECHNIKEN

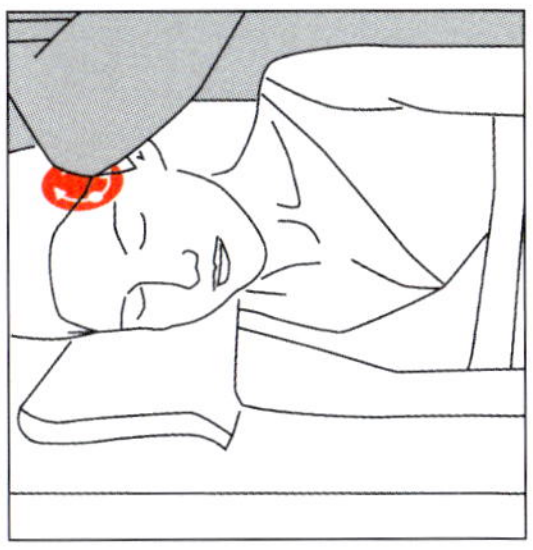

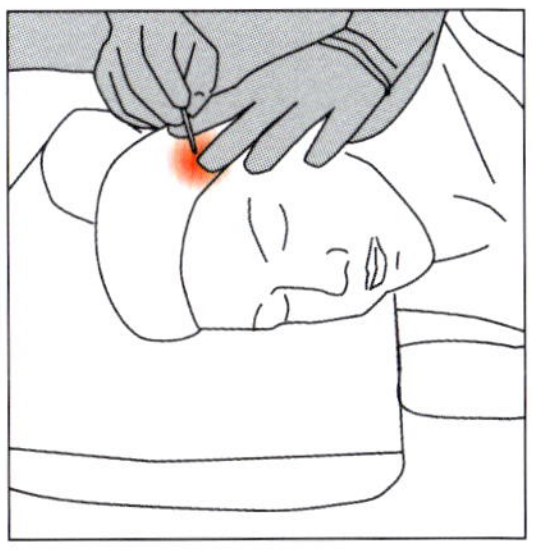

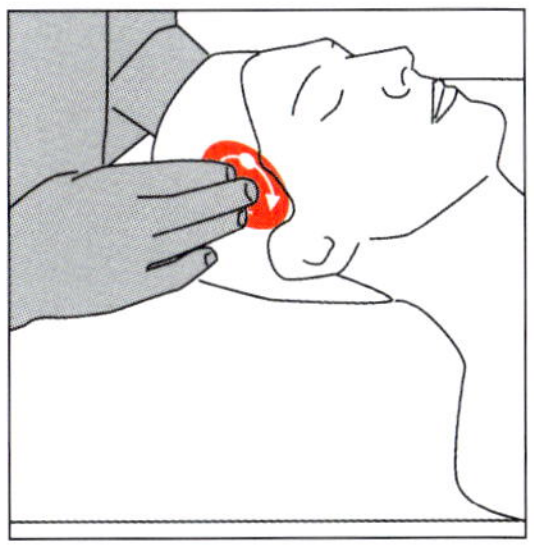

		Sprühen und Dehnen
✓		Trockenes Nadeln
✓		Tiefe Streichmassage
✓	✓	Kompressionstechnik
✓	✓	Muskelenergietechnik
✓	✓	Positional-Releasetechnik
✓		Injektionen

(Inhibitions-)Kompressionstechnik
- Identifizieren Sie den Triggerpunkt.
- Bringen Sie den Patienten in eine bequeme Position, in der der betroffene Muskel (Gastmuskel) in die volle Dehnung kommen kann.
- Üben Sie einen vorsichtigen, allmählich zunehmenden Druck auf den Triggerpunkt aus, während Sie den betroffenen Muskel (Gastmuskel) verlängern, bis Sie an eine palpable Barriere kommen. Der Patient sollte das als unangenehm, aber nicht als schmerzhaft empfinden.
- Üben Sie anhaltenden Druck auf, bis Sie spüren, dass der Triggerpunkt weicher wird. Das kann wenige Sekunden bis mehrere Minuten lang dauern.
- Wiederholen Sie den Vorgang, verstärken Sie dabei den Druck auf den Triggerpunkt, bis Sie an die nächste Barriere kommen etc.
- Für ein (noch) besseres Ergebnis können Sie versuchen, während der Wiederholungen die Richtung des Drucks zu ändern.

SELBSTHILFE

AUFBISSSCHIENEN/ BEISSBLOCK
Die Meinungen zur Wirksamkeit, zum Typ und der Verwendungsdauer von Aufbissschienen gehen auseinander. Einige evidenzbasierte Studien belegen eine günstige Wirkung.

HALTUNG
Kopfvorhalte oder oberes gekreuztes Syndrom können durch eine Reihe manueller und Triggerpunkt-Therapiemethoden behandelt werden.

RAT
Vermeiden Sie das Kauen von Kaugummi oder harten Nahrungsmitteln. Achten Sie auf die Zungenposition. Verzichten Sie auf Klimaanlage im Auto/am Arbeitsplatz. Korrigieren Sie den vorgestreckten Kopf. Dehnen.

SELBSTHILFETECHNIK
Wenden Sie Drucktechniken mit flachen Fingern seitlich am Kopf an.

1. Studieren Sie die Anatomie und achten Sie auf die Lokalisation der Triggerpunkte.
2. Suchen Sie zuerst die Triggerpunkte vorne am Muskel und bauen Sie vorsichtigen Druck auf; dies verursacht häufig einen tiefsitzenden Schmerz, der zu den Zähnen zieht.
3. Halten Sie den Druck, bis sich der Schmerz löst.
4. Massieren Sie das Gebiet vorsichtig und suchen Sie den nächsten Triggerpunkt, falls es einen weiteren gibt. Wiederholen Sie die Behandlung.

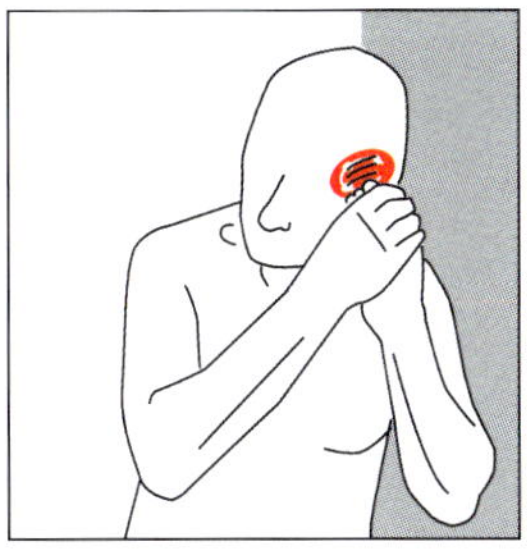

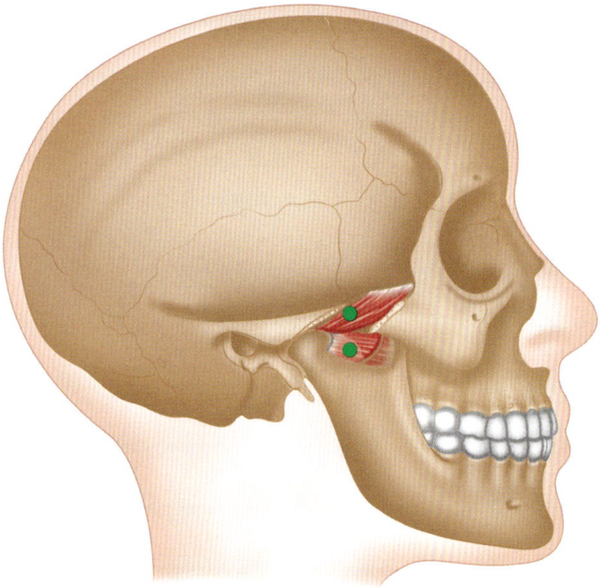

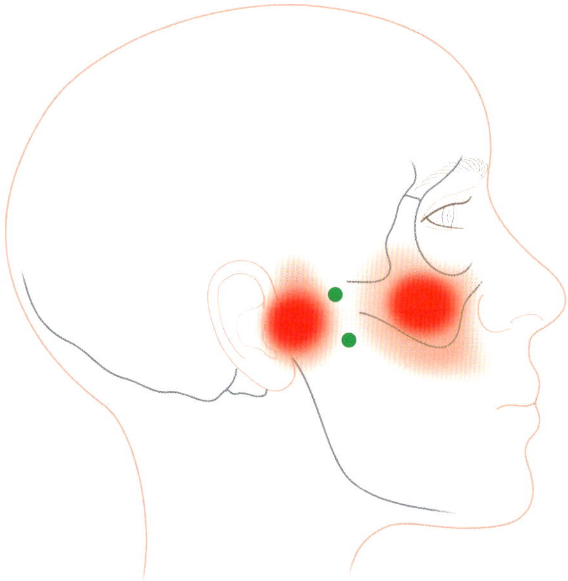

Griechisch *pterygodes*, wie ein Flügel; Lateinisch *lateralis*, zur Seite gehörend

Der obere Muskelkopf des M. pterygoideus lateralis wird gelegentlich als *Sphenomeniscus* bezeichnet, weil er am Discus articularis des Temporomandibulargelenks ansetzt.

URSPRUNG
Oberer Muskelkopf: Lamina lateralis der Ala major des Os sphenoidale.
Unterer Muskelkopf: Lamina lateralis der lateralen pterygoidalen Platte des Os sphenoidale.

ANSATZ
Oberer Muskelkopf: Kapsel und Discus articularis des TMG.
Unterer Muskelkopf: Mandibulaast.

FUNKTION
Schiebt den Unterkiefer nach vorne. Öffnet den Mund. Seit-zu-Seit-Bewegung des Unterkiefers wie beim Kauen.

INNERVATION
Nervus trigeminus **V** (mandibularer Anteil).

GRUNDBEWEGUNG
Kauen von Nahrung.

ÜBERTRAGENE SCHMERZEN
Zwei Schmerzzonen:
(1) TMG in einer auf 1 cm lokalisierten Zone
(2) Jochbogen in einer Zone von 3–4 cm.

ÜBERSICHT

INDIKATIONEN
Temporomandibulargelenkssyndrom, craniomandibulärer Schmerz, Probleme beim Beißen und Kauen, Tinnitus (Ohrgeräusche), Sinusitis (Nasennebenhöhlenentzündung), reduzierte Kieferöffnung, Kopfschmerzen, Bruxismus (Zähneknirschen), Trismus (Kieferklemme), Kribbeln in der Wangenregion.

URSACHEN
Kaugummikauen, Zähneknirschen/Bruxismus, längere zahnärztliche Behandlung, Stress, emotionale Anspannung, Kieferstellung, Nägelkauen, Daumenlutschen.

DIFFERENTIALDIAGNOSE
Arthritis im TMG. Anatomische Variationen des TMG. Tic douloureux (Trigeminusneuralgie). Gürtelrose.

VERBINDUNGEN
TMG, atlanto-okzipitale Gelenkfacetten, Nackenmuskulatur, M. masseter, M. pterygoideus medialis, M. temporalis (anterior), M. zygomaticus, M. buccinator, M. orbicularis oculi, SCM.

MANUELLE TECHNIKEN

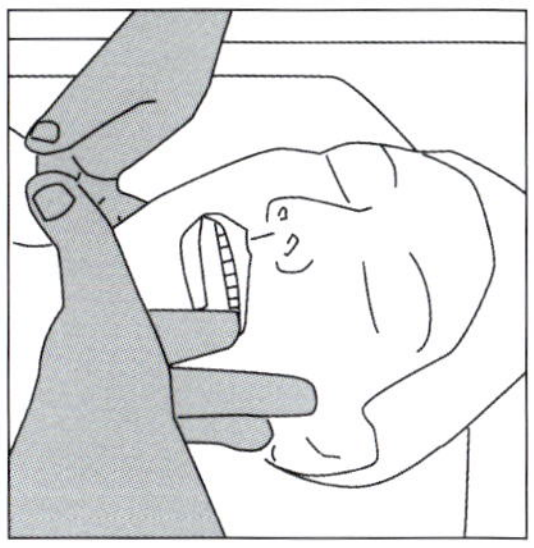

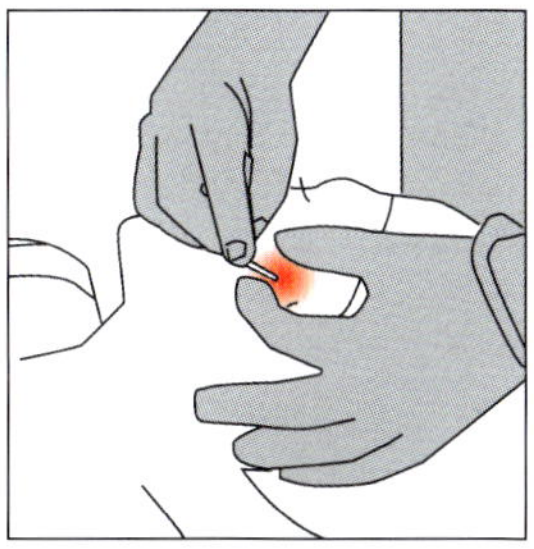

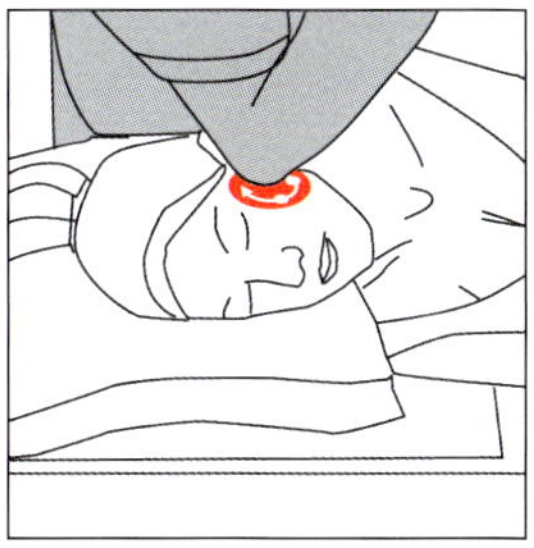

		Sprühen und Dehnen
✓		Trockenes Nadeln
✓		Tiefe Streichmassage
✓	✓	Kompressionstechnik
✓	✓	Muskelenergietechnik
✓	✓	Positional-Releasetechnik
✓		Injektionen

(Inhibitions-)Kompressionstechnik
- Identifizieren Sie den Triggerpunkt.
- Bringen Sie den Patienten in eine bequeme Position, in der der betroffene Muskel (Gastmuskel) in die volle Dehnung kommen kann.
- Üben Sie einen vorsichtigen, allmählich zunehmenden Druck auf den Triggerpunkt aus, während Sie den betroffenen Muskel (Gastmuskel) verlängern, bis Sie an eine palpable Barriere kommen. Der Patient sollte das als unangenehm, aber nicht als schmerzhaft empfinden.
- Üben Sie anhaltenden Druck auf, bis Sie spüren, dass der Triggerpunkt weicher wird. Das kann wenige Sekunden bis mehrere Minuten lang dauern.
- Wiederholen Sie den Vorgang, verstärken Sie dabei den Druck auf den Triggerpunkt, bis Sie an die nächste Barriere kommen etc.
- Für ein (noch) besseres Ergebnis können Sie versuchen, während der Wiederholungen die Richtung des Drucks zu ändern.

SELBSTHILFE

AUFBISSSCHIENEN/BEISSBLOCK
Die Meinungen zur Wirksamkeit, zum Typ und der Verwendungsdauer von Aufbissschienen gehen auseinander. Einige evidenzbasierte Studien belegen eine günstige Wirkung.

HALTUNG
Kopfvorhalte oder oberes gekreuztes Syndrom können durch eine Reihe manueller und Triggerpunkt-Therapiemethoden behandelt werden.

RAT
Kauen Sie auf beiden Kieferseiten. Vermeiden Sie das Kauen von Kaugummi und der Nägel. Evtl. Aufbissschiene verwenden, Telefon nicht zwischen Ohr und Schulter halten.

SELBSTHILFETECHNIK
Arbeiten Sie mit Pinzettengrifftechniken im Mund am Sulcus (Rinne), direkt hinter den Backenzähnen (oder Weisheitszähnen, falls vorhanden). Drücken Sie nach innen und oben Richtung Wangenknochen.

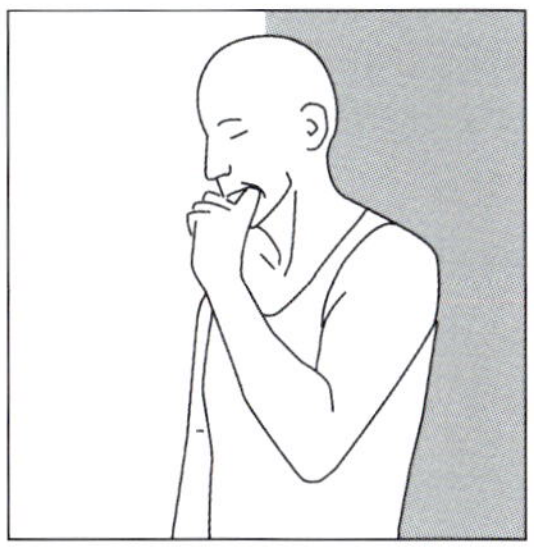

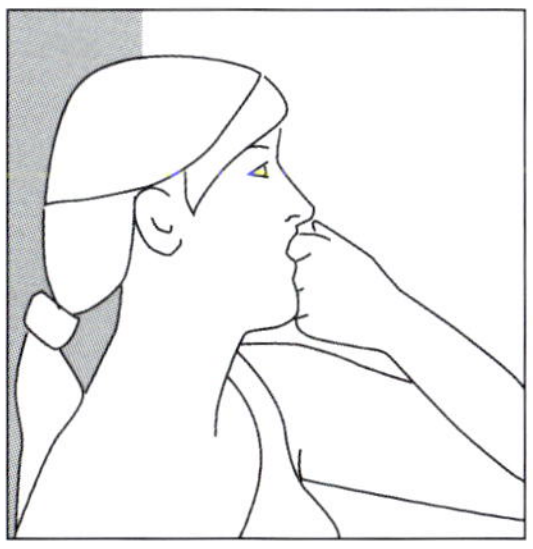

MUSCULUS PTERYGOIDEUS MEDIALIS

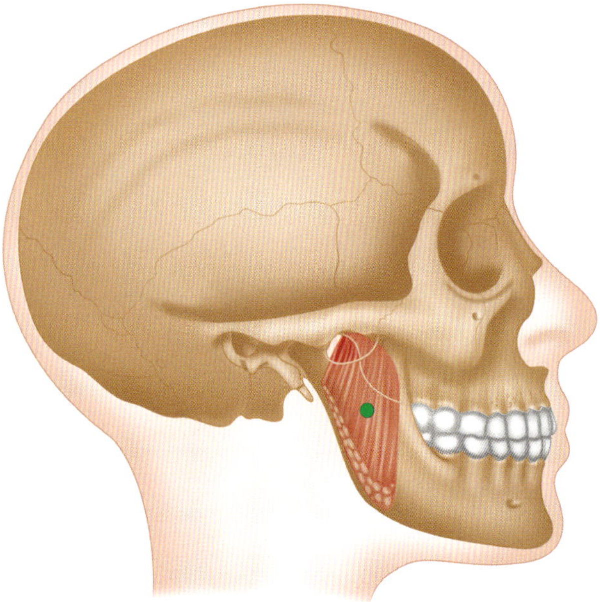

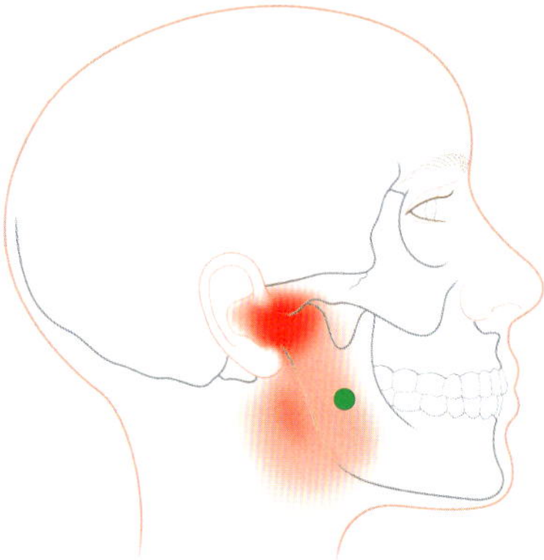

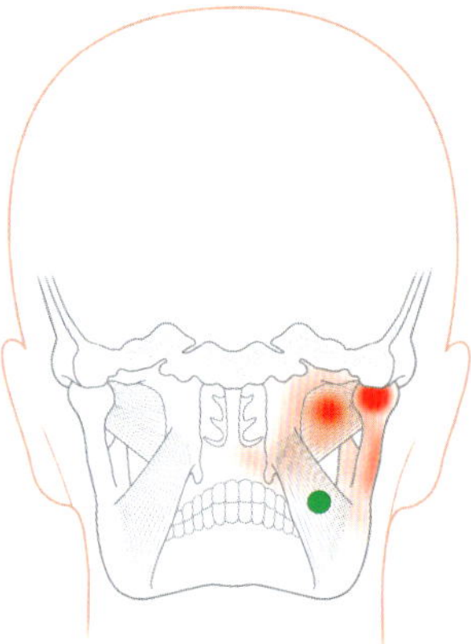

Griechisch *pterygodes*, wie ein Flügel; Lateinisch *medius*, in der Mitte

Der M. pterygoideus medialis spiegelt den M. masseter in Lage und Funktion, wobei der Ramus mandibulae zwischen beiden Muskeln liegt.

URSPRUNG

Mediale Fläche der lateralen pterygoidalen Platte des Os sphenoidale. Processus pyramidalis des Gaumenknochens. Tuberositas maxillae.

ANSATZ

Mediale Fläche des Angulus mandibulae und des Ramus mandibulae.

FUNKTION

Hebt die Mandibula und schiebt sie nach vorne. Daher schließt der Muskel den Kiefer und unterstützt die Seit-zu-Seit-Bewegung wie beim Kauen.

INNERVATION

Nervus trigeminus **V** (mandibularer Anteil).

GRUNDBEWEGUNG

Das Kauen von Nahrung.

ÜBERTRAGENE SCHMERZEN

Schmerzen im Hals, im Mund und im Rachen. Lokalisierte Zone in der Umgebung des TMG mit breiter Ausstrahlung in den Unterkieferast hinunter Richtung Schlüsselbein.

ÜBERSICHT

INDIKATIONEN
Halsschmerzen, Odynophagie (Schluckstörung), TMG-Syndrom, Kiefersperre, Unfähigkeit, den Kiefer vollständig zu öffnen, Schmerzen im HNO-Bereich, sehr lange zahnärztliche Behandlung, Schmerzen im TMG beim Beißen, Bruxismus, Gefühl als ob die Ohren »zu« wären.

URSACHEN
Kaugummikauen, Zähneknirschen/Bruxismus, lange zahnärztliche Behandlung, Stress, emotionale Anspannung, Kieferstellung, Nagelkauen, Daumenlutschen, falsches Kopfkissen.

DIFFERENTIALDIAGNOSE
TMG-Syndrom. HNO-Erkrankungen. Gastrointestinale Störungen wie Barrett-Syndrom (Ösophagus). Bruxismus.

VERBINDUNGEN
M. masseter, M. temporalis, M. pterygoideus lateralis, Zunge, SCM, M. digastricus, Mm. longus capitis/colli, Platysma, Fascia clavipectoralis, M. zygomaticus, M. buccinator, M. tensor vali palatini, M. salpingopharyngeus.

MANUELLE TECHNIKEN

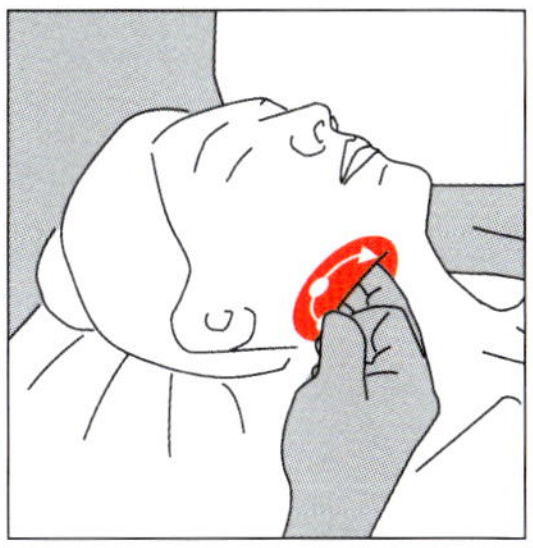

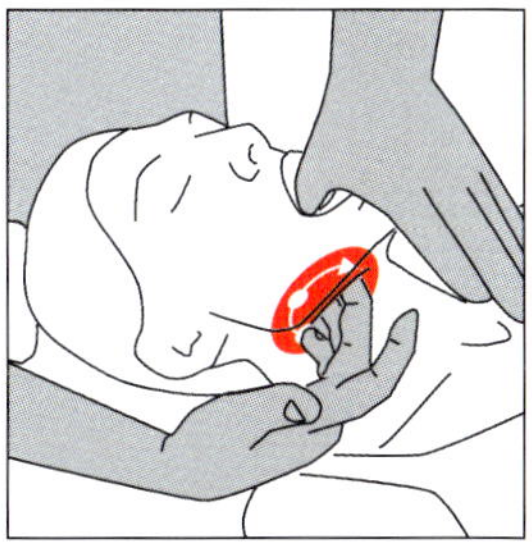

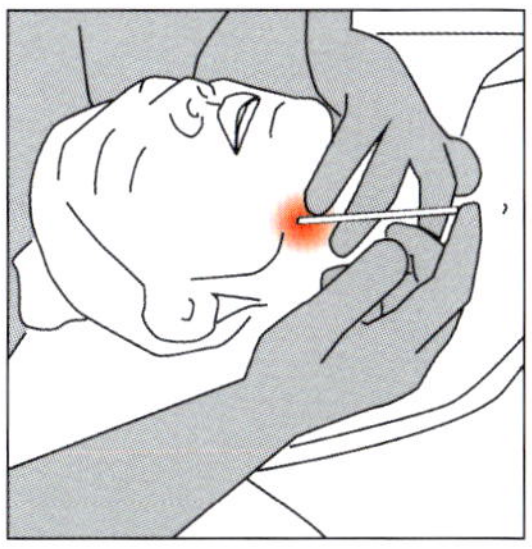

- [ ] Sprühen und Dehnen
- [x] Trockenes Nadeln
- [ ] Tiefe Streichmassage
- [x] Kompressionstechnik
- [x] Muskelenergietechnik
- [x] Positional-Releasetechnik
- [x] Injektionen

(Inhibitions-)Kompressionstechnik
- Identifizieren Sie den Triggerpunkt.
- Bringen Sie den Patienten in eine bequeme Position, in der der betroffene Muskel (Gastmuskel) in die volle Dehnung kommen kann.
- Üben Sie einen vorsichtigen, allmählich zunehmenden Druck auf den Triggerpunkt aus, während Sie den betroffenen Muskel (Gastmuskel) verlängern, bis Sie an eine palpable Barriere kommen. Der Patient sollte das als unangenehm, aber nicht als schmerzhaft empfinden.
- Üben Sie anhaltenden Druck auf, bis Sie spüren, dass der Triggerpunkt weicher wird. Das kann wenige Sekunden bis mehrere Minuten lang dauern.
- Wiederholen Sie den Vorgang, verstärken Sie dabei den Druck auf den Triggerpunkt, bis Sie an die nächste Barriere kommen etc.
- Für ein (noch) besseres Ergebnis können Sie versuchen, während der Wiederholungen die Richtung des Drucks zu ändern.

SELBSTHILFE

AUFBISSSCHIENEN/ AUFBISSBLOCK
Die Meinungen zur Wirksamkeit, zum Typ und der Verwendungsdauer von Aufbissschienen gehen auseinander. Einige evidenzbasierte Studien belegen eine günstige Wirkung.

RAT
Achten Sie auf Ihre Kopfhaltung. Kauen Sie auf beiden Kieferseiten. Evtl. weiche Aufbissschiene verwenden. Vermeiden Sie das Kauen von Kaugummi/Nägelkauen.

HALTUNG
Kopfvorhalte oder oberes gekreuztes Syndrom können durch eine Reihe manueller und Triggerpunkt-Therapiemethoden behandelt werden.

SELBSTHILFETECHNIK
1. Arbeiten Sie mit Drucktechniken mit flachen Fingern in Wange und Mund. Beginnen Sie an der Rückseite der Zähne und gleiten Sie Richtung Mundboden. Atmen Sie tief, wenn es zu einem Würgereflex kommen sollte.
2. Üben Sie einen Daumendruck unter dem äußeren Winkel des Kinnknochens aus und suchen Sie nach der schmerzhaften Stelle. Seien Sie vorsichtig, denn diese Stelle ist sehr empfindlich.

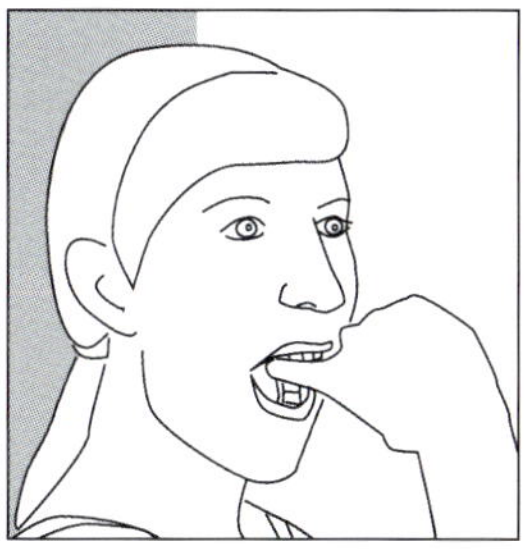

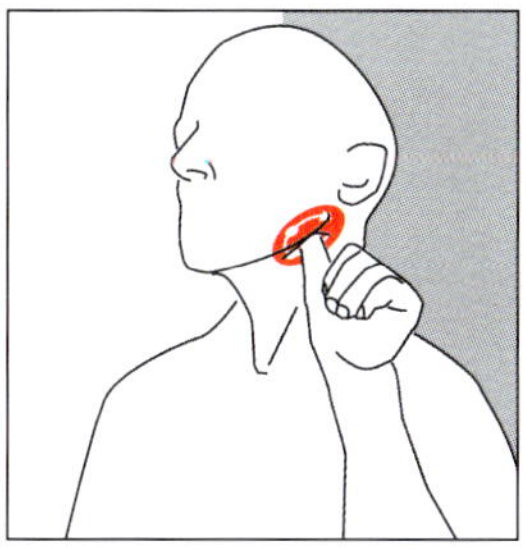

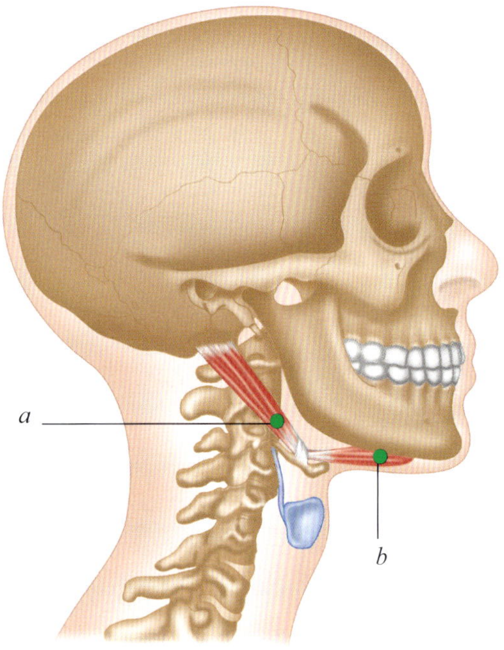

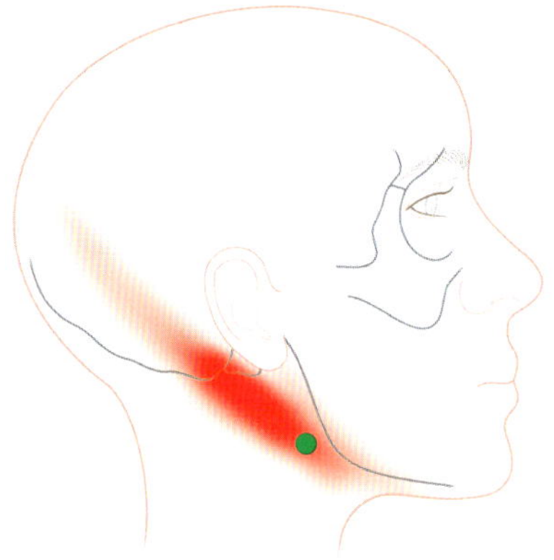

a) Hinterer Triggerpunkt

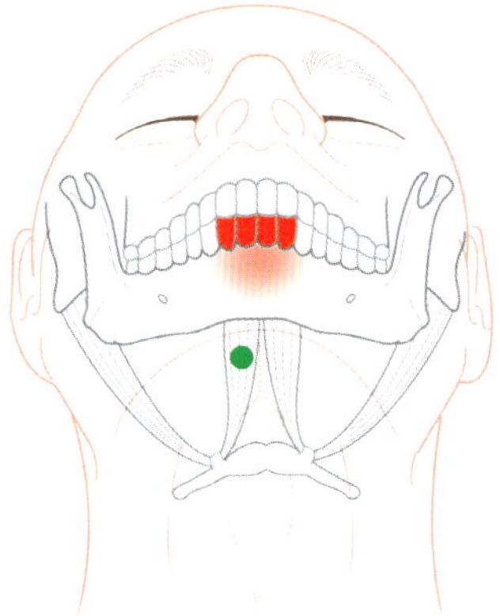

b) Vorderer Triggerpunkt

Lateinisch *digastricus*, mit zwei (Muskel-) Bäuchen

URSPRUNG

Vorderer Muskelbauch: Fossa digastrica an der Innenseite des unteren Mandibularandes, nahe der Symphyse.
Hinterer Muskelbauch: Hintere Aussparung am Mastoid des Os temporale.

ANSATZ

Mit einer Faszienschlinge durch zwischengeschaltete Sehne am Zungenbeinkörper.

FUNKTION

Hebt das Zungenbein. Senkt den Unterkiefer und zieht ihn zurück wie bei der Mundöffnung.

INNERVATION

Vorderer Muskelbauch: Nervus mylohyoideus, vom Nervus trigeminus V (mandibularer Anteil).
Hinterer Muskelbauch: Nervus facialis **VII**.

ÜBERTRAGENE SCHMERZEN

Vorderer Triggerpunkt: Die unteren vier Schneidezähne, Zunge und Lippe, gelegentlich bis zum Kinn.
Hinterer Triggerpunkt: Stark in einem 2 cm großen Bereich um den M. mastoideus und schwach im Bereich von Kinn und Kehle, gelegentlich bis zur Kopfhaut.

ÜBERSICHT

INDIKATIONEN
Halsschmerzen, Zahnschmerzen (untere vier Schneidezähne), Kopfschmerz, Kieferschmerz, renale tubuläre Azidose, lange zahnärztliche Behandlung (verschwommenes Sehen und Benommenheit), untere Mundöffnung, Schwierigkeiten beim Schlucken, Probleme beim Sprechen/Singen.

URSACHEN
Kopfvorhalte/oberes gekreuztes Syndrom, schlechte Bissmechanik und/oder Zusammenbeißen der Zähne/Zähneknirschen (Bruxismus), Schleudertrauma, Telefoneinklemmen zwischen Ohr und Schulter, Spielen von Musikinstrumenten (z.B. Geige oder Blasinstrumente).

DIFFERENTIALDIAGNOSE
Zahnprobleme – Malokklusion. Zungenbein. Schilddrüsenprobleme. Thymusdrüse. Sinusitis. Arteria carotis.

VERBINDUNGEN
SCM, M. sternothyroideus, M. mylohyoideus, M. stylohyoideus, Mm. longus colli/capitis, M. geniohyoideus, Halswirbel, M. temporalis, M. masseter.

MANUELLE TECHNIKEN

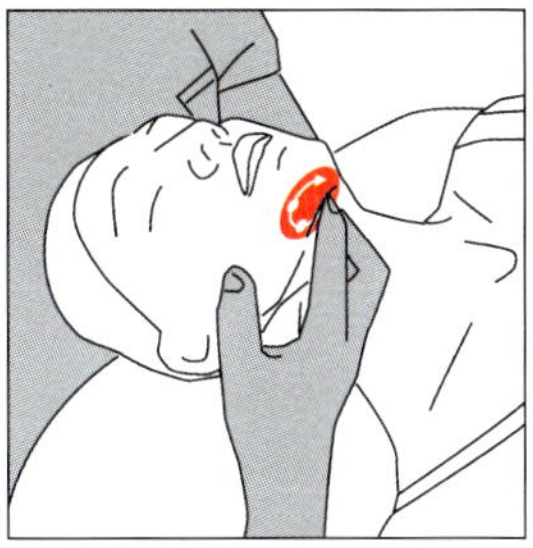

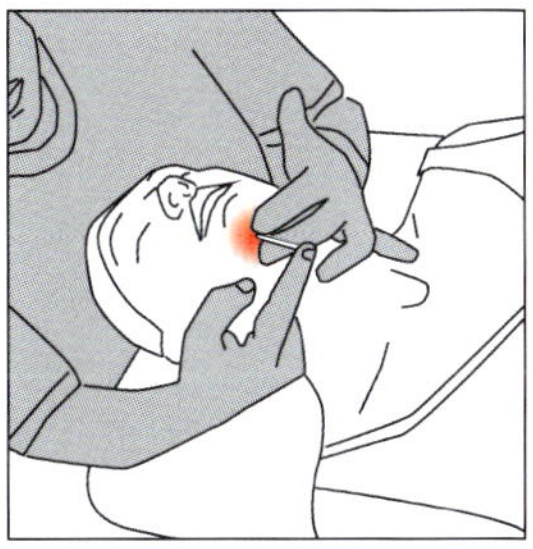

		Sprühen und Dehnen
✓		Trockenes Nadeln
✓		Tiefe Streichmassage
✓	✓	Kompressionstechnik
✓	✓	Muskelenergietechnik
✓		Positional-Releasetechnik
✓		Injektionen

(Inhibitions-)Kompressionstechnik
- Identifizieren Sie den Triggerpunkt.
- Bringen Sie den Patienten in eine bequeme Position, in der der betroffene Muskel (Gastmuskel) in die volle Dehnung kommen kann.
- Üben Sie einen vorsichtigen, allmählich zunehmenden Druck auf den Triggerpunkt aus, während Sie den betroffenen Muskel (Gastmuskel) verlängern, bis Sie an eine palpable Barriere kommen. Der Patient sollte das als unangenehm, aber nicht als schmerzhaft empfinden.
- Üben Sie anhaltenden Druck auf, bis Sie spüren, dass der Triggerpunkt weicher wird. Das kann wenige Sekunden bis mehrere Minuten lang dauern.
- Wiederholen Sie den Vorgang, verstärken Sie dabei den Druck auf den Triggerpunkt, bis Sie an die nächste Barriere kommen etc.
- Für ein (noch) besseres Ergebnis können Sie versuchen, während der Wiederholungen die Richtung des Drucks zu ändern.

SELBSTHILFE

AUFBISSSCHIENEN/ AUFBISSBLOCK
Die Meinungen zur Wirksamkeit, zum Typ und der Verwendungsdauer von Aufbissschienen gehen auseinander. Einige evidenzbasierte Studien belegen eine günstige Wirkung.

RAT
Atemmuster beachten. Bruxismus vermeiden. Kopfhaltung beachten.

HALTUNG
Kopfvorhalte oder oberes gekreuztes Syndrom können durch eine Reihe manueller und Triggerpunkt-Therapiemethoden behandelt werden.

SELBSTHILFETECHNIK
1. Verwenden Sie zwei flache Finger und wenden Sie Druck unter dem Kiefer und hinter dem Ohr an.
2. Atmen Sie tief, da die (oft mit Lymphknoten verwechselten) Punkte schmerzhaft sein können.
3. Arbeiten Sie aus dem gleichen Grund besonders vorsichtig.

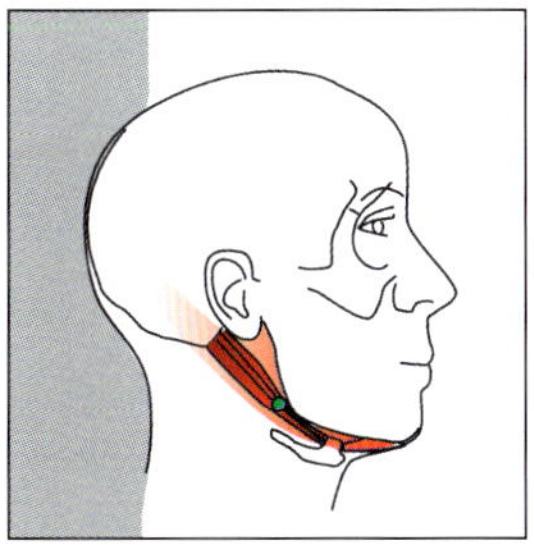

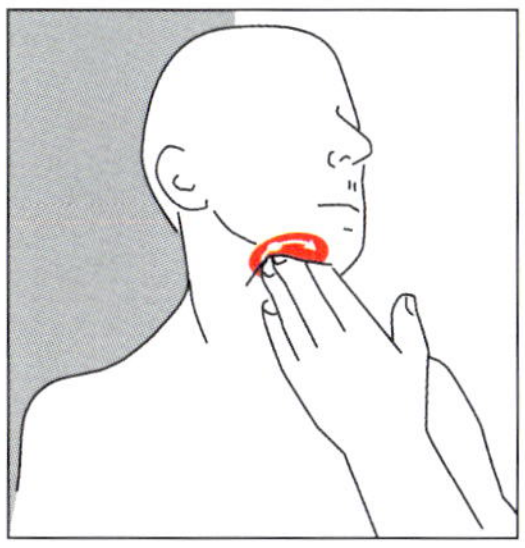

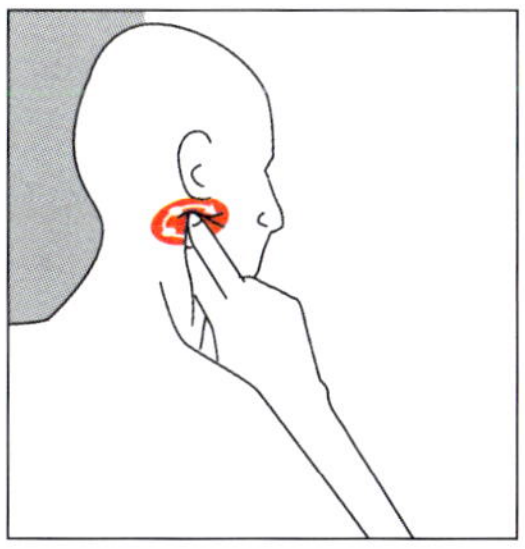

MUSCULI SCALENUS ANTERIOR, MEDIUS, POSTERIOR

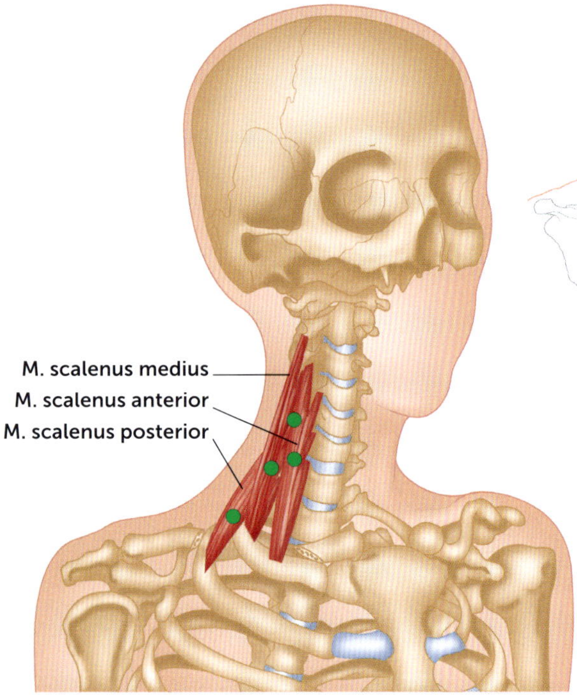

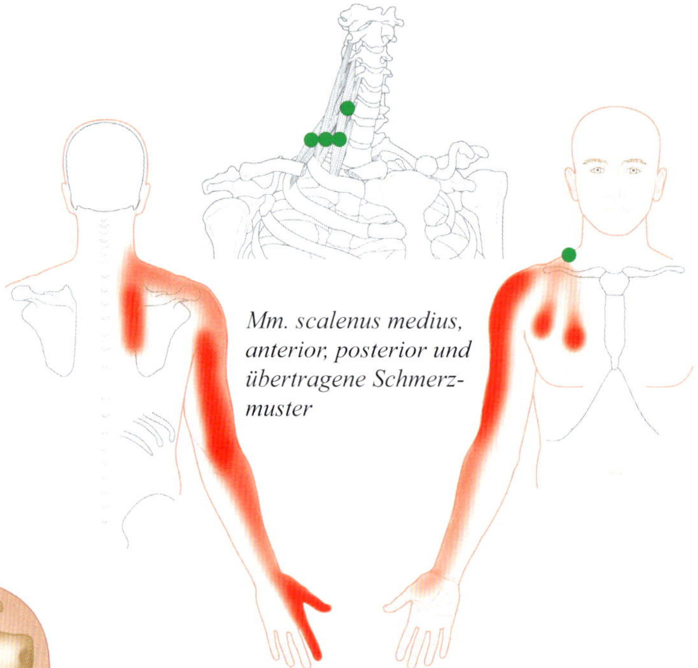

Mm. scalenus medius, anterior, posterior und übertragene Schmerzmuster

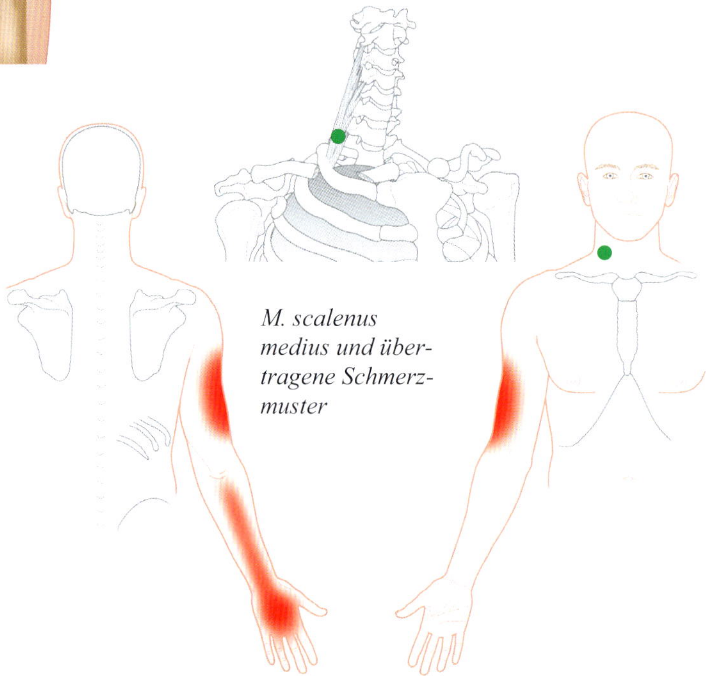

M. scalenus medius und übertragene Schmerzmuster

Griechisch *skalenos*, ungleichmäßig; Lateinisch *anterior*, vorn liegend; *medius*, in der Mitte; *posterior*, hinter

URSPRUNG
Processi transversi der Halswirbel.

ANSATZ
Anterior und medius: 1. Rippe.
Posterior: 2. Rippe.

FUNKTION
In Zusammenarbeit: Beugung des Nackens. Heben der 1. Rippe beim tiefen Einatmen.
Einzeln: Seitbeuge und Drehbewegung des Nackens.

INNERVATION
Rami ventrales der zervikalen Nerven, C3-C8.

GRUNDBEWEGUNG
Primäre Einatmungsmuskeln.

ÜBERTRAGENE SCHMERZEN
Anterior: Anhaltende Schmerzen vom Pektoralisbereich bis zur Brustwarze.
Posterior: Oberer medialer Rand der Scapula.
Lateral: Vorder- und Rückseite des Armes bis Daumen und Zeigefinger.

ÜBERSICHT

INDIKATIONEN
Schmerzen in Rücken/Schulter/Arm, Thoracic Outlet-Syndrom (TOS, auch Engpasssyndrom der oberen Thoraxapertur oder Schultergürtel-Kompressionssyndrom genannt), Scalenus-Syndrom, Ödem in der Hand, Phantom-Gliederschmerz, Asthma, chronische Lungenerkrankung, Schleudertrauma, »ruheloser Nacken«, Reizbarkeit, Hyperventilations-Syndrom, Panikattacken.

URSACHEN
Innere Unruhe, Stress, Höhe des Kopfkissens, chronische Lungenprobleme, Rauchen, schweres Heben/Abstützen, Allergien, Spielen von Blasinstrumenten, renale tubuläre Azidose.

DIFFERENTIALDIAGNOSE
Plexus brachialis. Subklavikuläre Gefäße. Halswirbel (C5-C6). Thoracic outlet-Syndrom. Angina pectoris. Karpaltunnelsyndrom. Oberer M. trapezius. SCM. M. splenius capitis.

VERBINDUNGEN
SCM, M. levator scapulae, Platysma.

MANUELLE TECHNIKEN

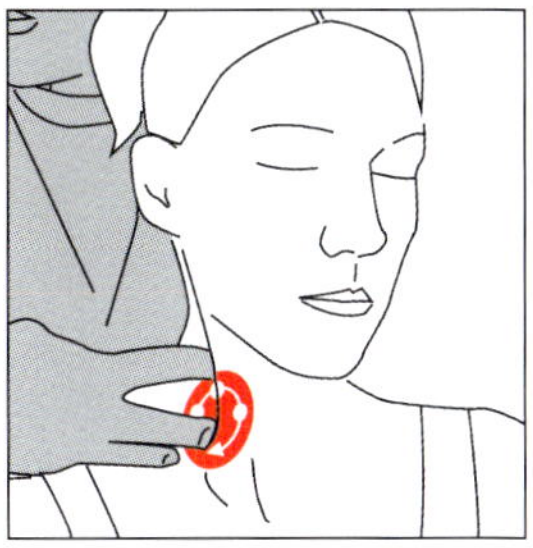

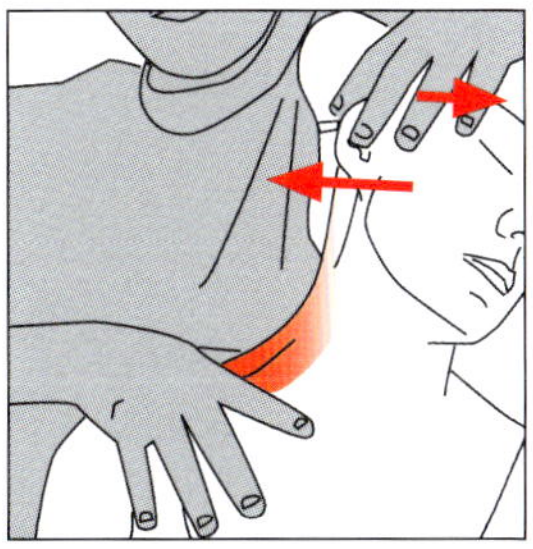

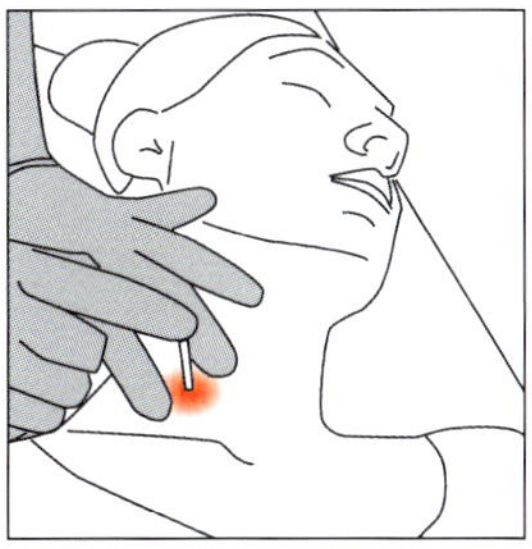

✓	✓	Sprühen und Dehnen
✓	✓	Trockenes Nadeln
✓	✓	Tiefe Streichmassage
✓	✓	Kompressionstechnik
✓	✓	Muskelenergietechnik
✓	✓	Positional-Releasetechnik
✓		Injektionen

Isolytische Kontraktionstechnik
Indikationen: Feste fibrotische Muskeln/chronische Zustände
- Führen Sie den Muskel an die restriktive Barriere.
- Bitten Sie den Patienten, den Muskel für 2–4 Sekunden mit ca. 10–25 % seiner Kraft aktiv zu kontrahieren, während Sie dagegen Widerstand halten.
- 3. Überwinden Sie den Widerstand, indem Sie für 15–30 Sekunden aktiv gegen den Muskel in eine exzentrische Kontraktion zur physiologischen Barriere hin drücken.
- Wiederholen Sie den Vorgang 3–5-mal.

SELBSTHILFE

ATMUNG
Das Hyperventilations-Syndrom ist stark mit dem Scalenus-Syndrom assoziiert. Atemtechniken aus dem Yoga und der Butyeko-Methode lohnen einen Versuch.

RAT
Kissen richtig verwenden. Schwimmen. Rucksack verwenden. Brustverkleinerung erwägen. Warme Schals. Wärme. Feuchte Wärme. Ziehen und Heben vermeiden.

HALTUNG
Kopfvorhalte oder oberes gekreuztes Syndrom können durch eine Reihe manueller und Triggerpunkt-Therapiemethoden behandelt werden.

SELBSTHILFETECHNIK
Nur für erfahrene Triggerpunkt-Selbstbehandler.

1. Arbeiten Sie mit flachen Fingern, um Druck auf die Triggerpunkte auf der Vorderseite des Halses auszuüben. Schieben Sie nach hinten Richtung Wirbelsäule.
2. Atmen Sie tief, da ein stechender Schmerz in Richtung Hand ausgelöst werden kann. Die Punkte werden häufig fälschlicherweise für Lymphknoten gehalten.
3. Arbeiten Sie vorsichtig, da die Punkte häufig empfindlich sind.
4. Wenn Sie unsicher sind oder noch neu in der Triggerpunktarbeit, verwenden Sie bitte Dehnübungen.

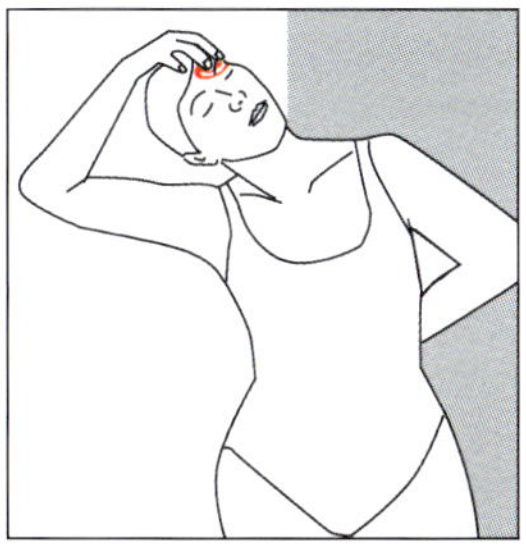

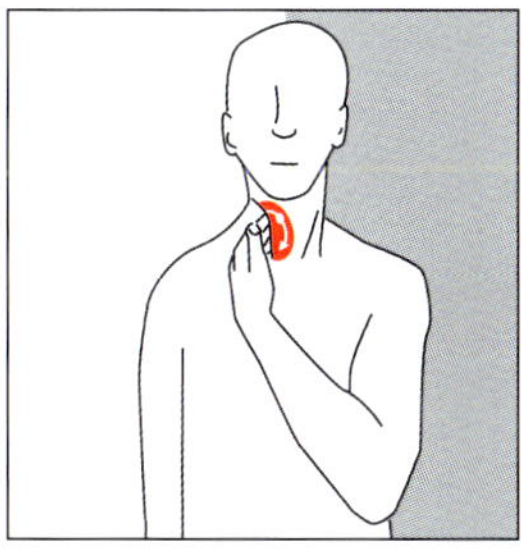

MUSCULUS STERNOCLEIDOMASTOIDEUS (SCM)

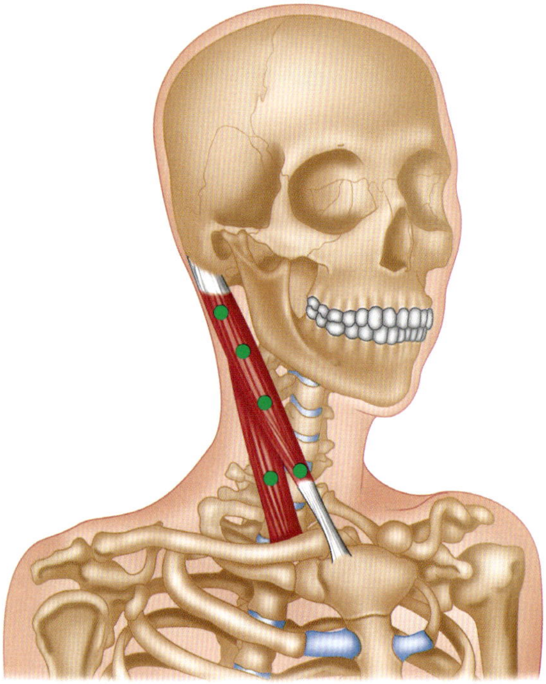

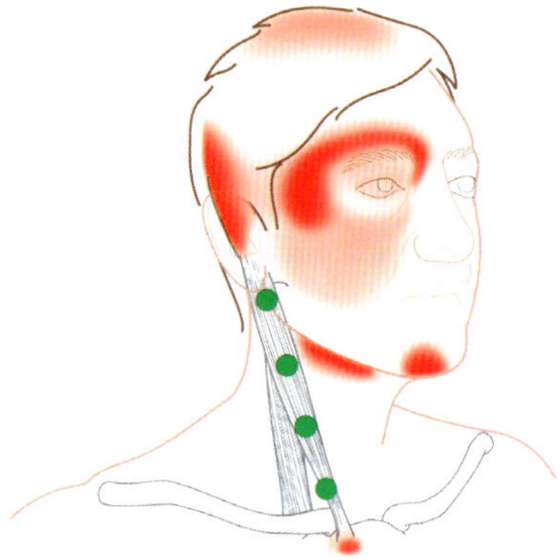

Sternaler Muskelkopf

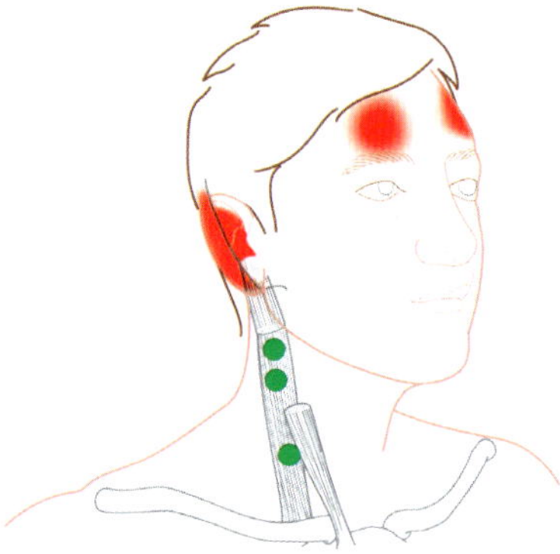

Klavikulärer Muskelkopf

Griechisch *sternon*, Brust; *kleis*, Schlüssel, Klavikula; *mastos*, Brust; Lateinisch *mastoides*, brustförmig

Hier handelt es sich um einen langen Muskelstreifen mit zwei Köpfen. Gelegentlich wird er bei der Geburt verletzt und teilweise durch fibrotisches Gewebe ersetzt, das kontrahiert und einen Torticollis (Schiefhals) verursacht. Dieser Muskel ist für Triggerpunkt-Therapeuten äußerst wichtig.

URSPRUNG

Sternaler Muskelkopf: Vordere Fläche des Manubrium sterni.
Klavikulärer Muskelkopf: Obere Fläche des medialen Drittels der Clavicula.

ANSATZ

Außen am Processus mastoideus des Os temporale. Laterales Drittel der Linea nuchae superior des Os occipitale.

FUNKTION

Kontraktion beider Seiten gleichzeitig: Beugt den Nacken und zieht den Kopf nach vorn, wie beim Anheben des Kopfes von einem Kissen. Hebt beim tiefen Einatmen das Sternum und auf diese Weise auch die Rippen nach oben.Kontraktion einer Seite: Neigt den Kopf zur gleichen Seite. Dreht den Kopf zur anderen Seite (und dabei auch nach oben).

INNERVATION

Nervus accessorius **XI**, mit sensorischer Versorgung durch die zervikalen Nerven C2 und C3 für die Propriozeption.

GRUNDBEWEGUNG

Beispiele: Kopfdrehung, um über die Schulter zu blicken; Anheben des Kopfes vom Kopfkissen.

ÜBERTRAGENE SCHMERZEN

Sternaler Muskelkopf: Schmerzen im Hinterkopf, ausstrahlend nach vorne in Augenbraue, Wange und Hals (Auge und Nebenhöhle).
Klavikulärer Muskelkopf: Stirnkopfschmerz, Ohrenschmerzen, Schmerzen im Mastoid (Benommenheit, eingeschränktes räumliches Bewusstsein).

ÜBERSICHT

INDIKATIONEN
Spannungskopfschmerz, Schleudertrauma, steifer Nacken, atypische Gesichtsneuralgie, Katerkopfschmerz, Orthostase-Syndrom, beeinträchtigte Symptome des sympathischen Nervensystems in einer Gesichtshälfte, vermindertes räumliches Bewusstsein, Ptosis. In Verbindung mit trockenem rasselndem Husten, Sinusitis und chronischem Halsschmerz, vermehrtem Augentränen und Rötung des Auges, Knackgeräuschen im Ohr (einseitig), Gleichgewichtsproblemen und Rechtsdrall beim Autofahren.

URSACHEN
Innere Unruhe, Stress, Höhe des Kopfkissens, Allergien, Gewichtheben, renale tubuläre Azidose, Reisekrankheit, Trauma, falsche Schwimmtechnik, enger Kragen, Körperhaltung bei der Arbeit und ergonomische Ursachen.

DIFFERENTIALDIAGNOSE
Trigeminusneuralgie. Gesichtsneuralgie. Probleme mit Gleichgewichtssinn. Lymphadenopathie. M. levator scapulae. Oberer M. trapezius. M. splenius capitis.

VERBINDUNGEN
M. trapezius, M. masseter, Platysma, Mm. scaleni, M. levator scapulae, M. sternalis, M. temporalis, M. pectoralis major.

MANUELLE TECHNIKEN

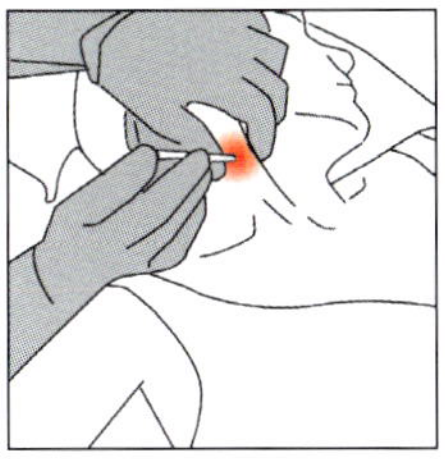

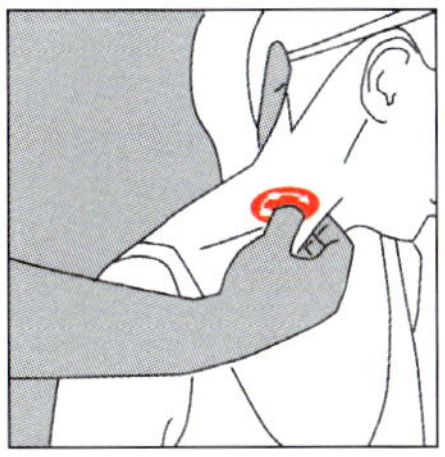

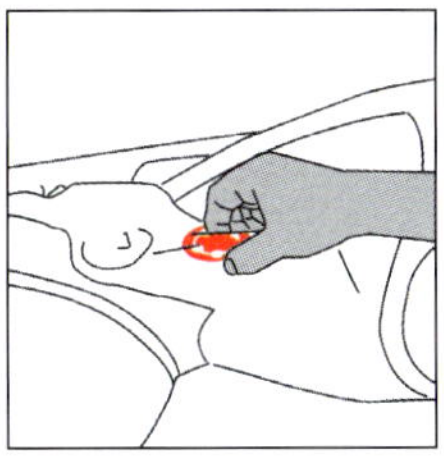

✓	✓	Sprühen & Stretchen
✓	✓	Trockenes Nadeln
✓		Tiefe Streichmassage
✓	✓	Kompressionstechnik
✓	✓	Muskelenergietechnik
✓	✓	Positional-Releasetechnik
✓		Injektionen

Postisometr. Relaxationstechnik (PIR)
Indikationen: Subak. bis chron. Zustände
- Identifizieren Sie den Triggerpunkt.
- Bringen Sie den Patienten in eine bequeme Position, in der der betroffene Muskel (Gastmuskel) sich voll dehnen kann.
- Bitten Sie den Patienten, mit 10–25 % seiner Muskelkraft den betroffenen Muskel (Gastmuskel) zu seiner maximalen schmerzfreien Länge zu kontrahieren, während Sie für 3–10 Sekunden isometrischen Widerstand geben. Stabilisieren Sie den Körperteil, um eine Muskelverkürzung zu verhindern.
- Bitten Sie den Patienten, den Muskel zu entspannen oder »loszulassen«.
- Während dieser Relaxationsphase verlängern Sie vorsichtig den Muskel, indem Sie ihn bis zum Punkt des (passiven) Widerstands spannen – registrieren Sie jede Veränderung der Länge.
- Wiederholen Sie diese Übung 3-mal.

(Inhibitions-)Kompressionstechnik
- Identifizieren Sie den Triggerpunkt.
- Bringen Sie den Patienten in eine bequeme Position, in der der betroffene Muskel (Gastmuskel) in die volle Dehnung kommen kann.
- Üben Sie einen vorsichtigen, allmählich zunehmenden Druck auf den Triggerpunkt aus, während Sie den betroffenen Muskel (Gastmuskel) verlängern, bis Sie an eine palpable Barriere kommen. Der Patient sollte das als unangenehm, aber nicht als schmerzhaft empfinden.
- Üben Sie anhaltenden Druck auf, bis Sie spüren, dass der Triggerpunkt weicher wird. Das kann wenige Sekunden bis mehrere Minuten lang dauern.
- Wiederholen Sie den Vorgang, verstärken Sie dabei den Druck auf den Triggerpunkt, bis Sie an die nächste Barriere kommen etc.
- Für ein (noch) besseres Ergebnis können Sie versuchen, während der Wiederholungen die Richtung des Drucks zu ändern.

SELBSTHILFE

ATMUNG
Das Hyperventilations-Syndrom ist stark mit Problemen des SCM assoziiert. Atemtechniken aus dem Yoga und der Butyeko-Methode lohnen einen Versuch.

RAT
Atmungseffektivität prüfen. Mit der Anzahl der Kopfkissen experimentieren. Achten Sie auf Ihre Körperhaltung bei der Arbeit, Ihre Kopfhaltung, Ihre Körperhaltung beim Fernsehen.

HALTUNG
Kopfvorhalte oder oberes gekreuztes Syndrom können durch eine Reihe manueller und Triggerpunkt-Therapiemethoden behandelt werden.

SELBSTHILFETECHNIK
Nur für erfahrene Triggerpunkt-Selbstbehandler.
1. Arbeiten Sie mit der Pinzettengrifftechnik, um Druck auf die Triggerpunkte auf der Vorderseite des Halses auszuüben. Halten Sie die Triggerpunkte, arbeiten Sie langsam.
2. Atmen Sie tief, da ein stechender Schmerz in Richtung Hand ausgelöst werden kann.

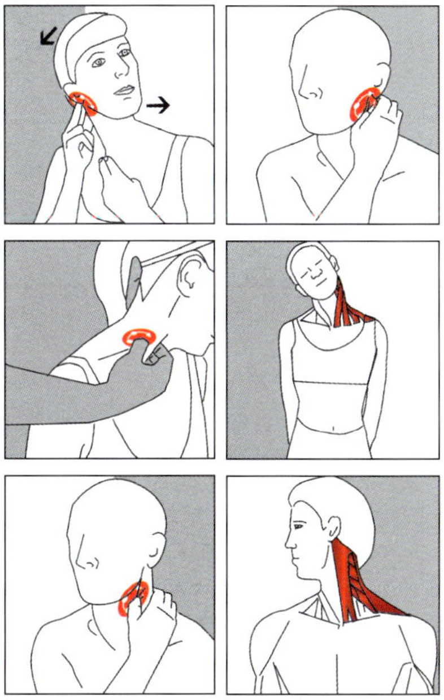

DAS KIEFERGELENK (TEMPOROMANDIBULARGELENK, TMG)

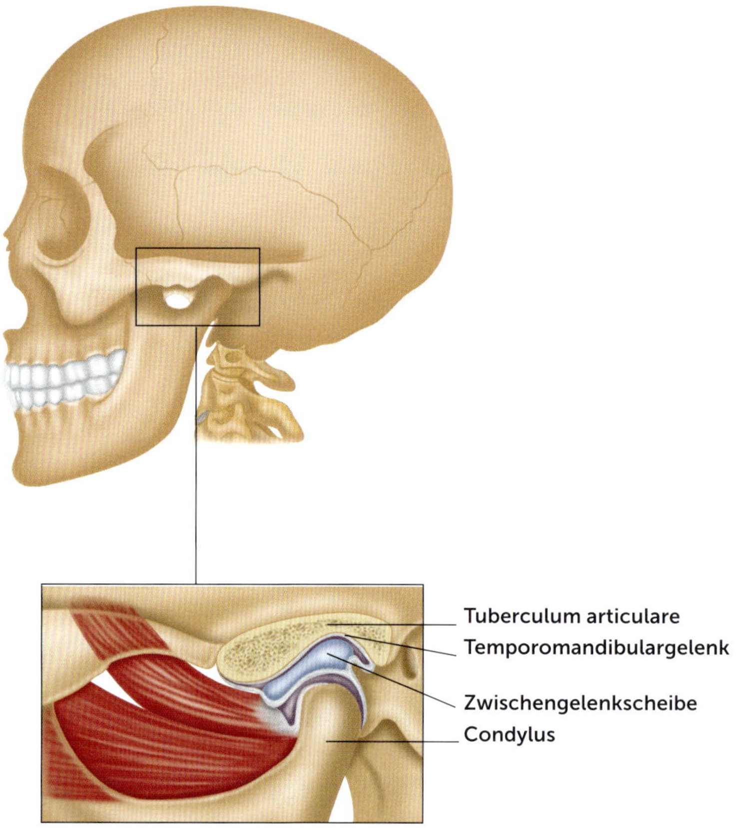

Triggerpunkte werden meist in den Muskeln gefunden, die das TMG bewegen und stabilisieren. Als Reaktion auf Stress, Angst und/oder Spannung pressen die Menschen häufig die Zähne aufeinander. Das Temporomandibulärgelenkssyndrom kann als »chronischer Schmerz und/oder Dysfunktion des TMG und seiner Muskeln« definiert werden. Die am meisten akzeptierte Theorie zur Pathogenese lautet: »Es findet eine temporäre Verschiebung des Gelenks nach vorne mit oder ohne Reduzierung des Bewegungsumfangs statt.« Dies führt zu wiederholten Mikro- und Makrotraumen der Muskeln und zu einer chronischen Entzündung der Gelenkmembranen. Triggerpunkte entwickeln sich häufig in den Muskeln, die das Gelenk bewegen und stützen. Die Hauptsymptome sind Gesichtsschmerz, insbesondere in Ohrnähe, Gelenkknacken und Kopfschmerzen, können jedoch auch Übelkeit und Tinnitus mit einschließen. Die Schmerzen bringen die Patienten häufig zur Verzweiflung, sodass sie bei exotischen und teuren Heilmethoden Hilfe suchen. Der Triggerpunkt-Release kann eine sehr nützliche therapeutische Maßnahme sein, wobei auch die Ursachen erforscht und behandelt werden müssen. Das TMG-Syndrom ist multifaktoriell, die folgende Auflistung deckt einige geläufige differentialdiagnostische Kriterien ab:

- Unter-, Über-, Seit- oder Fehlbiss
- Gelenksdislokation beim Gähnen, Knacken und/oder Knirschen
- Ohrenschmerzen
- HWS-Probleme
- Typ/Form des Synovialgelenkes; es gibt mehrere anatomische Variationen
- Kaugummikauen
- Einseitiges Kauen
- Chronische Zahnprobleme
- Probleme mit den Weisheitszähnen
- Zähneknirschen, Bruxismus
- Zähnezusammenbeißen bei Stress/Angst
- Depressionen und bipolare Störung
- Arthritis (Osteoarthritis und rheumatoide Arthritis)
- Zahnen

Als Primärmuskeln direkt mit dem Kiefergelenk verbunden sind M. temporalis, M. masseter, M. pterygoideus lateralis und M. pterygoideus medialis. Sekundärmuskeln sind der M. mylohyoideus und der M. digastricus anterior. Chronische Triggerpunkte in einem dieser Muskeln können zu einer erhöhten muskulären Steifheit, zu Ermüdung und zu einer Dysfunktion führen. Die Symptome treten ein- und/oder beidseitig auf; selten werden sie in der Altersgruppe der unter 20-Jährigen angetroffen. Weitere Satellitentriggerpunkte können im oberen M. trapezius, im oberen M. semispinalis capitis, M. suboccipitalis und im M. sternocleidomastoideus lokalisiert sein.

INDIKATIONEN

Diese einschränkende Situation wird charakterisiert durch Schmerzen, Steifheit und schmerzhafte Kiefergelenksmuskeln, vor allem in der Ohrregion. Sie kann primär vorliegen als Ergebnis eines abnormalen Kiefers, eines Fehlbisses wie Malokklusion, einer Variation der Anatomie des Kiefergelenkes oder sekundär bei Situationen wie Zähneknirschen oder Zähnezusammenbeißen auftreten. Es ist immer sinnvoll, die Meinung und Diagnose eines qualifizierten Zahnarztes einzuholen. Zudem können folgende Behandlungen die Stärke und Chronizität von Kiefergelenksschmerzen reduzieren helfen.

STEP 1 Studieren Sie die Anatomie und die Richtung der Muskelfasern.

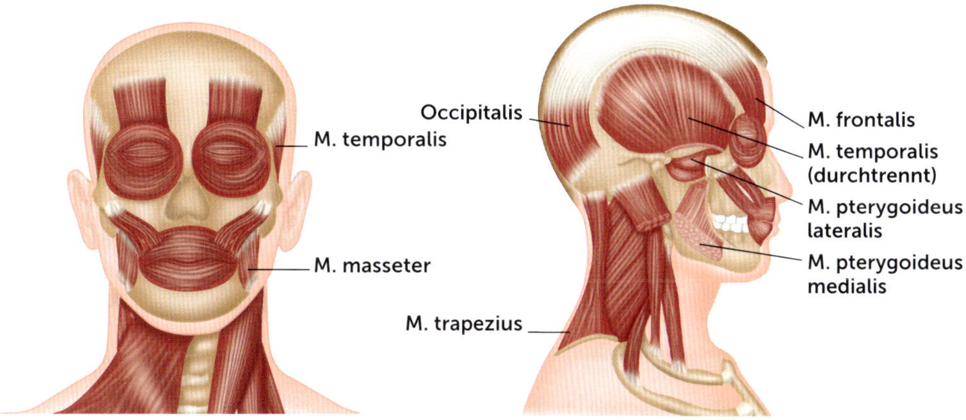

STEP 2 ICT im Sitzen für:

Oberer M. trapezius

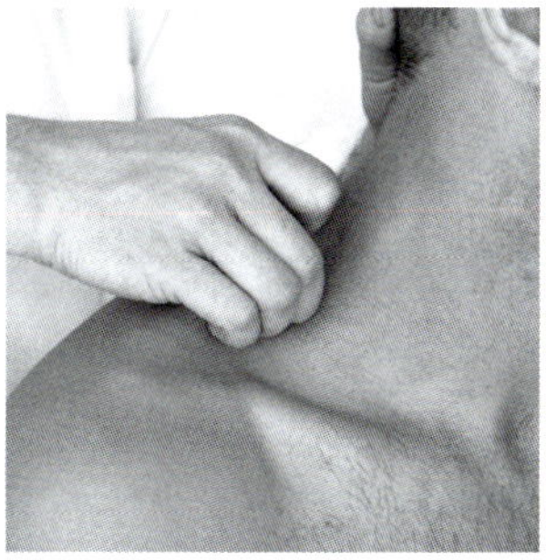

Hintere Zervikalmuskulatur

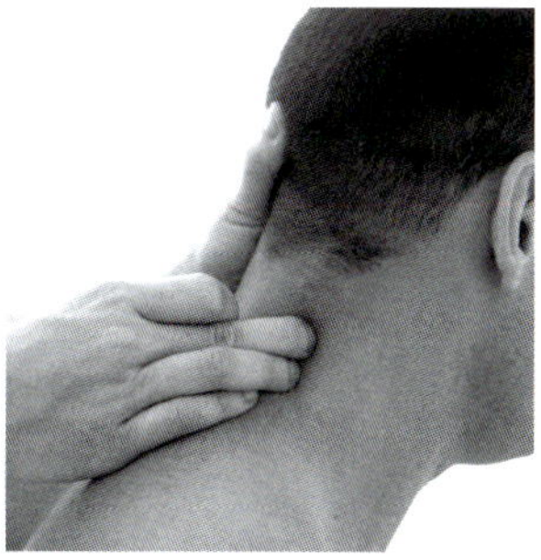

M. splenius cervicis

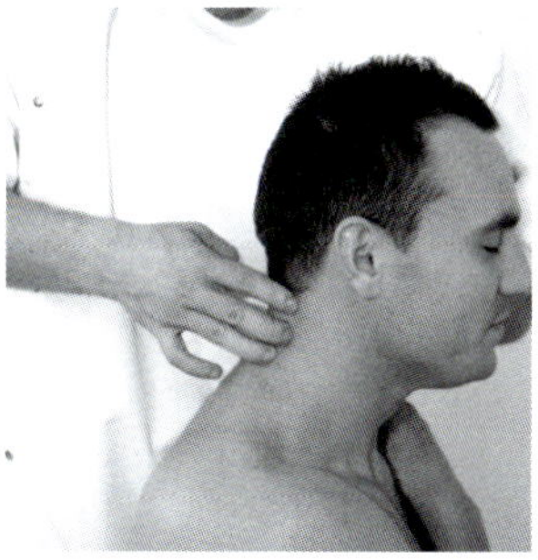

STEP 3 Den Bereich ausgiebig massieren

STEP 4 ICT in Rückenlage für folgende Muskeln:

M. masseter

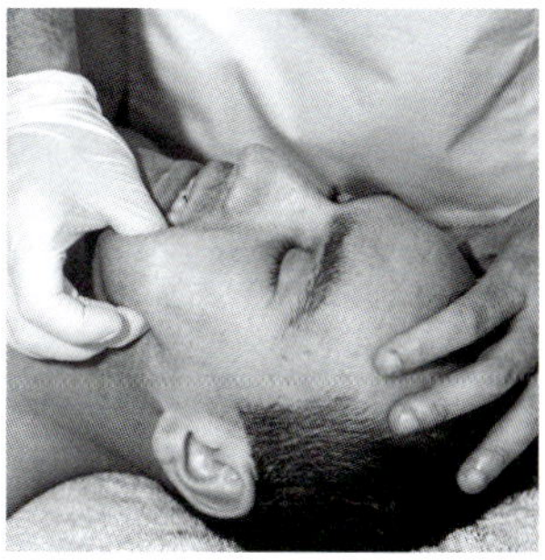

M. temporalis (insbesondere die Muskel-Sehnen-Verbindung)

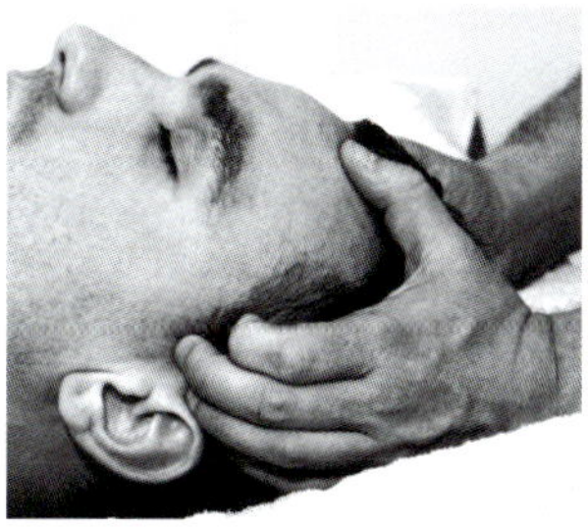

Mm. pterygoideus lateralis und medialis

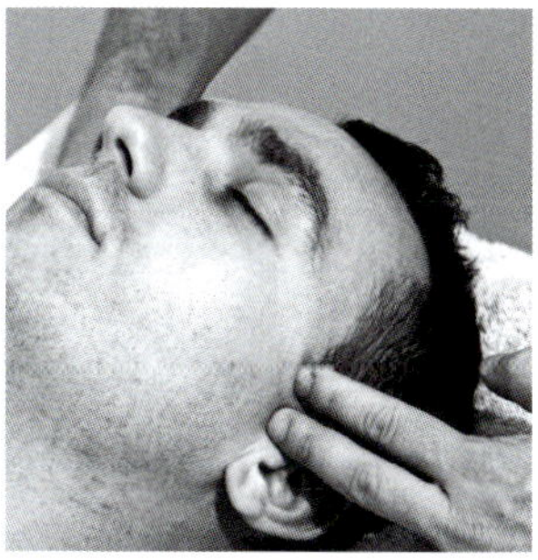

M. digastricus

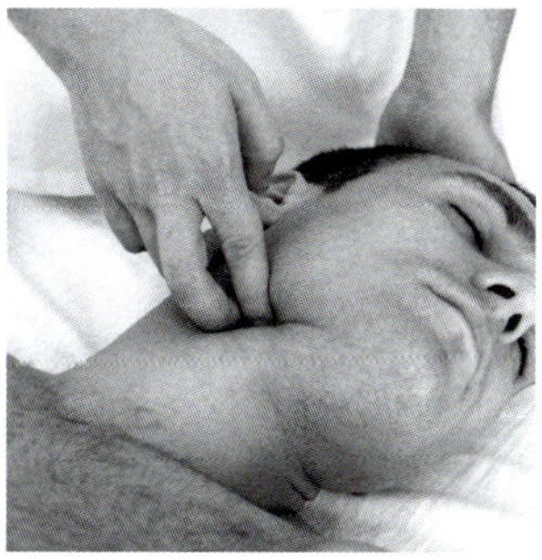

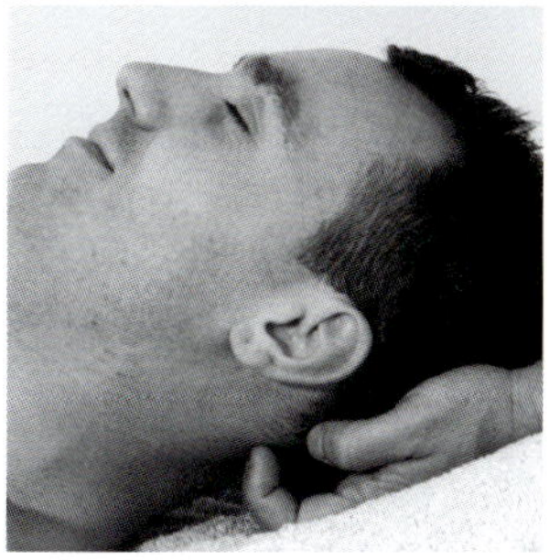

M. epicranius (occipito-frontalis)

KOPFSCHMERZEN

INDIKATIONEN

Kopfschmerzen können aus zahlreichen Gründen auftreten und sich auf verschiedene Arten manifestieren. Wenn Sie unter schweren oder Dauerkopfschmerzen leiden, sollten Sie Ihren Arzt aufsuchen. Mit den meisten Kopfschmerzformen ist jedoch eine erhöhte Muskelspannung assoziiert, die durch die Behandlung der Triggerpunkte günstig beeinflusst werden kann.

STEP 1 Studieren Sie die Anatomie und die Richtung der Muskelfasern.

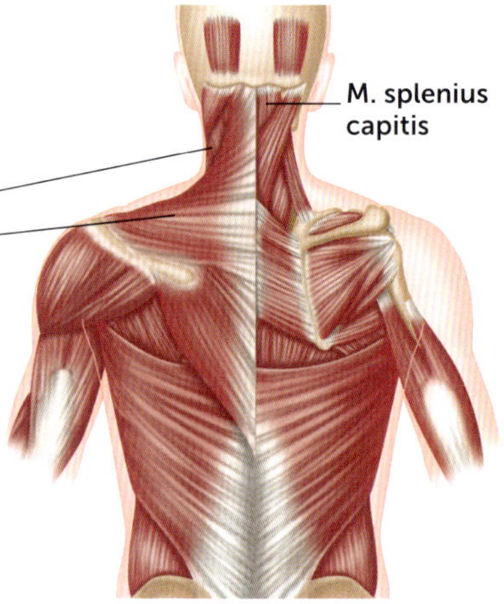

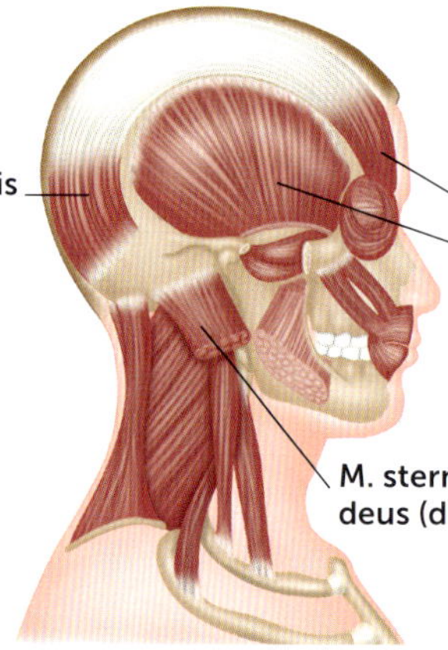

STEP 2

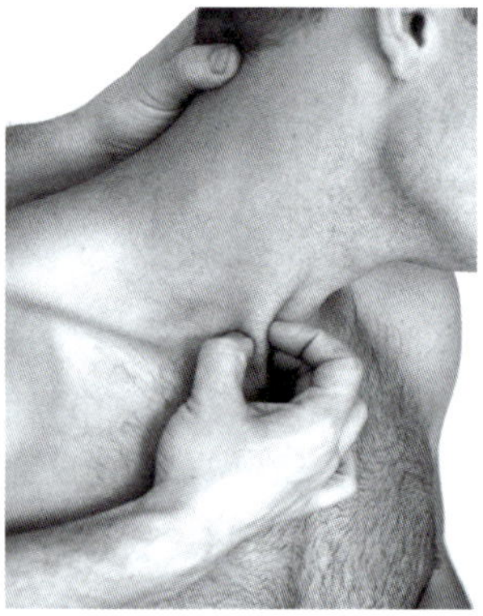

ICT im Sitzen für den SCM (vorsichtig die Triggerpunkte suchen und behandeln). Der Kopf sollte in einer nach vorne geneigten Nickposition sein und zur Seite des Drucks rotiert werden. Bedenken Sie, dass in diesem Bereich des Halses viele empfindliche Blutgefäße und Strukturen liegen.

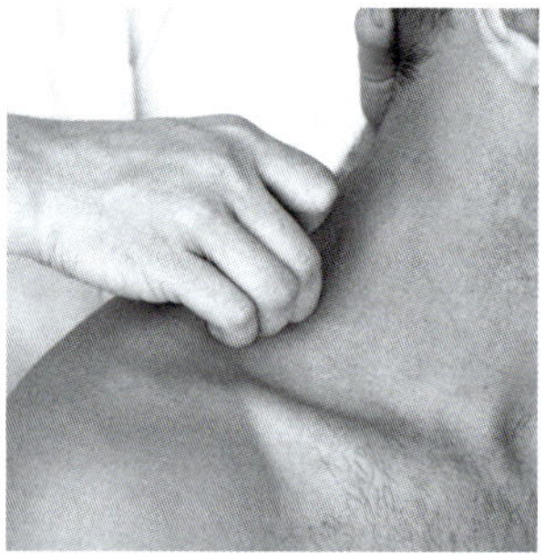

ICT im Sitzen für Triggerpunkte im oberen M. trapezius.

STEP 3 Den Bereich ausgiebig massieren.

STEP 4 ICT in Rückenlage für den:
Zervikalen Anteil des M. erector spinae und den M. temporalis.

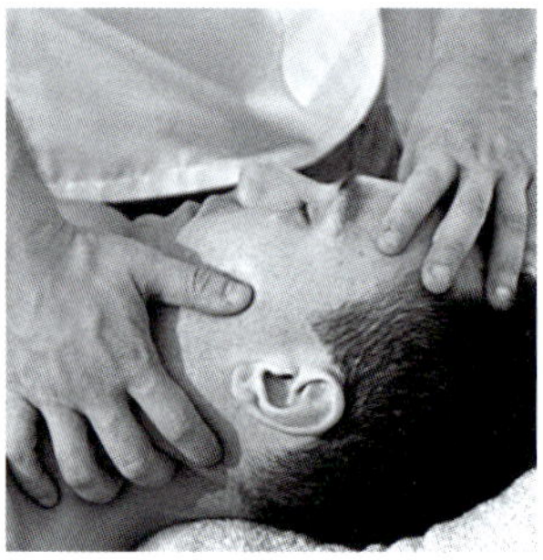

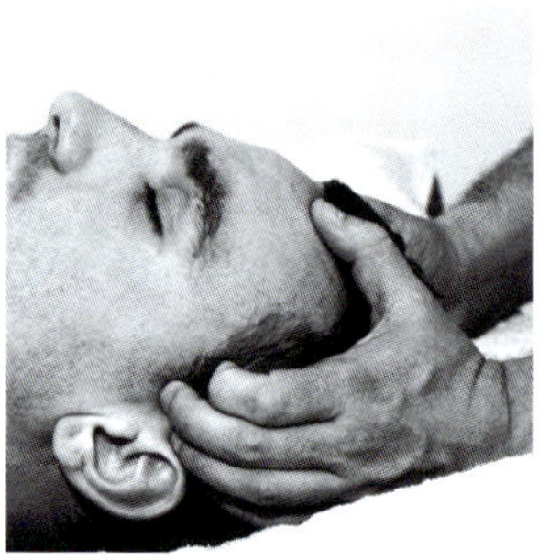

STEP 5 Beim weiterhin in Rückenlage liegenden Patienten beenden Sie die ICT auf den hinteren Triggerpunkten des M. epicranius (occipitofrontalis).

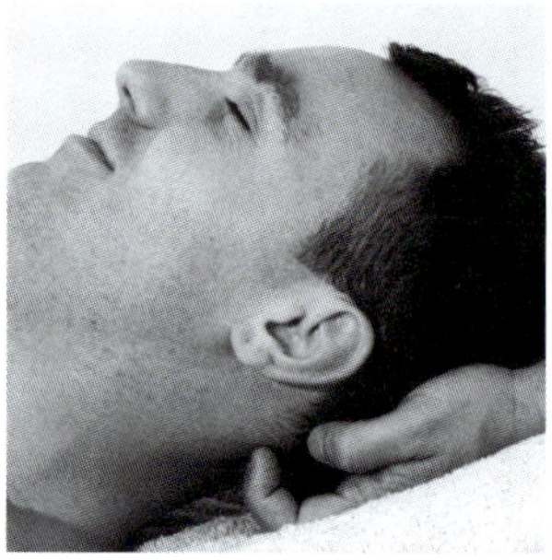

INDIKATIONEN

Chronische Anspannung und Nackenschmerzen, Stresskopfschmerz, HWS-Schmerzen und Schleudertrauma. Die Triggerpunkttherapie kann für diese Region sehr wirksam sein. Diese Muskeln weisen oft zahlreiche Triggerpunkte auf, und es ist sehr wichtig, die richtigen zu finden.

STEP 1 Studieren Sie die Anatomie und die Richtung der Muskelfasern.

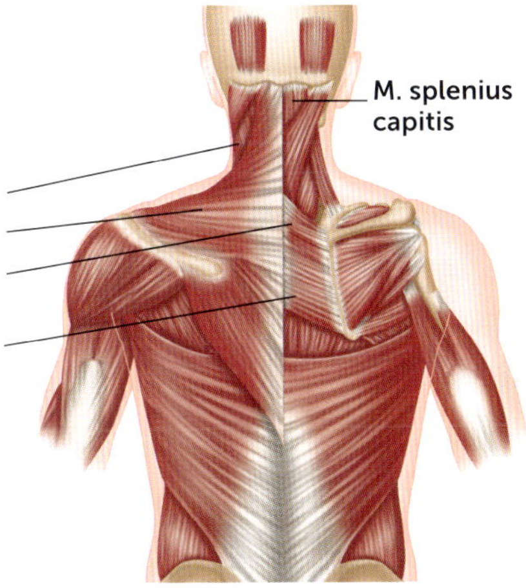

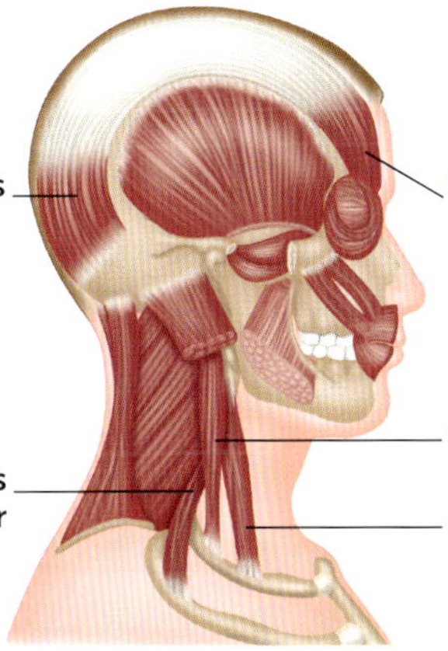

STEP 2

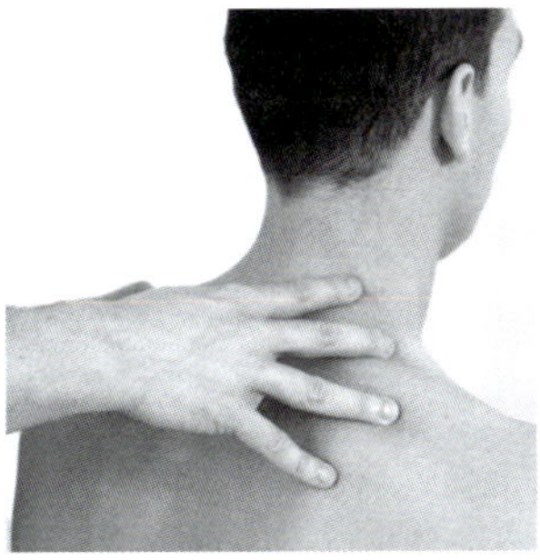

ICT im Sitzen für den oberen und mittleren M. trapezius.

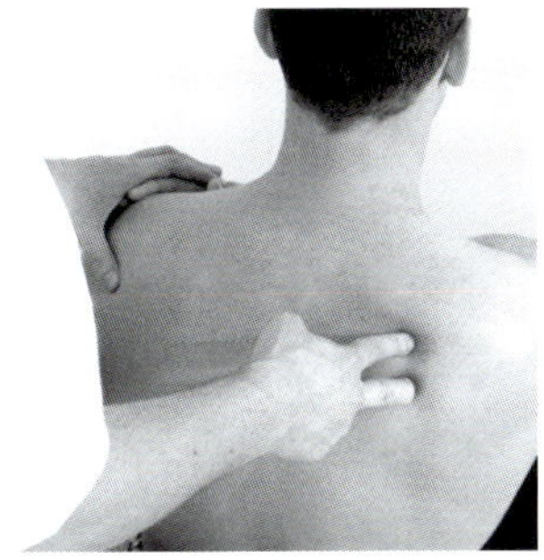

Mit den Fingern über die Rhomboidalmuskulatur nach unten fahren, nur auf Triggerpunkten stehenbleiben.

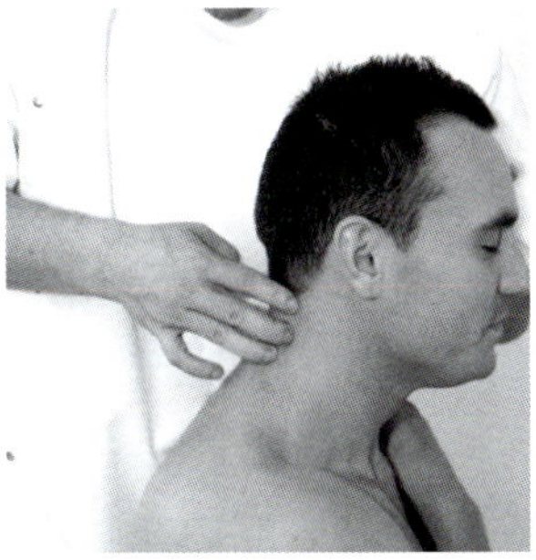

Mit den Fingern nach oben zu den Triggerpunkten im M. spenius capitis fahren.

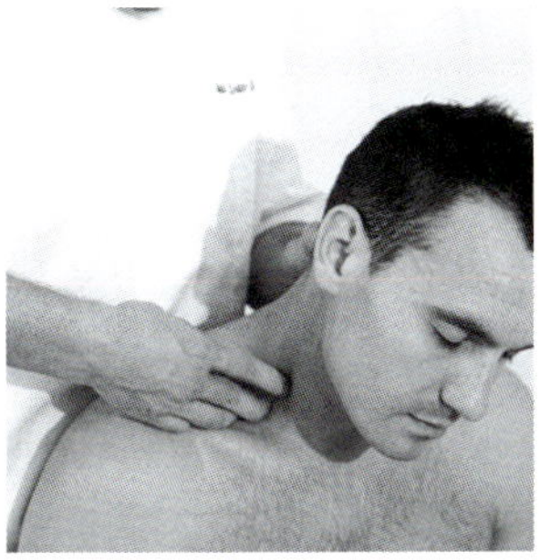

Schließlich die Triggerpunkte in der Scalenusgruppe lokalisieren und inhibieren.

STEP 3 Den Bereich ausgiebig massieren.

STEP 4 Ziehende Massagetechniken für den zervikalen Anteil des M. erector spinae:

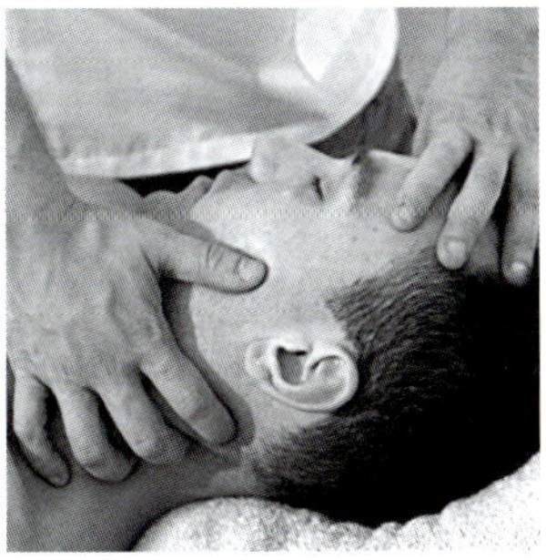

Patient befindet sich in Rückenlage, Sie stehen auf der gegenüberliegenden Seite, legen die Fingerspitzen unter die Muskeln auf der gegenüberliegenden Nackenseite, ziehen den Patienten langsam zu sich herüber, während Sie ihn bitten, den Kopf zu Ihnen zu wenden. Auf der anderen Seite wiederholen.

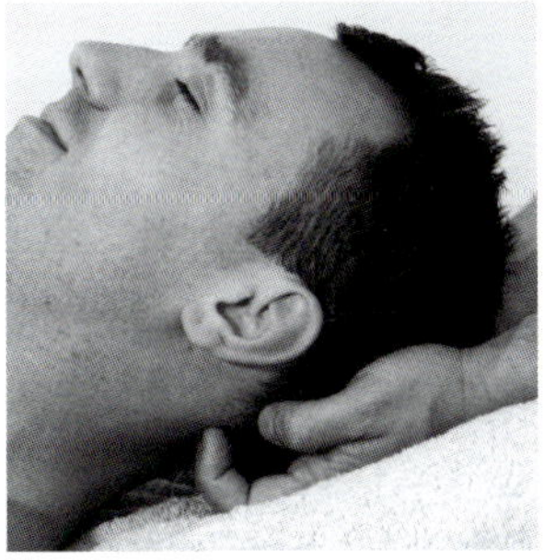

STEP 5
Während der Patient immer noch auf dem Rücken liegt, beenden Sie die Behandlung mit der ICT auf die hinteren Punkte des M. epicranius (occipitofrontalis) und bitten den Patienten, das Gewicht seines Kopfes Ihren Fingern zu überlassen.

8 Muskeln von Rumpf und Wirbelsäule

Regionale Triggerpunkte für Bauch-, Brust- und Rückenschmerzen

Bauchschmerzen
M. rectus abdominis
M. obliquus externus
M. transversus abdominis
M. iliocostalis thoracis
M. multifidus
M. quadratus lumborum

Schmerzen in der Brust (vorne)
M. pectoralis major
Mm. Scaleni
M. sternocleidomastoideus (sternaler Muskelkopf)
M. iliocostalis cervicis
M. obliquus externus
Diaphragma

Schmerzen in der Brust (seitlich)
M. serratus anterior
M. latissimus dorsi
Diaphragma

Schmerzen im oberen Rücken
Mm. Scaleni
M. levator scapulae
M. supraspinatus
M. trapezius
M. multifidus
Rhomboidalmuskulatur
M. splenius cervicis
M. triceps brachii
M. biceps brachii

Schmerzen im mittleren Rücken
M. ilipsoas
M. latissimus dorsi
M. iliocostalis thoracis
M. multifidus
M. rectus abdominis

Schmerzen im unteren Rücken
M. gluteus medius
M. iliopsoas
M. longissimus thoracis
M. iliocostalis thoracis
M. iliocostalis lumborum
M. multifidus
M. rectus abdominis

MUSCULUS ERECTOR SPINAE (M. SACROSPINALIS)

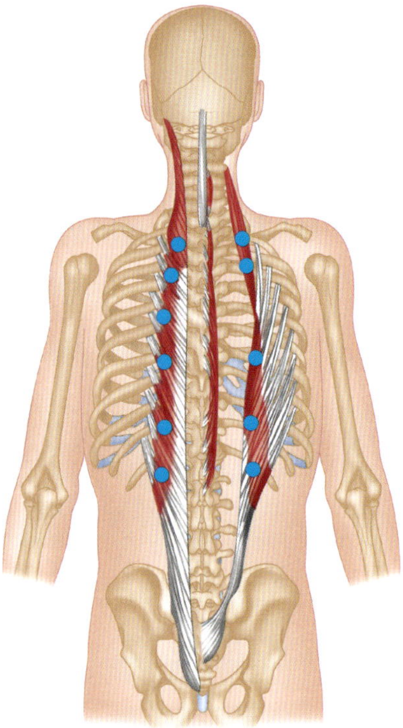

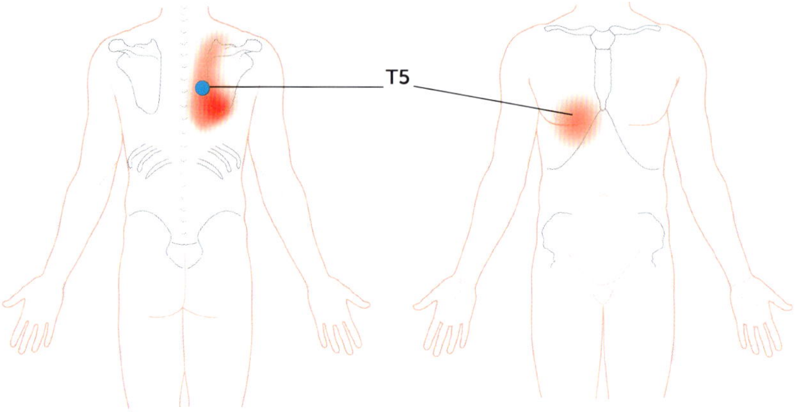

M. iliocostalis thoracis

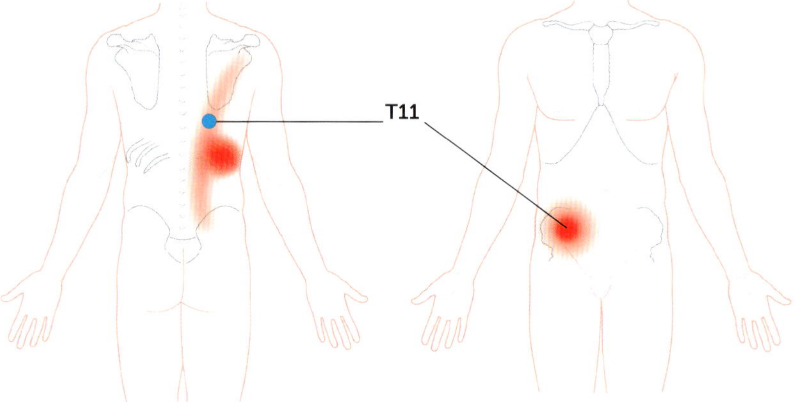

M. iliocostalis thoracis

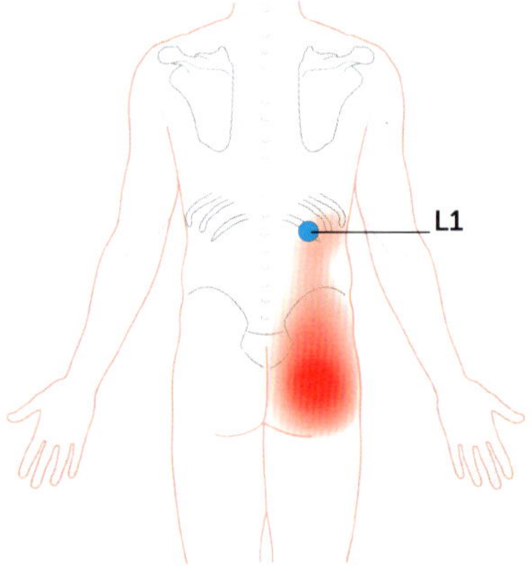

M. iliocostalis lumborum

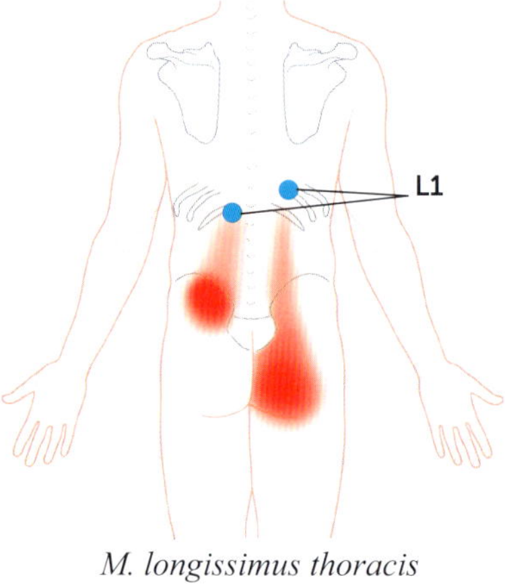

M. longissimus thoracis

Lateinisch: *sacrum*, sakral, *spinalis*, zur Wirbelsäule gehörend

Der M. erector spinae, der auch *M. sacrospinalis* genannt wird, umfasst drei Muskelgruppen, die in parallel zueinander liegenden Säulen angeordnet sind. Von lateral nach medial sind dies: M. iliocostalis, M. longissimus und M. spinalis.

URSPRUNG

Einige Muskelanteile entspringen am Sacrum. Crista iliaca. Dornfortsätze und Querfortsätze der Wirbel. Rippen.

ANSATZ

Rippen. Quer- und Dornfortsätze der Wirbel. Os occipitale (Hinterhauptknochen).

FUNKTION

Streckung und seitliche Neigung der Wirbelsäule (d.h. Rück- und Seitbeuge). Hilft die richtige Krümmung der Wirbelsäule im Stehen und im Sitzen zu halten. Beim Gehen stabilisiert er die Wirbelsäule auf dem Becken. Antagonist: M. rectus abdominis.

INNERVATION

Dorsale Äste der zervikalen, thorakalen und lumbalen Spinalnerven.

GRUNDBEWEGUNG

Hält den Rücken gerade (mit den korrekten Krümmungen), unterstützt die Haltung.

ÜBERTRAGENE SCHMERZEN

Brustwirbelsäule – M. iliocostalis: Medial zur Wirbelsäule und vorne zum Abdomen.
Lendenwirbelsäule – M. iliocostalis, Gesäßmitte
Brustwirbelsäule – M. iliocostalis: Gesäß und Iliosakralbereich

ÜBERSICHT

INDIKATIONEN

Schmerzen im unteren Rücken (vor allem nach dem Heben), eingeschränkter Bewegungsumfang in der Wirbelsäule, Schmerzen im unteren Rücken (Sitzen/Stehen/Treppensteigen), leichte Rückenschmerzen (abends stärker).

URSACHEN

Schlechte Haltung, Spielen eines Musikinstruments, auf dem Bauch liegen mit aufgestütztem Kopf, falsche Brille, oberes gekreuztes Syndrom, Kyphose, Skoliose, Verschleiß, kalter Zug/Klimaanlage, Probleme bei der korrekten Anordnung der Wirbel, bestimmte Sportarten (z.B. Bogenschießen), enges Hemd/Krawatte, Depression.

DIFFERENTIALDIAGNOSE

Angina pectoris. Eingeweideschmerz. Wurzelreizung (Radikulopathie). Probleme mit Ligamenten/Bandscheiben/Iliosakralgelenk. M. piriformis. Pathologisch: Aortenaneurysma. Viszerale Pathologie. Raumfordernder Prozess. Entzündliche Beckenerkrankung.

VERBINDUNGEN

M. pectoralis major.

MANUELLE TECHNIKEN

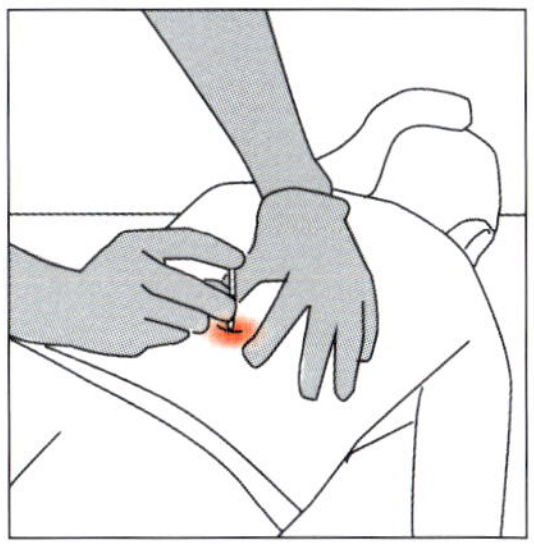

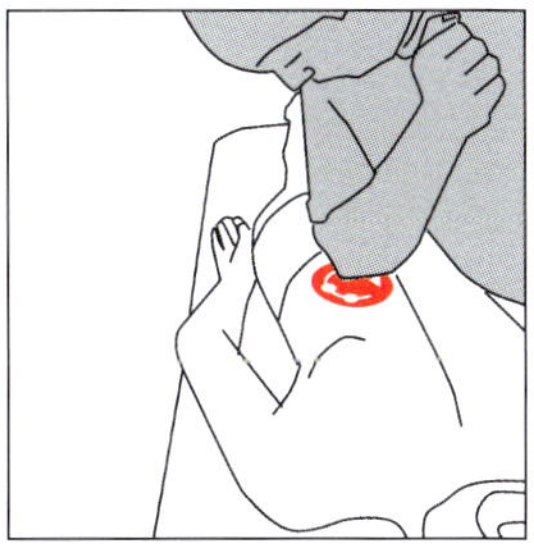

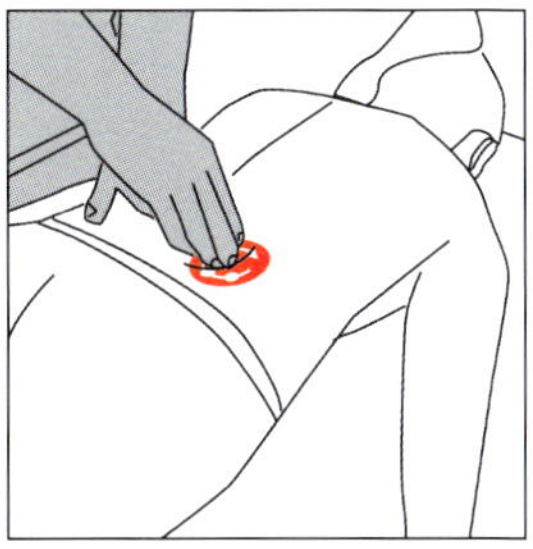

- ✓ ✓ Sprühen und Dehnen
- ✓ ✓ Trockenes Nadeln
- ✓ ✓ Tiefe Streichmassage
- ✓ ✓ Kompressionstechnik
- ✓ ✓ Muskelenergietechnik
- ✓ ✓ Positional-Releasetechnik
- ✓ ✓ Injektionen

Tiefe Streichmassage

- Bringen Sie den Patienten in eine bequeme Position, in der der betroffene Muskel (Gastmuskel) in die volle Dehnung kommen kann.
- Cremen Sie die Haut falls nötig ein.
- Identifizieren und lokalisieren Sie den Triggerpunkt oder den Hartspannstrang.
- Positionieren Sie Ihren Daumen/Applikator direkt unterhalb des Hartspannstrangs und verstärken Sie mit der anderen Hand.
- Üben Sie anhaltenden Druck aus, bis Sie fühlen, dass der Triggerpunkt weicher wird, und streichen Sie in der gleichen Richtung zum Ansatz des Hartspannstrangs weiter. Das sollte vom Patienten als unangenehm, aber nicht als Schmerz empfunden werden.
- Wiederholen Sie diese streichende Behandlung in die Gegenrichtung.

SELBSTHILFE

RAT

Vermeiden Sie eine plötzliche Überbelastung beim Heben. Heben Sie keine schweren Gegenstände, wenn Sie erschöpft sind. Achten Sie auf Ihre Haltung. Wärmeanwendung/heiße Bäder wirken lindernd.

SELBSTHILFETECHNIK

1. Beobachten Sie die anatomischen Muskelfaserrichtungen.
2. Tasten Sie vom Schädel abwärts und achten Sie auf schmerzhafte Stellen und Knötchen.
3. Tasten Sie in die Gegenrichtung zurück zum Schädel.
4. Benützen Sie Ihre Daumen mit kleinen schiebenden Bewegungen.
5. Verweilen Sie auf schmerzhaften Knötchen, bis der Schmerz nachlässt, und streichen Sie dann weiter bis zum Ende.

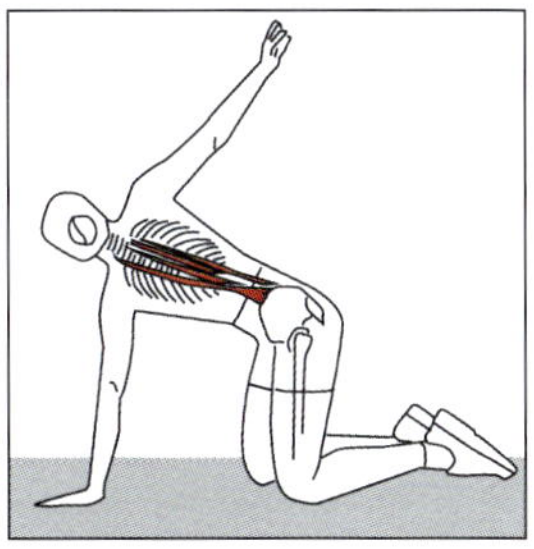

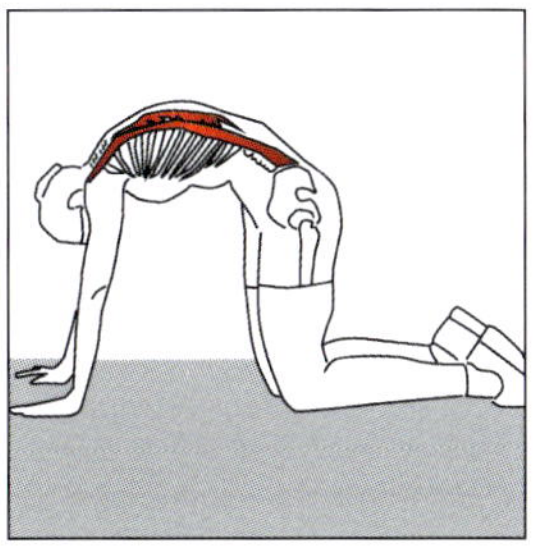

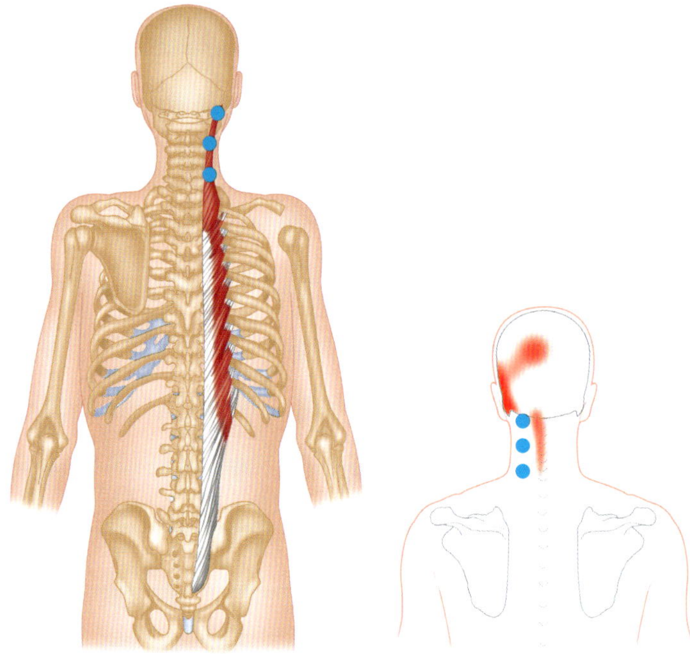

M. longissimus capitis

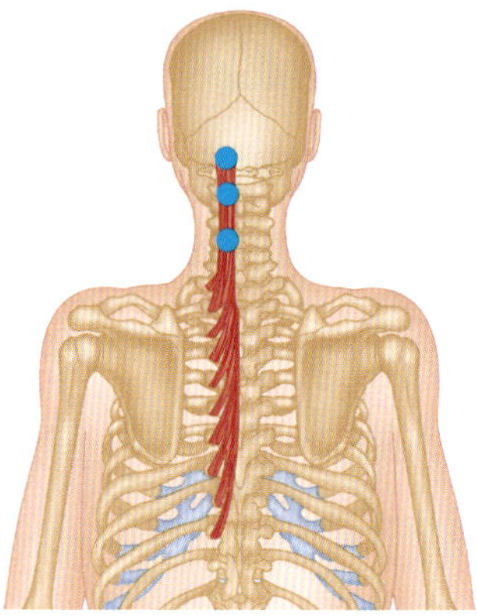

Mm. semispinalis capitis/cervicis

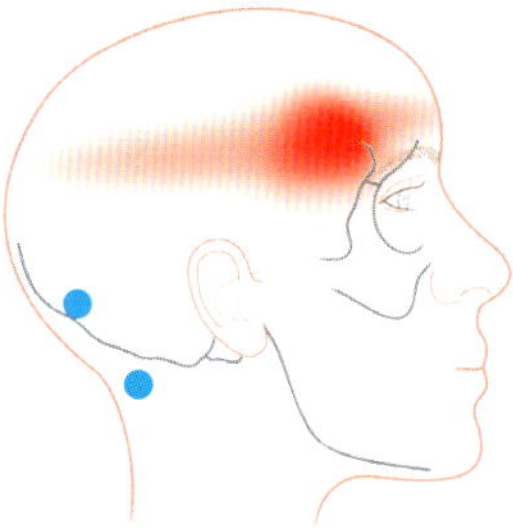

M. semispinalis capitis (oberer Anteil)

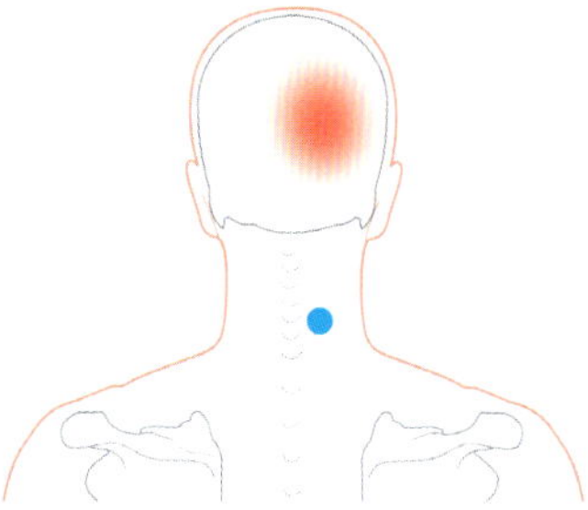

M. semispinalis capitis (mittlerer Anteil) und M. cervicis

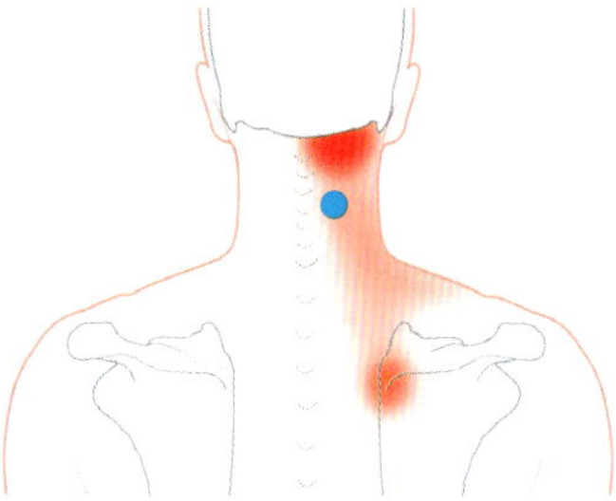

M. multifidus
Auch wenn er hier nicht erwähnt wird (siehe auch Seite 108), verläuft dieser Muskel als Teil des M. erector spinae die Wirbelsäule hinauf und ist damit als Teil der hinteren ZWS-Muskulatur relevant.

Lateinisch: *longissimus*, längster; *capitis*, vom Kopf; *semispinalis*, eine Hälfte der Wirbelsäule; *cervicis* vom Nacken.

Dazu gehören: M. longissimus capitis, M. semispinalis capitis und M. semispinalis cervicis.

URSPRUNG

M. longissimus capitis: Querfortsätze der oberen fünf Brustwirbel (Th1–Th5). Gelenkfortsätze der unteren drei Halswirbel (C5–C7).
M. semispinalis cervicis: Querfortsätze der oberen fünf oder sechs Brustwirbel (Th1–Th6).
M. semispinalis capitis: Querfortsätze der unteren vier Halswirbel und oberen sechs oder sieben Brustwirbel (C4–Th7).

ANSATZ

M. longissimus capitis: Hinterer Anteil des Proc. mastoideus des Os temporale.
M. semispinalis cervicis: Proc. spinosus 2.–5. Halswirbel (C2–C5).
M. semispinalis capitis: Zwischen Linea nuchae superior und inferior des Os occipitale.

FUNKTION

M. longissimus capitis: Streckt und dreht den Kopf. Hilft die korrekte Krümmung der BWS und HWS im Stehen und im Sitzen beizubehalten.
M. semispinalis cervicis: Streckt die thorakalen und zervikalen Anteile der Wirbelsäule. Hilft bei der Drehung der Brust- und Halswirbel.
M. semispinalis capitis: Kräftigster Kopfstrecker. Unterstützt die Kopfdrehung.

INNERVATION

M. longissimus capitis: Hinterer Ast (Ramus dorsalis) der mittleren und unteren Zervikalnerven.
M. semispinalis cervicis: Hinterer Ast der thorakalen und zervikalen Nerven.
M. semispinalis capitis: Hinterer Ast der Zervikalnerven.

GRUNDBEWEGUNG

M. longissimus capitis: Hält den oberen Rücken gerade (mit korrekten Krümmungen).
M. semispinalis cervicis und capitis: Beispiele: Nach oben schauen, Kopfdrehung, um nach hinten zu blicken.

ÜBERTRAGENE SCHMERZEN

Mehrere Bereiche im Faserverlauf, die alle nach oben zum Kopf, zur Schädelbasis und zur Stirn ausstrahlen.

ÜBERSICHT

INDIKATIONEN

Kopfschmerzen, Nackenschmerzen und Nackensteife, eingeschränkte Beugung der HWS, subokzipitaler Schmerz, eingeschränkte Halsdrehung (häufig bei längerer berufsbedingter Fehlhaltung), Schleudertrauma, Schmerzen durch Liegen auf bestimmten Kopfkissen, »Brennen« der Kopfhaut.

URSACHEN

Schlechte Haltung, Spielen eines Musikinstruments, Liegen auf dem Bauch mit aufgestütztem Kopf, falsche Brille, oberes gekreuztes Syndrom, Kyphose, Skoliose, Verschleiß, kalter Luftzug/Klimaanlage, Probleme bei der korrekten Anordnung der Wirbel, bestimmte Sportarten (z.B. Bogenschießen), enges Hemd/Krawatte, Depression.

DIFFERENTIALDIAGNOSE

Mechanische Dysfunktion der HWS, Spondylarthropathie der Zwischenwirbelgelenke. Arteria vertebralis-Syndrom. Zervikaler Bandscheibenschaden in Verbindung mit Dysfunktion der 1. Rippe. Polymyalgia rheumatica. Rheumatoide Arthritis. Osteoarthritis. Ankylosierende Spondylitis (seronegative Spondylarthropathie). Morbus Paget. Psoriasisarthropathie.

VERBINDUNGEN

M. trapezius, M. erector spinae, M. temporalis, M. digastricus, M. infraspinatus, M. levator scapulae, SCM, Mm. splenius capitis/cervicis, subokzipitale Muskulatur, M. occipitalis, M. pector major.

MANUELLE TECHNIKEN

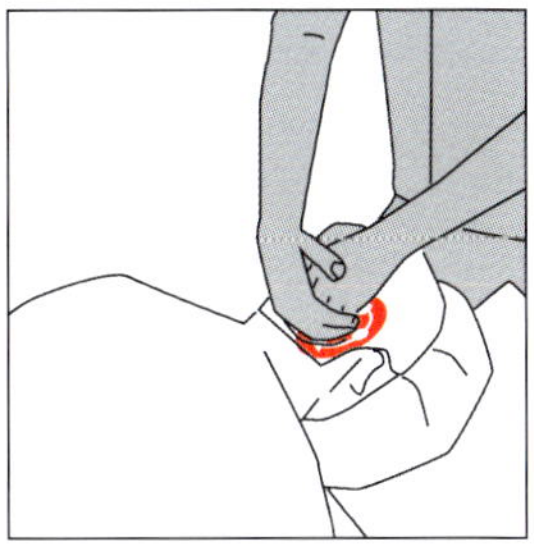

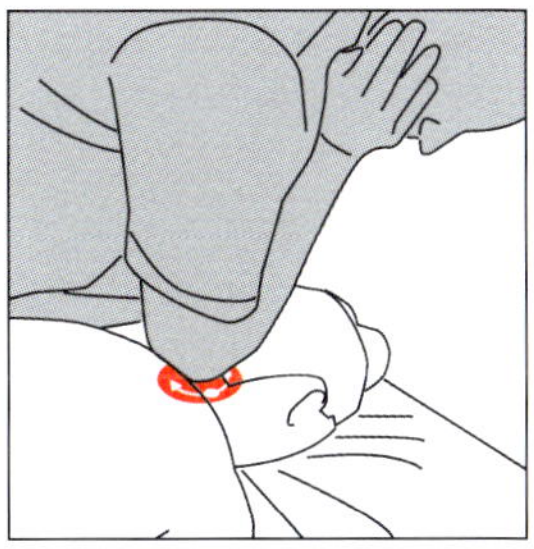

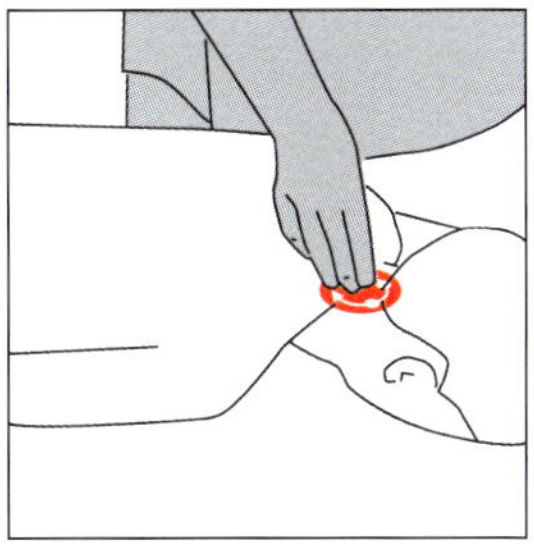

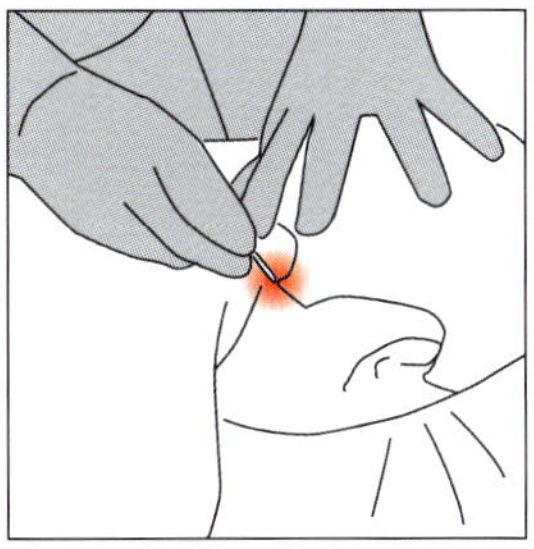

- ✓ ✓ Sprühen und Dehnen
- ✓ ✓ Trockenes Nadeln
- ✓ ✓ Tiefe Streichmassage
- ✓ ✓ Kompressionstechnik
- ✓ ✓ Muskelenergietechnik
- ✓ ✓ Positional-Releasetechnik
- ✓ ✓ Injektionen

Postisometr. Relaxationstechnik (PIR)
Indikationen: Subakute bis chronische Zustände

- Identifizieren Sie den Triggerpunkt.
- Bringen Sie den Patienten in eine bequeme Position, in der der betroffene Muskel (Gastmuskel) in die volle Dehnung kommen kann.
- Bitten Sie den Patienten, mit 10–25% seiner Muskelkraft den betroffenen Muskel (Gastmuskel) zu seiner maximalen schmerzfreien Länge zu kontrahieren, während Sie für 3–10 Sekunden isometrischen Widerstand geben. Stabilisieren Sie den Körperteil, um eine Muskelverkürzung zu verhindern.
- Bitten Sie den Patienten, den Muskel zu entspannen oder »loszulassen«.
- Während dieser Relaxationsphase verlängern Sie vorsichtig den Muskel, indem Sie ihn bis zum Punkt des (passiven) Widerstands spannen – registrieren Sie jede Veränderung der Länge.
- Wiederholen Sie diese Übung mehrere Male (üblicherweise dreimal).

SELBSTHILFE

RAT

Ergonomische Arbeitsplatzgestaltung. Auf Haltung achten. Brille prüfen. Verwendung ergonomischer Kissen. Wärme und Dehnen. Mit Bettzeug/Kopfkissen experimentieren.

SELBSTHILFETECHNIK

1. Beobachten Sie die anatomischen Muskelfaserrichtungen.
2. Tasten Sie vom Schädel abwärts und achten Sie auf schmerzhafte Stellen und Knötchen.
3. Tasten Sie in die Gegenrichtung zurück zum Schädel.
4. Benützen Sie Ihre Daumen mit kleinen schiebenden Bewegungen.
5. Verweilen Sie auf schmerzhaften Knötchen, bis der Schmerz nachlässt, und streichen Sie dann weiter bis zum Ende.

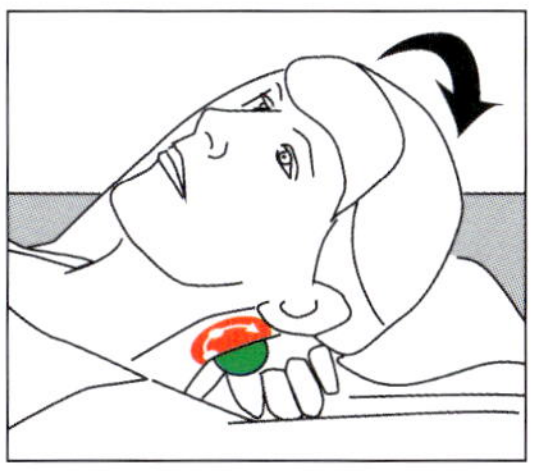

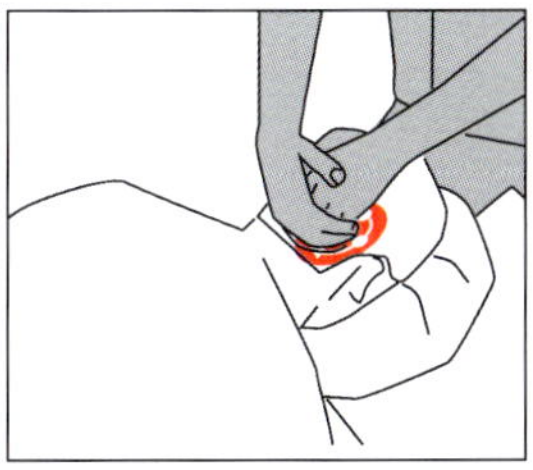

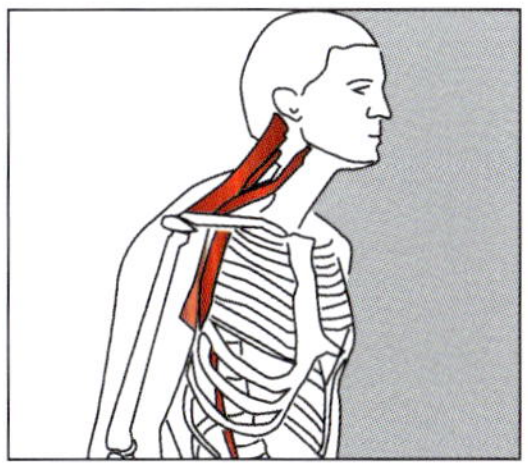

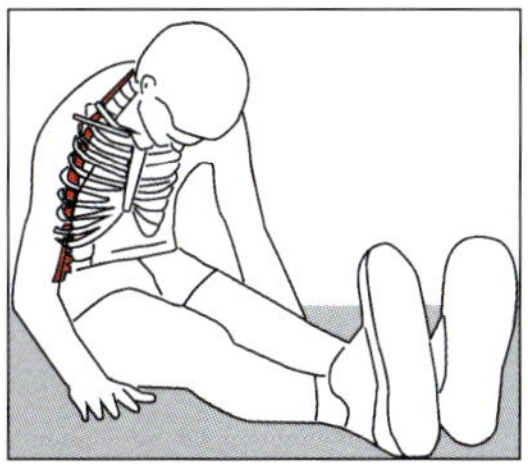

MUSCULUS MULTIFIDUS/ROTATOREN

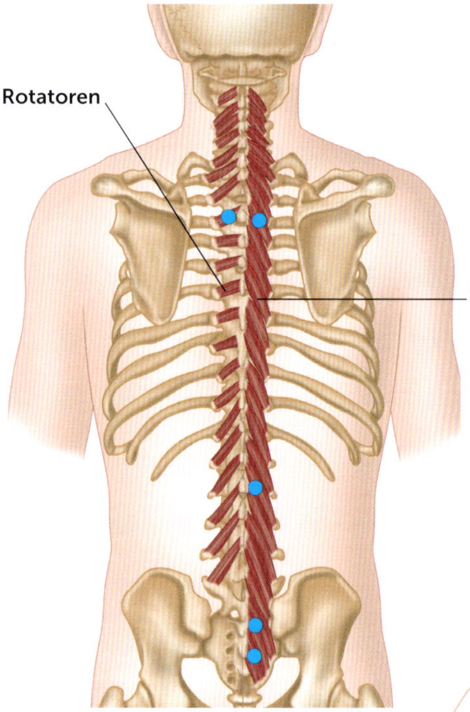

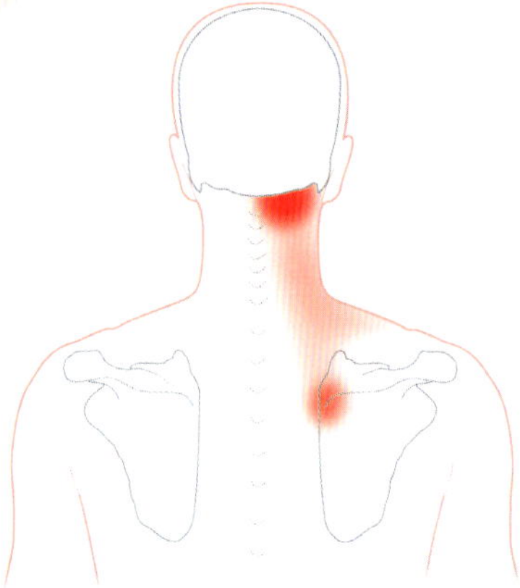

Zervikaler Anteil des M. multifidus

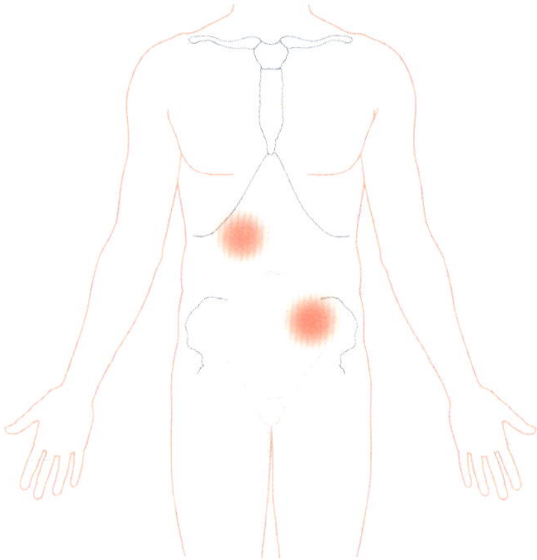

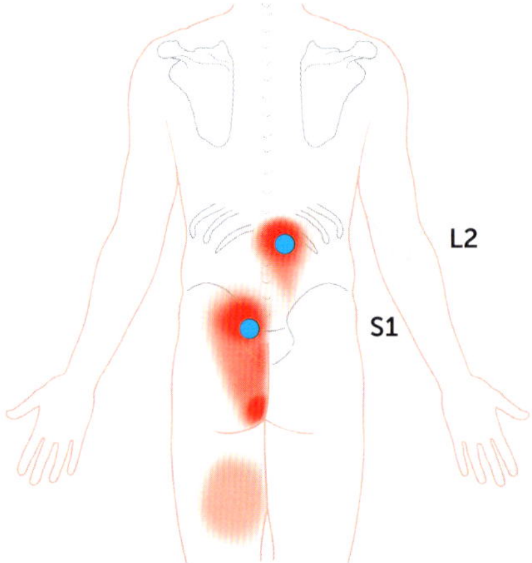

M. multifidus

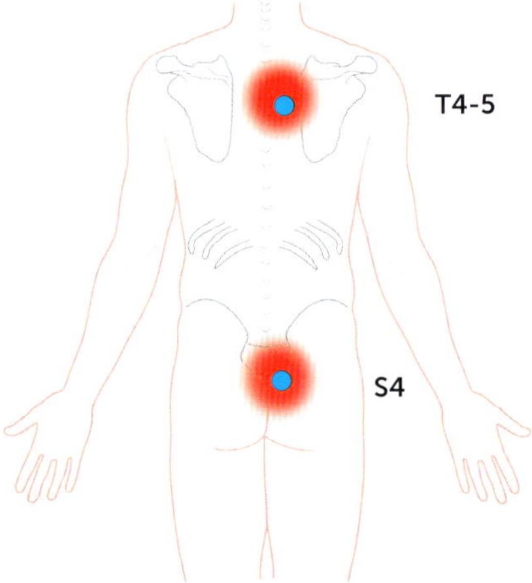

M. multifidus und Rotatoren

Lateinisch *multi*, viele; *findere*, spalten; *rota* Rad

Der M. multifidus gehört zur Transversospinalisgruppe, die in der Rille zwischen den Dornfortsätzen und Querfortsätzen liegt. Er liegt unter dem M. semispinalis und dem M. erector spinae. Die Rotatoren sind die tiefste Schicht der Transversospinalisgruppe.

URSPRUNG

M. multifidus: Hintere Fläche des Sakrums, zwischen den Sakrallöchern und der Spina iliaca posterior superior. Processi mamillarii (hintere Ränder der oberen Gelenkfortsätze) aller Lendenwirbel. Querfortsätze aller Brustwirbel. Gelenkfortsätze der unteren vier Halswirbel.
Rotatoren: Querfortsatz jedes Wirbels.

ANSATZ

M. multifidus: Teile setzen am Dornfortsatz zwei bis vier Wirbel oberhalb des Ursprungs an; umfasst insgesamt die Dornfortsätze aller Wirbel vom 5. Lendenwirbel bis zum Axiswirbel (L5-C2).
Rotatoren: Basis des Dornfortsatzes des benachbarten darüberliegenden Wirbels.

FUNKTION

M. multifidus: Schützt die Wirbelgelenke vor Bewegungen, die durch die kräftigeren oberflächlichen Primärbeweger ausgeführt werden. Extension, Seitbeuge und Rotation der Wirbelsäule. Rotatoren: Drehen und unterstützen die Streckung der Wirbelsäule.

INNERVATION

Rami dorsales der Spinalnerven.

GRUNDBEWEGUNG

Hilft, im Stand, im Sitzen und bei allen Bewegungen eine gute Haltung und die Stabilität der Wirbelsäule zu erhalten.

ÜBERTRAGENE SCHMERZEN

M. multifidus: Lokalisierter, nach vorn bis zum Bauch ziehender Schmerz. S1 führt zu Kokzygodynie (Steißbeinschmerz).
Rotatoren: Lokalisierter bis medialer Schmerz.

ÜBERSICHT

INDIKATIONEN
Tiefe/anhaltende Schmerzen im unteren Rücken, Probleme bei der korrekten Anordnung der Wirbel, fazilitiertes Segment – lokalisiertes paraspinales Erythem (Rötung), Kokzygodynie.

URSACHEN
Schlechte Haltung, Spielen eines Musikinstruments, auf dem Bauch liegen mit aufgestütztem Kopf, falsche Brille, oberes gekreuztes Syndrom, Kyphose, Skoliose, Verschleiß, kalter Zug/Klimaanlage, Probleme bei der korrekten Anordnung der Wirbel, bestimmte Sportarten (z.B. Bogenschießen), enges Hemd/Krawatte, Depression.

DIFFERENTIALDIAGNOSE
Angina pectoris. Eingeweideschmerz. Wurzelreizung (Radikulopathie). Probleme mit den Ligamenten/Bandscheiben/dem Iliosakralgelenk. M. piriformis. Pathologisch: Aortenaneurysma. Viszerale Pathologie. Raumfordernder Prozess. Entzündl. Beckenerkrankung.

VERBINDUNGEN
M. pectoralis major.

MANUELLE TECHNIKEN

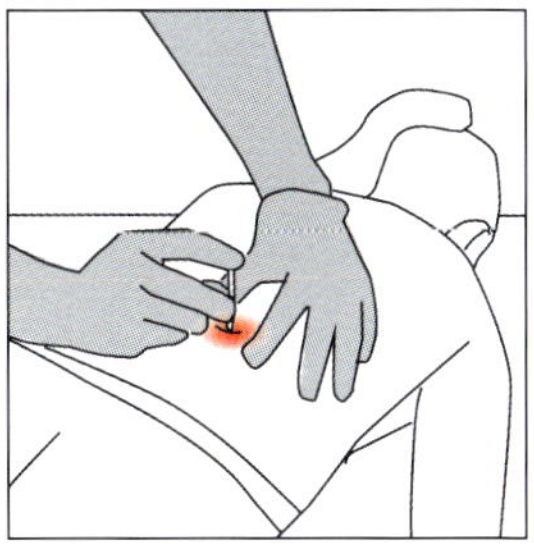

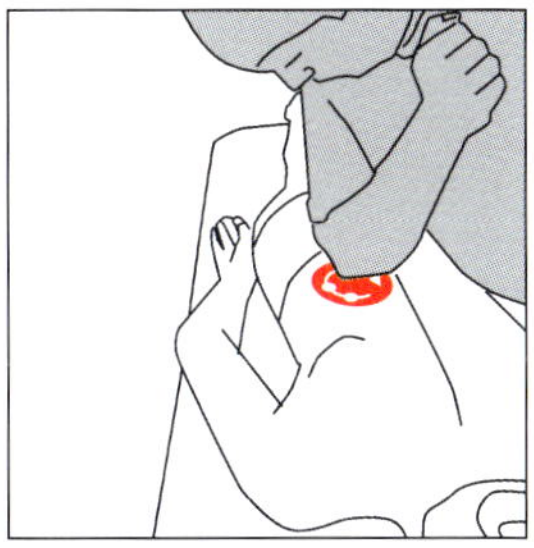

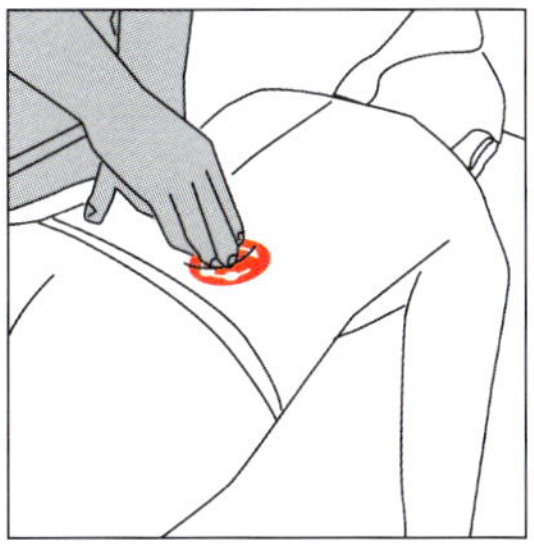

✓	✓	Sprühen und Dehnen
✓	✓	Trockenes Nadeln
✓	✓	Tiefe Streichmassage
✓	✓	Kompressionstechnik
✓	✓	Muskelenergietechnik
✓	✓	Positional-Releasetechnik
✓	✓	Injektionen

Tiefe Streichmassage
- Bringen Sie den Patienten in eine bequeme Position, in der der betroffene Muskel (Gastmuskel) in die volle Dehnung kommen kann.
- Cremen Sie die Haut falls nötig ein.
- Identifizieren und lokalisieren Sie den Triggerpunkt oder den Hartspannstrang.
- Positionieren Sie Ihren Daumen/Applikator direkt unterhalb des Hartspannstrangs und verstärken Sie mit der anderen Hand.
- Üben Sie anhaltenden Druck aus, bis Sie fühlen, dass der Triggerpunkt weicher wird. Streichen Sie in der gleichen Richtung zum Ansatz des Hartspannstrangs weiter. Das sollte vom Patienten nur als unangenehm, aber nicht als Schmerz empfunden werden.
- Wiederholen Sie diese streichende Behandlung in die Gegenrichtung.

SELBSTHILFE

RAT
Achten Sie auf Ihre Haltung. Prüfen Sie eine arbeitsbedingte Kyphose. Experimentieren Sie mit Anzahl und Art der Kopfkissen. Stellen Sie Überlegungen zur Arbeitsplatzgestaltung an.

SELBSTHILFETECHNIK
1. Beobachten Sie die anatomischen Muskelfaserrichtungen.
2. Tasten Sie vom Schädel abwärts, und achten Sie auf schmerzhafte Stellen und Knötchen.
3. Tasten Sie in die Gegenrichtung zurück zum Schädel.
4. Benützen Sie Ihre Daumen mit kleinen schiebenden Bewegungen.
5. Verweilen Sie auf schmerzhaften Knötchen, bis der Schmerz nachlässt, und streichen Sie dann weiter bis zum Ende.

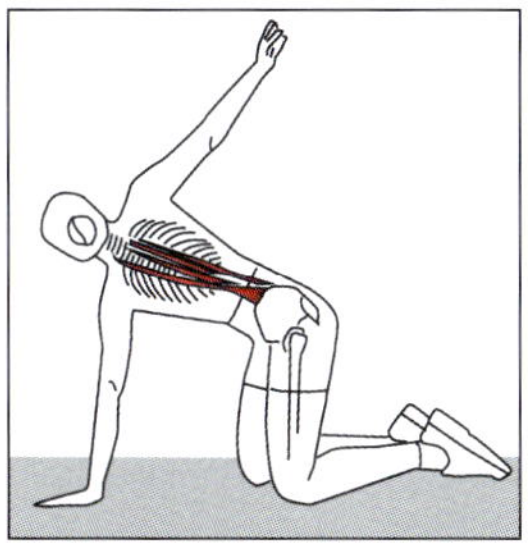

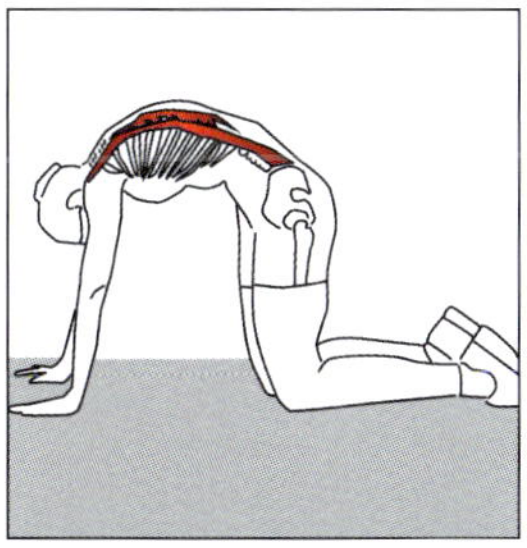

MUSCULUS SPLENIUS CAPITIS/MUSCULUS SPLENIUS CERVICIS

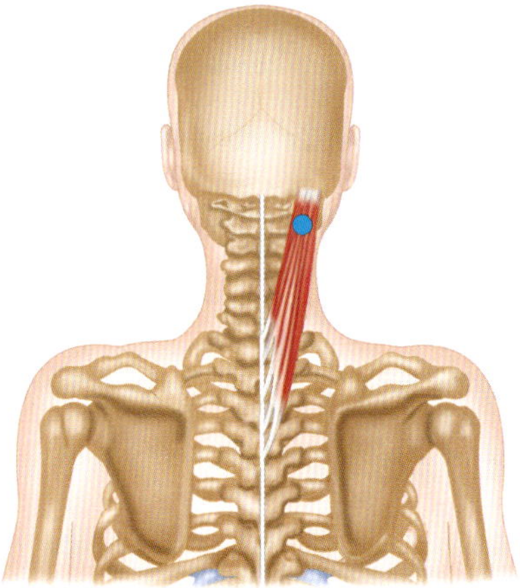

M. splenius capitis

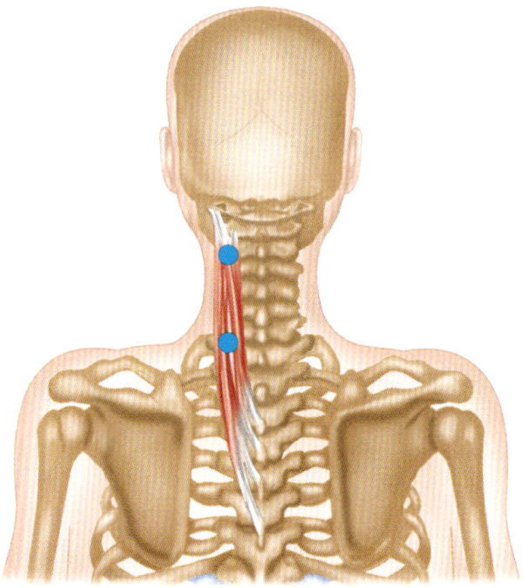

M. splenius cervicis

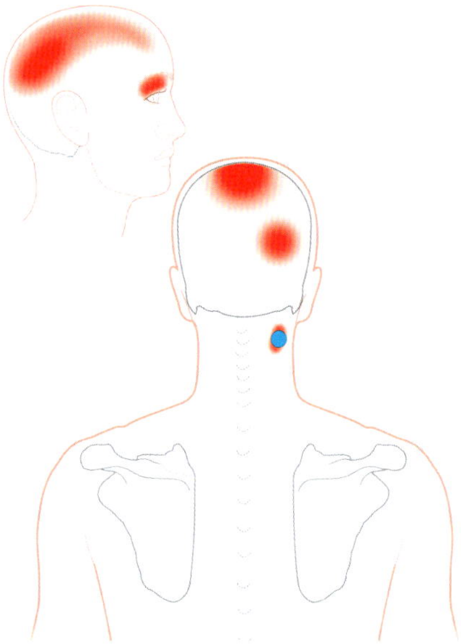

M. splenius capitis

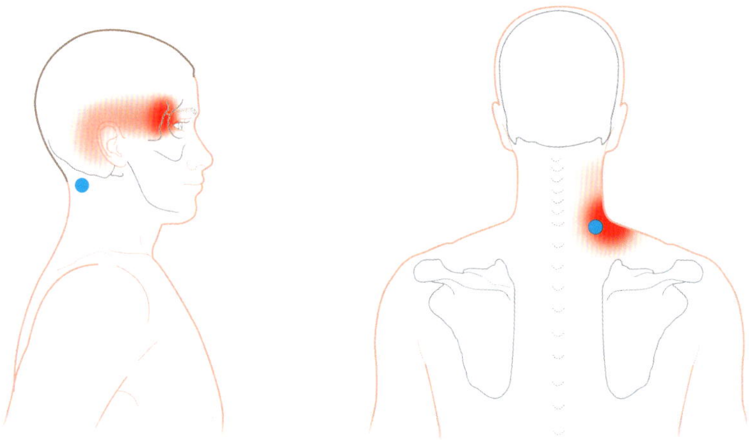

M. splenius cervicis

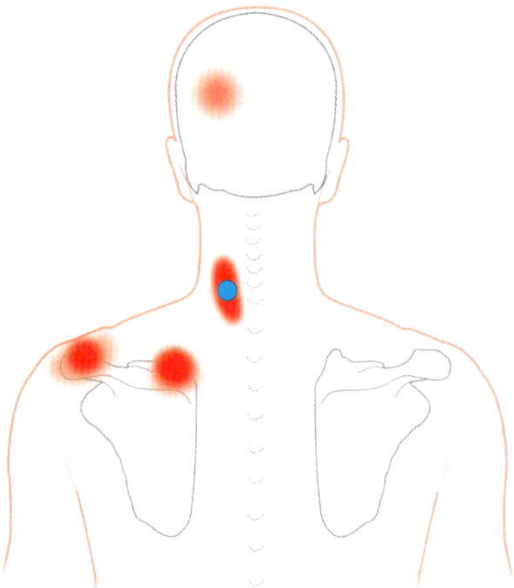

M. splenius cervicis

Griechisch *splenion*, Bandage; Lateinisch *capitis*, des Kopfes, *cervicis* des Nackens.

URSPRUNG

M. splenius capitis: Unterer Anteil des Ligamentum nuchae. Dornfortsatz des 7. Halswirbels (C7) und der oberen 3 oder 4 Brustwirbel (Th1–Th4). M. splenius cervicis: Dornfortsätze des 3.–6. Brustwirbels (Th3–Th6).

ANSATZ

M. splenius capitis: Hinterer Anteil des Proc. mastoideus des Os temporale. Seitlicher Anteil der Linea nuchae superior, unter dem Ansatz des SCM. M. splenius cervicis: Hintere Tuberkel der Querfortsätze der oberen 2 oder 3 Halswirbel (C1–C3).

FUNKTION

Gemeinsam: Strecken von Kopf und Nacken.
Einzeln: Seitbeuge des Nackens. Dreht das Gesicht zur Seite des anspannenden Muskels.

INNERVATION

Rami dorsales der mittleren und unteren Zervikalnerven.

GRUNDBEWEGUNG

Beispiele: Blick nach oben; Drehen des Kopfes, um nach hinten zu blicken.

ÜBERTRAGENE SCHMERZEN

M. splenius capitis: 3–5 cm große Schmerzzone in der Mitte des Scheitels. M. splenius cervicis: (a) oberer Anteil: Diffuser Hinterkopfschmerz, über die Schläfenregion ins gleichseitige Auge ausstrahlend; (b) unterer Anteil: Gleichseitiger Schmerz im Genick.

ÜBERSICHT

INDIKATIONEN
Kopfschmerzen, Nackenschmerzen, Augenschmerzen, verschwommenes Sehen (selten), Schleudertrauma, Schmerzen durch Zugluft, (berufsbedingte) haltungsbedingte Nackenschmerzen, Schmerzen »im« Schädel, steifer Nacken, herabgesetztes Drehvermögen zur selben Seite.

URSACHEN
Schlechte Haltung, Spielen eines Musikinstruments, auf dem Bauch liegen mit aufgestütztem Kopf, falsche Brille, oberes gekreuztes Syndrom, Kyphose (konvexe Krümmung der Wirbelsäule nach hinten), Skoliose (seitliche Verkrümmung der Wirbelsäule), Verschleiß, kalter Zug/Klimaanlage, Probleme bei der korrekten Anordnung der Wirbel, bestimmte Sportarten (z. B. Bogenschießen), enges Hemd/Krawatte, Depression.

DIFFERENTIALDIAGNOSE
Andere Arten von Kopfschmerz. Dysfunktion der 1. Rippe. Torticollis. Augenprobleme (überanstrengte Augen). Neurologische Ursache. Stress.

VERBINDUNGEN
M. trapezius, SCM, M. masseter, M. temporalis, M. multifidus, M. semispinalis capitis, subokzipitale Muskeln, M. occipitofrontalis, M. levator scapulae, M. pectoralis major.

MANUELLE TECHNIKEN

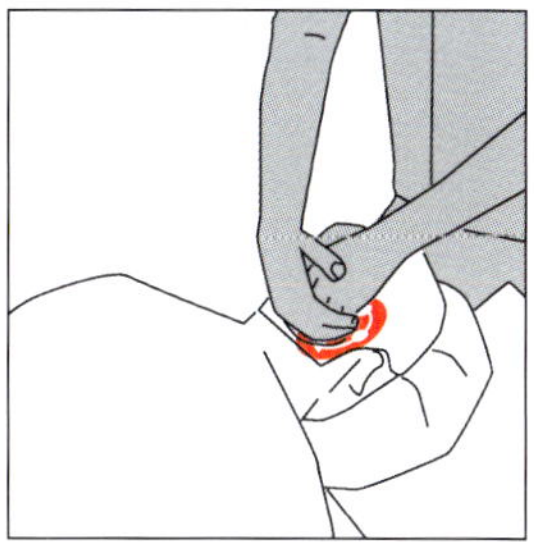

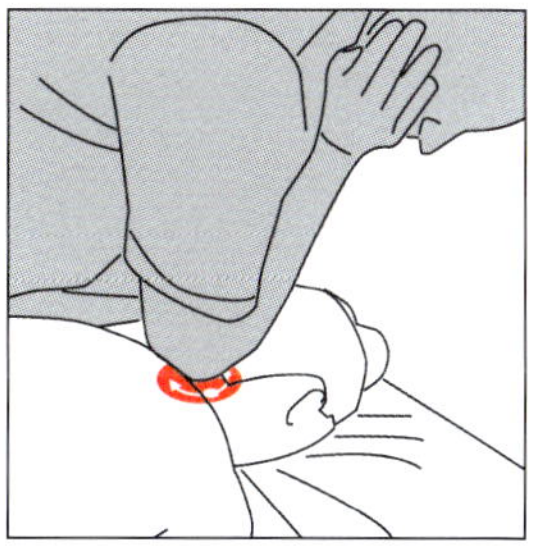

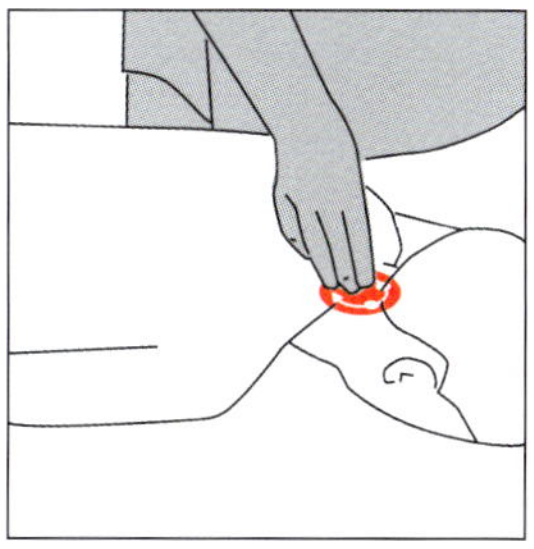

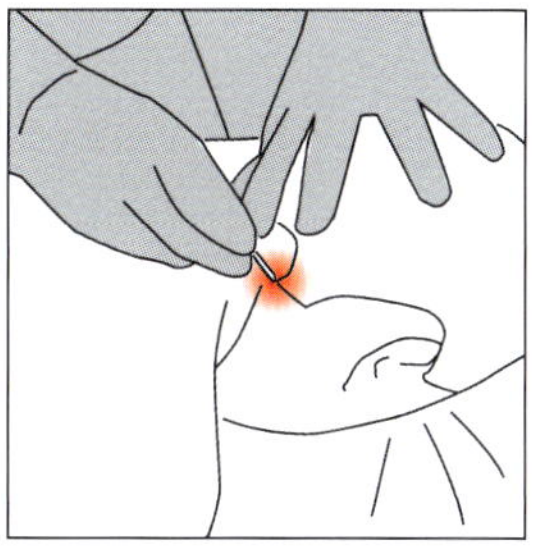

✓	✓	Sprühen und Dehnen
✓	✓	Trockenes Nadeln
✓	✓	Tiefe Streichmassage
✓	✓	Kompressionstechnik
✓	✓	Muskelenergietechnik
✓	✓	Positional-Releasetechnik
✓	✓	Injektionen

(Inhibitions-)Kompressionstechnik
- Identifizieren Sie den Triggerpunkt.
- Bringen Sie den Patienten in eine bequeme Position, in der der betroffene Muskel (Gastmuskel) in die volle Dehnung kommen kann.
- Üben Sie einen vorsichtigen, allmählich zunehmenden Druck auf den Triggerpunkt aus, während Sie den betroffenen Muskel (Gastmuskel) verlängern, bis Sie an eine palpable Barriere kommen. Der Patient sollte das als unangenehm, aber nicht als schmerzhaft empfinden.
- Üben Sie anhaltenden Druck auf, bis Sie spüren, dass der Triggerpunkt weicher wird. Das kann wenige Sekunden bis mehrere Minuten lang dauern.
- Wiederholen Sie den Vorgang, verstärken Sie dabei den Druck auf den Triggerpunkt, bis Sie an die nächste Barriere kommen etc.
- Für ein (noch) besseres Ergebnis können Sie versuchen, während der Wiederholungen die Richtung des Drucks zu ändern.

SELBSTHILFE

RAT
Vermeiden Sie haltungsbedingte/erhaltende Faktoren, z. B. beim Telefonieren. Prüfen Sie Ihre Arbeitshaltung. Führen Sie ein Selbstdehnprogramm durch. Brille (probieren Sie es mit Dreistärkengläsern/Trifokalgläser).

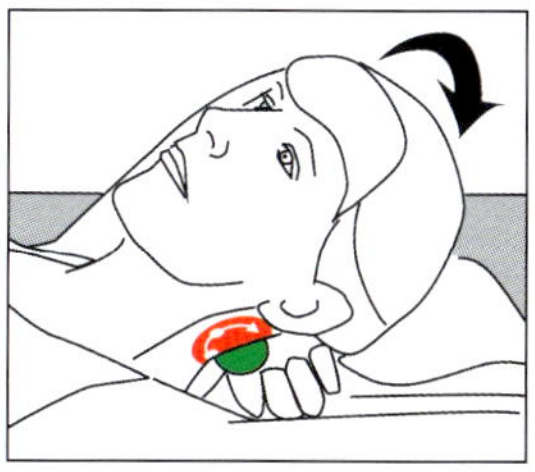

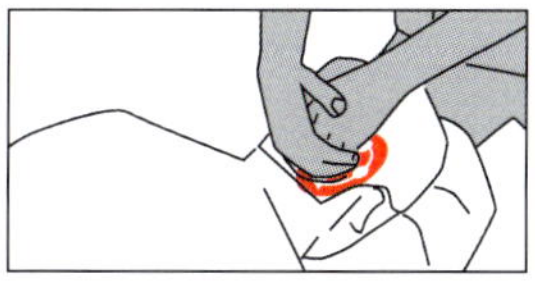

SELBSTHILFETECHNIK
1. Beobachten Sie die anatomischen Muskelfaserrichtungen.
2. Tasten Sie vom Schädel abwärts und achten Sie auf schmerzhafte Stellen und Knötchen.
3. Tasten Sie in die Gegenrichtung zurück zum Schädel.
4. Benützen Sie Ihre Daumen mit kleinen schiebenden Bewegungen.
5. Verweilen Sie auf schmerzhaften Knötchen, bis der Schmerz nachlässt. Dann weiterstreichen bis zum Ende.

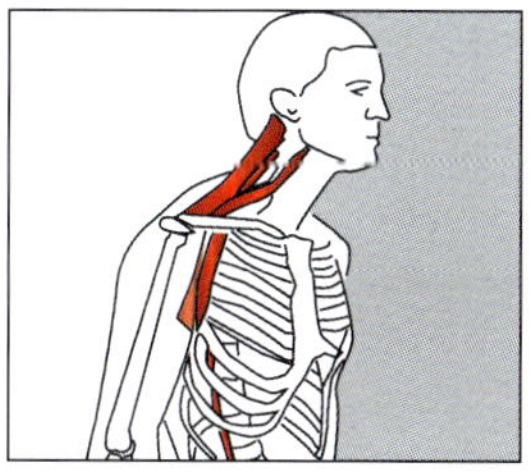

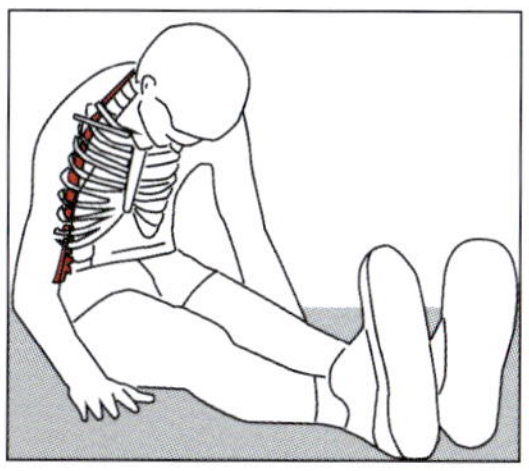

MUSCULUS OBLIQUUS EXTERNUS

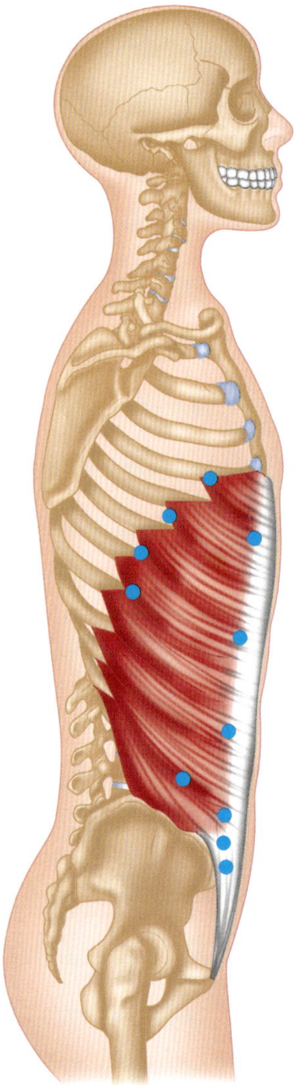

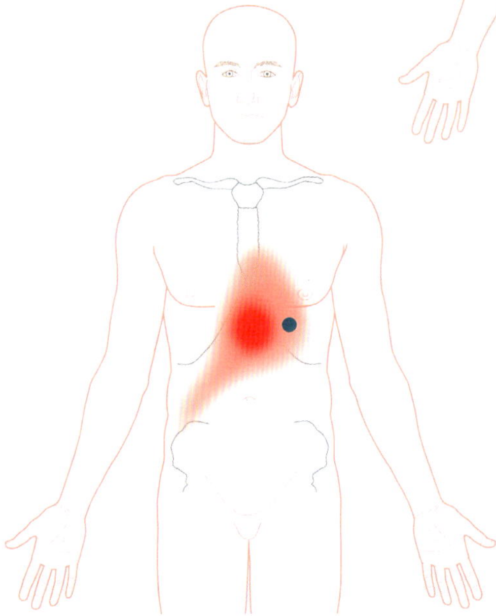

Obere Fasern

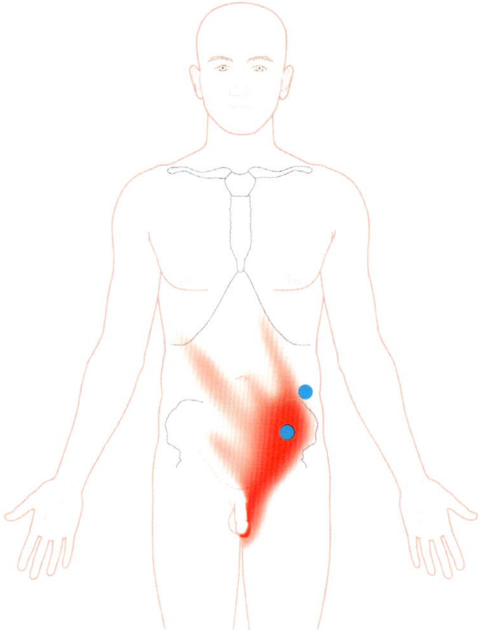

Untere Fasern

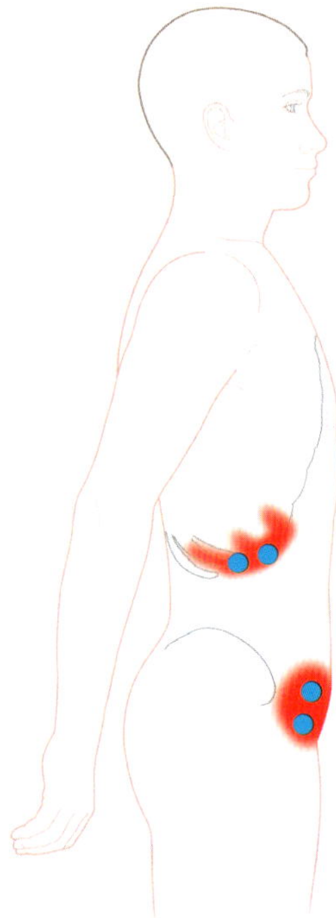

Seitenansicht, obere und untere Fasern

Lateinisch *obliquus*, schräg, geneigt; *externus*, außen

In der Regel werden die hinteren Fasern des M. obliquus externus vom M. latissimus dorsi überlappt, in einigen Fällen jedoch besteht ein Spalt zwischen beiden, bekannt als Lumbaldreieck (Trigonum lumbale), direkt über der Crista iliaca. Das Lumbaldreieck ist ein Schwachpunkt in der Bauchwand.

URSPRUNG
Die acht unteren Rippen.

ANSATZ
In der vorderen Hälfte der Crista iliaca und an einer abdominalen Aponeurose, die in der Linea alba endet (einem Sehnenband, das sich vom Sternum nach unten erstreckt).

FUNKTION
Komprimiert den Bauch, hilft die Baucheingeweide gegen die Schwerkraft zu stützen. Eine Kontraktion in nur einer Seite beugt den Rumpf zu einer Seite und dreht ihn zur entgegengesetzten Seite.

INNERVATION
Ventrale Äste der Nervi thoracici, Th5–Th2.

GRUNDBEWEGUNG
Beispiel: Mit einer Schaufel graben.

ÜBERTRAGENE SCHMERZEN
Viszerosomatisch.
Rippenrand: Schmerzen zwischen Bauch und Brust.
Unterer lateraler Rand: Hodenschmerzen. Lokaler Schmerz.
Schambeinast: Blasenschmerzen. Häufigkeit des Harndrangs/Harnretention. Leistenbeuge.

ÜBERSICHT

INDIKATIONEN
Bauchschmerzen und Schmerzempfindlichkeit, Schmerzen in der Leiste, Hodenschmerzen, Blasenschmerzen, Übelkeit, Kolik, Dysmennorhöe, Durchfall, viszerosomatische Schmerzen, Reizdarmsyndrom, unteres gekreuztes Syndrom, Bettnässen bei Kindern.

URSACHEN
Direktes Trauma (üblicherweise durch übermäßigen Sport), schlechte Sit-up-Technik, langes Sitzen mit übergeschlagenen Beinen, Husten, emotionaler Stress, möglicher Zusammenhang mit Rückenschmerzen, postoperativ (Bauch-OP).

DIFFERENTIALDIAGNOSE
Viszerale Pathologie wie: Nieren-, Leber-, Bauchspeicheldrüsen-Erkrankung, Divertikulose, Kolitis, Appendizitis, Hiatushernie, Bauchfellerkrankung – entzündliche Beckenerkrankung, Eierstock, Blase.

VERBINDUNGEN
M. transversus abdominis, M. obliquus internus, M. rectus abdominis, M. pyramidalis.

MANUELLE TECHNIKEN

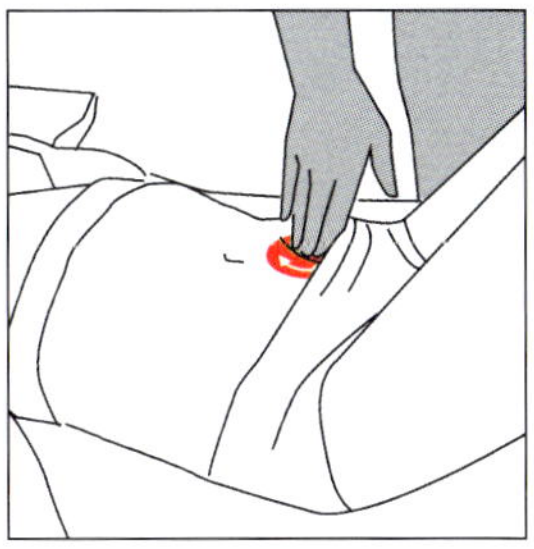

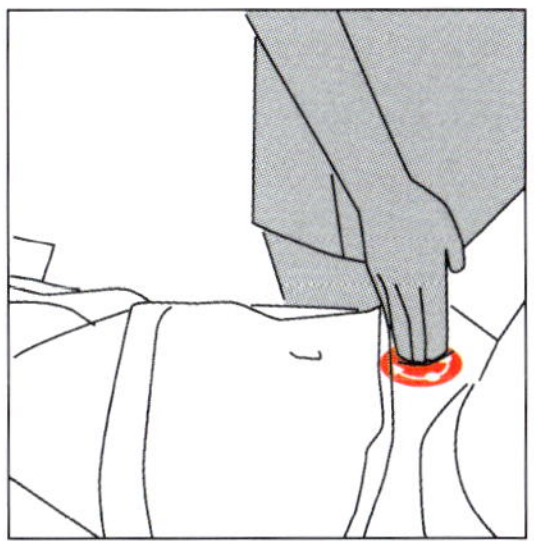

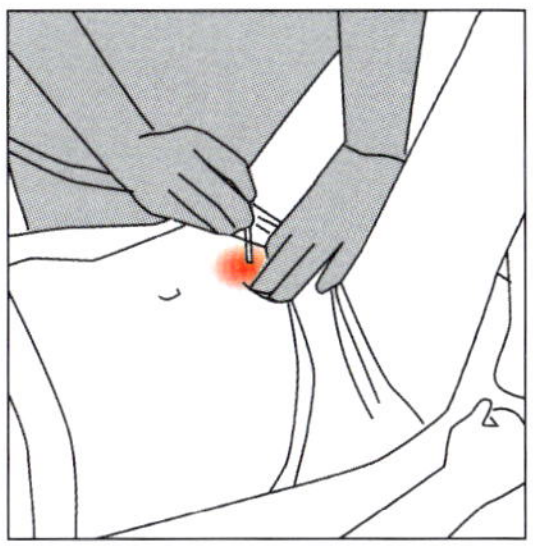

✓		Sprühen und Dehnen
✓		Trockenes Nadeln
✓		Tiefe Streichmassage
✓	✓	Kompressionstechnik
✓	✓	Muskelenergietechnik
✓	✓	Positional-Releasetechnik
✓		Injektionen

Postisometr. Relaxationstechnik (PIR)
Indikationen: Subakute bis chronische Zustände
- Identifizieren Sie den Triggerpunkt.
- Bringen Sie den Patienten in eine bequeme Position, in der der betroffene Muskel (Gastmuskel) in die volle Dehnung kommen kann.
- Bitten Sie den Patienten, mit 10–25 % seiner Muskelkraft den betroffenen Muskel (Gastmuskel) zu seiner maximalen schmerzfreien Länge zu kontrahieren, während Sie für 3–10 Sekunden isometrischen Widerstand geben. Stabilisieren Sie den Körperteil, um eine Muskelverkürzung zu verhindern.
- Bitten Sie den Patienten, den Muskel zu entspannen oder »loszulassen«.
- Während dieser Relaxationsphase verlängern Sie vorsichtig den Muskel, indem Sie ihn bis zum Punkt des (passiven) Widerstands spannen – registrieren Sie jede Veränderung der Länge.
- Wiederholen Sie diese Übung mehrere Male (üblicherweise dreimal).

SELBSTHILFE

RAT
Prüfen Sie Faktoren wie Arbeitsplatz, Sport, Ernährung, Atmung. Machen Sie Übungen für den Beckenboden und die Stabilität des Rumpfes.

SELBSTHILFETECHNIK
1. Beobachten Sie die anatomischen Muskelfaserrichtungen.
2. Tasten Sie vom Brustkorb abwärts, und achten Sie auf schmerzhafte Stellen und Knötchen.
3. Benützen Sie Ihre Daumen mit kleinen schiebenden Bewegungen.
4. Verweilen Sie auf schmerzhaften Knötchen, bis der Schmerz nachlässt, und streichen Sie dann weiter bis zum Ende.

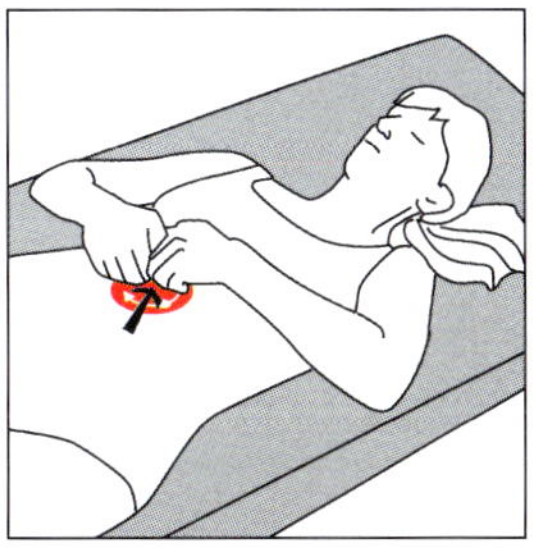

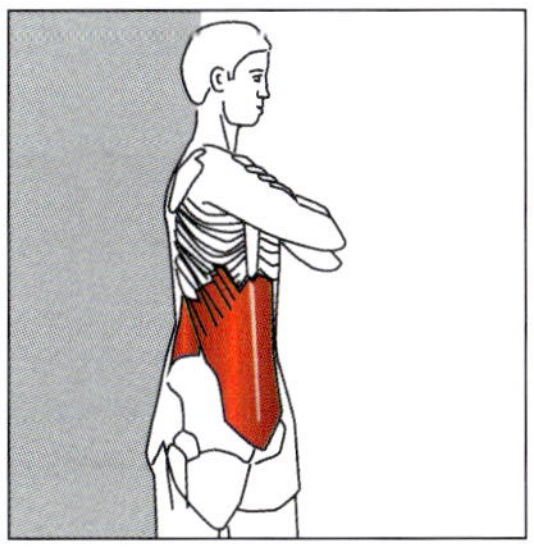

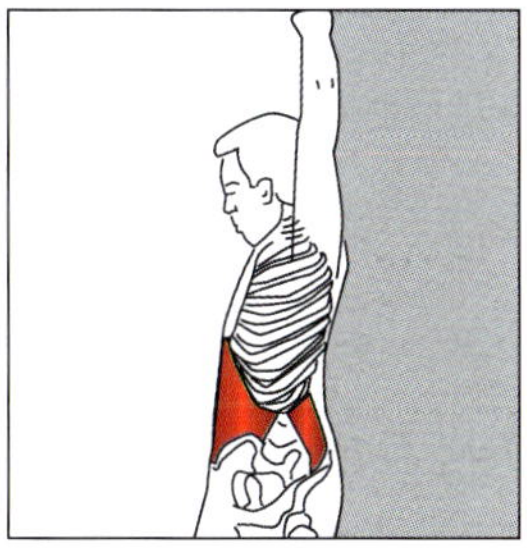

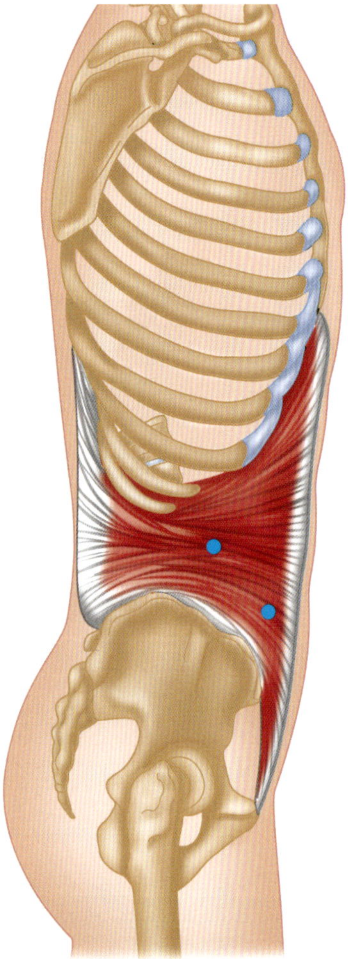

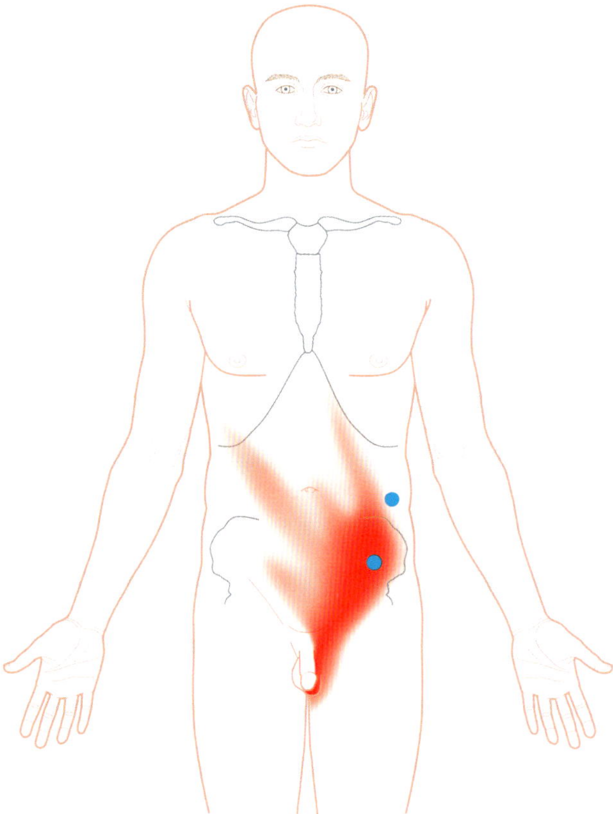

Laterale Bauchmuskeln

Lateinisch *transversus*, quer, kreuzweise; *abdominis*, vom Bauch/Magen

URSPRUNG

Vordere zwei Drittel der Crista iliaca. Laterales Drittel des Lig. inguinale. Thorakolumbale Faszie. Rippenknorpel der unteren sechs Rippen. Faszie, die den M. iliopsoas bedeckt.

ANSATZ

Processus xiphoideus und Linea alba über eine abdominale Aponeurose, deren untere Fasern über die gemeinsame Sehne an der Crista pubica und dem Pecten ossis pubis ansetzen.

FUNKTION

Komprimiert den Bauch, hilft die Baucheingeweide gegen die Schwerkraft zu stützen.

INNERVATION

Ventrale Äste der Nervi thoracici, Th7–Th12, Nervus ilioinguinalis und Nervus iliohypogastricus.

GRUNDBEWEGUNG

Wichtig bei forcierter Ausatmung, Niesen und Husten. Hilft, eine gute Körperhaltung beizubehalten.

ÜBERTRAGENE SCHMERZEN

Rippenrand: Schmerzen im lokalen Quadranten, die häufig zum vorderen Abdomen ausstrahlen.
Suprapubisch: Lokaler Schmerz, häufig nach medial und unten zu den Hoden ausstrahlend.

ÜBERSICHT

INDIKATIONEN
Schmerzen in der Leiste, in den Hoden, Sodbrennen, Übelkeit, Erbrechen, Völlegefühl, Durchfall, diskogene Schmerzen aus der LWS, unteres gekreuztes Syndrom, Bettnässen bei Kindern.

URSACHEN
Direktes Trauma (üblicherweise durch übermäßigen Sport), schlechte Sit-up-Technik, langes Sitzen mit übergeschlagenen Beinen, Husten, emotionaler Stress, möglicher Zusammenhang mit Rückenschmerzen, postoperativ (Bauch-OP).

DIFFERENTIALDIAGNOSE
Viszerale Pathologie wie: Nieren-, Leber-, Bauchspeicheldrüsen-Erkrankung, Divertikulose, Kolitis, Appendizitis, Hiatushernie, Bauchfellerkrankung – entzündliche Beckenerkrankung, Eierstock, Blase, testikuläre Pathologie, z. B. Varikozele, unspezifische Urethritis.

VERBINDUNGEN
M. obliquus externus, M. obliquus internus, M. rectus abdominis, M. pyramidalis.

MANUELLE TECHNIKEN

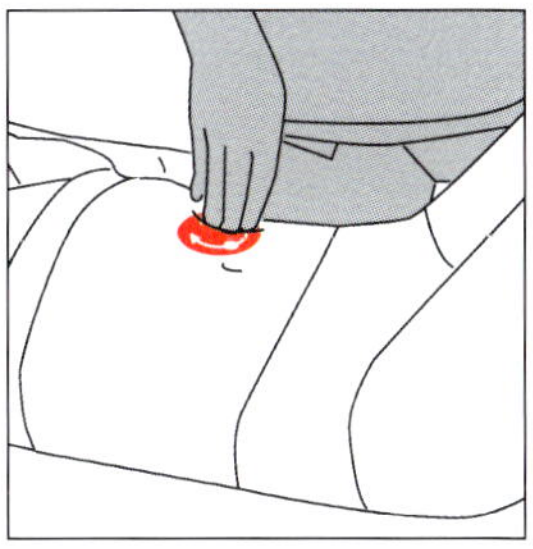

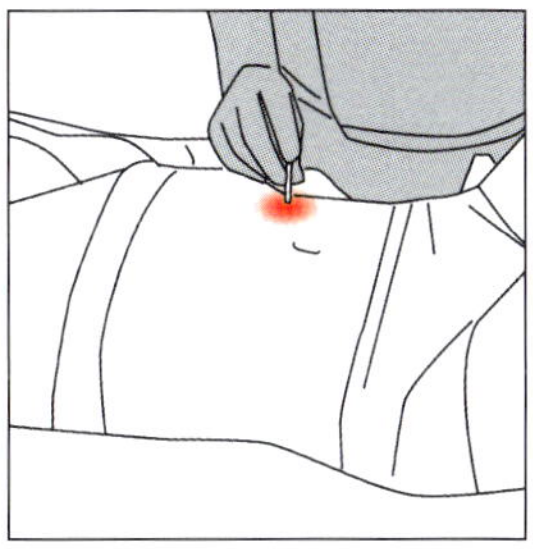

✓		Sprühen und Dehnen
✓		Trockenes Nadeln
✓		Tiefe Streichmassage
✓	✓	Kompressionstechnik
✓	✓	Muskelenergietechnik
✓	✓	Positional-Releasetechnik
✓		Injektionen

Postisometr. Relaxationstechnik (PIR)
Indikationen: Subakute bis chronische Zustände
- Identifizieren Sie den Triggerpunkt.
- Bringen Sie den Patienten in eine bequeme Position, in der der betroffene Muskel (Gastmuskel) in die volle Dehnung kommen kann.
- Bitten Sie den Patienten, mit 10–25 % seiner Muskelkraft den betroffenen Muskel (Gastmuskel) zu seiner maximalen schmerzfreien Länge zu kontrahieren, während Sie für 3–10 Sekunden isometrischen Widerstand geben. Stabilisieren Sie den Körperteil, um eine Muskelverkürzung zu verhindern.
- Bitten Sie den Patienten, den Muskel zu entspannen oder »loszulassen«.
- Während dieser Relaxationsphase verlängern Sie vorsichtig den Muskel, indem Sie ihn bis zum Punkt des (passiven) Widerstands spannen – registrieren Sie jede Veränderung der Länge.
- Wiederholen Sie diese Übung mehrere Male (üblicherweise dreimal).

SELBSTHILFE

RAT
Selbstdehnung und Kräftigung durchführen, um die LWS zu stabilisieren und den Gefäßtonus zu unterstützen. Auf Haltung und Tonus achten.

SELBSTHILFETECHNIK
1. Beobachten Sie die anatomischen Muskelfaserrichtungen.
2. Tasten Sie vom Schädel abwärts und achten Sie auf schmerzhafte Stellen und Knötchen.
3. Tasten Sie in die Gegenrichtung zurück zum Schädel.
4. Benützen Sie Ihre Daumen mit kleinen schiebenden Bewegungen.
5. Verweilen Sie auf schmerzhaften Knötchen, bis der Schmerz nachlässt, und streichen Sie dann weiter bis zum Ende.

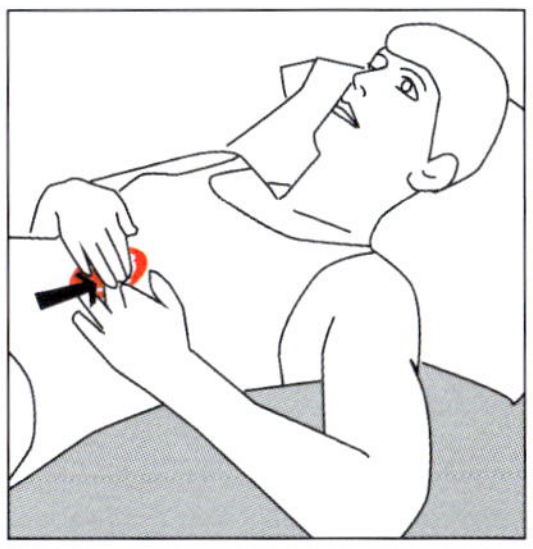

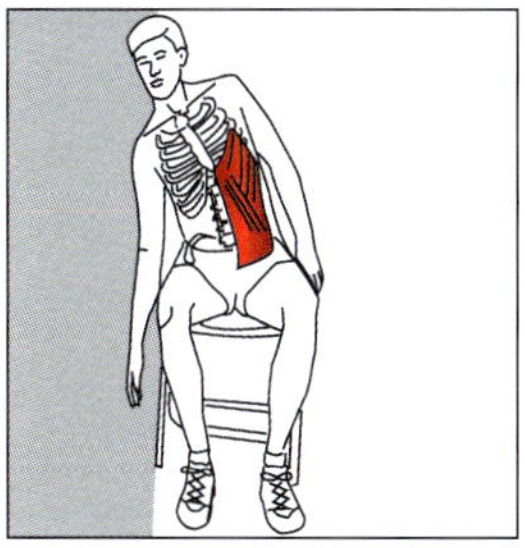

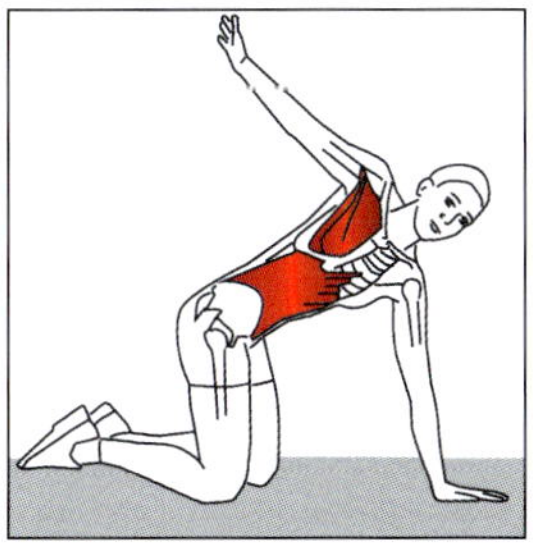

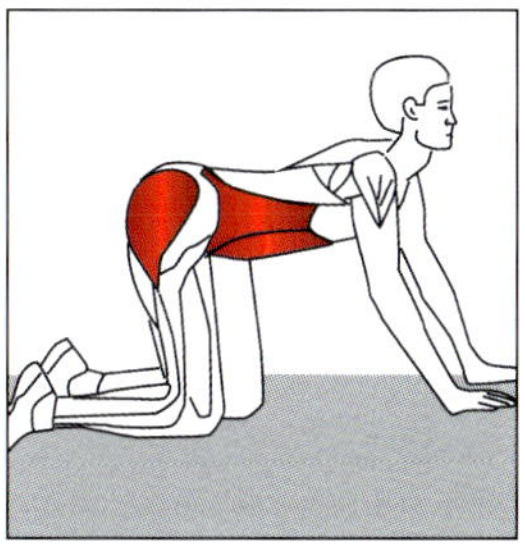

MUSCULUS RECTUS ABDOMINIS

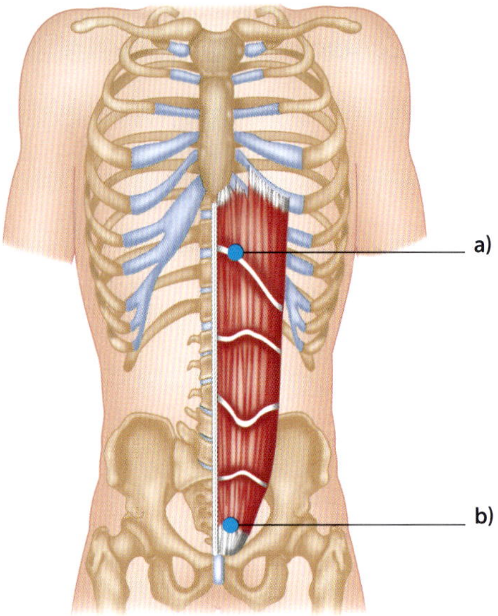

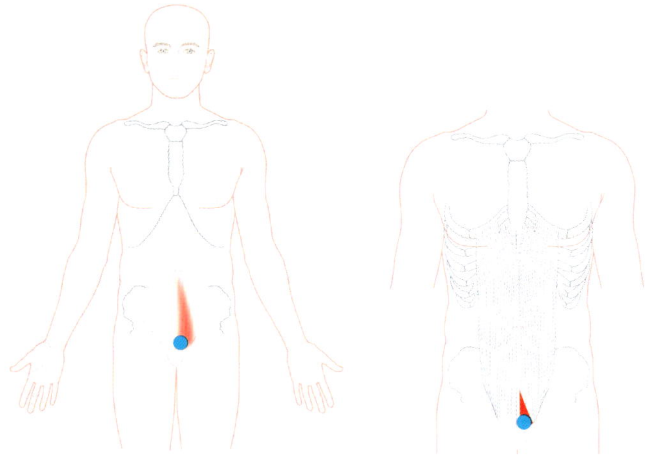

M. pyramidalis

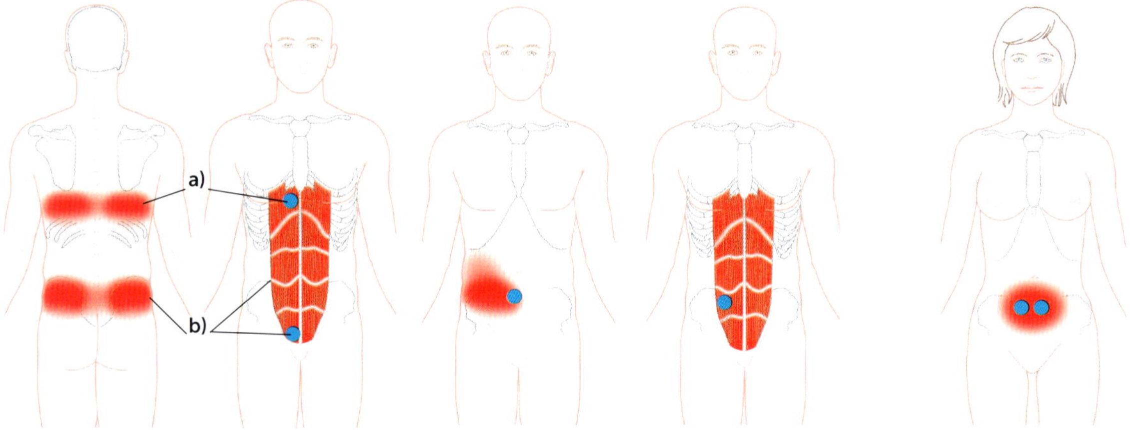

McBurney-Punkt

Lateinisch *rectus*, gerade; *abdominis*, vom Bauch/Magen

Der M. rectus abdominis wird von Sehnenbändern in drei oder vier Muskelbäuche unterteilt; jeden umhüllen aponeurotische Fasern der lateralen Bauchmuskeln. Diese Fasern laufen in der Mitte zusammen und bilden die Linea alba. Vor dem unteren Teil des M. rectus abdominis befindet sich ein bei vielen Menschen fehlender Muskel, der

M. pyramidalis, der aus der Crista pubica hervorgeht und an der Linea alba ansetzt. Er spannt aus unbekannten Gründen die Linea alba.

URSPRUNG

Crista pubica und Symphysis pubis (Vorderseite des Os pubis).

ANSATZ

Vordere Fläche des Processus xiphoideus. Knorpel der 5., 6. und 7. Rippe.

FUNKTION

Beugt die Lendenwirbelsäule. Senkt den Brustkorb. Stabilisiert das Becken beim Gehen.
Antagonist: M. erector spinae.

INNERVATION

Vordere Äste der 5.–12. Thorakalnerven, Th5–Th12.

GRUNDBEWEGUNG

Beispiel: Initialbewegung beim Aufstehen aus einem tiefen Stuhl.

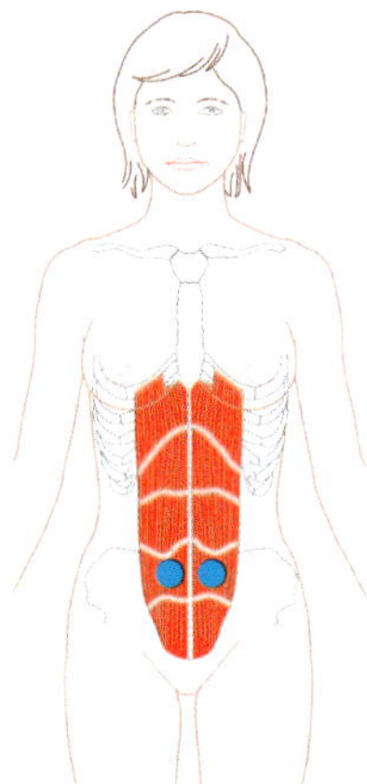

Punkte für Dysmenorrhöe

ÜBERTRAGENE SCHMERZEN

Obere Muskelfasern: Horizontal verteilte Schmerzen im mittleren Rücken, Sodbrennen und Verdauungsstörungen.
Untere Muskelfasern: Schmerzen zwischen Schambein und Bauchnabel, die Dysmenorrhöe verursachen.
Laterale Muskelfasern: Pseudo-Appendizitis; McBurney-Punkt.

ÜBERSICHT

INDIKATIONEN
Sodbrennen, Kolik, Dysmenorrhöe (Menstruationsbeschwerden), Übelkeit, Erbrechen, Völlegefühl, horizontal verteilte Rückenschmerzen, unteres gekreuztes Syndrom, Rippenschmerzen, Hodenschmerzen, Zwerchfell- und Atemprobleme.

URSACHEN
Direktes Trauma, haltungsbedingt, Viszeroptose (meist durch übermäßigen Sport), schlechte Sit-up-Technik, langes Sitzen mit übergeschlagenen Beinen, Husten, emotionaler Stress, möglicher Zusammenhang mit Rückenschmerzen, postoperativ (Bauch-OP).

DIFFERENTIALDIAGNOSE
Viszerale Pathologie wie: Nieren-, Leber-, Bauchspeicheldrüsen-Erkrankung, Divertikulose, Kolitis, Appendizitis, Hiatushernie, Bauchfellerkrankung – entzündliche Beckenerkrankung, Eierstock, Blase. Appendizitis. Gynäkologische Erkrankung. Nabel-/Narbenhernie. M. latissimus dorsi.

VERBINDUNGEN
M. transversus abdominis, M. obliquus internus, M. obliquus externus, M. pyramidalis.

MANUELLE TECHNIKEN

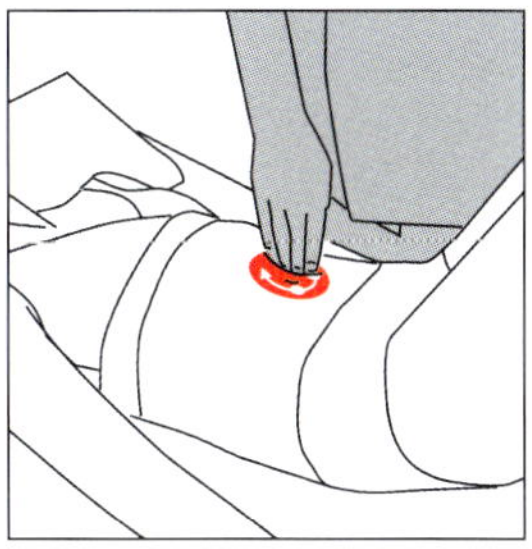

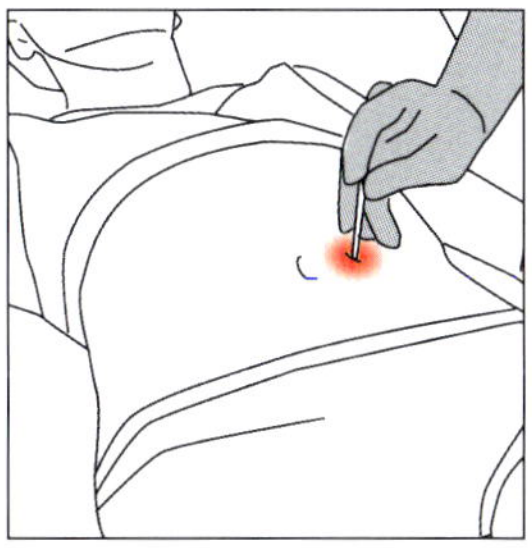

✓		Sprühen und Dehnen
✓		Trockenes Nadeln
✓		Tiefe Streichmassage
✓	✓	Kompressionstechnik
✓	✓	Muskelenergietechnik
✓	✓	Positional-Releasetechnik
✓		Injektionen

Isolytische (exzentrische) Kontraktionstechnik
Indikationen: Feste/fibrotische Muskeln/chronische Zustände
- Führen Sie den Muskel an die restriktive Barriere.
- Bitten Sie den Patienten, den Muskel für 2–4 Sekunden mit ca. 10–25 % seiner Kraft aktiv zu kontrahieren, während Sie dagegen Widerstand halten.
- Überwinden Sie den Widerstand, indem Sie für 15–30 Sekunden aktiv gegen den Muskel in eine exzentrische Kontraktion zur physiologischen Barriere hin drücken.
- Wiederholen Sie den Vorgang 3–5-mal.

SELBSTHILFE

RAT
Auf das Körpergewicht achten.

SELBSTHILFETECHNIK
1. Beobachten Sie die anatomischen Muskelfaserrichtungen.
2. Tasten Sie vom Schädel abwärts und achten Sie auf schmerzhafte Stellen und Knötchen.
3. Tasten Sie in die Gegenrichtung zurück zum Schädel.
4. Benützen Sie Ihre Daumen mit kleinen schiebenden Bewegungen.
5. Verweilen Sie auf schmerzhaften Knötchen, bis der Schmerz nachlässt, und streichen Sie dann weiter bis zum Ende.

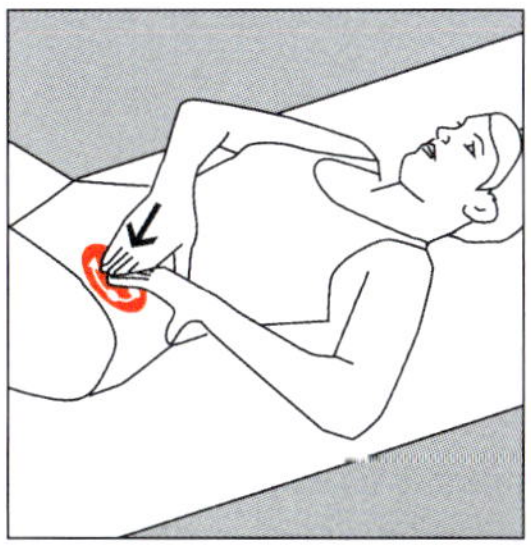

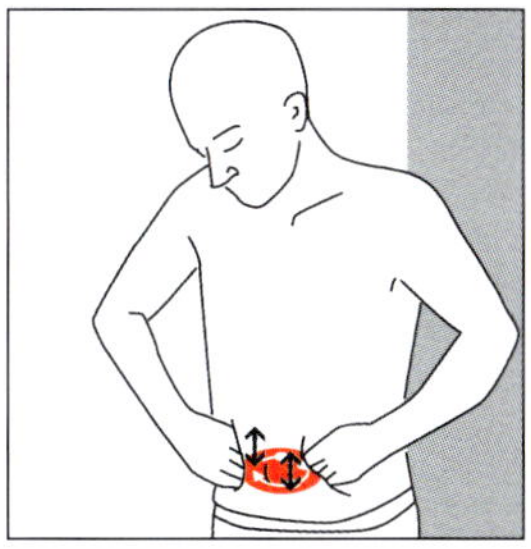

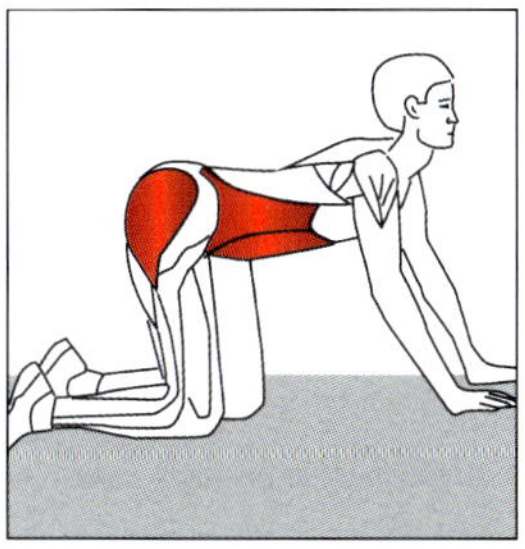

MUSCULUS QUADRATUS LUMBORUM

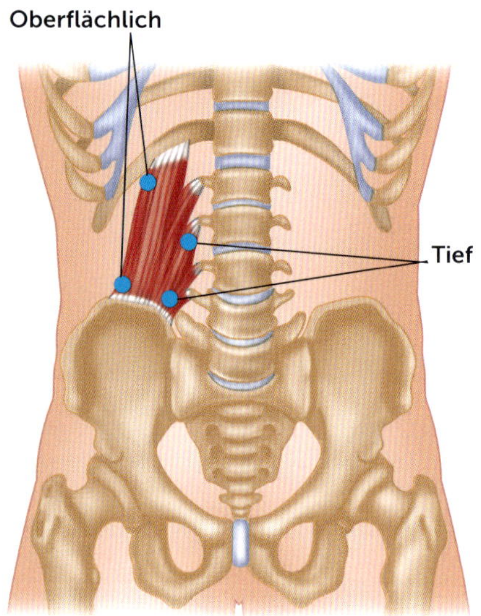

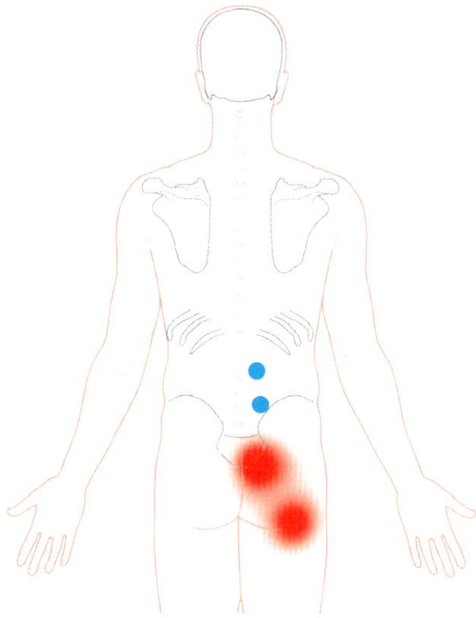

Tief

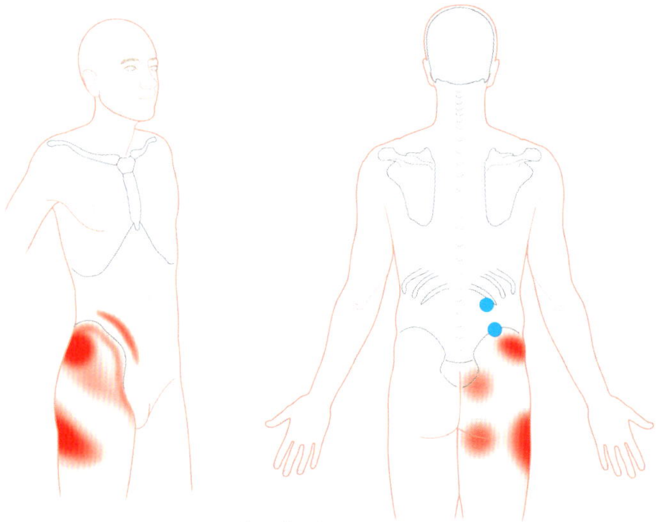

Oberflächlich

Lateinisch *quadratus*, quadratisch; *lumbus*, Lende

URSPRUNG
Hinterer Teil der Crista iliaca. Ligamentum iliolumbale.

ANSATZ
Medialer Teil des unteren Randes der 12. Rippe. Querfortsatz der oberen vier Lendenwirbel (L1–L4).

FUNKTION
Seitbeuge der Wirbelsäule. Fixiert die 12. Rippe bei tiefer Atmung (hilft z.B. Sängern das Zwerchfell zur Stimmkontrolle zu stabilisieren). Hilft den unteren Teil der Wirbelsäule zu strecken und stabilisiert sie seitlich.

INNERVATION
Vordere Äste des Nervus subcostalis und obere drei oder vier Lendennerven, Th12, L**1**, L**2**, L**3**.

GRUNDBEWEGUNG
Beispiel: Seitbeuge, um etwas vom Boden aufzuheben.

ÜBERTRAGENE SCHMERZEN
Mehrere Schmerz-»Zonen«: Unterbauch, Sakroiliakalgelenk (oberer Pol), unteres Gesäß, obere Hüfte, Trochanter major.

ÜBERSICHT

INDIKATIONEN

Renale tubuläre Azidose, diskogene Skoliose zu einer Seite, mechanische Schmerzen im unteren Rücken, Unterarmstütze/Gehgips wegen Fraktur, Hüft- und Gesäßschmerz, Schmerzen im Trochanter major (beim Schlafen), Schmerzen beim Umdrehen im Bett, Schmerzen beim Geradestehen, anhaltende Schmerzen im unteren Rücken in Ruhe, Schmerzen beim Husten und Niesen (Valsalva-Versuch), Schmerzen beim Geschlechtsverkehr, Patient mit funktioneller Neigung zu einer Seite, kann mit akuten Schmerzen im unteren Rücken und Ausstrahlung ins Bein/in die Beine verbunden sein, nach Nierensteinbehandlung, Ischias.

URSACHEN

Bandscheibenprobleme im unteren Rücken oder Probleme im Facetten- oder Wirbelgelenk (wie Degeneration, Probleme im Sacroiliakalgelenk und Spondylolisthese oder Spondylolyse in der LWS), wiederholte Belastung, Gartenarbeit, Anziehen von Schuhen/Socken im Stehen, Hausarbeit, berufsbedingte Haltungen, weiche Matratze, Trauma, schwache Bauchmuskulatur, einseitige Beinverkürzung.

DIFFERENTIALDIAGNOSE

Sacroiliitis. Bursitis der Hüfte. Radikulopathie (lumbal). Bandscheibenschmerz (lumbal). Schmerzen in den Ligamenten (iliolumbal/lumbosakral). Spondylose. Spondylarthropathie. Spinalstenose. Spondylolisthesis. Rippendysfunktion (untere Rippen).

VERBINDUNGEN

Mm. gluteus medius/minimus/maximus, TFL, M. pyramidalis, M. iliopsoas, Beckenboden, Ischias, Hernie, testikulär/skrotal, M. transversus abdominis, M. obliquus externus, Diaphragma.

MANUELLE TECHNIKEN

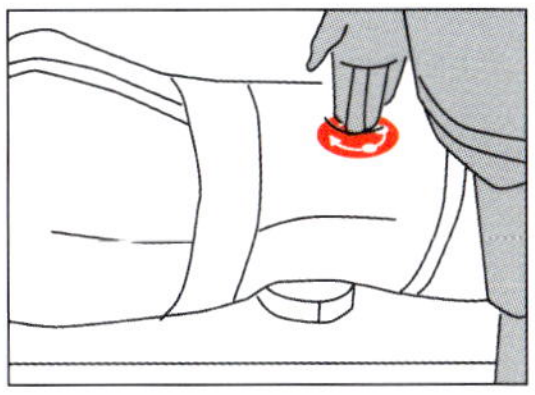

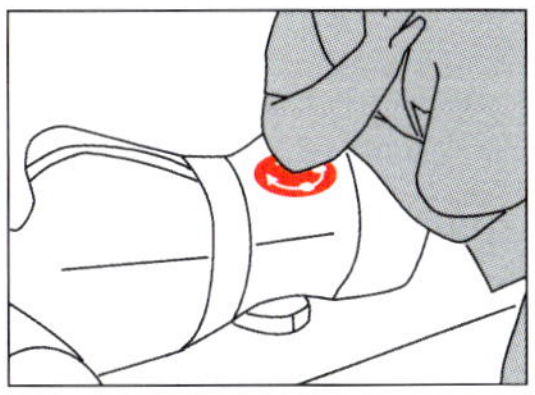

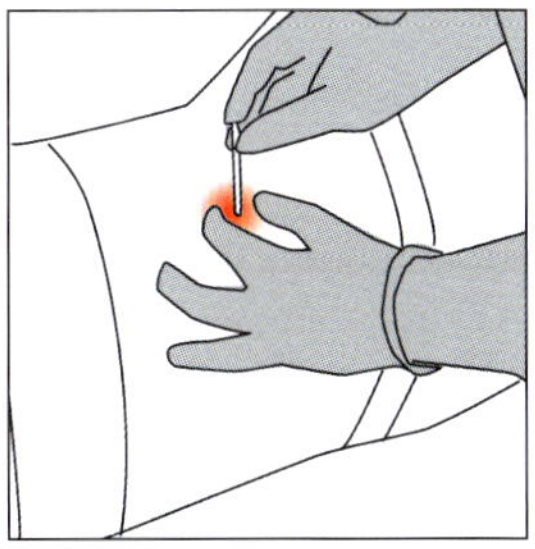

✓	✓	Sprühen und Dehnen
✓	✓	Trockenes Nadeln
✓		Tiefe Streichmassage
✓	✓	Kompressionstechnik
✓	✓	Muskelenergietechnik
✓	✓	Positional-Releasetechnik
✓	✓	Injektionen

Isolytische (exzentrische) Kontraktionstechnik

Indikationen: Feste/fibrotische Muskeln/chronische Zustände

- Führen Sie den Muskel an die restriktive Barriere.
- Bitten Sie den Patienten, den Muskel für 2–4 Sekunden mit ca. 10–25 % seiner Kraft aktiv zu kontrahieren, während Sie dagegen Widerstand halten.
- Überwinden Sie den Widerstand, indem Sie für 15–30 Sekunden aktiv gegen den Muskel in eine exzentrische Kontraktion zur physiologischen Barriere hin drücken.
- Wiederholen Sie den Vorgang 3–5-mal.

SELBSTHILFE

RAT

Korrigieren Sie immer eine Beinlängendifferenz. Wechseln Sie die Matratze. Berufliche Beratung (mechanische Faktoren). Hobbys (Gartenarbeit) prüfen. Bauchmuskeln stärken (Rumpfstabilität). Vermeiden Sie es, das Gewicht nur auf ein Bein zu verlagern. Vorsicht beim Verdrehen. Emotionale Komponente beachten.

SELBSTHILFETECHNIK

1. Beobachten Sie die anatomischen Muskelfaserrichtungen.
2. Tasten Sie vom Schädel abwärts und achten Sie auf schmerzhafte Stellen und Knötchen.
3. Tasten Sie in die Gegenrichtung zurück zum Schädel.
4. Benützen Sie Ihre Daumen mit kleinen schiebenden Bewegungen.
5. Verweilen Sie auf schmerzhaften Knötchen, bis der Schmerz nachlässt, und streichen Sie dann weiter bis zum Ende.

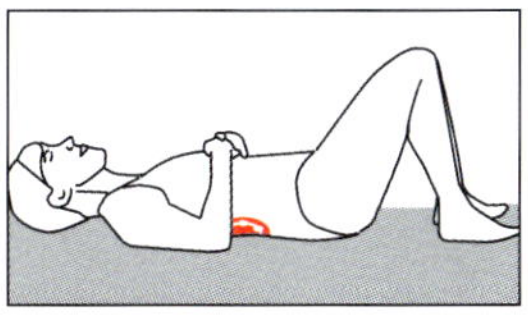

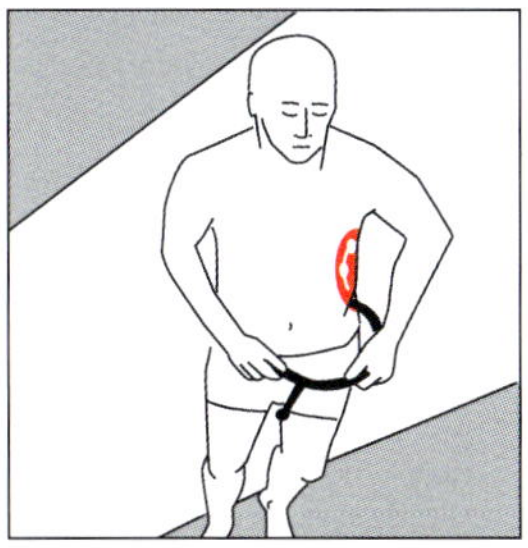

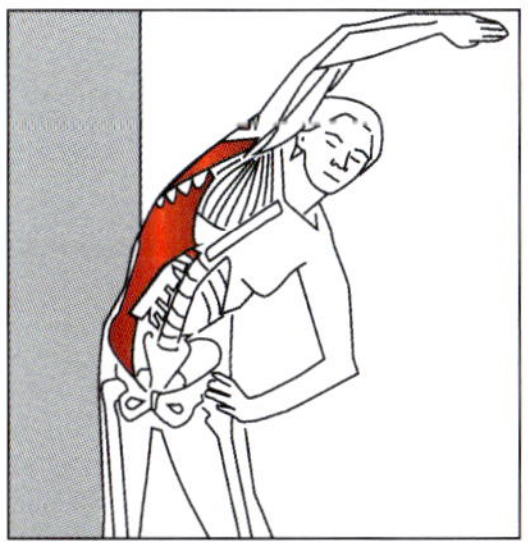

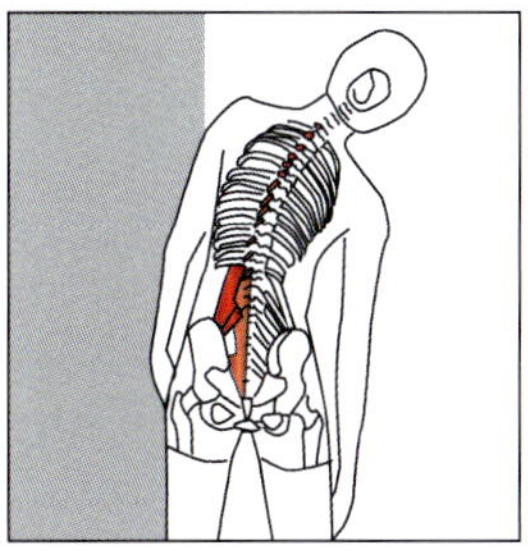

MUSCULUS ILIOPSOAS (M. PSOAS MAJOR/M. ILIACUS)

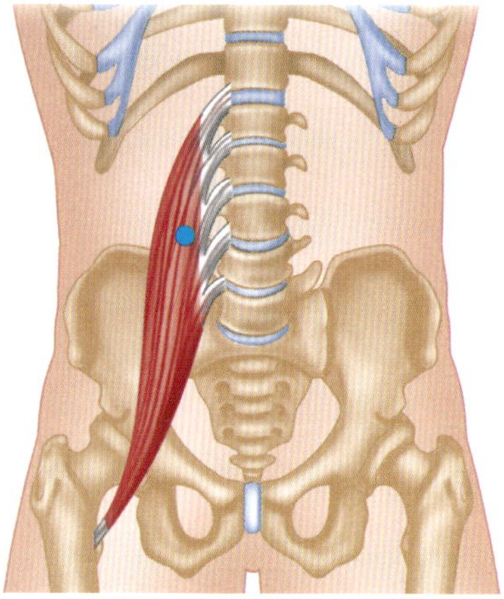

M. psoas major

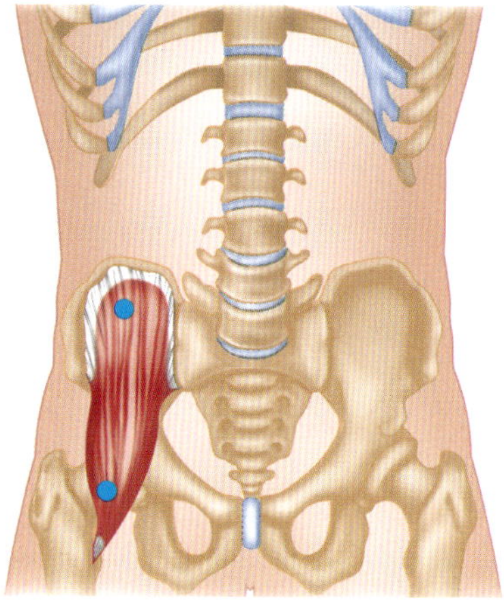

M. iliacus

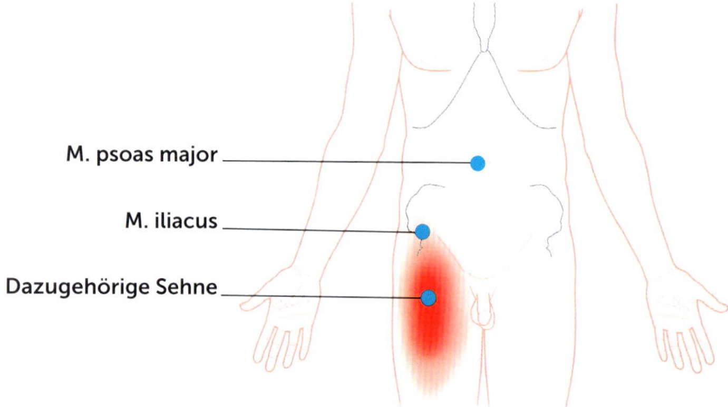

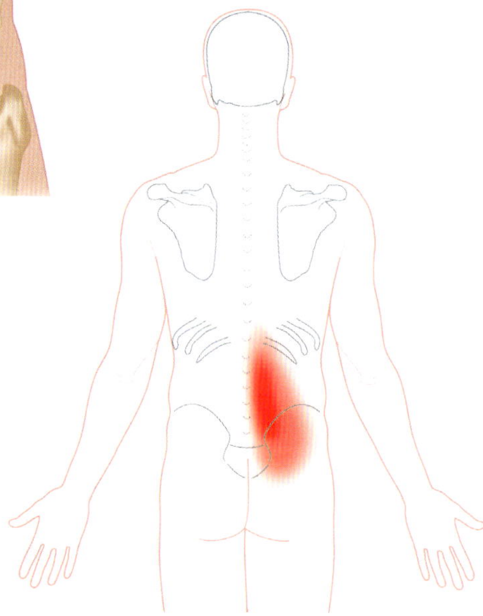

Hintere übertragene Schmerzverteilung

Griechisch *psoa*, Lendenmuskel; Lateinisch *major*, größer; *ilia*, die Flanken

Wegen ihrer Lage und ihrer Funktion als Polster für die Baucheingeweide gelten der M. psoas major und der M. iliacus als Teil der hinteren Bauchwand. Da sie aber auch das Hüftgelenk beugen, könnte man sie ebenso gut zu den Hüftmuskeln zählen. Beachten Sie, dass einige der oberen Muskelfasern des M. psoas major durch eine lange Sehne an der Eminentia iliopubica ansetzen, um den M. psoas minor zu bilden, der kaum eine Funktion hat und bei etwa 40 % der Menschen fehlt. Die beidseitige Kontraktion des Muskels verstärkt die Lumballordose.

URSPRUNG

M. psoas major: Unten an den Querfortsätzen aller Lendenwirbel (L1–L5). Wirbelkörper des 12. Brustwirbels und aller Lendenwirbel (Th12–L5). Wirbelbandscheiben über jedem Lendenwirbel.
M. iliacus: Obere zwei Drittel der Fossa iliaca. Innenrand der Crista iliaca. Kreuzbeinschaufel und vordere Ligamente des Lumbosakral- und Sakroiliakalgelenks.

ANSATZ

M. psoas major: Trochanter minor des Femurknochens.
M. iliacus: Lateral an der Sehne des M. psoas major, weiter in den Trochanter minor des Femurs.

FUNKTION

Hauptbeuger des Hüftgelenks (beugt den Oberschenkel und dreht ihn zur Seite wie beim Fußballspielen). Vom Ansatz aus beugt er den Rumpf, wie beim Aufrichten aus der Rückenlage.
Antagonist: M. gluteus maximus.

INNERVATION

M. psoas major: Vordere Äste der Lumbalnerven, L**1**, **2**, **3**, **4** (M. psoas minor wird innerviert von L 1, 2).
M. iliacus: Femoralnerv, L**1**, **2**, **3**, **4**.

GRUNDBEWEGUNG

Beispiele: Eine Stufe hinaufsteigen, eine Steigung hinaufgehen.

ÜBERTRAGENE SCHMERZEN

(a) Starker vertikal verteilter paraspinaler Schmerz auf derselben Seite entlang der LWS, mit diffuser lateraler Ausstrahlung über 3–7 cm.
(b) 5–8 cm große Zone starker Schmerzen oben am vorderen Oberschenkel innerhalb einer diffusen Zone, von der Spina iliaca anterior superior bis zur oberen Hälfte des Oberschenkels.

ÜBERSICHT

INDIKATIONEN
Schmerzen im unteren Rücken, Schmerzen in der Leiste, verstärkte (Hyper-) Lordose der LWS, Schmerzen im vorderen Oberschenkel, Schmerzverstärkung beim Aufsitzen aus dem Liegen, Skoliose, Asymmetrie (Becken).

URSACHEN
Schwangerschaft (Schwangerschaftsabbruch), emotionale Überlastung, starke Lordose, Bandscheibenprobleme im unteren Rücken oder Probleme in den Facettengelenken oder spinalen Gelenken (wie Degeneration, Probleme im Sakroiliakalgelenk und Spondylolisthesis oder Spondylolyse in der LWS), Rennen, wiederholte Belastung, Gartenarbeit, Anziehen von Schuhen/Socken im Stehen, Hausarbeit, berufsbedingte Haltungen, weiche Matratze, Trauma, schwache Bauchmuskulatur, Bauchoperation, sexuelle Aktivität, einseitige Beinverkürzung.

DIFFERENTIALDIAGNOSE
Osteoarthritis der Hüfte. Appendizitis. Neuropathie N. femoralis. Meralgia paresthetica. Bandscheibenschaden L4–5. Bursitis. Verletzung des M. quadriceps. Mechanische Rückendysfunktion. Hernie (Leiste/Oberschenkel). Gastrointestinal. Rheumatoide Arthritis. Raumfordernde Läsionen.

VERBINDUNGEN
M. quadratus lumborum, M. multifidus, M. erector spinae, M. quadriceps, Hüftrotatoren, M. pectineus, TFL, Adduktoren (lang/kurz), Femoropatellargelenk, Diaphragma, M. rectus abdominis, Mm. obliquus externus, internus, M. pyramidalis.

MANUELLE TECHNIKEN

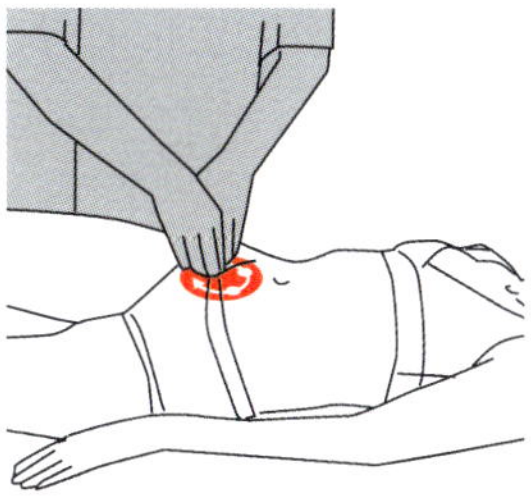

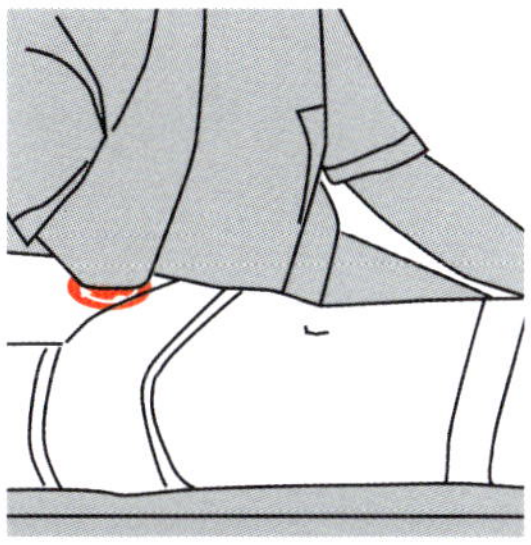

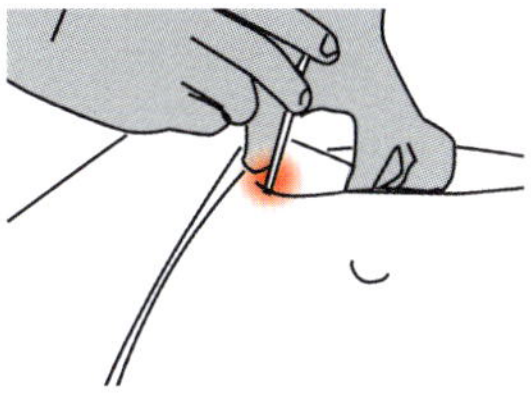

		Sprühen und Dehnen
✓		Trockenes Nadeln
✓		Tiefe Streichmassage
✓	✓	Kompressionstechnik
✓	✓	Muskelenergietechnik
✓	✓	Positional-Releasetechnik
✓		Injektionen

Positional Release-Technik
- Knie in Flexion bringen.
- Triggerpunkt im M. psoas lokalisieren.
- Den Patienten bitten, mit dem Fuß langsam nach unten zu fahren, während Sie stets Druck auf den Triggerpunkt ausüben.
- Pausieren, sobald Ihre Finger an die Barriere kommen.
- Wiederholen, bis das Knie flach liegt.

SELBSTHILFE

RAT
Vermeiden Sie längeres Sitzen. Vermeiden Sie es, in fetaler Position zu schlafen. Behandeln Sie Ihren unteren Rücken. Vermeiden Sie Überbeanspruchung bei Sit-ups. Kräftigen Sie den M. transversus abdominis. Machen Sie Dehnübungen.

SELBSTHILFETECHNIK
1. Beobachten Sie die anatomischen Muskelfaserrichtungen.
2. Liegen Sie auf dem Rücken, die gebeugten Knie auf einem Kissen.
3. Lassen Sie vier Finger nach unten an die Seite des Nabels gleiten und tasten Sie tief in den Bauch Richtung Wirbelsäule.
4. Identifizieren und beachten Sie schmerzhafte Punkte und Knoten (prüfen Sie sie, indem Sie das Knie zur Brust heben).
5. Verweilen Sie auf schmerzhaften Knoten, bis der Schmerz nachlässt. Streichen Sie dann zu Ende, strecken Sie das Knie aus und dehnen Sie.

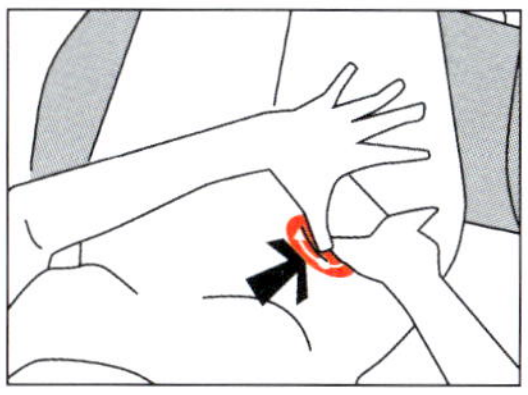

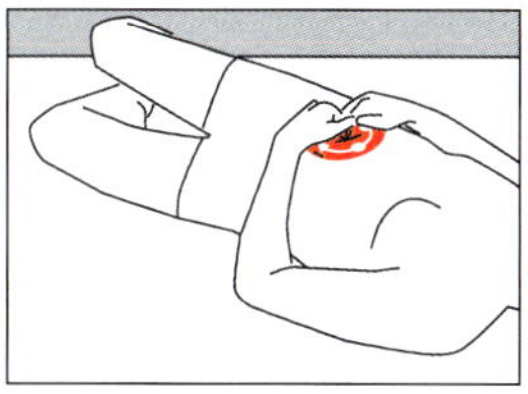

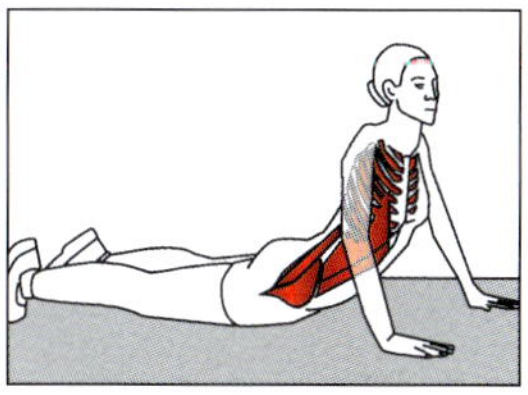

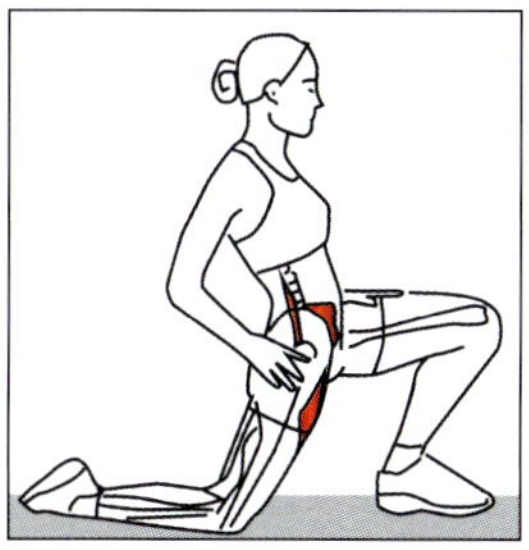

DIAPHRAGMA (ZWERCHFELL)

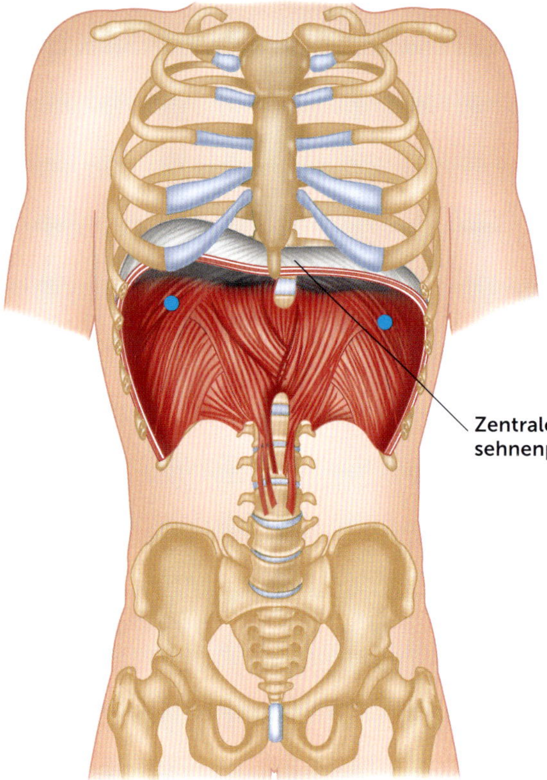

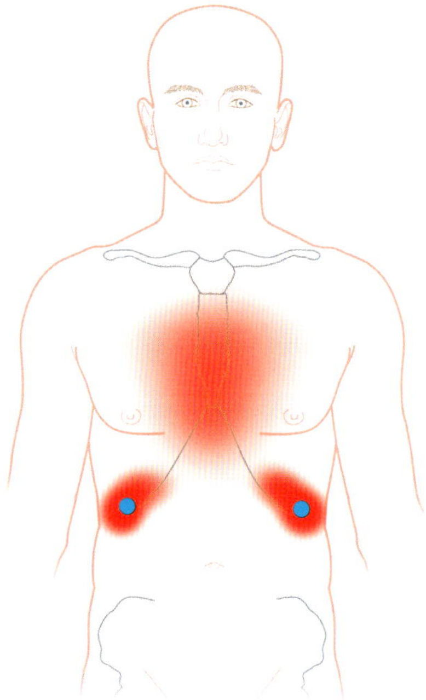

Griechisch *dia*, über; *phragma*, Teilung, Trennwand

URSPRUNG
Rückseite des Processus xiphoideus (untere Spitze des Sternums). Untere sechs Rippen und ihre Knorpel. Obere zwei oder drei Lendenwirbel (L1–L3).

ANSATZ
Alle Fasern laufen zusammen und setzen an einer zentralen Sehne an, d.h. dieser Muskel setzt an sich selbst an.

FUNKTION
Bildet den Boden der Brusthöhle. Zieht die zentrale Sehne beim Einatmen nach unten, wodurch das Volumen der Thoraxhöhle größer wird.

INNERVATION
Zwerchfellnerv (vordere Äste), C3, 4, 5.

GRUNDBEWEGUNG
Sorgt für etwa 60 % der Atemkapazität.

ÜBERSICHT

INDIKATIONEN
»Stichartige« Schmerzen beim Rennen (Seitenstechen), Herz-/Lungenprobleme, Angst- und Hyperventilationssyndrom, Asthma, chronisch obstruktive Lungenerkrankung (COPD).

URSACHEN
Asthma, Schwangerschaft (Schwangerschaftsabbruch), emotionale Überlastung, Bandscheibenprobleme im unteren Rücken, Rennen, berufsbedingte Haltungen, Trauma, schwache Bauchmuskulatur, Bauchoperation, Angst- und Hyperventilationssyndrom, Rauchen, krumme Körperhaltungen.

VERBINDUNGEN
M. serratus anterior, Interkostalmuskeln, oberer Teil des M. rectus abdominis, Ligamenta arquata, Mm. obliquus externus/internus.

SELBSTHILFE

SELBSTHILFETECHNIK

1. Lehnen Sie sich im Stand leicht nach vorn (krumme Haltung).
2. Fassen Sie sich unter die unteren Rippen.
3. Tasten Sie innen so tief wie möglich unter die Rippen.
4. Machen Sie eine tiefe Streichmassage von vorn zur Seite (das kann schmerzhaft sein).
5. Versuchen Sie es nun erneut beim Ausatmen.
6. Dehnen Sie das Zwerchfell.

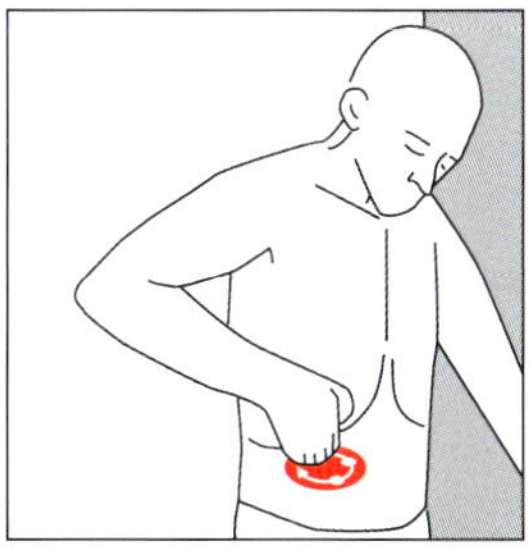

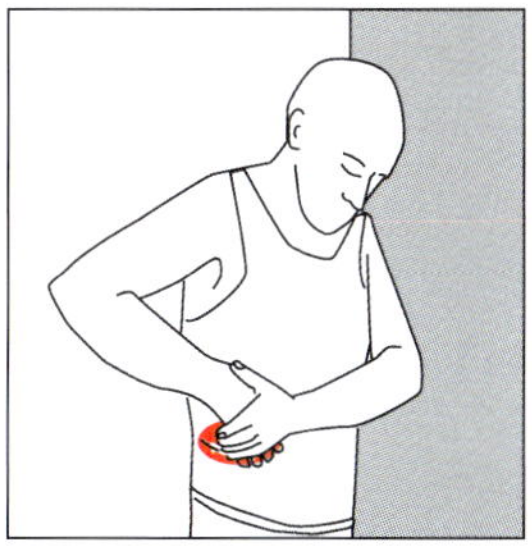

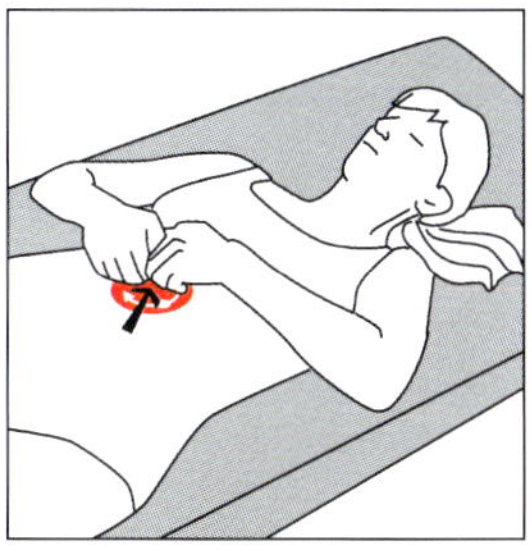

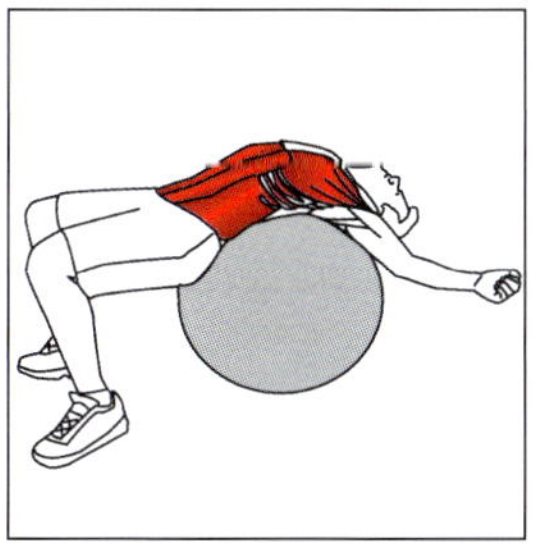

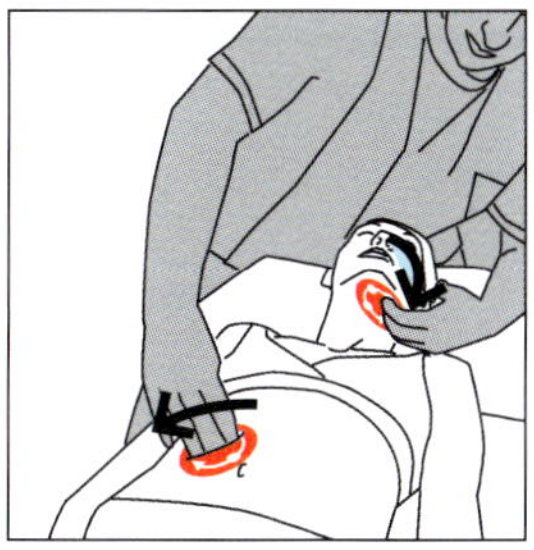

ZWERCHFELL UND ATMUNG

Im Körper geschieht nichts isoliert, was sich bei der Exploration der Atemmechanik beispielhaft darstellen lässt. Die Atmung umfasst viele Sequenzen koordinierter Ko-Kontraktionen von Muskeln und Eingeweiden. Triggerpunkte können häufig entlang dem costochondralen Rand anterior inferior palpiert werden. Diese Triggerpunkte sollten mit anderen Beziehungen in Zusammenhang gesehen werden wie:

- Submandibularer unterer Rand (häufig auf der gegenüberliegenden Seite zu den Triggerpunkten des Zwerchfells)
- Abdominale viszerale Faszie (Omenta majus und minus)
- Spinalmuskeln (insbesondere Mitte der LWS)
- Bauchmuskeln (insbesondere M. transversus und M. rectus abdominis)
- Muskeln des Beckenbodens (Diaphragma pelvis)
- Brustwirbelsäule und Rippenbeweglichkeit
- Interkostalmuskulatur
- Serratusmuskulatur
- Mechanik der 1. Rippe
- Mm. scaleni, M. levator scapulae und oberer M. trapezius

Die Atemmuster sind häufig gestört, Hyperventilationssyndrom, Panikattacken und Haltungsgewohnheiten werden zunehmend diagnostiziert. Bleiben diese Syndrome unbehandelt, sind sie mit nachhaltigen physiologischen Konsequenzen verbunden wie respiratorischer Alkalose (bei forcierter Atmung wird zuviel Kohlendioxid ausgeatmet). Paradoxerweise ist diese Situation ein Schlüsselfaktor für die Entwicklung chronischer myofaszialer Triggerpunkte im Körper. Es ist hier interessant darauf hinzuweisen, dass Osteopathen für die kraniosakrale Therapie von verschiedenen Diaphragmen sprechen, die alle beim Atmen koordiniert arbeiten: vom Diaphragma sellae unter der Hypophyse, der submandibularen myofaszialen Raphe bilateral, dem Thoracic inlet/outlet bilateral, dem Diaphragma abdominalis und dem Beckenboden bilateral.

ABERRANT BREATHING AND TRIGGER POINT FORMATION

Garland (1994) nannte eine Sequenz muskuloskelettaler Veränderungen, die sich mit der Zeit als Ergebnis einer chronischen Brustatmung entwickeln können:

- Eingeschränkte Beweglichkeit in der BWS (sekundär zu abweichender Rippenmechanik)
- Triggerpunktbildung in der Scaleni-Gruppe, dem oberen M. trapezius und dem M. levator scapulae
- Feste und steife HWS
- Veränderungen im Tonus des Diaphragma abdominalis und M. transversus abdominis (Hodges et al. 2001); McGill et al. 1995)
- Unausgewogenheit zwischen geschwächten Bauchmuskeln und dem hypertonen M. erector spinae
- Beckenbodenschwäche

Die Triggerpunktbehandlung kann ein hilfreiches Mittel sein, um die muskuloskelettale Komponente der respiratorischen Dysfunktion zu lösen. Besonders hilfreich ist sie in Kombination mit anderen Übungsmodalitäten wie Yoga, Feldenkrais, Meditation, Buteyko-Methode und »Atemtherapie«.

MANUELLE TECHNIKEN

		Sprühen und Dehnen
		Trockenes Nadeln
✓		Tiefe Streichmassage
✓	✓	Kompressionstechnik
✓	✓	Muskelenergietechnik
✓	✓	Positional-Releasetechnik
		Injektionen

Diaphragma und Raphe-mandibularis-Balanced-Release-Technik

- Knie anbeugen, Kissen/Block unterlegen.
- Triggerpunkt am unteren Rand des Brustkorbs entlang lokalisieren, in der Mitte beginnen.
- Triggerpunkt im entgegengesetzten Kieferast lokalisieren, in der Mitte beginnen
- Bitten Sie den Patienten, tief zu atmen, während Sie stetigen Druck auf die Triggerpunkte ausüben, bis Sie eine Entspannung fühlen.
- Dort verweilen, wo Ihre Finger an die Barriere kommen, dann lateral zum nächsten Punkt weitergehen.
- Auf der Gegenseite wiederholen.

SCHMERZEN IM UNTEREN RÜCKEN

INDIKATIONEN

Schmerzen im unteren Rücken sind weit verbreitet, sieben von zehn Menschen sind davon im Leben einmal betroffen. Die Schmerzen können akut oder chronisch (länger als vier Monate anhaltend) sein, Dauer, Region und Intensität der Symptome variieren. Das Lösen von Triggerpunkten kann eine äußerst wirksame Komponente bei der Behandlung wie im Management akuter und chronischer Schmerzen im unteren Rücken sein. Ich kann hier eine einfache Triggerpunktformel anbieten, die bei mir immer wieder erfolgreich ist. Kombiniert mit diesem Weichteil-Release habe ich folgendes sehr hilfreich empfunden: Ausrichtung der Wirbel, somatischer emotionaler Release und eine gründliche Analyse des Gangs, der Haltung (auch im Beruf) und der sportlichen Aktivitäten (oder des Fehlens solcher Aktivitäten).

STEP 1 Studieren Sie die Anatomie und die Ausrichtung der Muskelfasern.

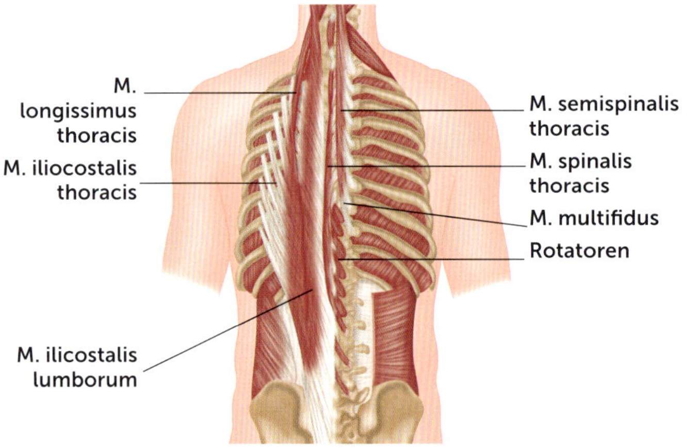

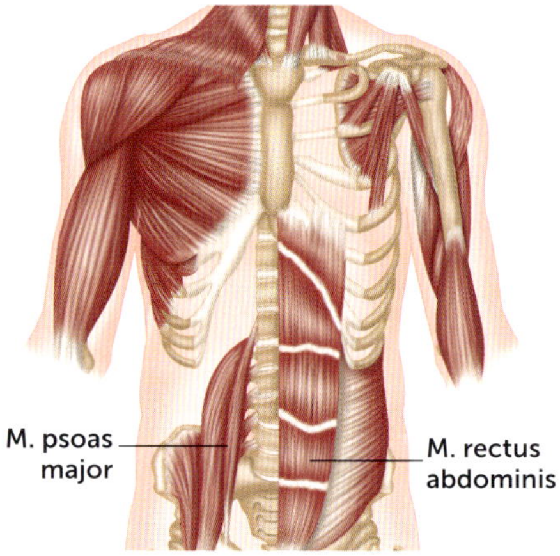

STEP 2 ICT in Bauchlage für den:

M. gluteus medius (STP)

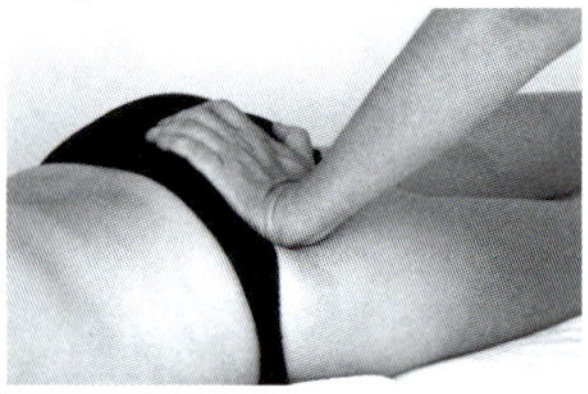

STEP 3 Ausgiebige Massage (quer zur Faserrichtung) des unteren Rückens.

STEP 4 ICT in Bauchlage für:

M. multifidus

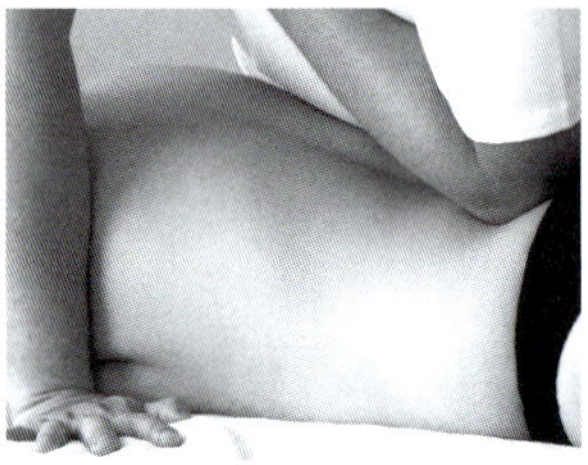

Lumbalen M. erector spinae

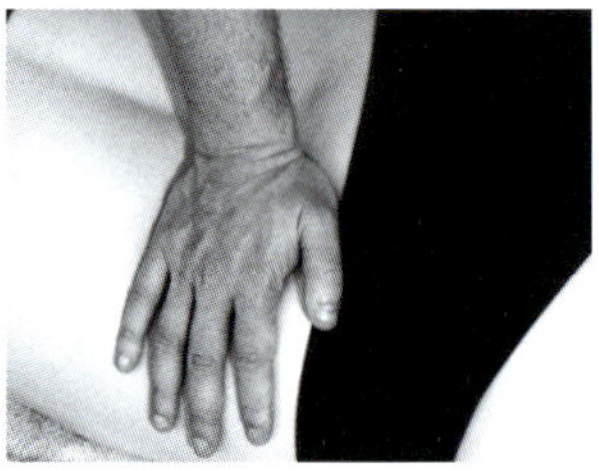

STEP 5 Massage der Spinalmuskeln

STEP 6 ICT in Rückenlage für:

Ramus anterior des Diaphragmas (costochondraler Rand)

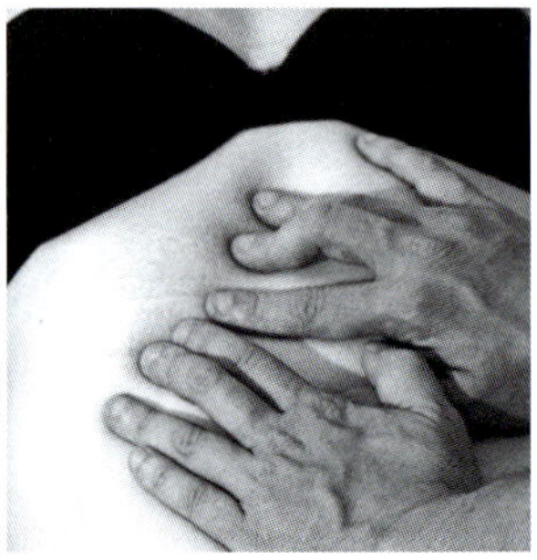

M. rectus abdominis (Außenrand)

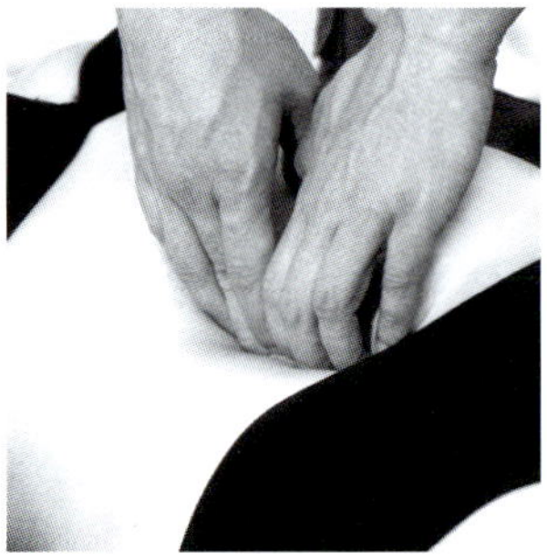

STEP 7 Alle Schritte 3-mal wiederholen.

9 Muskeln von Schulter und Oberarm

Regionale Triggerpunkte für Schmerzen in Schulter und Oberarm

Schmerzen im Schulterbereich vorne

M. deltoideus, vorderer Anteil
M. supraspinatus
M. infraspinatus
M. pectoralis major
M. biceps brachii
Langer Kopf des M. triceps brachii
M. latissimus dorsi
Mm. scaleni

Schmerzen im Schulterbereich hinten

M. teres minor
M. supraspinatus
M. teres major
M. deltoideus, hinterer Anteil
M. levator scapulae
M. subscapularis
M. latissimus dorsi
M. triceps brachii
M. trapezius

Schmerzen im Arm (Vorderseite)

Mm. scaleni
M. infraspinatus
M. supraspinatus
M. biceps brachii
M. triceps brachii
M. brachialis
M. deltoideus, vorderer Anteil

Schmerzen im Arm (Rückseite)

Mm. scaleni
M. subscapularis
M. supraspinatus
M. biceps brachii
M. triceps brachii
M. deltoideus, hinterer Anteil
M. latissimus dorsi
M. teres minor
M. teres major

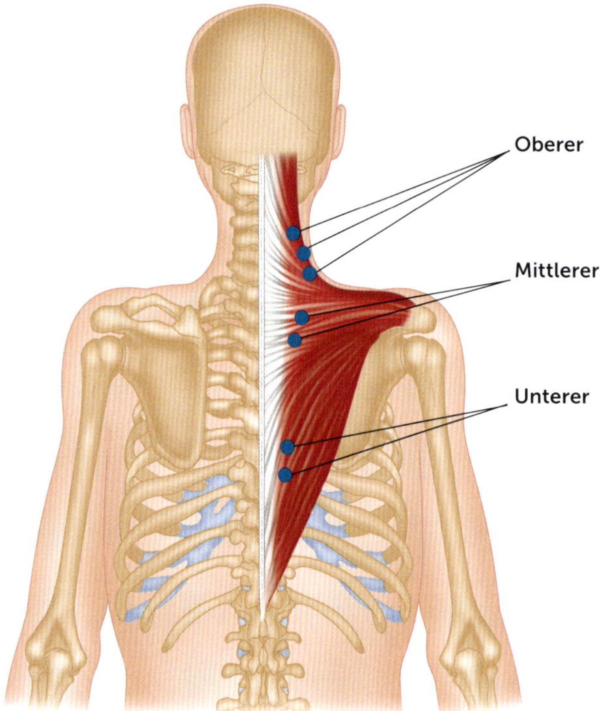

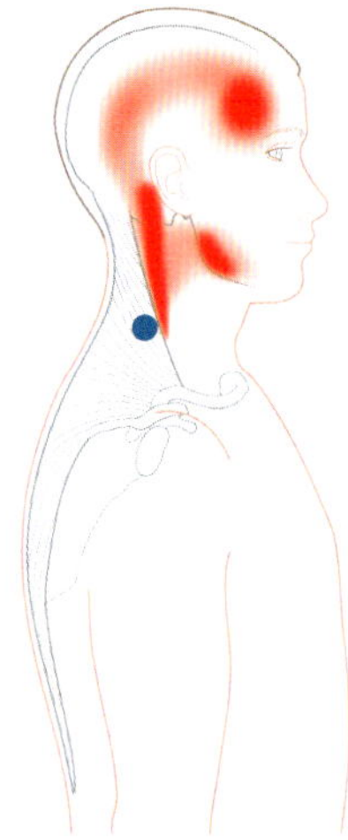

Oberer

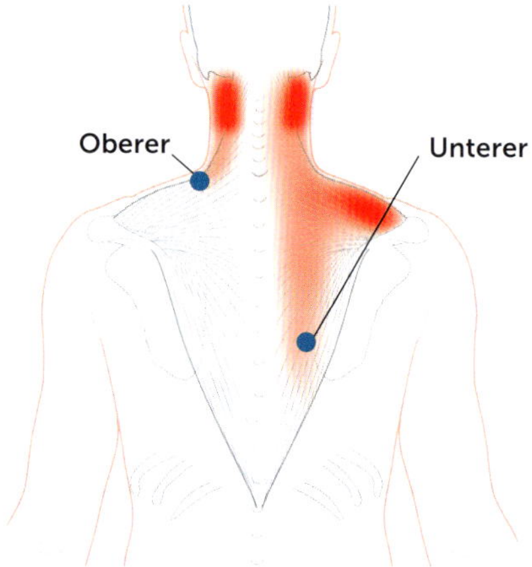

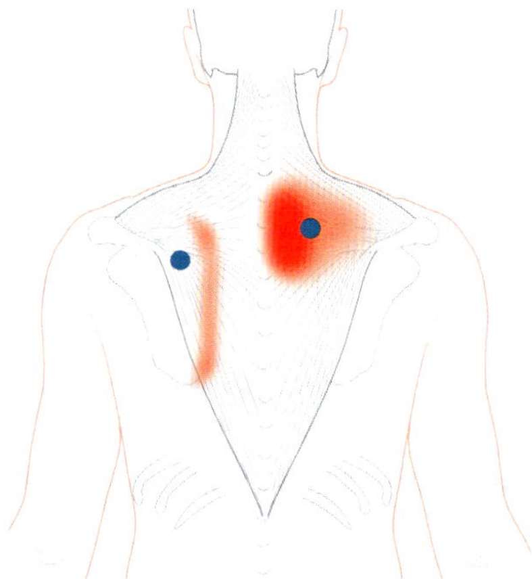

Mittlerer

Griechisch *trapezoeides*, trapezförmig

Sieht man den linken und rechten M. trapezius als Ganzes, bildet er ein Trapez, was ihm seinen Namen gegeben hat.

URSPRUNG

Mittleres Drittel der Linea nuchae superior des Os occipitale. Protuberantia occipitalis externa. Ligamentum nuchae. Dornfortsätze und Ligamenti supraspinosi des 7. Halswirbels (C7) und aller Brustwirbel (Th1–Th12).

ANSATZ

Hinterer Rand des lateralen Drittels des Schlüsselbeins. Medialer Rand des Akromions. Oberer Rand der Crista spinosa der Scapula und Tuberkel auf diesem Kamm.

FUNKTION

Obere Muskelfasern: Ziehen den Schultergürtel nach oben (Hebung). Helfen, einem Absinken des Schultergürtels vorzubeugen, wenn ein Gewicht auf der Schulter oder in der Hand getragen wird.
Mittlere Muskelfasern: Ziehen die Scapula zurück (Adduktion).
Untere Muskelfasern: Drücken die Scapula nach unten, insbesondere gegen Widerstand, als wenn man die Hände benützt, um von einem Stuhl aufzustehen.
Obere und untere Muskelfasern gemeinsam: Drehen die Scapula wie beim Heben des Armes über den Kopf. Antagonist: M. serratus anterior.

INNERVATION

Motorische Innervation: Nervus accessorius **XI**. Sensorische Innervation (Propriozeption): Vordere Äste der Zervikalnerven, C2, **3**, **4**.

GRUNDBEWEGUNG

Beispiel (Zusammenwirken oberer und unterer Fasern): Streichen einer Zimmerdecke.

ÜBERTRAGENE SCHMERZEN

Obere Muskelfasern: Schmerzen und Schmerzempfindlichkeit, hinterer und seitlicher Anteil des oberen Nackens. Schläfenregion und Kieferwinkel.
Mittlere Muskelfasern: Lokaler Schmerz, medial in die Wirbelsäule ausstrahlend.
Untere Muskelfasern: Hintere HWS, Bereich des Mastoids, Bereich über der Spina scapulae.

ÜBERSICHT

INDIKATIONEN
Chronische Spannung und Nackenschmerz, Stresskopfschmerz, Schmerzen in der HWS, Schleudertrauma, Spannungs-/Clusterkopfschmerz, Gesichts-/Kieferschmerz, Nackenschmerz /Nackensteife, Schmerzen im oberen Schulterbereich/im mittleren Rücken, Benommenheit, Augenschmerz, emotionaler Stress, Depression.

URSACHEN
Gewohnheitsmäßige Haltungen, Arbeit, Stress, Nackenprobleme, Schwäche der Schultermuskulatur, Telefonhaltung am Ohr, Skoliose, in Zusammenhang mit Sport (z. B. Tennis, Golf), Spielen von Musikinstrumenten.

DIFFERENTIALDIAGNOSE
Kapselbandapparat. Gelenkdysfunktion.

VERBINDUNGEN
SCM, M. masseter, M. temporalis, M. occipitalis, M. levator scapulae, M. semispinalis, M. iliocostalis, klavikulärer Anteil des SCM, Muskeln der Nacken-/Kiefer-/Schultergelenke.

MANUELLE TECHNIKEN

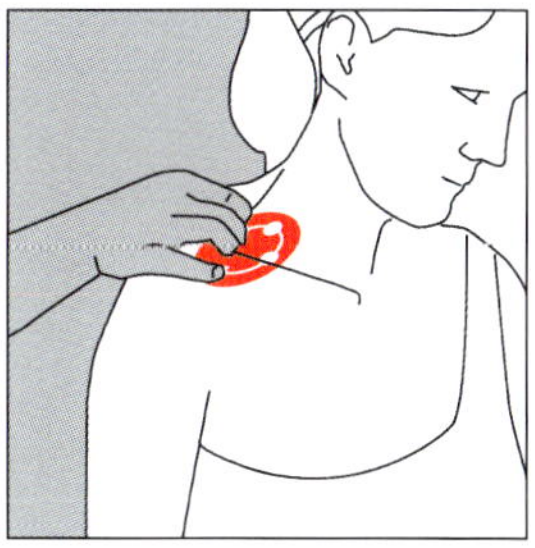

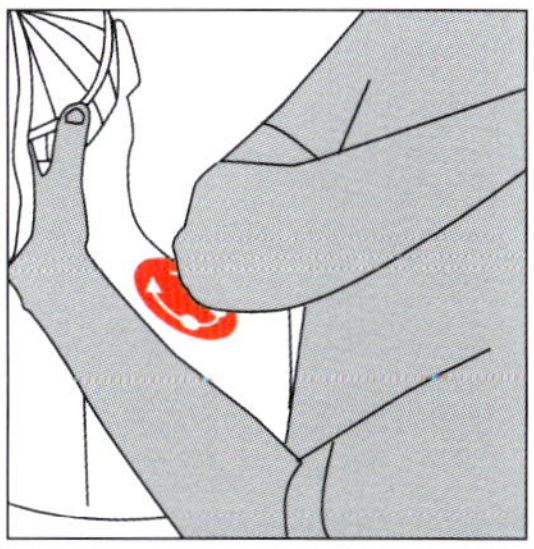

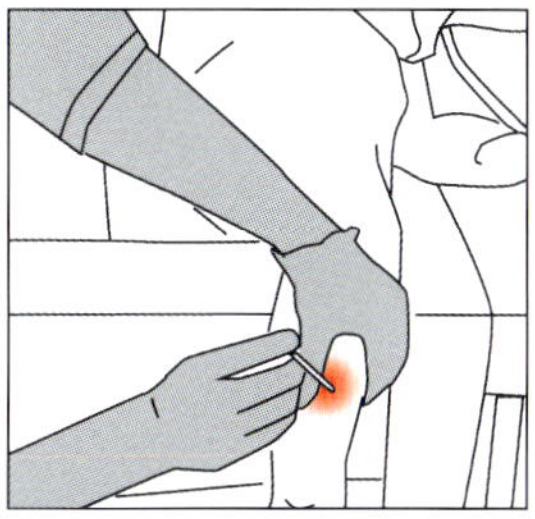

✓	✓	Sprühen und Dehnen
✓	✓	Trockenes Nadeln
✓	✓	Tiefe Streichmassage
✓	✓	Kompressionstechnik
✓	✓	Muskelenergietechnik
✓	✓	Positional-Releasetechnik
✓	✓	Injektionen

(Inhibitions-)Kompressionstechnik
- Identifizieren Sie den Triggerpunkt.
- Bringen Sie den Patienten in eine bequeme Position, in der der betroffene Muskel (Gastmuskel) in die volle Dehnung kommen kann.
- Üben Sie einen vorsichtigen, allmählich zunehmenden Druck auf den Triggerpunkt aus, während Sie den betroffenen Muskel (Gastmuskel) verlängern, bis Sie an eine palpable Barriere kommen. Der Patient sollte das als unangenehm, aber nicht als schmerzhaft empfinden.
- Üben Sie anhaltenden Druck auf, bis Sie spüren, dass der Triggerpunkt weicher wird. Das kann wenige Sekunden bis mehrere Minuten lang dauern.
- Wiederholen Sie den Vorgang, verstärken Sie dabei den Druck auf den Triggerpunkt, bis Sie an die nächste Barriere kommen etc.
- Für ein (noch) besseres Ergebnis können Sie versuchen, während der Wiederholungen die Richtung des Drucks zu ändern.

SELBSTHILFE

Selbstmassage kann hilfreich sein. Sie können dafür Bälle und Druckhilfsmittel verwenden wie TOLA. Dehnen ist ausgezeichnet für störende Triggerpunkte im M. trapezius.

RAT
Haltung im Stehen und bei der Arbeit prüfen. Stressmanagement prüfen. Auf richtige BH-Träger achten. Spannung im M. pectoralis minor vermindern (Rundrücken mit Schulterprotraktion ausgleichen).

SELBSTHILFETECHNIK
1. Studieren Sie die Anatomie.
2. Identifizieren Sie den Triggerpunkt.
3. Fahren Sie vom Nacken zur Schulter, bis Sie den Triggerpunkt spüren.
4. Verweilen Sie auf dem Triggerpunkt und drücken Sie ihn, bis er weicher wird.
5. Fahren Sie weiter bis zum Muskelende (Ansatz).

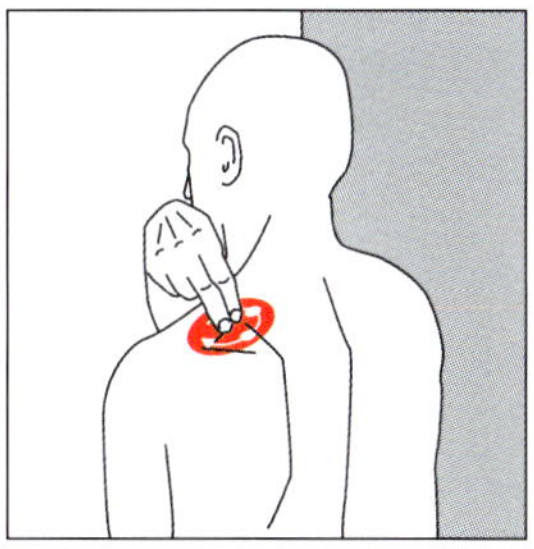

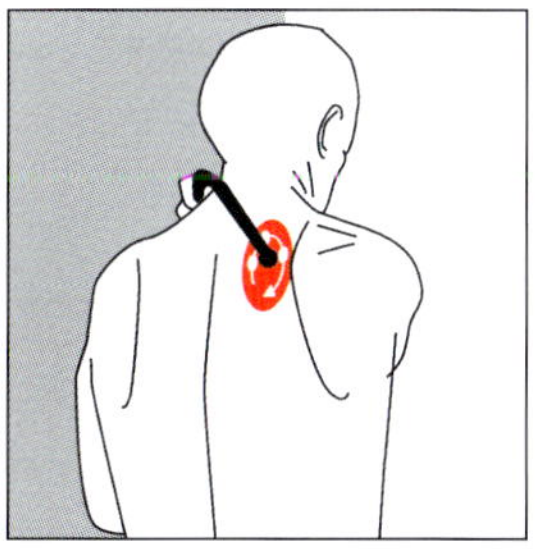

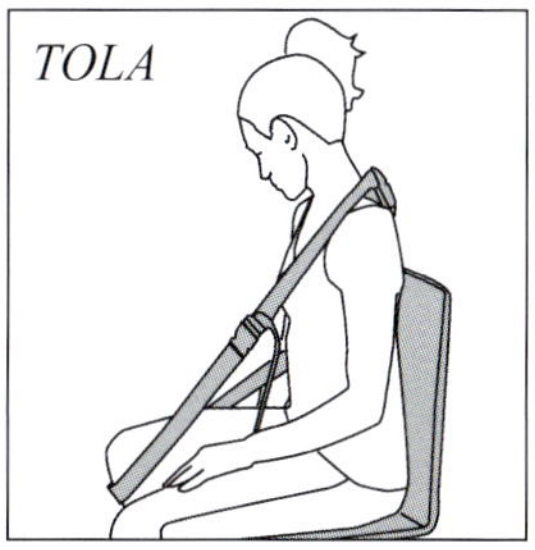

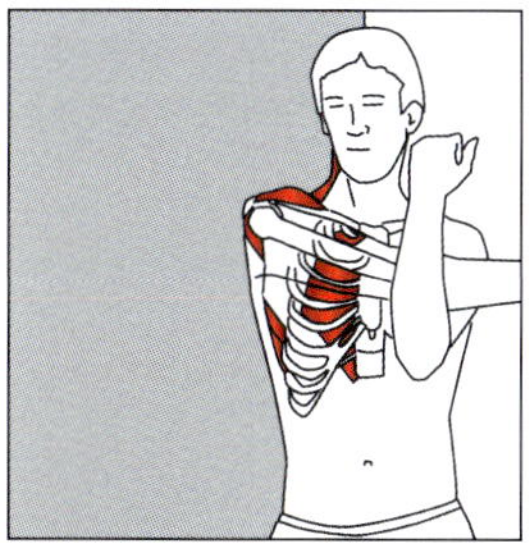

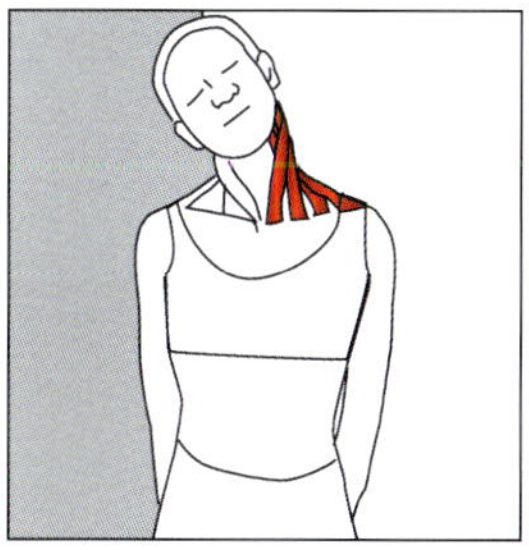

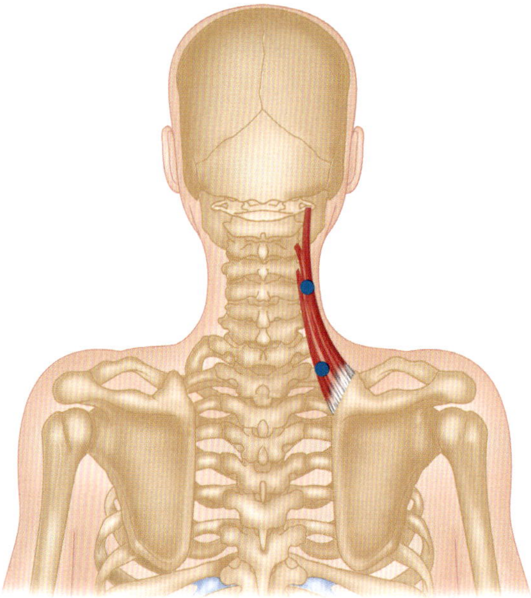

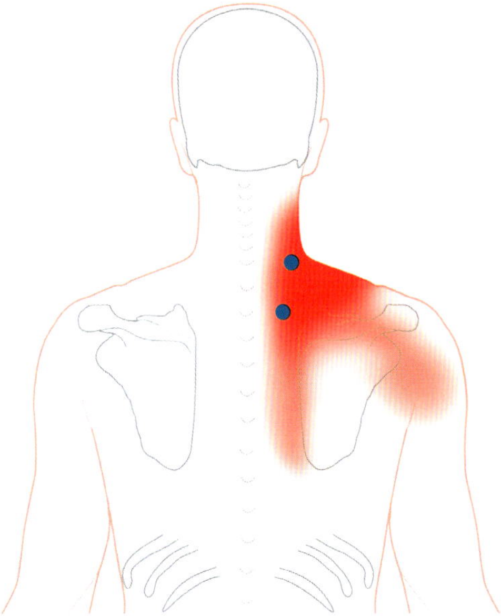

Lateinisch *levare*, heben; *scapulae*, Schultern, Schulterblätter

Der M. levator scapulae liegt unter dem SCM und dem M. trapezius. Benannt ist er nach seiner Funktion, das Schulterblatt zu heben.

URSPRUNG
Hintere Tuberkel der Querfortsätze der ersten drei oder vier Halswirbel (C1–C4).

ANSATZ
Medialer (vertebraler) Rand der Scapula zwischen oberem Winkel und Spina scapulae.

FUNKTION
Hebt das Schulterblatt. Hilft das Schulterblatt zurückzuziehen. Hilft den Nacken seitlich zu beugen.

INNERVATION
Nervus dorsalis scapulae, C**4**, **5**, und Zervikalnerven C**3**, **4**.

GRUNDBEWEGUNG
Beispiel: Tragen einer schweren Tasche.

ÜBERTRAGENE SCHMERZEN
Dreieckiges Muster von der Spitze der Scapula zum Genick. Leichtes Übergreifen auf den medialen Rand der Scapula und den hinteren Anteil des Glenohumeralgelenks.

ÜBERSICHT

INDIKATIONEN
Steifer schmerzender Nacken mit eingeschränkter Rotation der HWS, langfristige Nutzung von Gehstöcken, Probleme beim Kopfdrehen (Autofahren).

URSACHEN
Renale tubuläre Azidose, Telefon eingeklemmt halten zwischen Ohr und Schulter, Seitlage beim Schlafen mit falschem Kissen, Rucksacktragen, schlechte Haltung, anhaltende Gewohnheiten oder Beschäftigungen, Haltung beim Fernsehen/vor dem Computerbildschirm, Stress und Spannung, Erkältung/Grippe oder Lippenherpes, Sport (Kraulschwimmen).

DIFFERENTIALDIAGNOSE
Dysfunktion im Skapulothorakalgelenk; abstehendes Schulterblatt. Apophysitis und Kapselbandapparat. Impingement-Syndrome der Schulter.

VERBINDUNGEN
M. trapezius, M. rhomboideus, M. splenius cervicis, M. erector spinae, Mm. scaleni, SCM.

MANUELLE TECHNIKEN

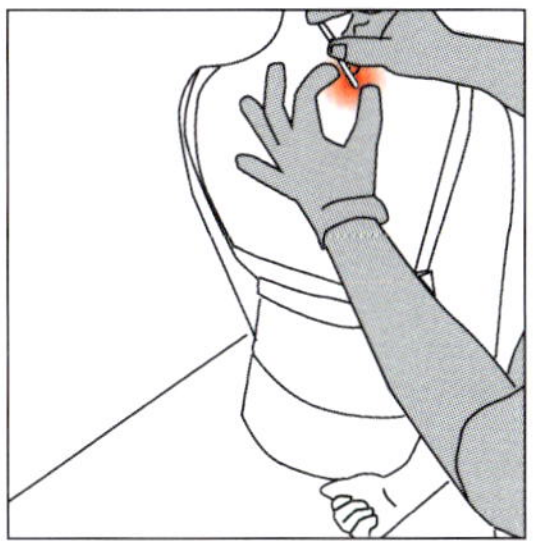

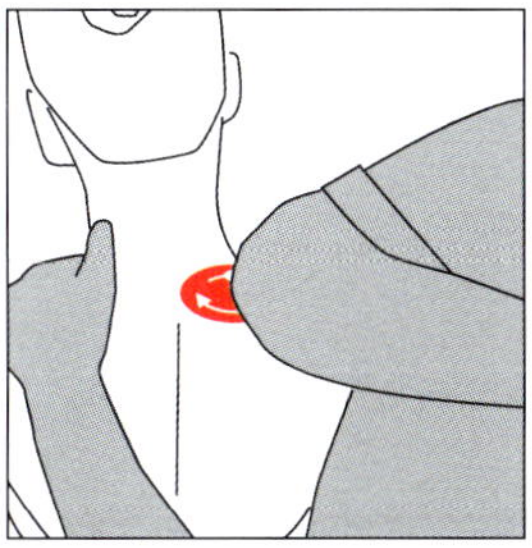

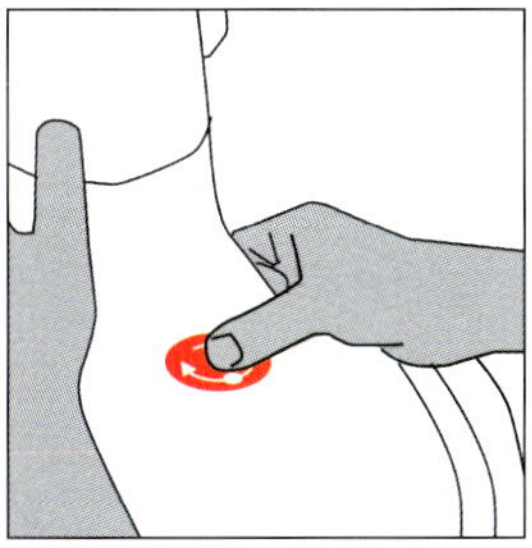

✓	✓	Sprühen und Dehnen
✓	✓	Trockenes Nadeln
✓	✓	Tiefe Streichmassage
✓	✓	Kompressionstechnik
✓	✓	Muskelenergietechnik
✓	✓	Positional-Releasetechnik
✓	✓	Injektionen

(Inhibitions-)Kompressionstechnik
- Identifizieren Sie den Triggerpunkt.
- Bringen Sie den Patienten in eine bequeme Position, in der der betroffene Muskel (Gastmuskel) in die volle Dehnung kommen kann.
- Üben Sie einen vorsichtigen, allmählich zunehmenden Druck auf den Triggerpunkt aus, während Sie den betroffenen Muskel (Gastmuskel) verlängern, bis Sie an eine palpable Barriere kommen. Der Patient sollte das als unangenehm, aber nicht als schmerzhaft empfinden.
- Üben Sie anhaltenden Druck auf, bis Sie spüren, dass der Triggerpunkt weicher wird. Das kann wenige Sekunden bis mehrere Minuten lang dauern.
- Wiederholen Sie den Vorgang, verstärken Sie dabei den Druck auf den Triggerpunkt, bis Sie an die nächste Barriere kommen etc.
- Für ein (noch) besseres Ergebnis können Sie versuchen, während der Wiederholungen die Richtung des Drucks zu ändern.

SELBSTHILFE

Selbstmassage kann hilfreich sein. Sie können dafür Bälle und Druckhilfsmittel verwenden.

RAT
Telefon nicht zwischen Schulter und Ohr halten. Stress meiden. Arbeitsplatzgestaltung prüfen. Klimaanlage vermeiden. Passives Stretching durchführen. Hitze und Wärme wirken günstig. Schal tragen. Position des Gehstocks verändern.

SELBSTHILFETECHNIK
1. Studieren Sie die Anatomie.
2. Identifizieren Sie den Triggerpunkt.
3. Verweilen Sie auf dem Triggerpunkt, bis er weicher wird und/oder der Schmerz nachlässt.
4. Den Bereich anschließend massieren.

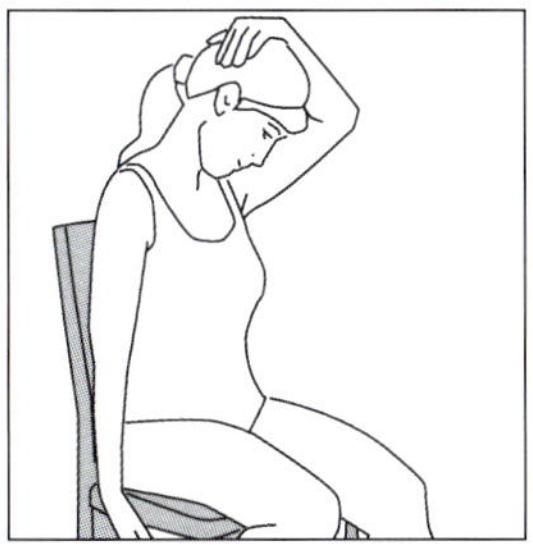

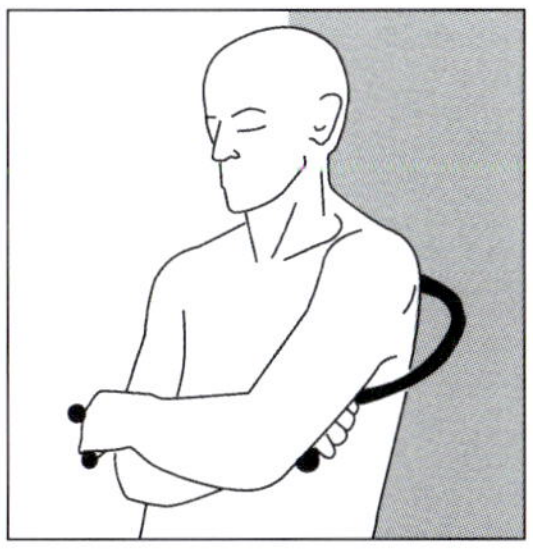

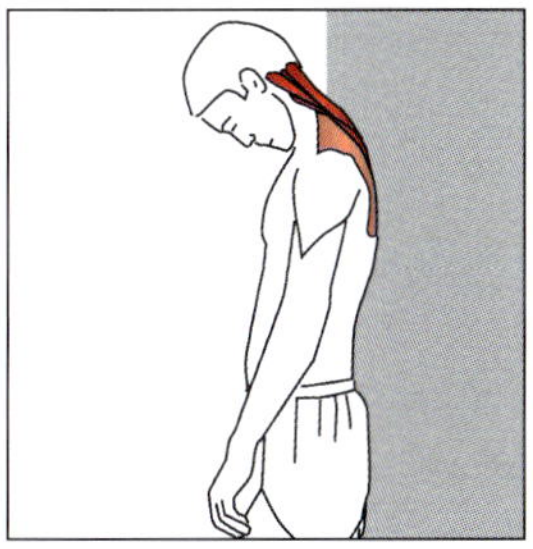

MUSCULUS RHOMBOIDEUS (MINOR UND MAJOR)

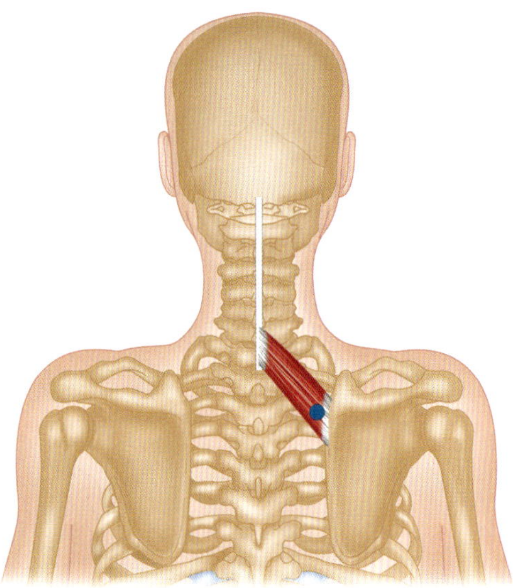

M. rhomboideus minor

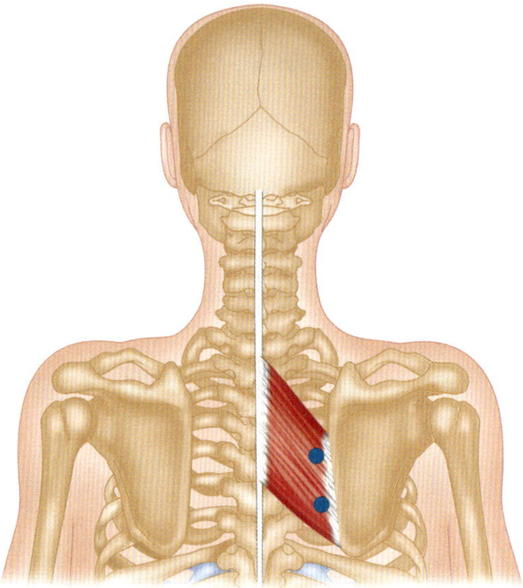

M. rhomboideus major

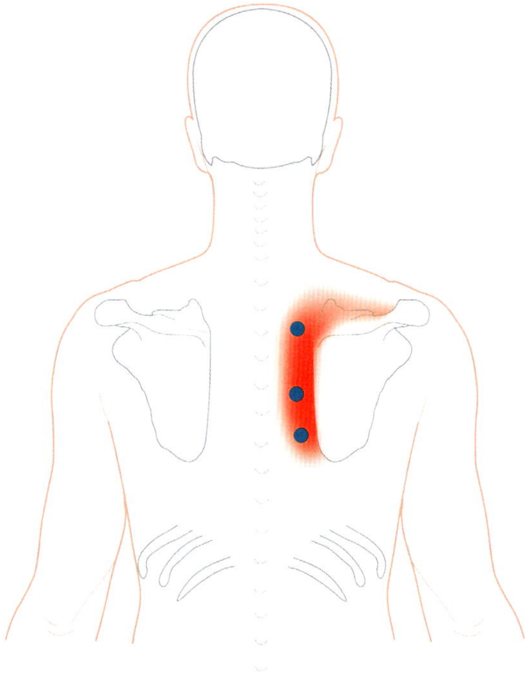

Griechisch *rhomboiedes*, in Form eines Parallelogramms mit schrägen Winkeln (nur die gegenüberliegenden Seiten sind gleich); Lateinisch *minor*, kleiner; *major*, größer

Aufgrund seiner Form so benannt.

URSPRUNG
Dornfortsätze des 7. Halswirbels und der oberen fünf Brustwirbel (C7–Th5).

ANSATZ
Medialer (vertebraler) Rand der Scapula.

FUNKTION
Zieht die Schulter zurück (Adduktion). Stabilisiert die Scapula. Unterstützt den äußeren Adduktionsbereich des Armes (d.h. von Arm über dem Kopf bis Arm auf Schulterhöhe).
Antagonist: M. serratus anterior.

INNERVATION
Nervus dorsalis scapulae, C4, 5.

GRUNDBEWEGUNG
Beispiel: Etwas heranziehen, wie beim Öffnen einer Schublade.

ÜBERTRAGENE SCHMERZEN
Medialer Rand der Scapula, vom oberen Anteil der Spina scapulae bis zum Akromionfortsatz.

ÜBERSICHT

INDIKATIONEN

Lokalisierter Schmerz/chronischer Schmerzbereich (C7–Th5) – medial oder periscapulär, Schleifen/Reiben/Knirschen des Scapulothorakalgelenkes, Schnappen/Reiben/Knacken der Schulter, Schmerz über den spinalen Rand des Schulterblatts hinweg, runde Schultern, Haltung.

URSACHEN

Chronisch schlechte Haltung (runde Schultern), verkürzter M. pectoralis minor, Sport und Werfen über Kopf, Haltung und Gewohnheiten.

DIFFERENTIALDIAGNOSE

Scapulocostales Syndrom. Fibromyalgie.

VERBINDUNGEN

M. levator scapulae, mittlerer M. trapezius, M. infraspinatus, Mm. scaleni, M. latissimus dorsi, M. serratus posterior inferior.

MANUELLE TECHNIKEN

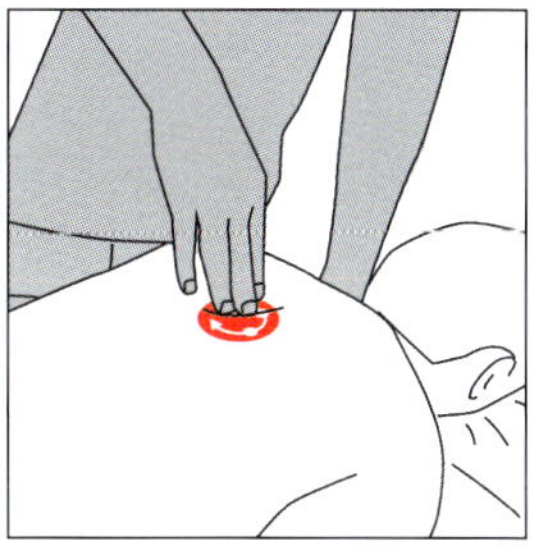

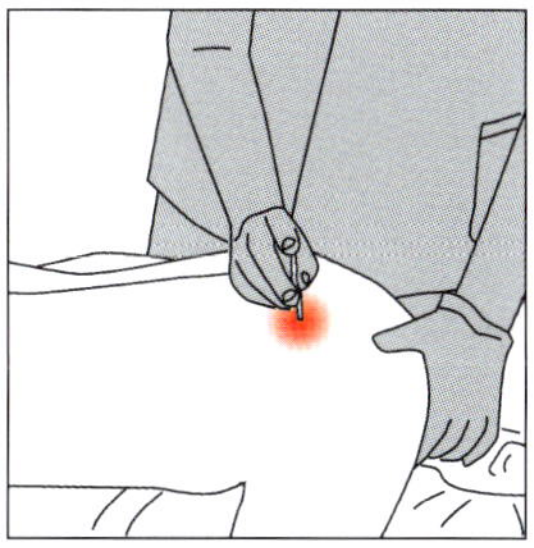

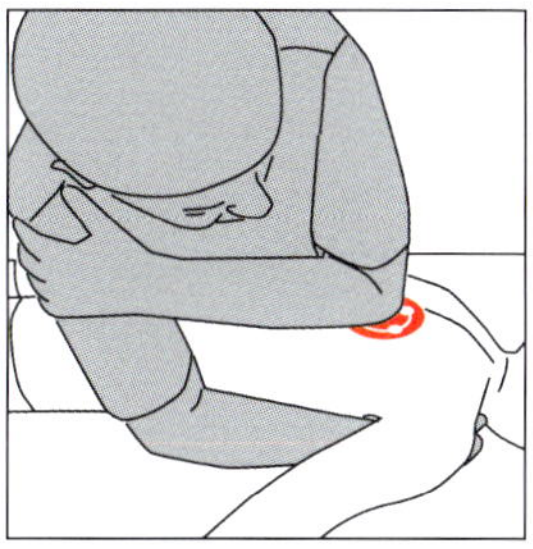

✓		Sprühen und Dehnen
✓	✓	Trockenes Nadeln
✓	✓	Tiefe Streichmassage
✓	✓	Kompressionstechnik
✓		Muskelenergietechnik
✓		Positional-Releasetechnik
✓		Injektionen

(Inhibitions-)Kompressionstechnik

- Identifizieren Sie den Triggerpunkt.
- Bringen Sie den Patienten in eine bequeme Position, in der der betroffene Muskel (Gastmuskel) in die volle Dehnung kommen kann.
- Üben Sie einen vorsichtigen, allmählich zunehmenden Druck auf den Triggerpunkt aus, während Sie den betroffenen Muskel (Gastmuskel) verlängern, bis Sie an eine palpable Barriere kommen. Der Patient sollte das als unangenehm, aber nicht als schmerzhaft empfinden.
- Üben Sie anhaltenden Druck auf, bis Sie spüren, dass der Triggerpunkt weicher wird. Das kann wenige Sekunden bis mehrere Minuten lang dauern.
- Wiederholen Sie den Vorgang, verstärken Sie dabei den Druck auf den Triggerpunkt, bis Sie an die nächste Barriere kommen etc.
- Für ein (noch) besseres Ergebnis können Sie versuchen, während der Wiederholungen die Richtung des Drucks zu ändern.

SELBSTHILFE

Selbstmassage kann sehr hilfreich sein. Sie können dafür Bälle und Druckhilfsmittel verwenden.

Auf gute Haltung achten. Verkürzte Brustmuskeln dehnen. Runde Schultern vermeiden. Arbeitshaltung prüfen.

SELBSTHILFETECHNIK

1. Studieren Sie die Anatomie.
2. Identifizieren Sie den Triggerpunkt.
3. Verweilen Sie auf dem Triggerpunkt, bis er weicher wird und/oder der Schmerz nachlässt.
4. Dann den Bereich massieren.

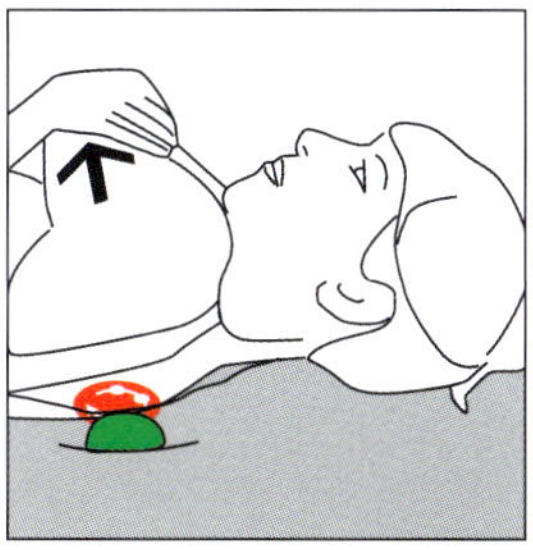

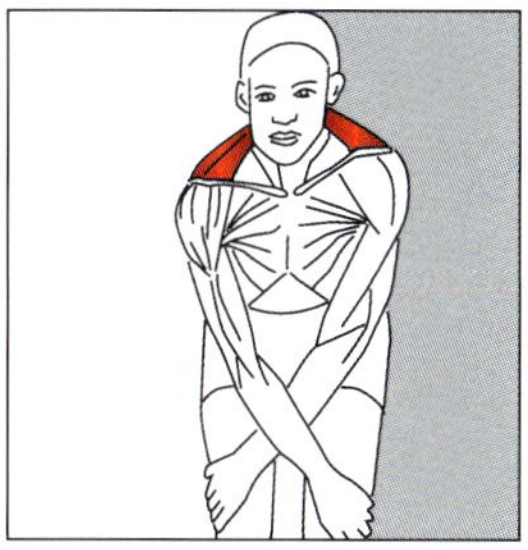

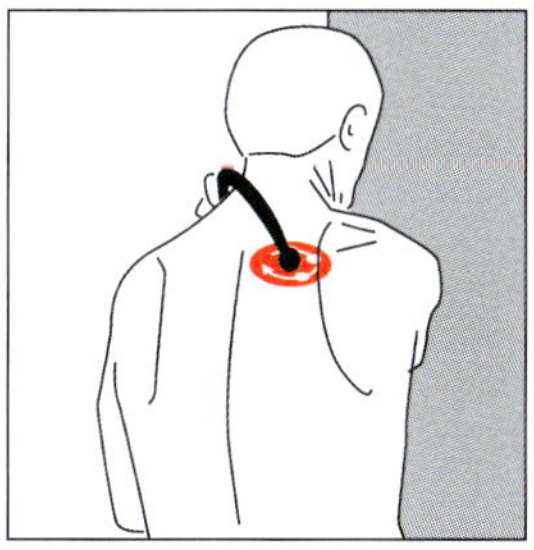

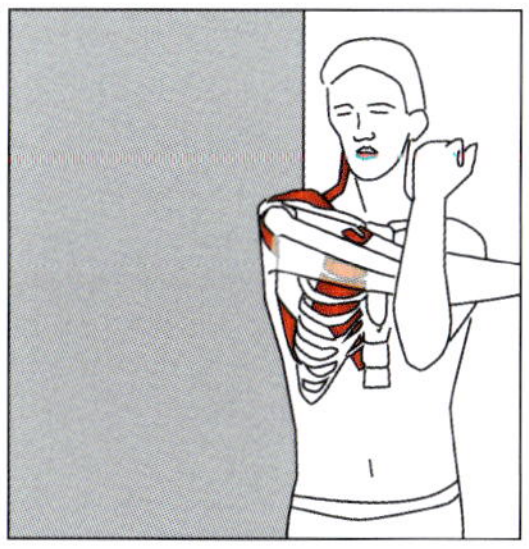

MUSCULUS SERRATUS ANTERIOR

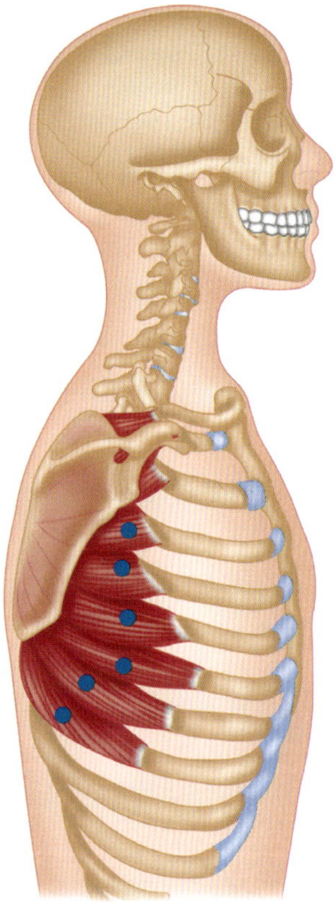

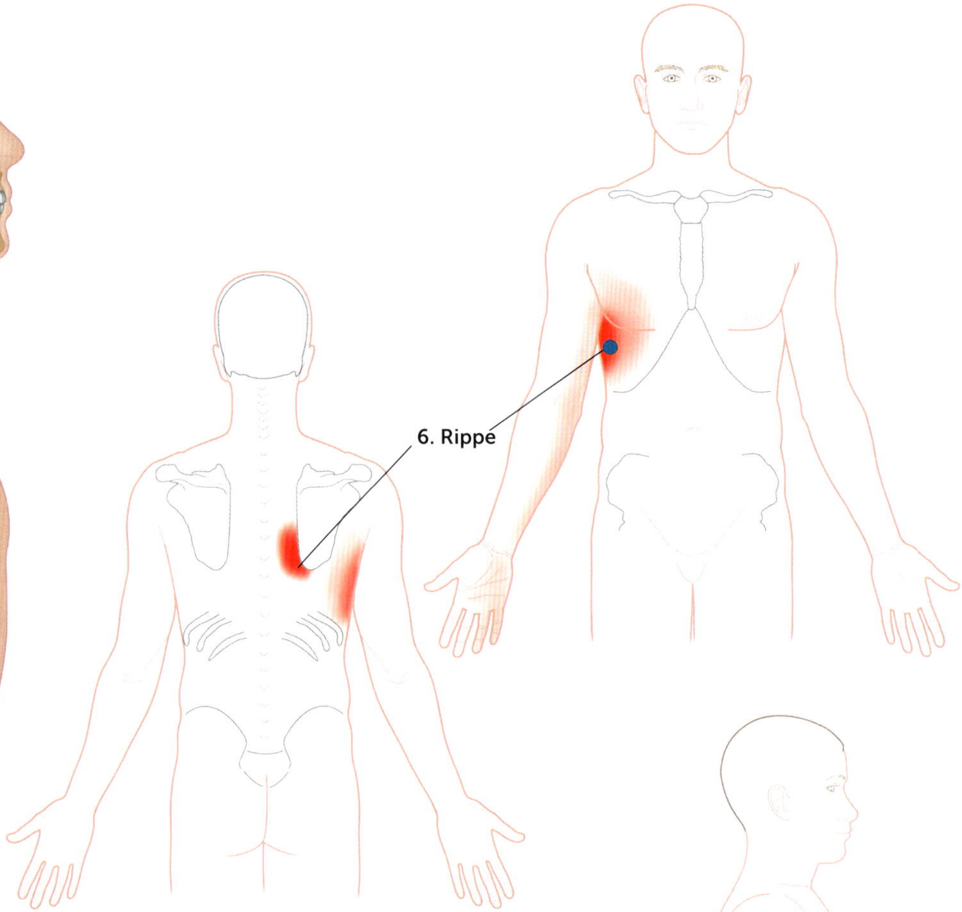

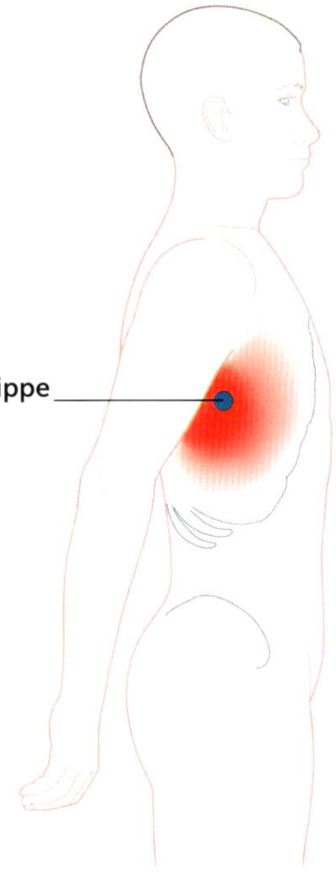

Lateinisch *serratus*, sägeartig/gezackt; *anterior*, vorne liegend

Der M. serratus anterior bildet zusammen mit den oberen fünf Rippen die mediale Wand der Achselhöhle. Es ist ein großer Muskel, der aus einer Reihe fingerähnlicher Zacken besteht. Die unteren Zacken verzahnen sich mit dem Ursprung des M. obliquus externus.

URSPRUNG
Außenflächen und Oberränder der oberen acht oder neun Rippen und die Faszie, die deren Zwischenrippenräume bedeckt.

ANSATZ
Vordere (costale) Fläche des medialen Randes der Scapula und unterer Winkel der Scapula.

FUNKTION
Dreht die Scapula, um den Arm zu abduzieren und zu beugen. Protrahiert die Scapula (zieht sie nach vorne zur Brustwand und hält sie nah an der Brustwand), wodurch Drückbewegungen fazilitiert werden wie Hochschieben oder Stoßen.
Antagonisten: M. rhomboideus, M. trapezius.

INNERVATION
Nervus thoracicus longus, C**5**, **6**, **7**, **8**.

Anmerkung: Eine Läsion des Nervus thoracicus longus führt dazu, dass sich der mediale Rand der Scapula von der hinteren Brustwand löst, was wiederum zu einem vorstehenden Schulterblatt führt (ähnlich einem Engelsflügel). Auch ein schwacher Muskel verursacht ein vorstehendes Schulterblatt, insbesondere beim Tragen eines Gewichtes vor dem Körper.

GRUNDBEWEGUNG
Beispiel: Weit nach vorne Greifen.

ÜBERTRAGENE SCHMERZEN
Lokal: Am Rippenansatz jeder Muskelzacke.
Zentral: In den Rippen (6–8) lokalisierter Schmerz, der anterior und posterior in eine 5–10 cm große Fläche ausstrahlt. Schmerzen unter dem Scapulawinkel. Schmerzen auf der Ulnarseite des Armes.

ÜBERSICHT

INDIKATIONEN

Schmerzen in der Brust, die bei Ruhe nicht nachlassen, Schmerzen und Empfindlichkeit in den Brüsten, Panikattacken, Dyspnoe (Kurzatmigkeit), chronischer Husten, Asthma, renale tubuläre Azidose, vorstehendes Schulterblatt, chronisches Seitenstechen beim Rennen, Stress, »Stiche« seitlich im Brustkorb, Schmerzen beim tiefen Atmen, Schmerzen wie bei einem Herzanfall.

URSACHEN

Schwerer Hustenanfall (möglicherweise in Zusammenhang mit einem Emphysem), Überanstrengung im Sport (z.B. Tennis, Schwimmen, Boxen, Pull-ups und Push-ups, Gewichtheben, Gymnastik), längeres Heben großer schwerer Gegenstände, innere Unruhe/Angst.

DIFFERENTIALDIAGNOSE

Einklemmung der Interkostalnerven Th7/Th8. Herpes zoster. Lokale Wirbelanordnung. Rippenläsionen. Pathologie der Brüste. Reflexdystrophie des sympathischen Nervensystems.

VERBINDUNGEN

M. pectoralis major, SCM, M. scalenus medius, M. trapezius, M. rhomboideus, Diaphragma, M. obliquus externus.

MANUELLE TECHNIKEN

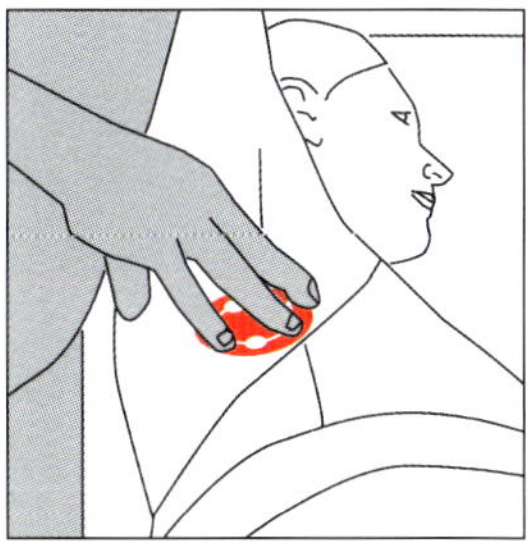

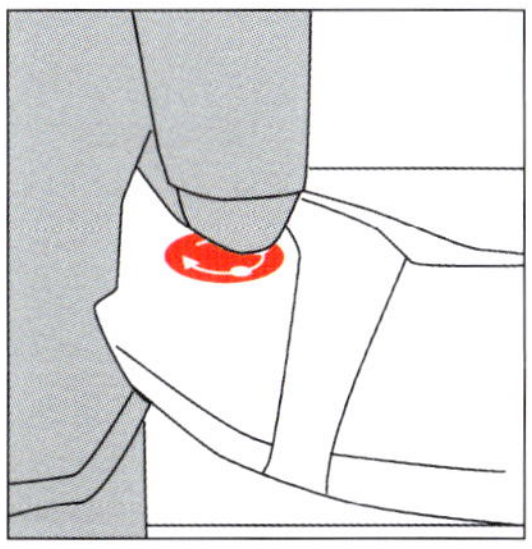

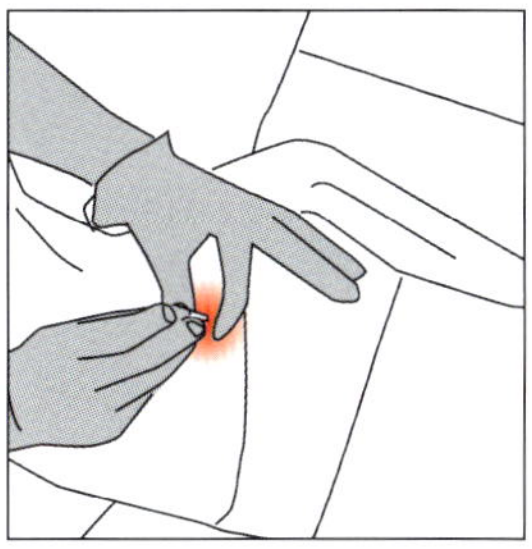

✓	✓	Sprühen und Dehnen
✓		Trockenes Nadeln
✓	✓	Tiefe Streichmassage
✓	✓	Kompressionstechnik
✓	✓	Muskelenergietechnik
✓	✓	Positional-Releasetechnik
✓		Injektionen

(Inhibitions-)Kompressionstechnik

- Identifizieren Sie den Triggerpunkt.
- Bringen Sie den Patienten in eine bequeme Position, in der der betroffene Muskel (Gastmuskel) in die volle Dehnung kommen kann.
- Üben Sie einen vorsichtigen, allmählich zunehmenden Druck auf den Triggerpunkt aus, während Sie den betroffenen Muskel (Gastmuskel) verlängern, bis Sie an eine palpable Barriere kommen. Der Patient sollte das als unangenehm, aber nicht als schmerzhaft empfinden.
- Üben Sie anhaltenden Druck auf, bis Sie spüren, dass der Triggerpunkt weicher wird. Das kann wenige Sekunden bis mehrere Minuten lang dauern.
- Wiederholen Sie den Vorgang, verstärken Sie dabei den Druck auf den Triggerpunkt, bis Sie an die nächste Barriere kommen etc.
- Für ein (noch) besseres Ergebnis können Sie versuchen, während der Wiederholungen die Richtung des Drucks zu ändern.

SELBSTHILFE

Selbstmassage kann hilfreich sein. Sie können dafür Bälle und Druckhilfsmittel verwenden wie TOLA.

RAT

Vermeiden Sie das Steuern von Fahrzeugen mit schwergängiger Lenkung. Seien Sie vorsichtig mit Gewichtstraining, insbesondere Push-ups und Bankdrücken. Meiden Sie Stress. Versuchen Sie es mit Meditation/Entspannung.

SELBSTHILFETECHNIK

1. Studieren Sie die Anatomie.
2. Identifizieren Sie den Triggerpunkt.
3. Verweilen Sie auf dem Triggerpunkt, bis er weicher wird und/oder der Schmerz nachlässt.
4. Dann den Bereich massieren.

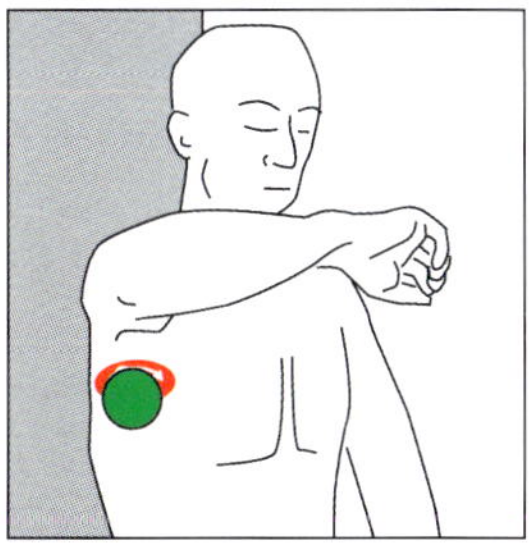

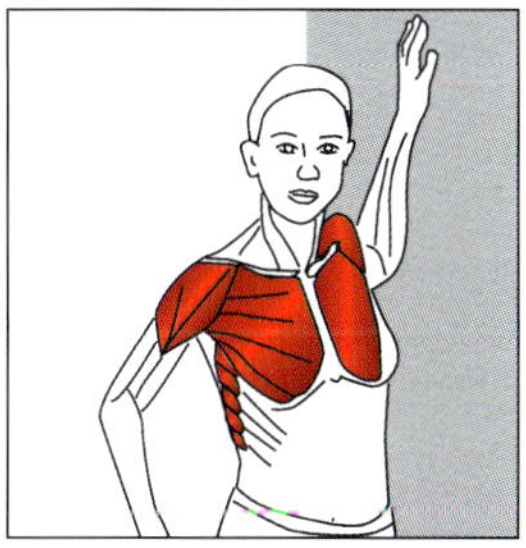

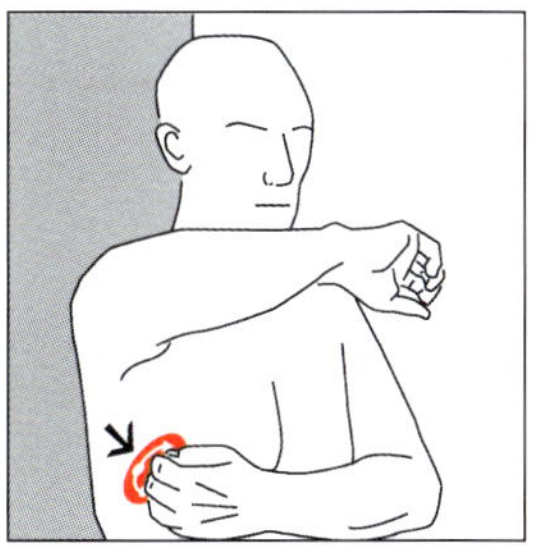

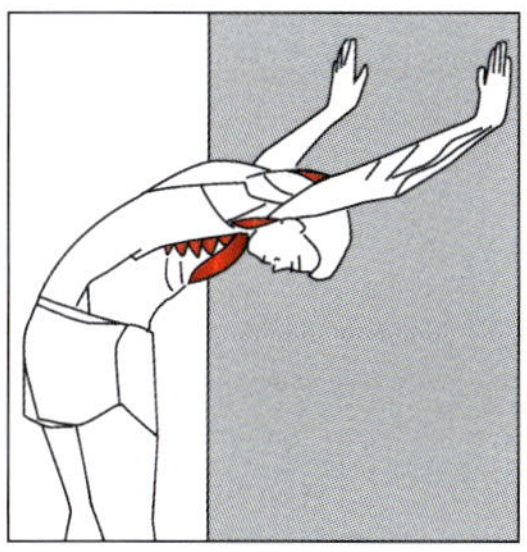

MUSCULUS PECTORALIS MAJOR

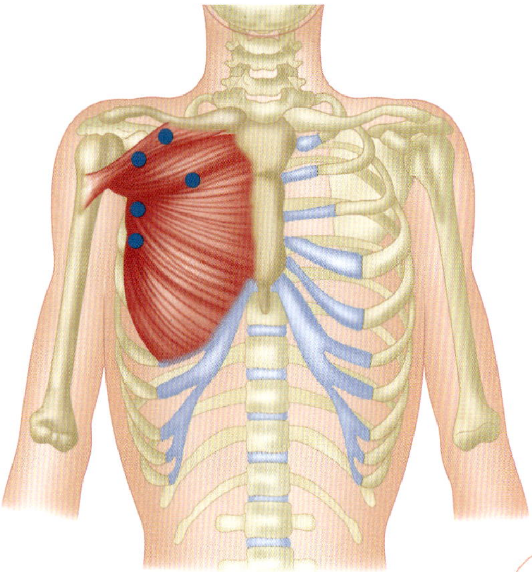

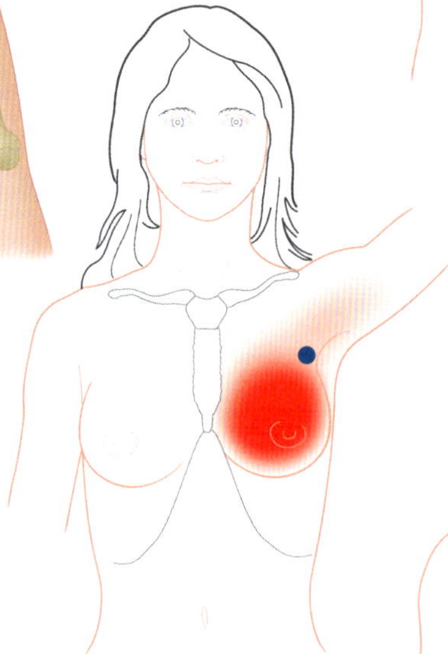

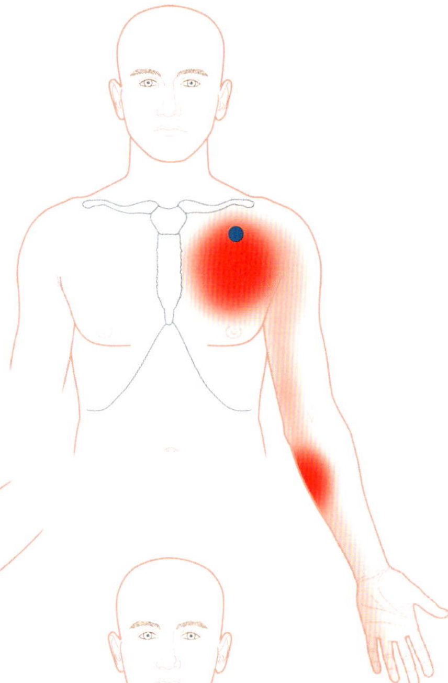

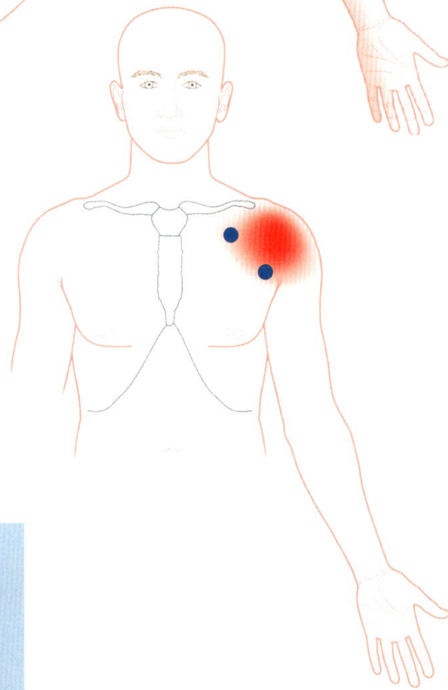

Lateinisch *pectoralis*, (von) der Brust; *major*, größer

Zusammen mit dem M. pectoralis minor bildet der M. pectoralis major die vordere Wand der Achselhöhle.

URSPRUNG

Klavikulärer Anteil: Mittlere Hälfte oder zwei Drittel des vorderen medialen Schlüsselbeins.
Sternokostaler Anteil: Vorne am Manubrium und Sternumkörper. Obere sechs Rippenknorpel. Rectusscheide.

ANSATZ

Grat unter dem Tuberculum majus des Humerus. Lateraler Rand des intertuberkulären Sulkus (Bicepsfurche) des Humerus.

FUNKTION

Adduziert den Humerus und rotiert ihn nach medial.
Klavikulärer Anteil: Beugt das Schultergelenk und rotiert es nach medial, adduziert den Humerus horizontal zur anderen Schulter.
Sternokostaler Anteil: Adduziert den Humerus schräg zur gegenüberliegenden Hüfte.
Der M. pectoralis major ist einer der Hauptmuskeln beim Klettern, der den Körper zum Haltearm hinaufzieht.

INNERVATION

Innervation der oberen Muskelfasern: Nervus pectoralis lateralis, C5, 6, 7.
Innervation der unteren Muskelfasern: Nervi pectoralis lateralis und medialis, C6, 7, 8, Th1.

GRUNDBEWEGUNG

Klavikulärer Anteil: Bringt den Arm nach vorne und schräg vor den Körper, z.B. beim Anwenden eines Deos in der gegenüberliegenden Achselhöhle.
Sternokostaler Anteil: Etwas herunterziehen, z.B. ein Seil beim Glockenläuten.

ÜBERTRAGENE SCHMERZEN

Klavikulärer Anteil: Lokaler, in den vorderen Bereich des M. deltoideus und des langen Kopfes des M. biceps brachii ausstrahlender Schmerz.
Sternaler Anteil: »Akute« Rückenschmerzen, diffus ausstrahlend in die vordere Brustwand in einem 10–20 cm großen Bereich um den medialen Rand der oberen Extremität. Stärkerer Schmerz unter dem medialen Epicondylus auf einer 5 cm großen Fläche, diffuser Schmerz im 4. und 5. Finger.
Rippenanteil: 5. und 6. Rippe, führt (sogar nachts) zu starker Schmerzübertragung im Herzbereich. Intensiver Schmerz in den Brüsten (10–15 cm großer Bereich). Diffuse Ausstrahlung in hintere Achsel und Achselhöhle.

ÜBERSICHT

INDIKATIONEN
Rehabilitation nach Myokardinfarkt, Herzrhythmusstörungen, Rückenschmerzen in der Mitte der Scapula, Schmerzen und Überempfindlichkeit in den Brüsten, Thoracic-outlet-Syndrom, Schmerzen im vorderen Schulterbereich, Golfer- und Tennisellenbogen, Haltung mit runden Schultern, Schmerzen in der Brust, chronische Müdigkeit, Hyperventilationssyndrom.

URSACHEN
Schlechte Sitzhaltung, Haltung mit runden Schultern, schweres Heben, Auskühlen des Muskels durch Klimaanlage, Ruhigstellung von Schulter oder Arm durch Gips oder Schlinge, innere Unruhe/Angst, flache Atmung, sportliche Überbelastung (Gewichtheben, Rudern, Boxen, Push-ups etc.).

DIFFERENTIALDIAGNOSE
Wurzelreizung C5–C6. Tendinitis der Bizepssehne. Muskelläsionen der Rotatorenmanschette. Intrathorakale Pathologie. Ösophaguspathologie. Tietze-Syndrom. Ischämische Herzkrankheit (Angina pectoris). Thoracic-outlet-Syndrom.

VERBINDUNGEN
M. latissimus dorsi, M. subscapularis, M. teres minor, M. infraspinatus, M. trapezius (mittlere Fasern), M. serratus anterior, Mm. scaleni, M. deltoideus, M. coracobrachialis, M. sternalis, SCM, M. paraspinalis.

MANUELLE TECHNIKEN

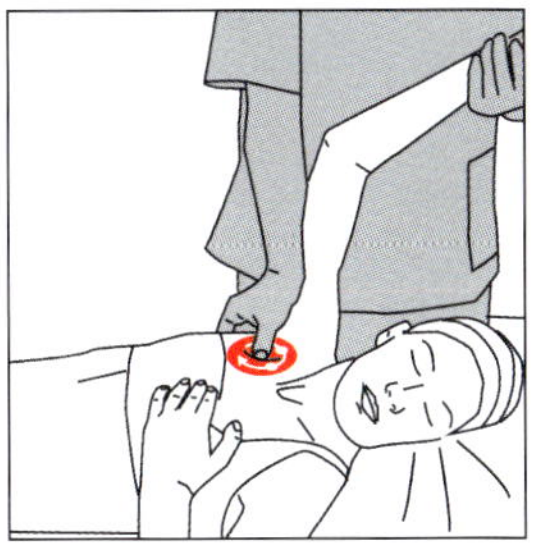

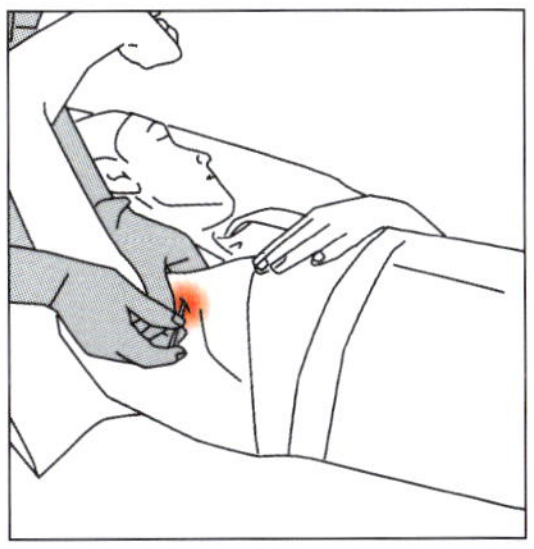

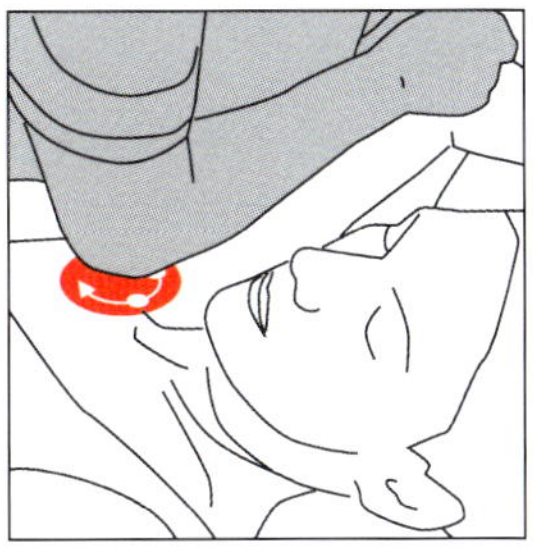

✓	✓	Sprühen und Dehnen
✓	✓	Trockenes Nadeln
✓	✓	Tiefe Streichmassage
✓	✓	Kompressionstechnik
✓	✓	Muskelenergietechnik
✓	✓	Positional-Releasetechnik
✓	✓	Injektionen

(Inhibitions-)Kompressionstechnik
- Identifizieren Sie den Triggerpunkt.
- Bringen Sie den Patienten in eine bequeme Position, in der der betroffene Muskel (Gastmuskel) in die volle Dehnung kommen kann.
- Üben Sie einen vorsichtigen, allmählich zunehmenden Druck auf den Triggerpunkt aus, während Sie den betroffenen Muskel (Gastmuskel) verlängern, bis Sie an eine palpable Barriere kommen. Der Patient sollte das als unangenehm, aber nicht als schmerzhaft empfinden.
- Üben Sie anhaltenden Druck auf, bis Sie spüren, dass der Triggerpunkt weicher wird. Das kann wenige Sekunden bis mehrere Minuten lang dauern.
- Wiederholen Sie den Vorgang, verstärken Sie dabei den Druck auf den Triggerpunkt, bis Sie an die nächste Barriere kommen etc.
- Um ein (noch) besseres Ergebnis zu erzielen, können Sie versuchen, während der Wiederholungen die Richtung des Drucks zu ändern.

SELBSTHILFE

Selbstmassage kann sehr hilfreich sein; Sie können dabei Bälle oder Druckhilfsmittel verwenden.

RAT
Haltungen mit runden Schultern führen zu Muskelverkürzungen. Die Sitzhaltung bei der Arbeit ist entscheidend. Schlafpositionen, insbesondere Hände über der Brust verschränkt oder über dem Kopf, meiden. Art des BHs kann relevant sein.

SELBSTHILFETECHNIK
1. Studieren Sie die Anatomie.
2. Identifizieren Sie den Triggerpunkt.
3. Verweilen Sie auf ihm, bis er weicher wird und/oder der Schmerz nachlässt.
4. Dann den Bereich massieren.

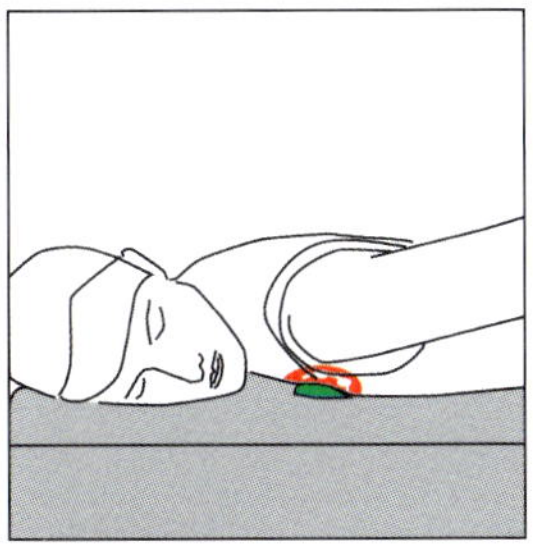

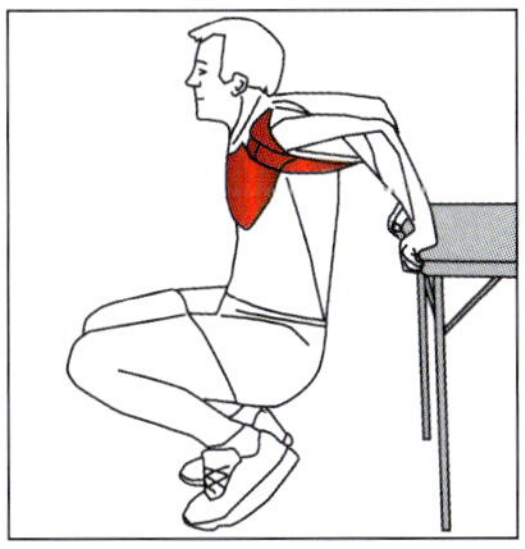

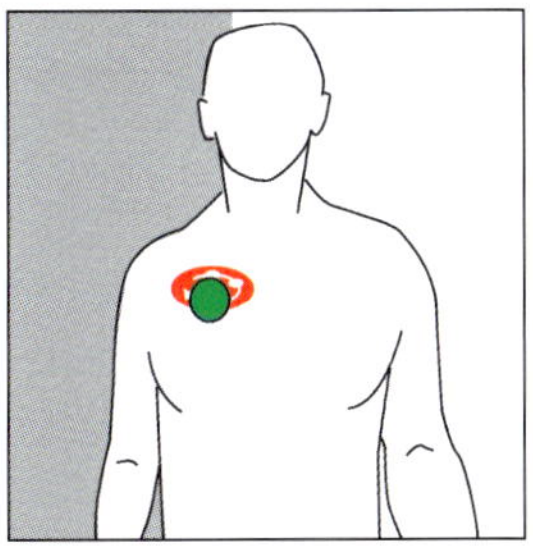

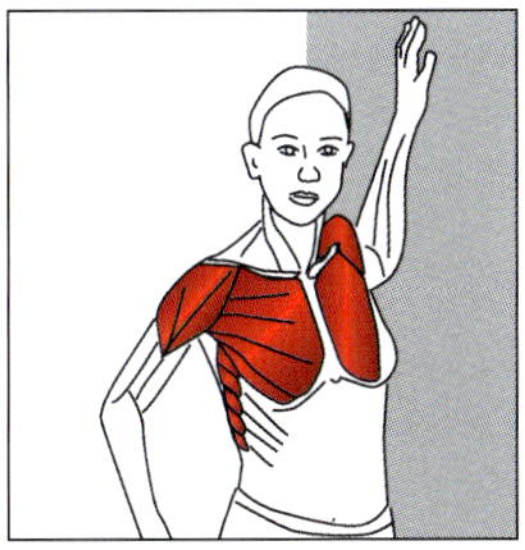

MUSCULUS LATISSIMUS DORSI

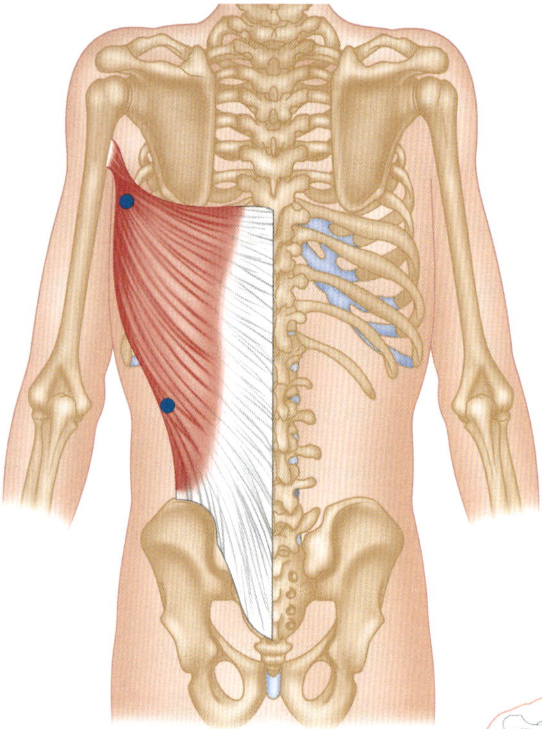

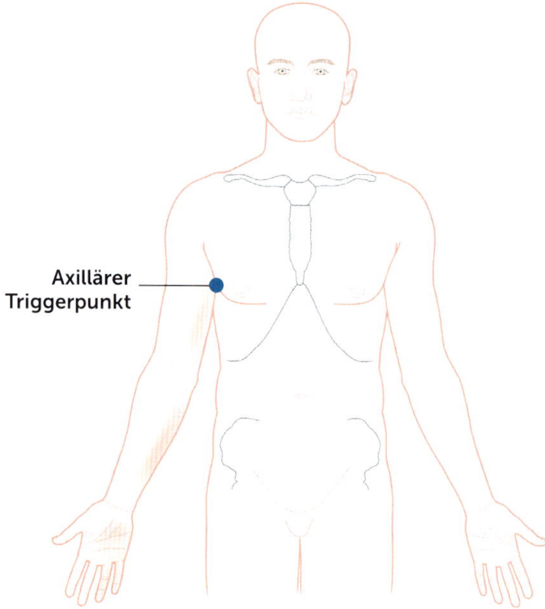

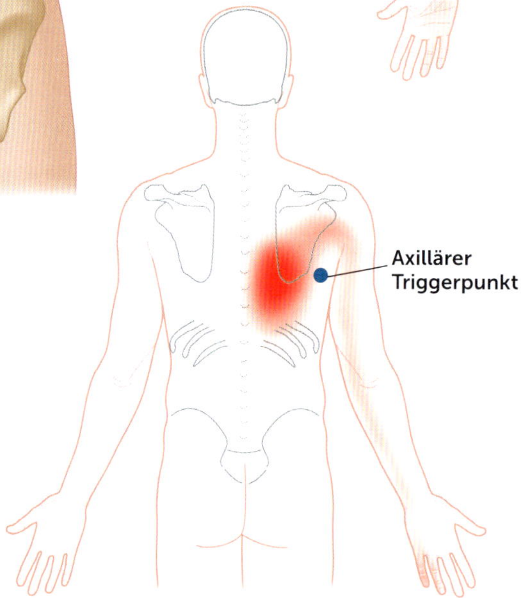

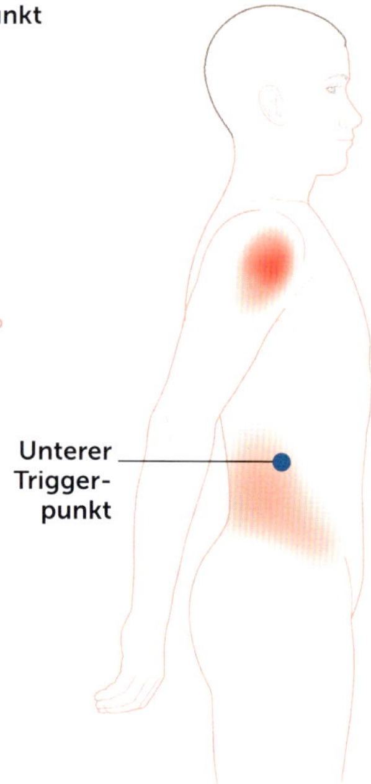

Lateinisch *latissimus*, weitester; *dorsi*, des Rückens

Der M. latissimus dorsi bildet zusammen mit dem M. subscapularis und dem M. teres major die hintere Wand der Achselhöhle.

URSPRUNG

Fascia thoracolumbale, die an den Dornfortsätzen der unteren sechs Brustwirbel und aller Lenden- und Kreuzbeinwirbel (Th7–S5) sowie den verbindenden supraspinalen Ligamenten ansetzt. Hinterer Teil der Crista iliaca. Untere drei oder vier Rippen. Unterer Scapulawinkel.

ANSATZ

Basis des intertuberkulären Sulcus (Bicepsfurche) des Humerus.

FUNKTION

Streckt den gebeugten Arm. Adduziert den Humerus und dreht ihn nach medial. Einer der Hauptklettermuskeln, da er die Schultern nach unten und hinten zieht und den Rumpf zu den Haltearmen hinaufzieht (daher ist er auch beim Kraulschwimmen in Bauchlage aktiv). Hilft bei der forcierten Einatmung, indem er die unteren Rippen hebt. Antagonisten: M. deltoideus, M. trapezius.

INNERVATION

Nervus thoracodorsalis, C6, 7, 8, aus dem hinteren Ast des Plexus brachialis.

GRUNDBEWEGUNG

Beispiel: Das Abstützen auf den Armlehnen eines Stuhls beim Aufstehen.

ÜBERTRAGENE SCHMERZEN

Axilläre Triggerpunkte: Eine 5–10 cm große Schmerzzone am unteren Skapulawinkel mit diffuser Ausstrahlung nach medial in die obere Extremität bis zum ulnaren Anteil der Hand. Unterer seitlicher Triggerpunkt: Dreieck vom Triggerpunkt zum Beckenrand und in den äußeren Bereich des Oberarms.

ÜBERSICHT

INDIKATIONEN
Rückenschmerzen im Brustwirbelsäulenbereich, die beständig und unabhängig von einer Aktivität sind, Frozen Shoulder, Thoracic-outlet-Syndrom, Rückenschmerzen beim Umdrehen im Bett, dumpfer Schmerz unter dem Schulterblatt, stechender Schmerz im hinteren Schulterbereich beim Aufstützen auf den Ellenbogen, Schmerzen beim Nach-oben-Greifen in ein Regal/ beim Auswechseln einer Glühbirne.

URSACHEN
Golf und andere Sportarten mit Schläger, Schwimmen, Baseball, Rudern, schweres Heben, in Zusammenhang mit Gymnastik, Gartenarbeit, schlecht sitzender BH.

DIFFERENTIALDIAGNOSE
Neuropathie C7. Ulnare Neuropathie. Einklemmung des Nervus subscapularis. Axilläre Neuropathie. Thoracic-outlet-Syndrom. Herz-Lungen-Erkrankungen.

VERBINDUNGEN
Rhomboidalmuskeln, M. trapezius (mittlere Fasern), M. teres major, Mm. scaleni, M. subscapularis, M. iliocostalis, M. serratus anterior, M. serratus posterior inferior.

MANUELLE TECHNIKEN

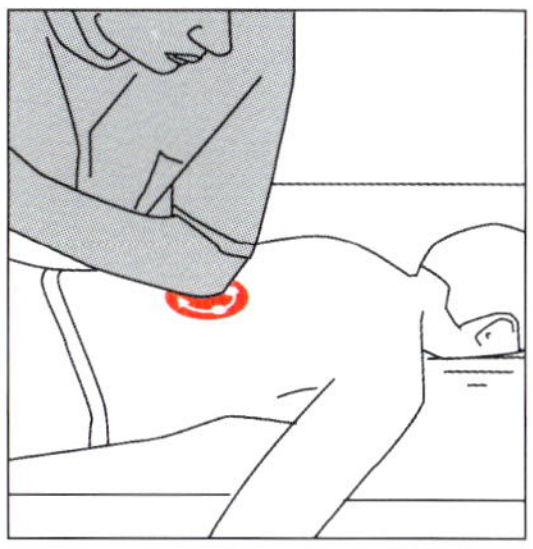

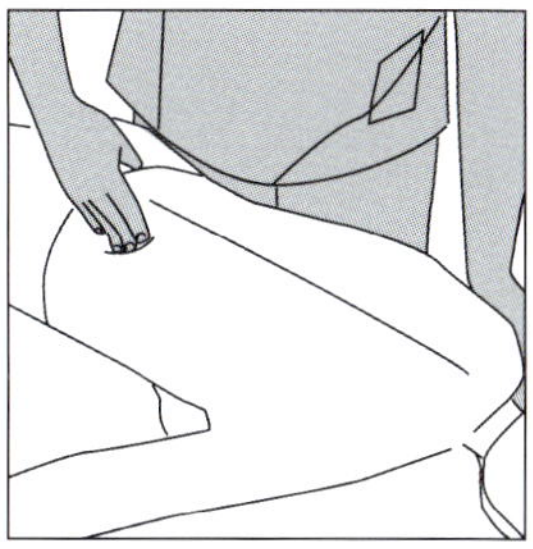

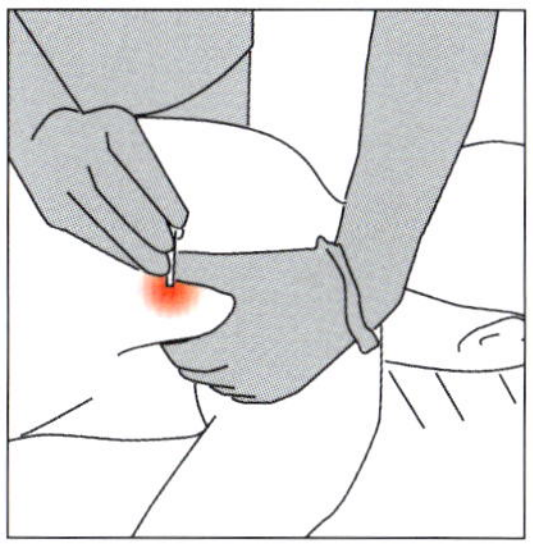

✓	✓	Sprühen und Dehnen
✓	✓	Trockenes Nadeln
✓	✓	Tiefe Streichmassage
✓	✓	Kompressionstechnik
✓		Muskelenergietechnik
✓		Positional-Releasetechnik
✓		Injektionen

Postisometr. Relaxationstechnik (PIR)
Indikationen: Subakute bis chronische Zustände

- Identifizieren Sie den Triggerpunkt.
- Bringen Sie den Patienten in eine bequeme Position, in der der betroffene Muskel (Gastmuskel) in die volle Dehnung kommen kann.
- Bitten Sie den Patienten, mit 10–25 % seiner Muskelkraft den betroffenen Muskel (Gastmuskel) zu seiner maximalen schmerzfreien Länge zu kontrahieren, während Sie für 3–10 Sekunden isometrischen Widerstand geben. Stabilisieren Sie den Körperteil, um eine Muskelverkürzung zu verhindern.
- Bitten Sie den Patienten, den Muskel zu entspannen oder »loszulassen«.
- Während dieser Relaxationsphase verlängern Sie vorsichtig den Muskel, indem Sie ihn bis zum Punkt des (passiven) Widerstands spannen – registrieren Sie jede Veränderung der Länge.
- Wiederholen Sie diese Übung mehrere Male (üblicherweise dreimal).

SELBSTHILFE

RAT
Vermeiden Sie eine Überbelastung wie das Herunterholen von Gegenständen aus Überkopfhöhe.

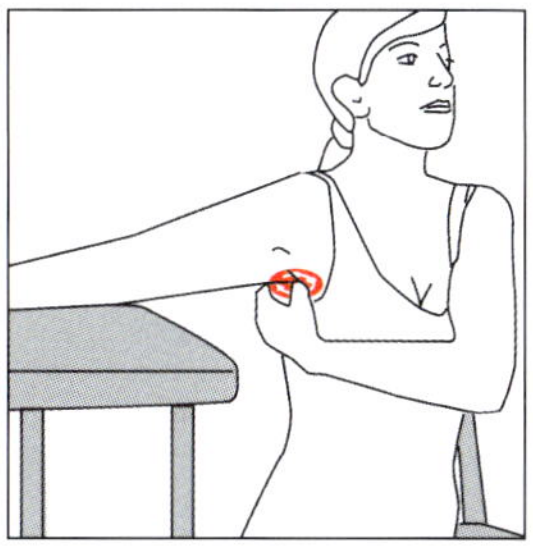

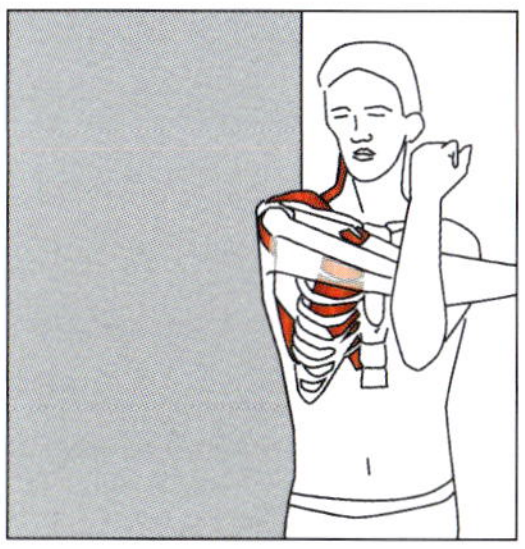

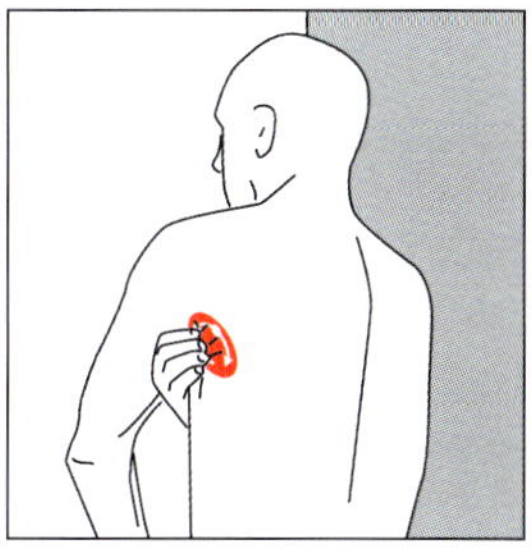

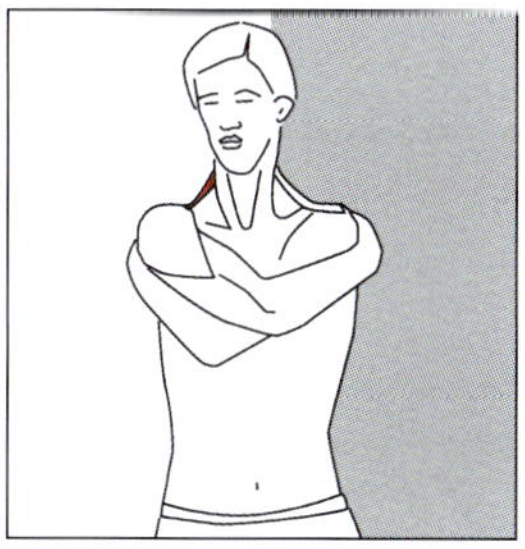

MUSCULUS DELTOIDEUS

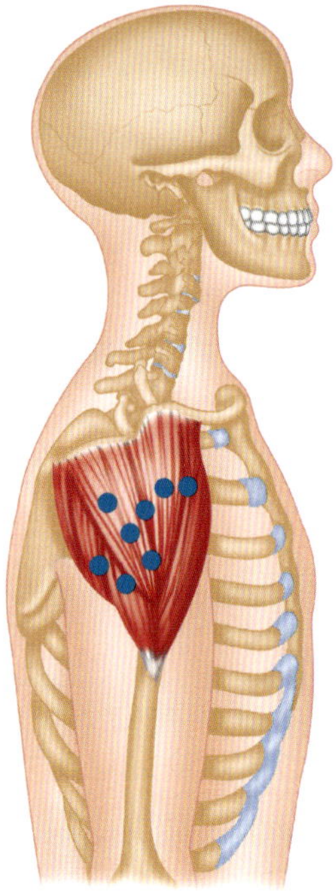

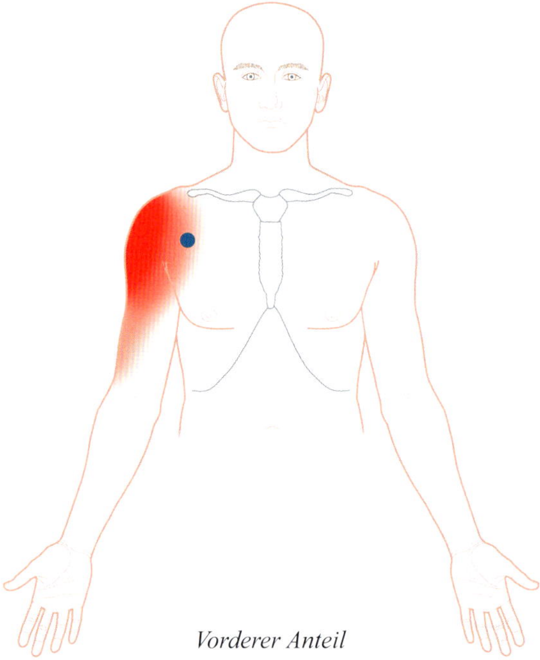

Vorderer Anteil

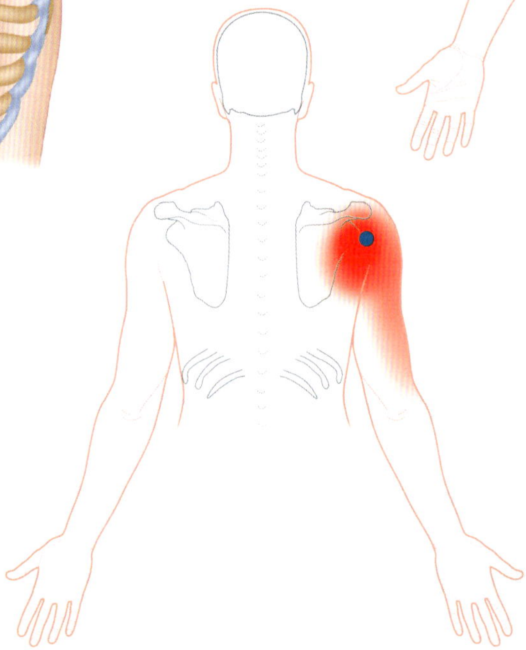

Hinterer Anteil

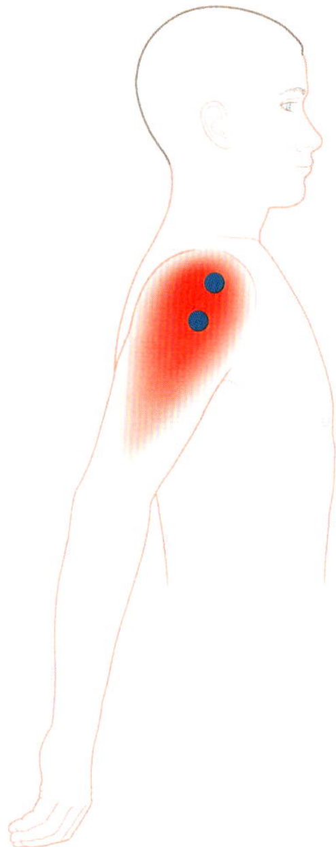

Seitlicher/mittlerer Anteil

Griechisch *deltoeides*, in Form des griech. Buchstabens delta (dreieckig)

Der M. deltoideus wird aus drei Anteilen gebildet: dem vorderen, mittleren und hinteren. Nur der mittlere Anteil ist vielseitig gefiedert, wahrscheinlich weil die Abduktion des Schultergelenks mehr Kraft benötigt und einen mechanischen Nachteil darstellt.

URSPRUNG
Clavicula, Processus acromialis und Spina scapulae.

ANSATZ
Tuberositas deltoidea, die seitlich in der Mitte des Humerusschaftes liegt.

FUNKTION
Vordere Muskelfasern: Beugt den Humerus und dreht ihn nach medial.
Mittlere Muskelfasern: Abduziert den Humerus im Schultergelenk (erst nachdem die Bewegung vom M. supraspinatus initiiert wurde).
Hintere Muskelfasern: Extendiert den Humerus und dreht ihn zur Seite.
Antagonist: M. latissimus dorsi.

INNERVATION
Nervus axillaris C**5**, **6**, aus dem hinteren Ast des Plexus brachialis.

GRUNDBEWEGUNG
Beispiele: Seitlich nach etwas greifen, Arm heben, um zu winken.

ÜBERTRAGENE SCHMERZEN
Meist auf den Triggerpunkt beschränkt in einem 5–10 cm großen Bereich.

ÜBERSICHT

INDIKATIONEN
Posttraumatische Rehabilitation, Schmerzen in der Schulter, eingeschränkter Bewegungsumfang (besonders bei der Abduktion), Schmerzen in der Schulter, die bei Bewegung stärker werden und in Ruhe nachlassen, reduzierter Bewegungsspielraum und Kraftverlust ab einem Winkel von 90°.

URSACHEN
Schwimmen, Gewichtheben, Fußball (Stoß), Basketball, ruckartige und kraftvolle wiederholte Bewegungen, Angeln, Verwenden von schweren Geräten, plötzliche Stöße, Gewehrrückstoß, Stürze beim Skifahren, Injektionen in die Schulter, Luxationen, Tragen eines Babys.

DIFFERENTIALDIAGNOSE
Impingement-Syndrome. Subakromiale Bursitis. Wurzelreizung C5. Tendinopathie der Rotatorenmanschette. Osteoarthritis des Glenohumeral- oder Akromioklavikulargelenkes.

VERBINDUNGEN
M. supraspinatus, M. infraspinatus, M. biceps brachii, M. teres minor, M. subscapularis, M. pectoralis major (klavikulärer Ansatz), Probleme mit der Rotatorenmanschette, Tendinitis, Arthritis, Nervenprobleme C5, Nackenprobleme, häufig Satelliten-Triggerpunkte anderer Probleme (z. B. Mm. scaleni, M. pectoralis major), Probleme mit dem langen Kopf der Bizepssehne.

MANUELLE TECHNIKEN

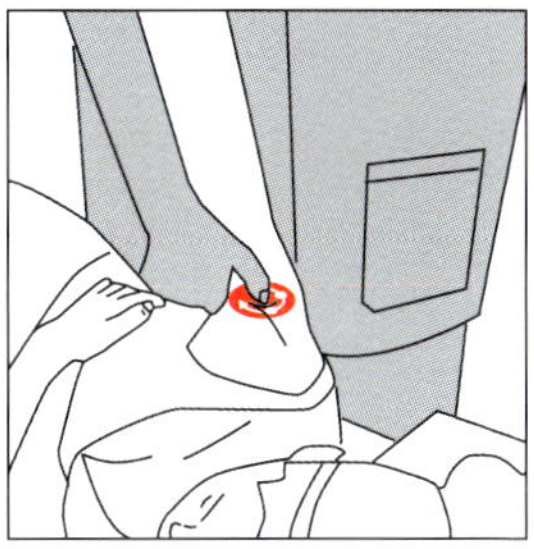

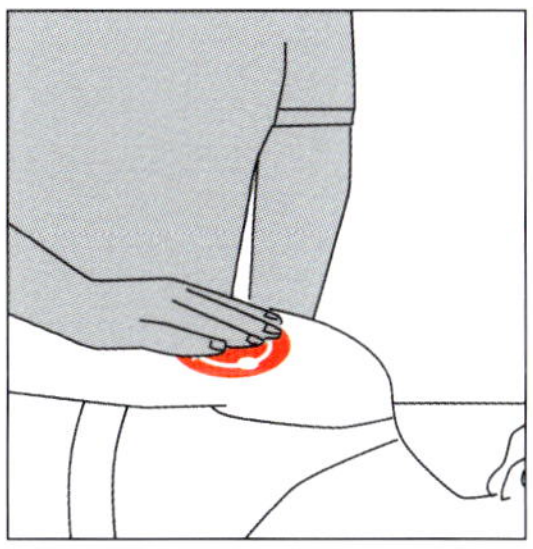

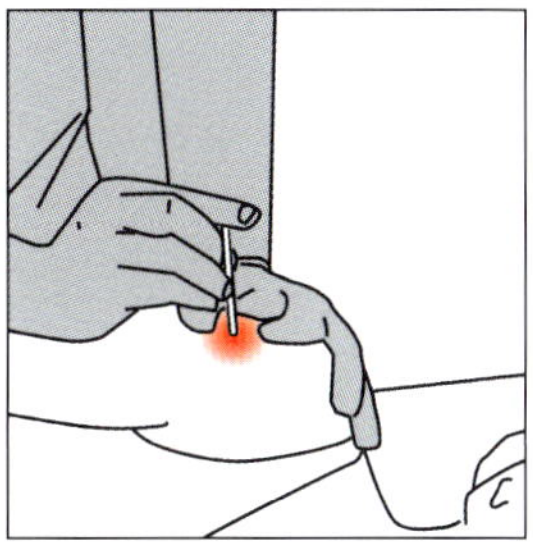

✓	✓	Sprühen und Dehnen
✓	✓	Trockenes Nadeln
✓	✓	Tiefe Streichmassage
✓	✓	Kompressionstechnik
✓	✓	Muskelenergietechnik
✓	✓	Positional-Releasetechnik
✓	✓	Injektionen

Tiefe Streichmassage
- Bringen Sie den Patienten in eine bequeme Position, in der der betroffene Muskel (Gastmuskel) in die volle Dehnung kommen kann.
- Cremen Sie die Haut falls nötig ein.
- Identifizieren und lokalisieren Sie den Triggerpunkt oder den Hartspannstrang.
- Positionieren Sie Ihren Daumen/Applikator direkt unterhalb des Hartspannstrangs und verstärken Sie mit der anderen Hand.
- Üben Sie anhaltenden Druck aus, bis Sie fühlen, dass der Triggerpunkt weicher wird, und streichen Sie in der gleichen Richtung zum Ansatz des Hartspannstrangs weiter. Das sollte vom Patienten nur als unangenehm, nicht als Schmerz empfunden werden.
- Streichen Sie dann in die Gegenrichtung.

SELBSTHILFE

Selbstmassagetechniken können hilfreich sein, Sie können dabei Bälle oder Druckhilfsmittel wie TOLA verwenden.

RAT
(Tägliches) Dehnen. Fahrzeuge beidhändig lenken. Techniken bei Sportarten mit Überkopfbewegungen wie Tennis überprüfen.

SELBSTHILFE
1. Studieren Sie die Anatomie.
2. Identifizieren Sie den Triggerpunkt.
3. Beginnen Sie am Ellenbogen und arbeiten Sie sich bis zur Schulter hoch.
4. Verweilen Sie auf dem Triggerpunkt, bis er weicher wird und/oder der Schmerz nachlässt.
5. Massieren Sie bis zur Schulterspitze (stellen Sie sich dabei vor, dass Sie Zahnpasta aus einer Tube drücken).
6. Wiederholen Sie langsam 3-mal.

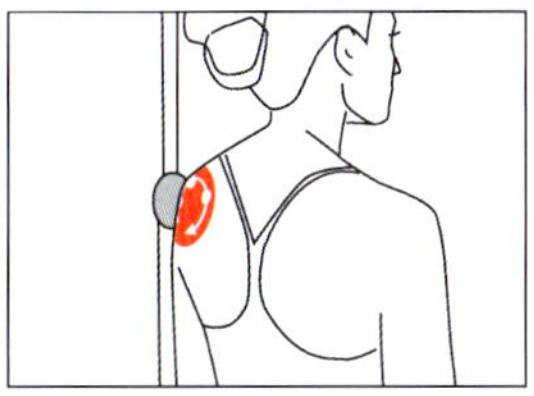

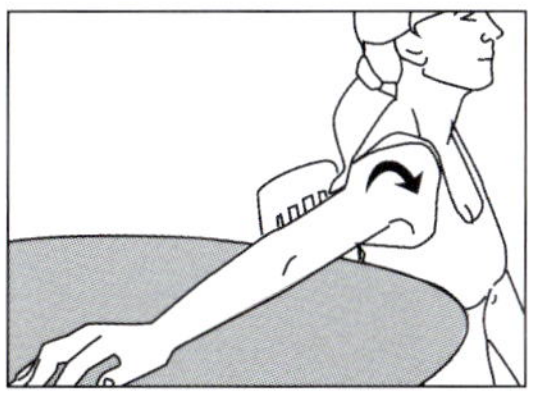

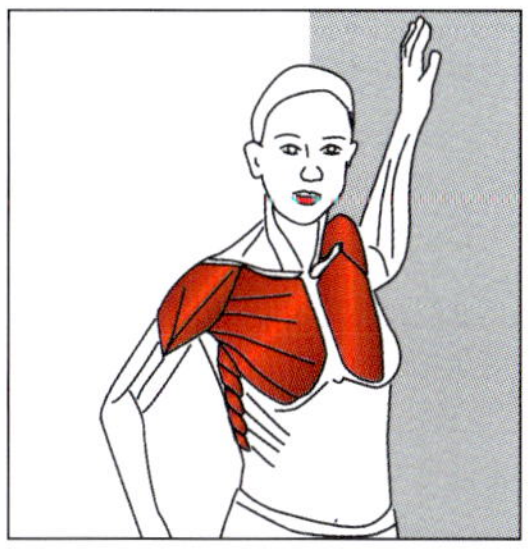

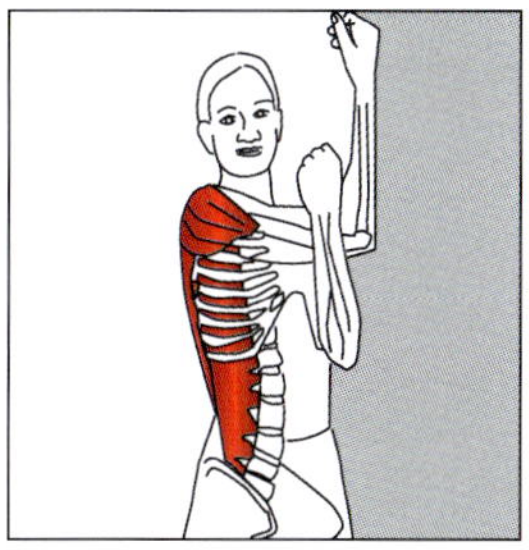

MUSCULUS SUPRASPINATUS

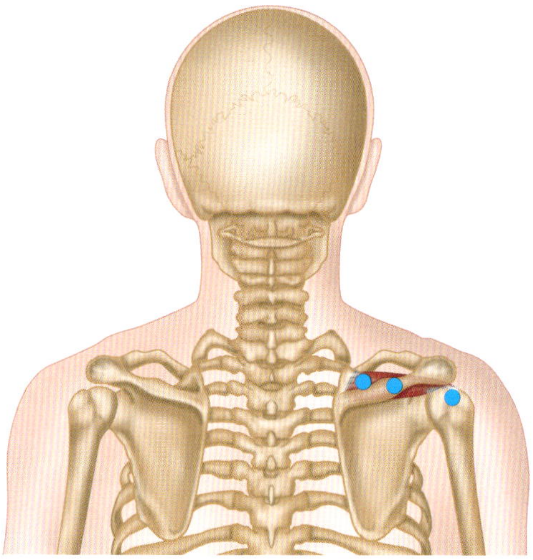

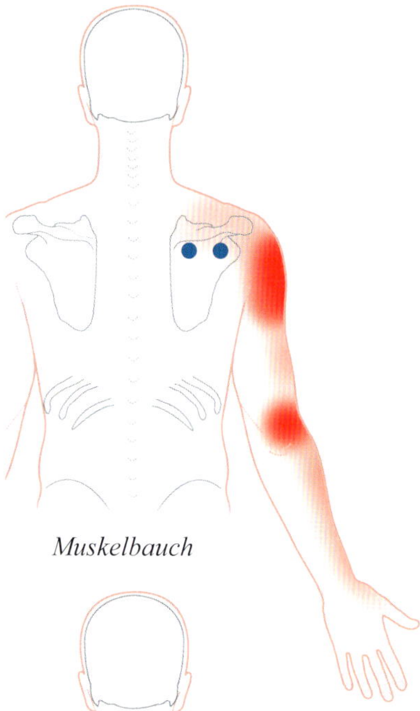

Muskelbauch

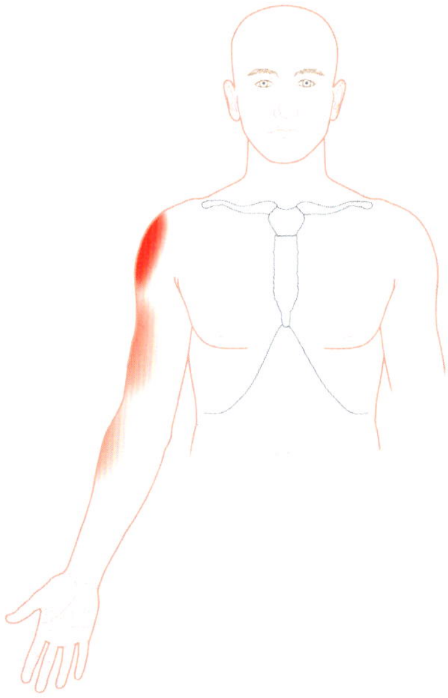

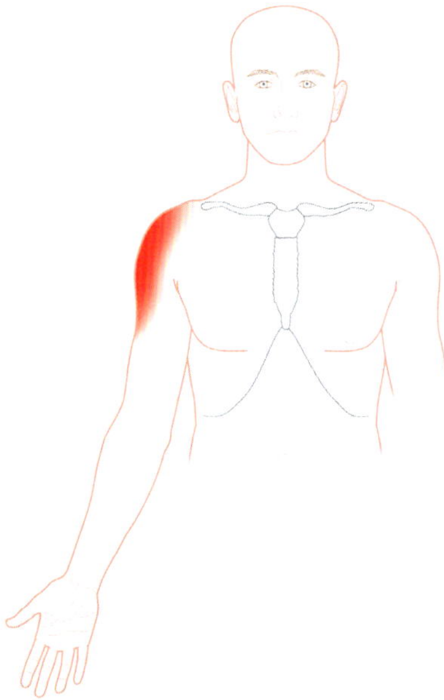

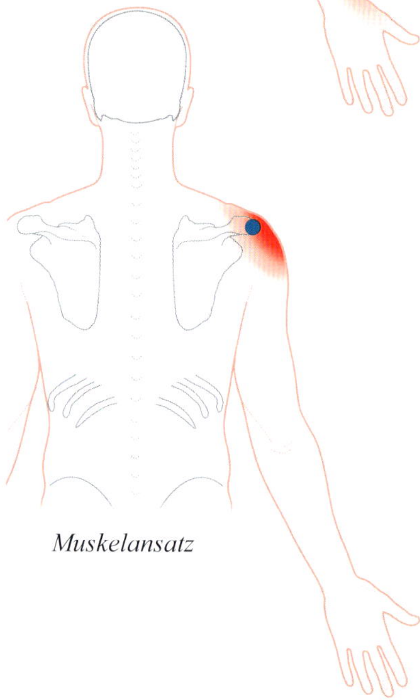

Muskelansatz

Lateinische *supra*, über; *spina*, Gräte

Ein Teil der Rotatorenmanschette, die aus M. supraspinatus, M. infraspinatus, M. teres minor und M. subscapularis besteht. Die Rotatorenmanschette hilft, bei Bewegungen der Schulter den Kopf des Humerus in der glenoidalen Vertiefung (Fossa glenoidalis) des Schulterblattes zu halten, wodurch ein Ausrenken des Gelenkes verhindert wird.

URSPRUNG

Fossa supraspinata der Scapula.

ANSATZ

Oberer Anteil des Tuberculum majus humeri. Schultergelenkskapsel.

FUNKTION

Initiiert die Abduktion im Schultergelenk, sodass der M. deltoideus die Abduktion danach fortführen kann. Antagonisten: M. infraspinatus, M. teres minor, M. pectoralis major, M. latissimus dorsi.

INNERVATION

Nervus suprascapularis, C**4**, **5**, **6**, aus dem oberen Ast des Plexus brachialis.

GRUNDBEWEGUNG

Beispiel: Eine Einkaufstasche seitlich vom Körper weghalten.

ÜBERTRAGENE SCHMERZEN

Muskelbauch: Tiefe Schmerzen im äußeren oberen Schulterbereich (4 bis 6 cm). Ellipsoide Ausstrahlung zur Schmerzzone am lateralen Epicondylus/Radiusköpfchen. Diffuser Schmerz bis zum lateralen Unterarm. Muskelansatz: Lokalisierte Schmerzzone, 5–8 cm über dem Deltamuskel.

ÜBERSICHT

INDIKATIONEN
Kraftverlust bei Abduktion, Painful Arc (Impingement-Syndrom), nächtliche Schmerzen, Bursitis subacromialis, Tendinopathie der Rotatorenmanschette, tief sitzender Schmerzen in der Schulter, der bis zum Ellenbogen (Tennisellenbogen) und gelegentlich zur Daumenseite des Handgelenks ausstrahlen kann (Verwechslung mit Tendovaginitis de Quervain möglich), Schmerzen bei seitlichem Anheben der Schulter, Unfähigkeit nach hinten zu greifen, mäßig eingeschränkte Schulterbewegung, Knack-/Schnappgeräusche im Schultergelenk.

URSACHEN
Tragen von schweren Gegenständen (z.B. Taschen, Laptops, Koffer) über längere Strecken, Heben von schweren Gegenständen vom Boden in den Kofferraum, Tragen mit Armen über dem Kopf, Schlafpositionen mit Armen über dem Kopf, starker Zug von Hunden an der Leine, Stürze auf den ausgestreckten Arm (z.B. beim Skifahren), Haarewaschen/Haarekämmen, Verrücken von schweren Möbeln, Verletzung durch ständig wiederholte Bewegungsabläufe, langes Arbeiten am Computer.

DIFFERENTIALDIAGNOSE
Initialphase einer Kapsulitis. Wurzelreizung C5–C6. Adhäsive subakromiale Bursitis. Kalzifizierende Tendinitis. Kalziumknötchen. Tendinopathie der Rotatorenmanschette.

VERBINDUNGEN
M. subscapularis, M. infraspinatus, M. deltoideus, M. trapezius, M. latissimus dorsi, Störungen der Rotatorenmanschette, Tendinitis der Bizepssehne.

MANUELLE TECHNIKEN

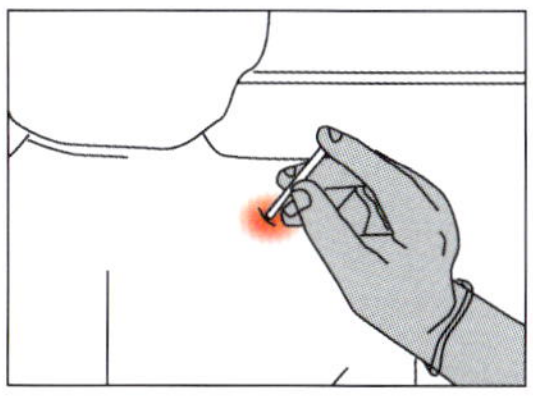

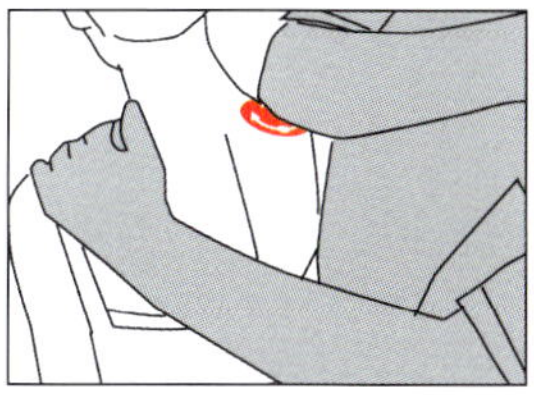

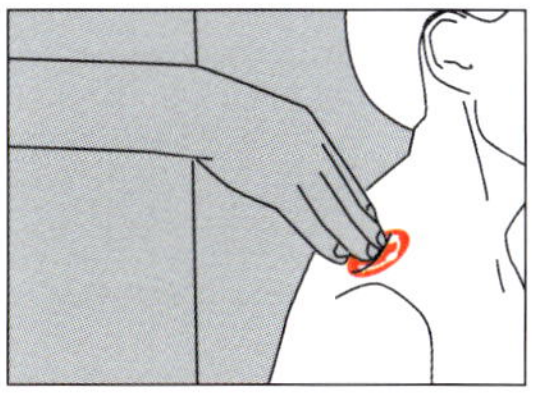

✓	✓	Sprühen und Dehnen
✓	✓	Trockenes Nadeln
✓		Tiefe Streichmassage
✓	✓	Kompressionstechnik
✓	✓	Muskelenergietechnik
✓	✓	Positional-Releasetechnik
✓		Injektionen

(Inhibitions-)Kompressionstechnik
- Identifizieren Sie den Triggerpunkt.
- Bringen Sie den Patienten in eine bequeme Position, in der der betroffene Muskel (Gastmuskel) in die volle Dehnung kommen kann.
- Üben Sie einen vorsichtigen, allmählich zunehmenden Druck auf den Triggerpunkt aus, während Sie den betroffenen Muskel (Gastmuskel) verlängern, bis Sie an eine palpable Barriere kommen. Der Patient sollte das als unangenehm, aber nicht als schmerzhaft empfinden.
- Üben Sie anhaltenden Druck auf, bis Sie spüren, dass der Triggerpunkt weicher wird. Das kann wenige Sekunden bis mehrere Minuten lang dauern.
- Wiederholen Sie den Vorgang, verstärken Sie dabei den Druck auf den Triggerpunkt, bis Sie an die nächste Barriere kommen etc.
- Für ein (noch) besseres Ergebnis können Sie versuchen, während der Wiederholungen die Richtung des Drucks zu ändern.

SELBSTHILFE

Selbstmassagetechniken können hilfreich sein. Dabei können Sie Bälle und Druckhilfsmittel wie TOLA verwenden.

RAT
Vermeiden Sie schweres Tragen/mit den Armen über dem Kopf schlafen. Duschen Sie heiß.

SELBSTHILFETECHNIK
1. Studieren Sie die Anatomie.
2. Identifizieren Sie den Triggerpunkt.
3. Verweilen Sie auf dem Triggerpunkt, bis er weicher wird und/oder der Schmerz nachlässt.
4. Dies kann bis zu 5 Minuten dauern.
5. Dann den Bereich massieren.

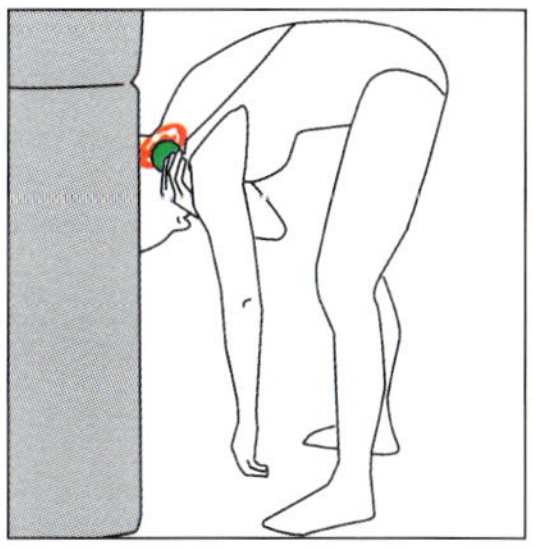

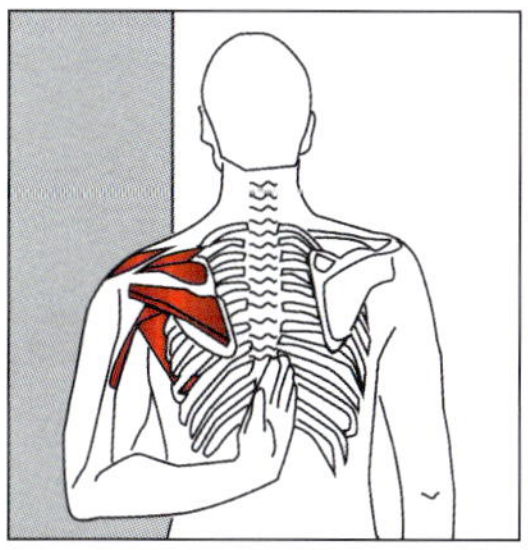

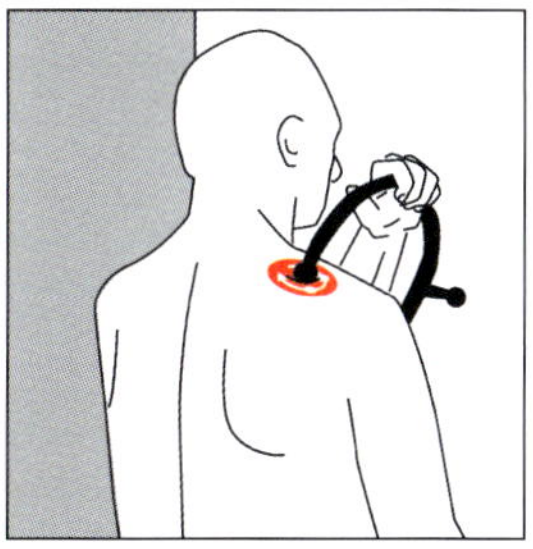

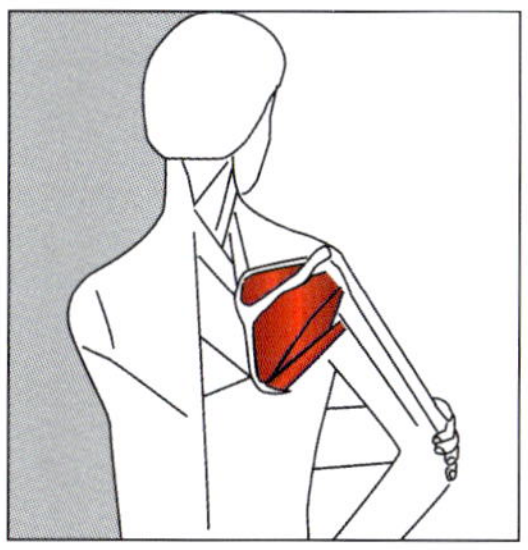

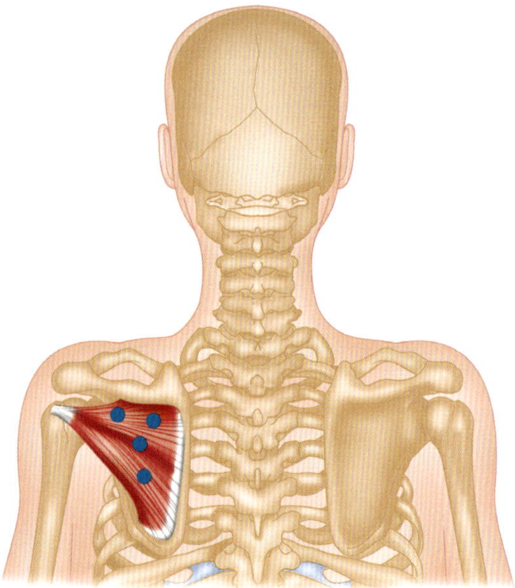

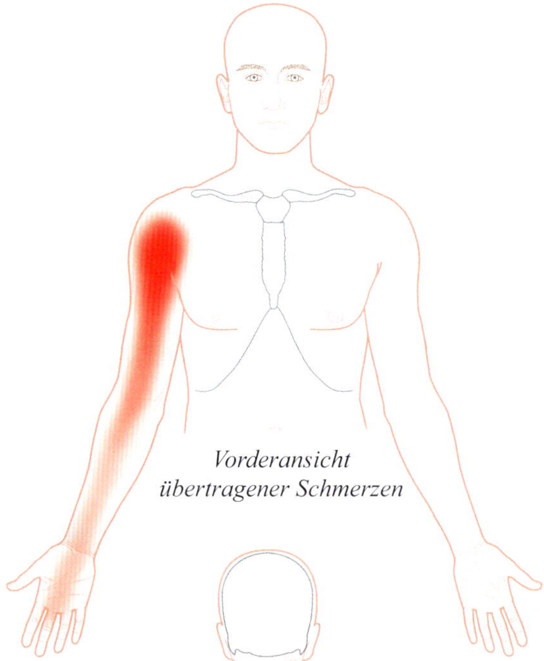

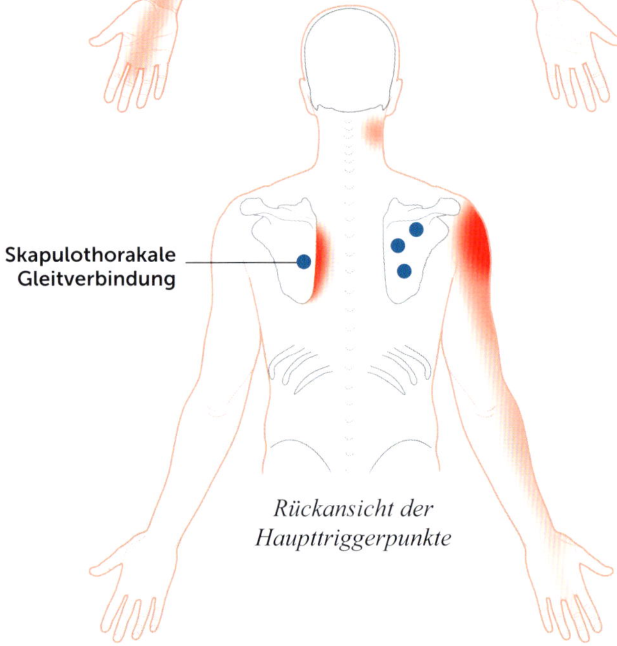

Lateinisch *infra*, unter; *spina*, Gräte

Ein Teil der Rotatorenmanschette, die aus M. supraspinatus, M. infraspinatus, M. teres minor und M. subscapularis besteht. Die Rotatorenmanschette hilft bei Bewegungen der Schulter den Kopf des Humerus in der glenoidalen Vertiefung (Fossa glenoidalis) des Schulterblattes zu halten, wodurch ein Ausrenken des Gelenkes verhindert wird.

URSPRUNG
Fossa infraspinata der Scapula.

ANSATZ
Mittlere Fläche des Tuberculum majus humeri. Schultergelenkskapsel.

FUNKTION
Als Muskel der Rotatorenmanschette hilft er das Ausrenken des Schultergelenkes nach hinten zu verhindern. Dreht den Humerus nach lateral. Antagonisten: M. subscapularis, M. pectoralis major, M. latissimus dorsi.

INNERVATION
Nervus suprascapularis C(4), **5**, **6** aus dem oberen Ast des Plexus brachialis.

GRUNDBEWEGUNG
Beispiel: Zurückkämmen der Haare.

ÜBERTRAGENE SCHMERZEN
Mittlere/obere Halswirbelsäule: Tiefer vorderer Schultergelenksbereich in einer Ausdehnung von 3–4 cm über dem langen Kopf des M. biceps brachii, mit Ausstrahlung in den Muskelbauch des Biceps und weiter in den Unterarm – diffuse Symptome entlang des Innervationsgebietes des Nervus medianus.
Medial/Scapula: Bis zum medialen Scapularand.

ÜBERSICHT

INDIKATIONEN
Eingeschränkter Bewegungsumfang beim Versuch, die Hände hinter dem Rücken zusammenzubringen, wobei ein Arm von oben kommt, Hemiplegie, Tendinopathie der Rotatorenmanschette, Frozen-Shoulder-Syndrom, vorderer und hinterer Schulterschmerz, nächtlicher Schulterschmerz beim Liegen, auf der gleichen/gegenüberliegenden Seite, Einschlafen der Arme, Schmerz beim Ausziehen eines BHs, Schultergürtelermüdung, Schwäche beim Greifen, Verlust der Armkraft, verändertes Schwitzen (in der Regel vermehrt), »Mausarm« durch übermäßige Computerarbeit.

URSACHEN
Übermäßige Aktivitäten, bei denen der Arm nicht unterstützt wird (z.B. Computermaus, Autofahren, Tennis, Gewichtstraining, Wassersport, Skistöcke), Hintersichherziehen von Gegenständen, plötzliches Trauma durch Sturz auf den ausgestreckten Arm/Abstützen beim Versuch, einen Sturz zu verhindern, langes Halten schwerer Gegenstände.

DIFFERENTIALDIAGNOSE
Tendinitis der Bizepssehne. Neuropathie C5–C6. Dysfunktion Nervus suprascapularis.

VERBINDUNGEN
M. infraspinatus, M. subscapularis, M. levator scapulae, Mm. pectoralis minor/major, langer Kopf des M. biceps brachii, M. biceps brachii, vorderer Anteil des M. deltoideus, M. teres major, M. latissimus doris, Störungen der Rotatorenmanschette, Tendinitis der Bizepssehne.

MANUELLE TECHNIKEN

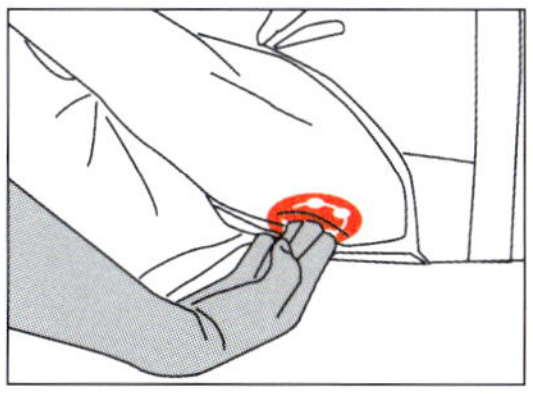

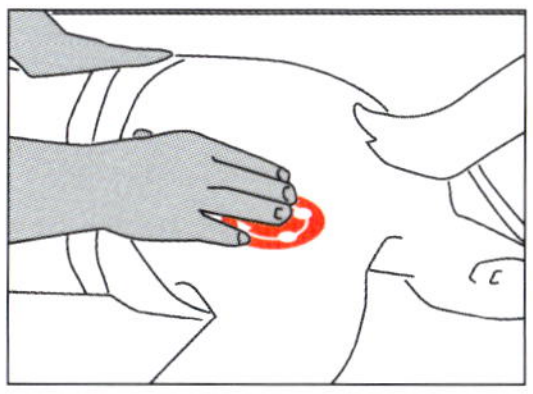

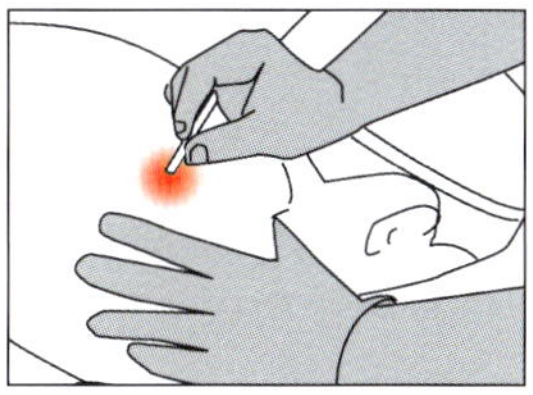

✓		Sprühen und Dehnen
✓	✓	Trockenes Nadeln
✓		Tiefe Streichmassage
✓	✓	Kompressionstechnik
✓	✓	Muskelenergietechnik
✓	✓	Positional-Releasetechnik
✓	✓	Injektionen

(Inhibitions-)Kompressionstechnik
- Identifizieren Sie den Triggerpunkt.
- Bringen Sie den Patienten in eine bequeme Position, in der der betroffene Muskel (Gastmuskel) in die volle Dehnung kommen kann.
- Üben Sie einen vorsichtigen, allmählich zunehmenden Druck auf den Triggerpunkt aus, während Sie den betroffenen Muskel (Gastmuskel) verlängern, bis Sie an eine palpable Barriere kommen. Der Patient sollte das als unangenehm, aber nicht als schmerzhaft empfinden.
- Üben Sie anhaltenden Druck auf, bis Sie spüren, dass der Triggerpunkt weicher wird. Das kann wenige Sekunden bis mehrere Minuten lang dauern.
- Wiederholen Sie den Vorgang, verstärken Sie dabei den Druck auf den Triggerpunkt, bis Sie an die nächste Barriere kommen etc.
- Für ein (noch) besseres Ergebnis können Sie versuchen, während der Wiederholungen die Richtung des Drucks zu ändern.

SELBSTHILFE

Selbstmassage kann hilfreich sein. Sie können dafür Bälle und Druckhilfsmittel verwenden.

RAT
Vermeiden Sie es, im Auto nach hinten zum Rücksitz zu greifen. Hitze kann günstig wirken. Den Arm mit einem Kissen unterstützen.

SELBSTHILFETECHNIK
1. Studieren Sie die Anatomie.
2. Identifizieren Sie den Triggerpunkt.
3. Verweilen Sie auf dem Triggerpunkt, bis er weicher wird und/oder der Schmerz nachlässt.
4. Dies kann bis zu 5 Minuten dauern.
5. Dann den Bereich massieren.

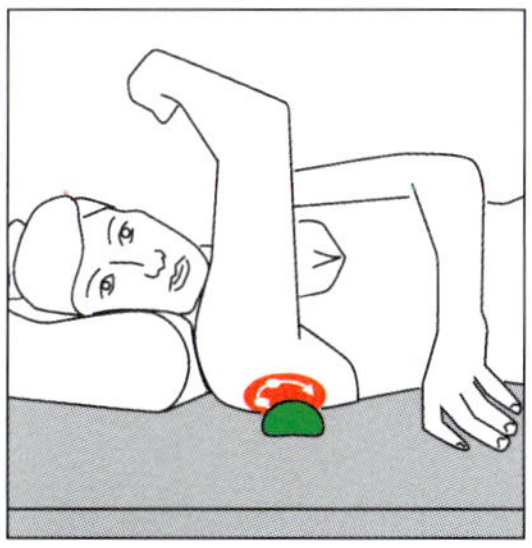

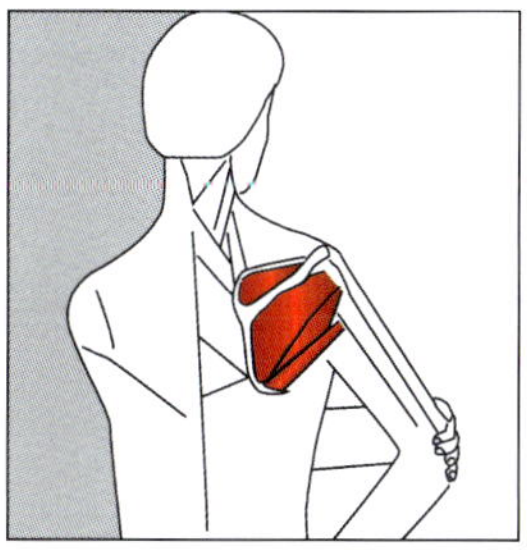

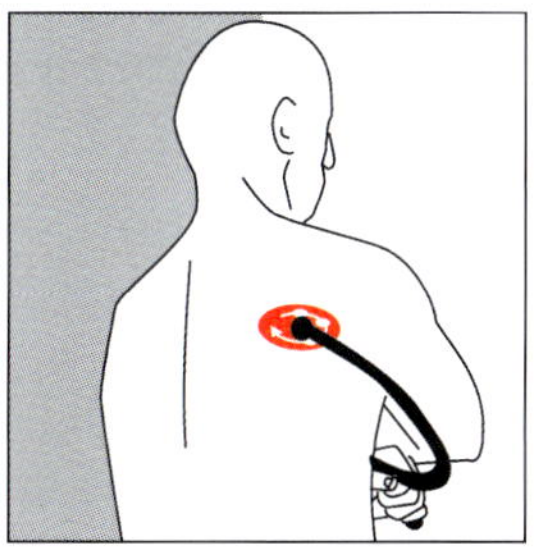

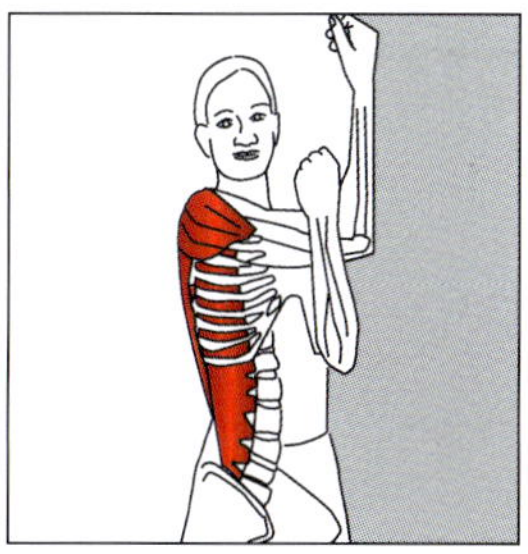

MUSCULUS TERES MINOR

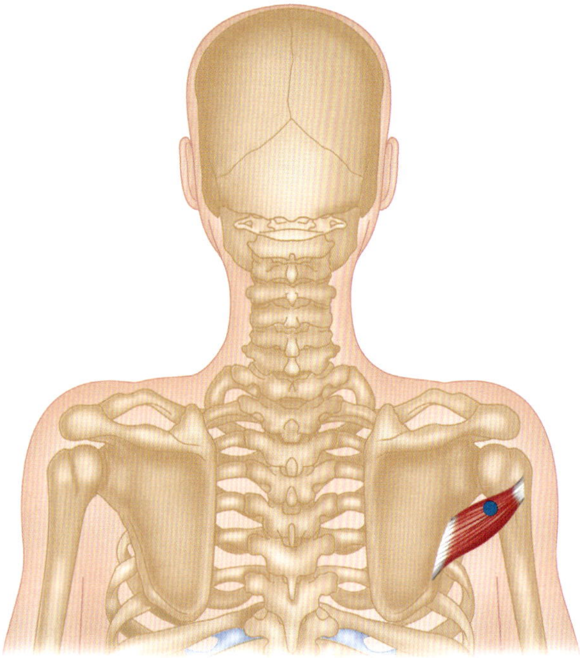

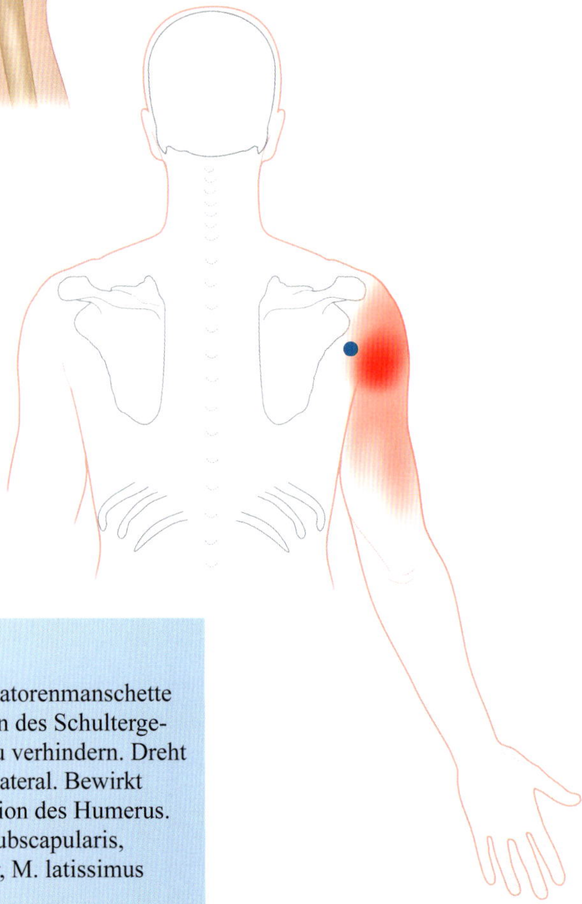

Lateinisch *teres*, gerundet, fein geformt; *minor*, kleiner

Ein Teil der Rotatorenmanschette, die aus M. supraspinatus, M. infraspinatus, M. teres minor und M. subscapularis besteht. Die Rotatorenmanschette hilft, bei Bewegungen der Schulter den Kopf des Humerus in der glenoidalen Vertiefung (Fossa glenoidalis) des Schulterblattes zu halten, wodurch ein Ausrenken des Gelenkes verhindert wird.

URSPRUNG
Obere zwei Drittel des lateralen Randes der dorsalen Scapulafläche.

ANSATZ
Untere Fläche des Tuberculum majus humeri. Schultergelenkskapsel.

FUNKTION
Als Muskel der Rotatorenmanschette hilft er, die Luxation des Schultergelenkes nach oben zu verhindern. Dreht den Humerus nach lateral. Bewirkt eine leichte Adduktion des Humerus. Antagonisten: M. subscapularis, M. pectoralis major, M. latissimus dorsi.

INNERVATION
Nervus axillaris, C5, 6, aus dem hinteren Ast des Plexus brachialis.

GRUNDBEWEGUNG
Beispiel: Haare nach hinten kämmen.

ÜBERTRAGENE SCHMERZEN
Lokalisierter Bereich (2–5 cm) intensiven Schmerzes im oberen äußeren Schulterbereich mit diffuserer Ausstrahlung einer elliptischen Zone in die posterolaterale obere Extremität (über dem Ellenbogen).

ÜBERSICHT

INDIKATIONEN

Schulterschmerzen (vor allem im hinteren Bereich), Frozen-Shoulder-Syndrom, Rehabilitation nach Operationen der Rotatorenmanschette, Bursitis subacromialis, Tendinitis der Bizepssehne, Schulterschmerzen am oberen Ende des Schulterblatts, nahe dem hinteren Anteil des M. deltoideus, häufig in Verbindung mit anderen Schulterproblemen (vor allem der Rotatorenmanschette), Taubheit/Kribbeln im 4. und 5. Finger.

URSACHEN

Heben des Armes über 90° und/oder Greifen hinter den Rücken, Festklammern am Lenkrad bei einem Autounfall, langes Halten eines schweren Gegenstandes, Überbelastungssyndrome durch Computerarbeit/Maus.

DIFFERENTIALDIAGNOSE

Wurzelreizung C8–Th1. Tendinopathie der Rotatorenmanschette. Schulter-Hand-Syndrom. Bursitis subacromialis und subdeltoidea. Impingement-Syndrom (Painful Arc). Dysfunktion des Akromioklavikulargelenkes.

VERBINDUNGEN

M. infraspinatus.

MANUELLE TECHNIKEN

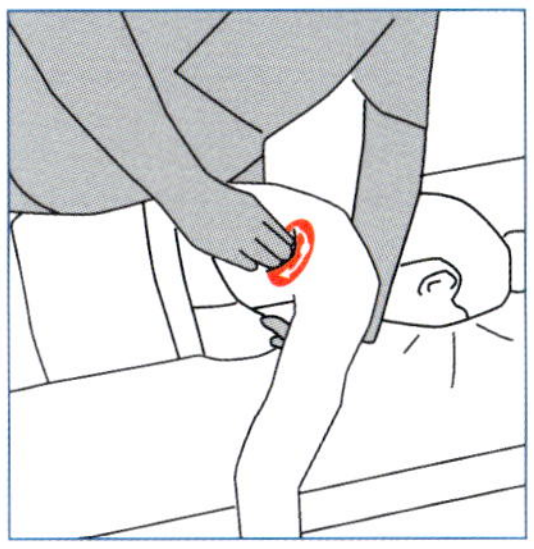

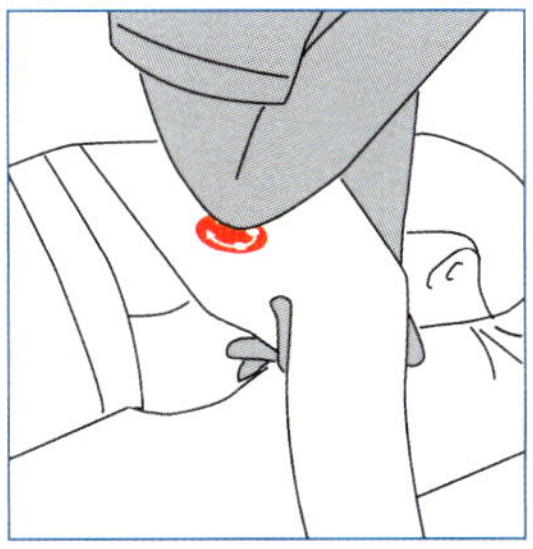

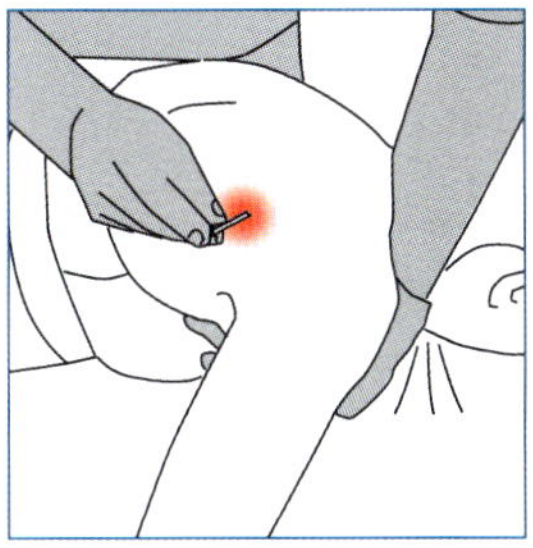

✓	✓	Sprühen und Dehnen
✓	✓	Trockenes Nadeln
✓		Tiefe Streichmassage
✓	✓	Kompressionstechnik
✓	✓	Muskelenergietechnik
✓	✓	Positional-Releasetechnik
✓		Injektionen

(Inhibitions-)Kompressionstechnik

- Identifizieren Sie den Triggerpunkt.
- Bringen Sie den Patienten in eine bequeme Position, in der der betroffene Muskel (Gastmuskel) in die volle Dehnung kommen kann.
- Üben Sie einen vorsichtigen, allmählich zunehmenden Druck auf den Triggerpunkt aus, während Sie den betroffenen Muskel (Gastmuskel) verlängern, bis Sie an eine palpable Barriere kommen. Der Patient sollte das als unangenehm, aber nicht als schmerzhaft empfinden.
- Üben Sie anhaltenden Druck auf, bis Sie spüren, dass der Triggerpunkt weicher wird. Das kann wenige Sekunden bis mehrere Minuten lang dauern.
- Wiederholen Sie den Vorgang, verstärken Sie dabei den Druck auf den Triggerpunkt, bis Sie an die nächste Barriere kommen etc.
- Für ein (noch) besseres Ergebnis können Sie versuchen, während der Wiederholungen die Richtung des Drucks zu ändern.

SELBSTHILFE

RAT

Auf die Haltung achten (runde Schultern vermeiden). Auf Armposition beim Schlafen achten. Überbelastung vermeiden. Selbstdehnung durchführen.

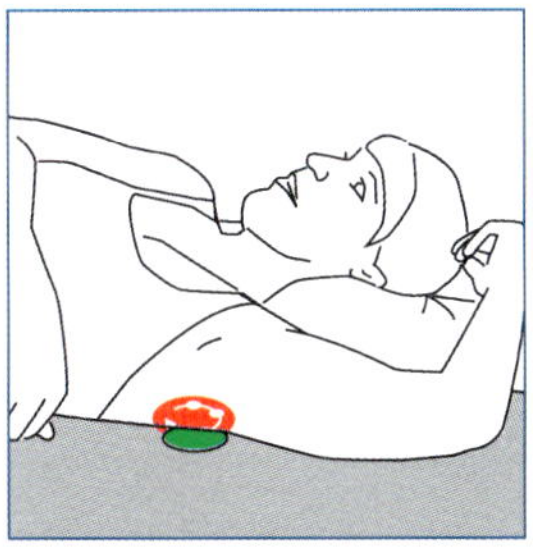

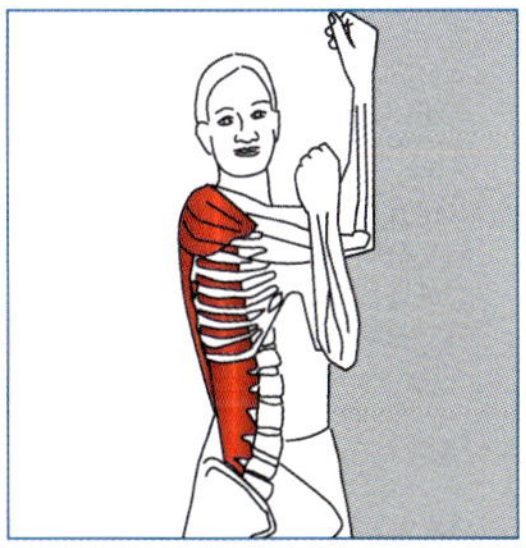

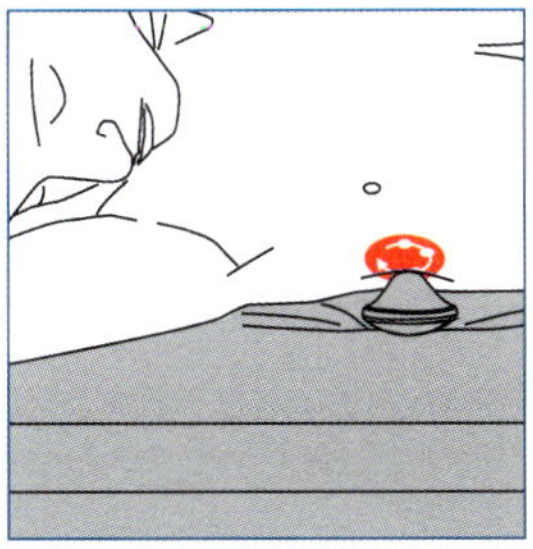

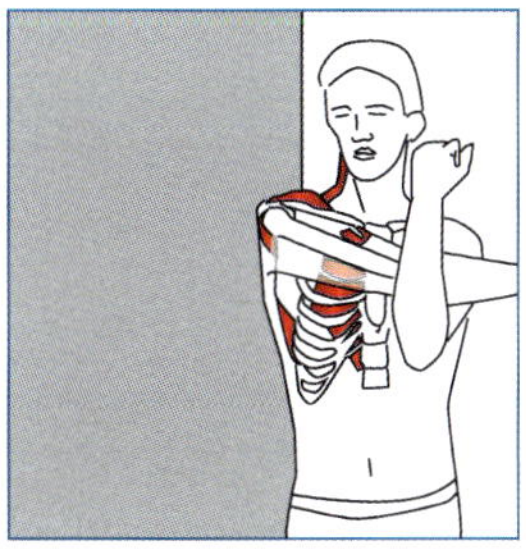

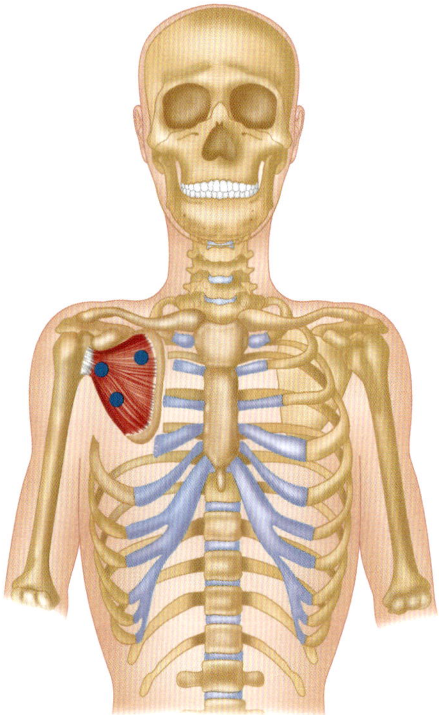

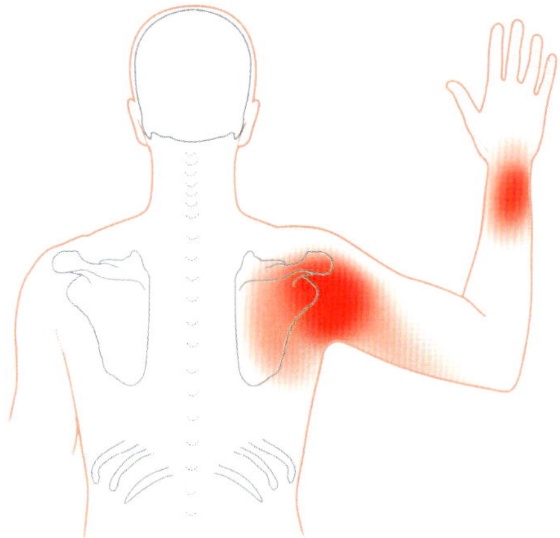

Rückansicht übertragener Schmerzen

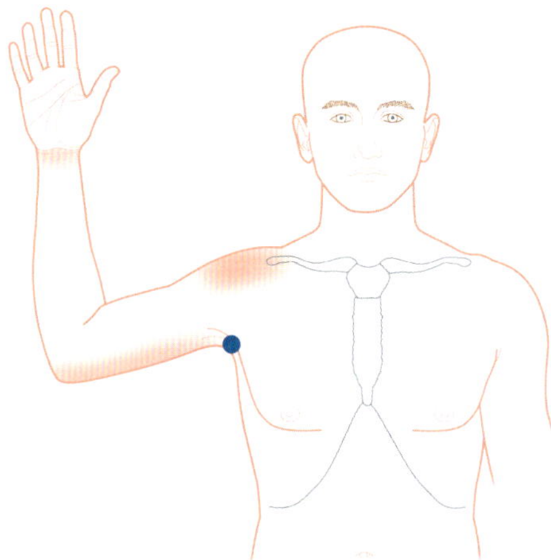

Lateinisch *sub*, unter; *scapularis*, zum Schulterblatt gehörend

Ein Teil der Rotatorenmanschette, die aus M. supraspinatus, M. infraspinatus, M. teres minor und M. subscapularis besteht. Die Rotatorenmanschette hilft, bei Bewegungen der Schulter den Kopf des Humerus in der glenoidalen Vertiefung (Fossa glenoidalis) des Schulterblattes zu halten, wodurch ein Ausrenken des Gelenkes verhindert wird. Der M. subscapularis bildet den größeren Teil der hinteren Wand der Achselhöhle.

URSPRUNG

Fossa subscapularis und Rinne entlang der seitlichen Grenze der Scapulafläche.

ANSATZ

Tuberculum minus humeri. Schultergelenkskapsel.

FUNKTION

Als Muskel der Rotatorenmanschette stabilisiert er das Glenohumeralgelenk, wobei er vor allem verhindert, dass der Humeruskopf durch den M. deltoideus, M. biceps und den langen Kopf des M. triceps nach oben gezogen wird. Dreht den Humerus nach medial.
Antagonisten: M. infraspinatus, M. teres minor.

INNERVATION

Oberer und unterer Ast des Nervus subscapularis, C5, 6, 7, aus dem hinteren Ast des Plexus brachialis.

GRUNDBEWEGUNG

Beispiel: In die hintere Hosentasche fassen.

ÜBERTRAGENE SCHMERZEN

Axillärer Triggerpunkt: Zone starker Schmerzen (5–8 cm) am hinteren Glenohumeralgelenk, mit einer diffusen peripheren Zone. Auch nach unten ausstrahlend zur Rückseite des Armes und zu den Handwurzelknochen.

ÜBERSICHT

INDIKATIONEN
Tendinopathie der Rotatorenmanschette, adhäsive Kapsulitis (Frozen Shoulder), eingeschränkte Außenrotation mit Abduktion, starke Schmerzen an der Rückseite der Schulter, eingeschränkter Bewegungsumfang im Schultergelenk, Unfähigkeit hinter den Rücken zu greifen, Schmerzen beim Werfen, Knacken/Krachen in den Schultern, Schlaganfall (Halbseitenlähmung).

URSACHEN
In Zusammenhang mit Sport (vor allem Kraulschwimmen), wiederholtes kraftvolles Überkopfheben, Aufschlagen/Fangen beim Baseball, Kricket), nach Schulterfraktur/Schulterluxation, Frozen-Shoulder-Syndrom, plötzliche unerwartete Schulterbelastung (z. B. Sturz), nach Fraktur, lange Ruhigstellung (Schlinge).

DIFFERENTIALDIAGNOSE
Impingement-Syndrome. Dysfunktionen der Rotatorenmanschette. Thoracic-outlet-Syndrome. Zervikale Wurzelreizung (C7). Herz-Lungen-Erkrankungen.

VERBINDUNGEN
M. infraspinatus, M. pectoralis major/minor, M. teres minor, M. latissimus dorsi, M. triceps brachii, hinterer Anteil des M. deltoideus, M. supraspinatus.

MANUELLE TECHNIKEN

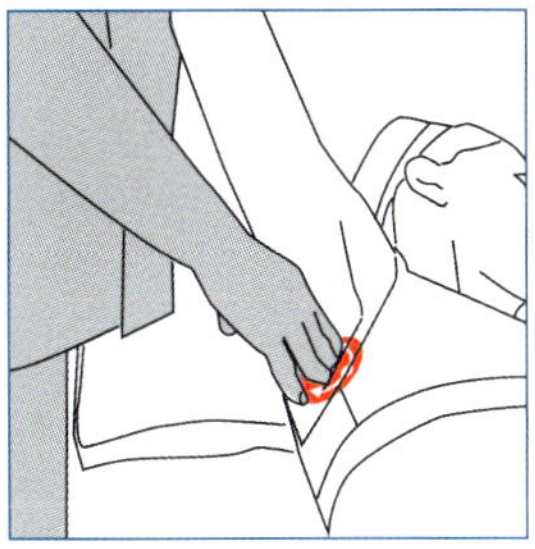

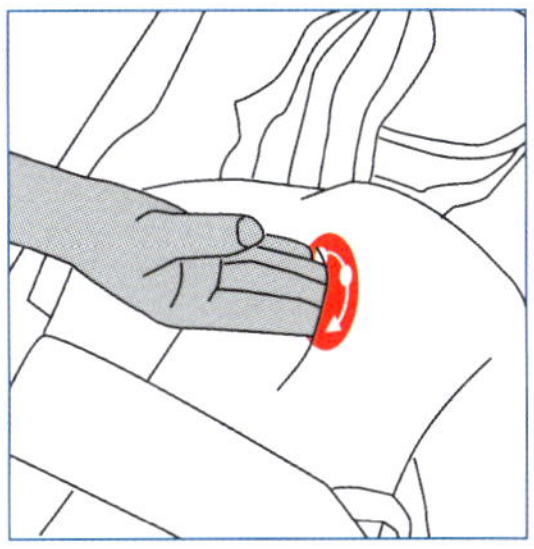

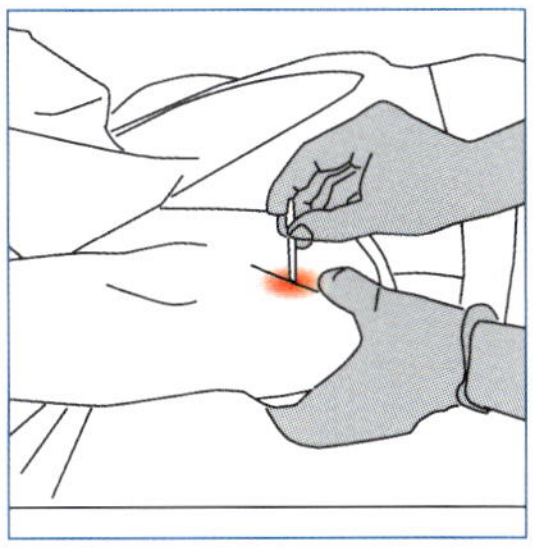

		Sprühen und Dehnen
✓	✓	Trockenes Nadeln
		Tiefe Streichmassage
✓	✓	Kompressionstechnik
✓	✓	Muskelenergietechnik
✓	✓	Positional-Releasetechnik
✓		Injektionen

Reziproke Inhibitionstechnik (RI)
Indikationen: akute Zustände
- Identifizieren Sie den betroffenen Muskel (Gastmuskel) und bringen Sie ihn in eine Entspannungshaltung.
- Bitten Sie den Patienten, den Antagonisten gegen 35–45 % isometrischen Widerstand anzuspannen.
- Die manuelle Therapie des Antagonisten wird wie die reziproke Inhibition wirken.

SELBSTHILFE

Der M. subscapularis liegt überwiegend verborgen, Selbstmassagetechniken können jedoch für Teile des Muskels in und um die Achselhöhle hilfreich sein.

RAT
Meiden Sie Haltungen mit runden Schultern. Achten Sie auf Ihre Haltung beim Gehen.

SELBSTHILFETECHNIK
1. Studieren Sie die Anatomie.
2. Identifizieren Sie den Triggerpunkt.
3. Verweilen Sie auf dem Triggerpunkt, bis er weicher wird und/oder der Schmerz nachlässt.
4. Dies kann bis zu 5 Minuten dauern.

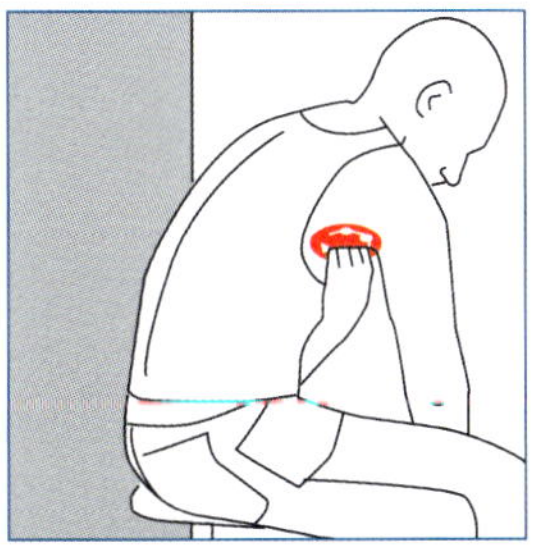

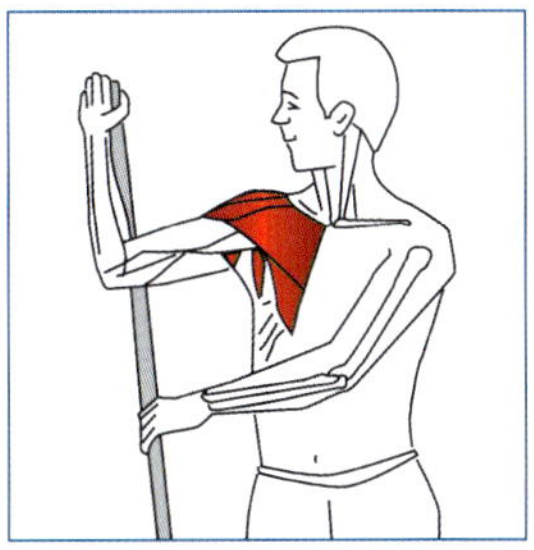

MUSCULUS TERES MAJOR

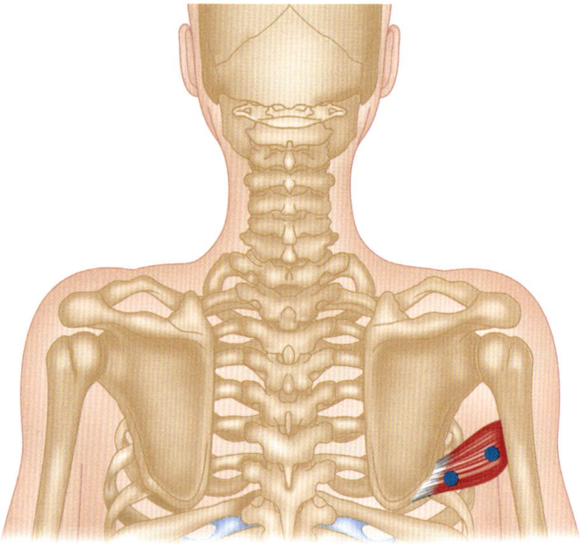

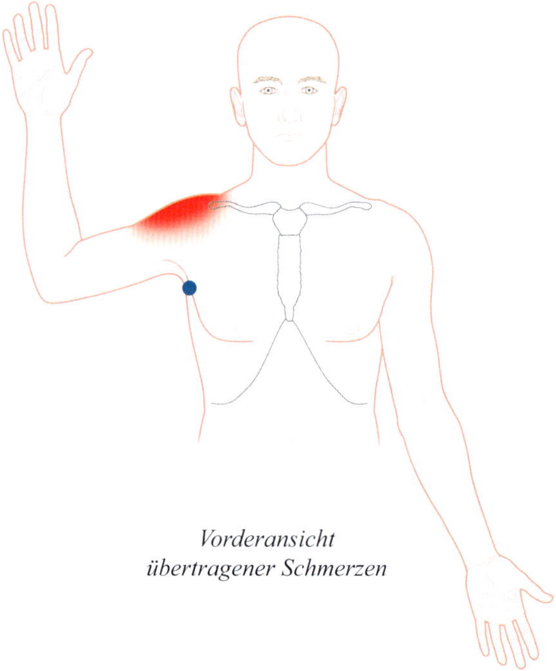

Vorderansicht übertragener Schmerzen

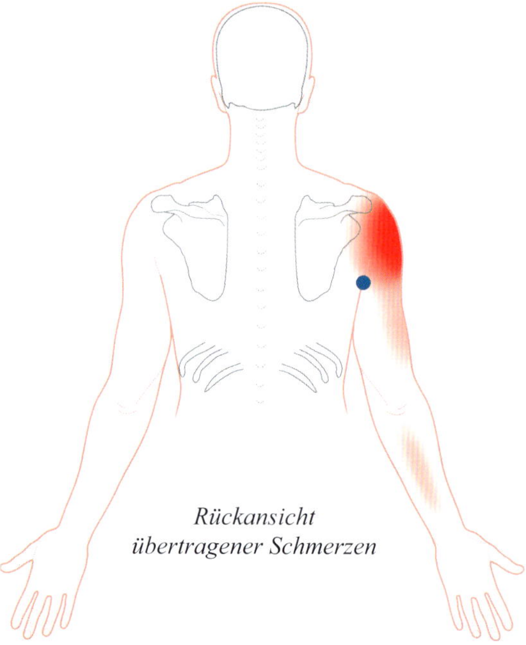

Rückansicht übertragener Schmerzen

Lateinisch *teres*, gerundet, fein geformt; *major*, größer

Der M. teres major bildet gemeinsam mit der Sehne des M. latissimus dorsi, die um ihn verläuft, und dem M. subscapularis die hintere Achselfalte.

URSPRUNG
Ovaler Bereich des unteren Drittels der hinteren Fläche des Seitenrandes der Scapula.

ANSATZ
Medialer Rand des Sulcus intertubercularis (Bicepsrinne) des Humerus.

FUNKTION
Adduziert den Humerus. Dreht den Humerus nach medial. Streckt den Humerus aus einer gebeugten Position.

INNERVATION
Nervus subscapularis (unterer Anteil), C5, **6**, 7, aus dem hinteren Ast des Plexus brachialis.

GRUNDBEWEGUNG
Beispiel: In die hintere Hosentasche greifen.

ÜBERTRAGENE SCHMERZEN
Tiefer Schmerz, der ins hintere Glenohumeralgelenk zieht und ovale Schmerzzone (5–10 cm) im hinteren Deltoidbereich (kann stark in den langen Kopf des M. biceps brachii ausstrahlen). Diffuser Schmerz zur Rückseite des Unterarms.

ÜBERSICHT

INDIKATIONEN
Frozen-Shoulder-Syndrom, Schmerzen beim Überkopffassen, leichte Schmerzen in Ruhe, Schmerzen beim Autofahren, Impingement-Syndrom, gelegentlich als Thoracic-outlet-Syndrom fehldiagnostiziert.

URSACHEN
In Zusammenhang mit Sport – starkes Heben über Kopf, nach Schulterfraktur/Schulterluxation, Frozen-Shoulder-Syndrom, plötzliche unerwartete Belastung der Schulter (z. B. Sturz), nach Frakturen, lange Ruhigstellung (Schlinge).

DIFFERENTIALDIAGNOSE
Impingement-Syndrom. Tendinopathie der Rotatorenmanschette. Neuropathien der untern HWS (C6–C7). Thoracic-outlet-Syndrom. Verkalkung in der Supraspinatussehne.

VERBINDUNGEN
Rhomboidalmuskulatur, langer Kopf des M. triceps brachii, M. latissimus dorsi, M. teres minor, M. pectoralis major/minor, M. deltoideus (hinterer Anteil), M. triceps brachii, Bandscheibenschäden im Bereich C6 oder C7, Bursitis subdeltoidea.

MANUELLE TECHNIKEN

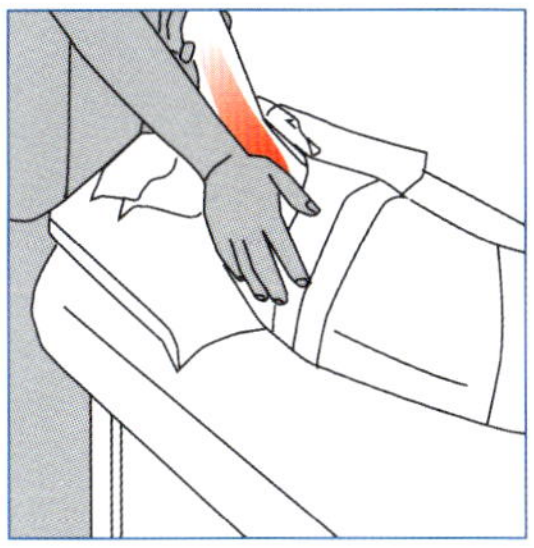

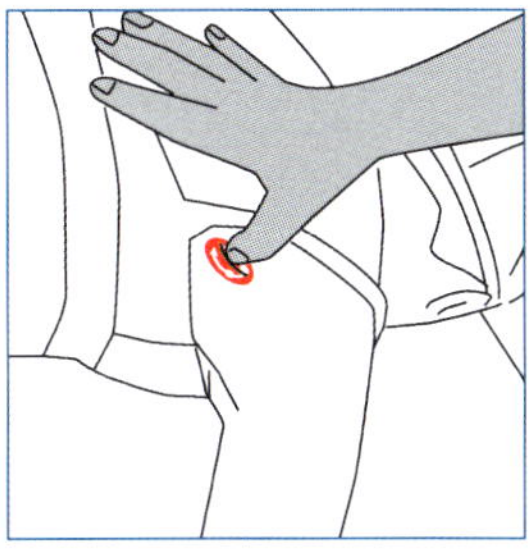

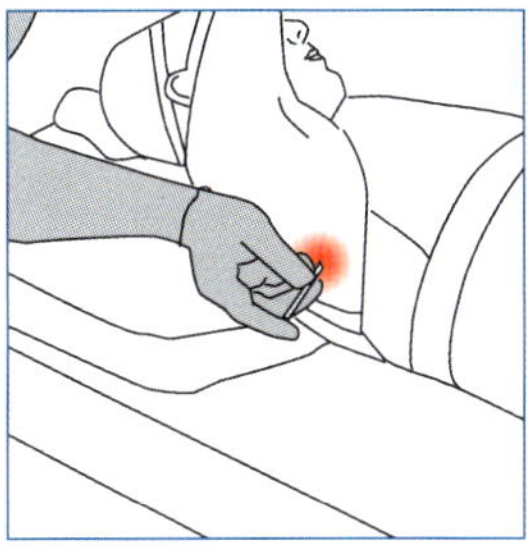

✓	✓	Sprühen und Dehnen
✓	✓	Trockenes Nadeln
✓	✓	Tiefe Streichmassage
✓	✓	Kompressionstechnik
✓	✓	Muskelenergietechnik
✓	✓	Positional-Releasetechnik
✓		Injektionen

Contract-Relax, Antagonist Contract-Technik (CRAC)
- Finden Sie die Einschränkung im Gelenk/in den Weichteilen oder den sogenannten Schleifpunkt.
- Den Agonisten anspannen. Den Agonisten entspannen.
- Den Agonisten anspannen. Den Agonisten dehnen.
- Die Dehnung über 15–30 Sekunden halten.
- 3-mal wiederholen.

SELBSTHILFE

RAT
Wenden Sie Wärme an, besonders heiße Duschen. Vermeiden Sie Autofahren mit schwergängiger Lenkung. Kontrollieren Sie Ihre Gymnastikaktivitäten. Verwenden Sie nachts ein Kissen (zum Umarmen). Machen Sie viele Selbstdehnungsübungen.

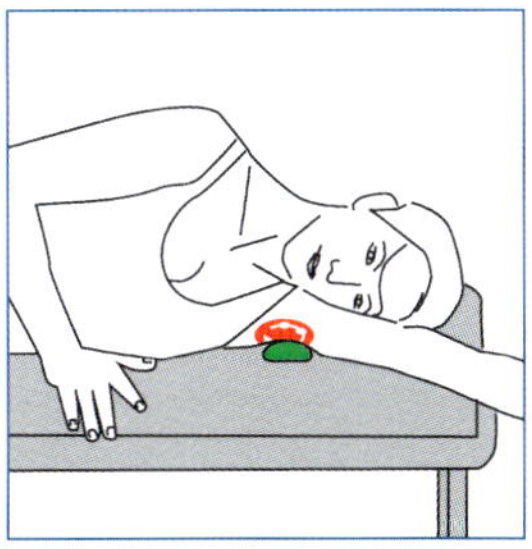

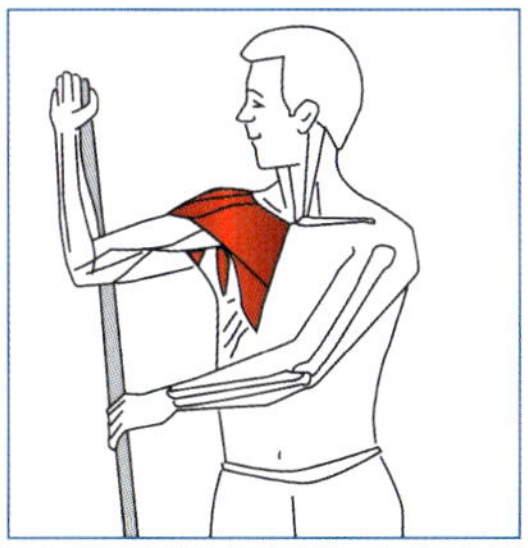

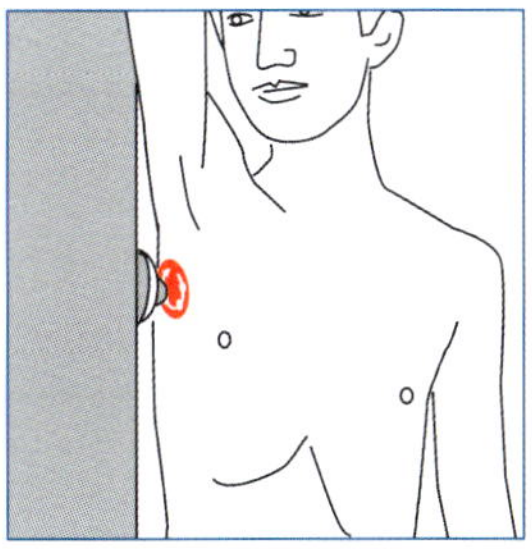

MUSCULUS BICEPS BRACHII

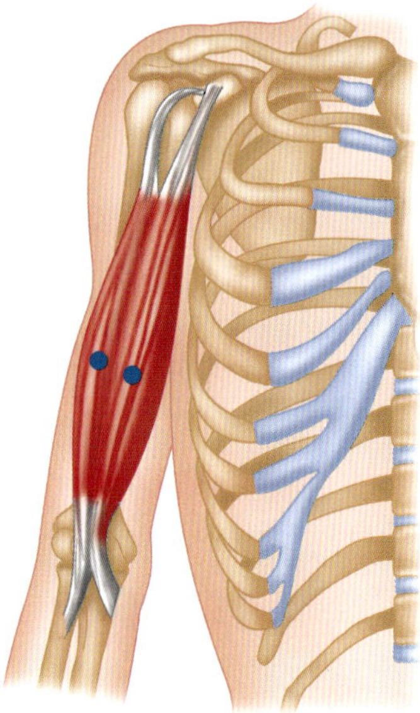

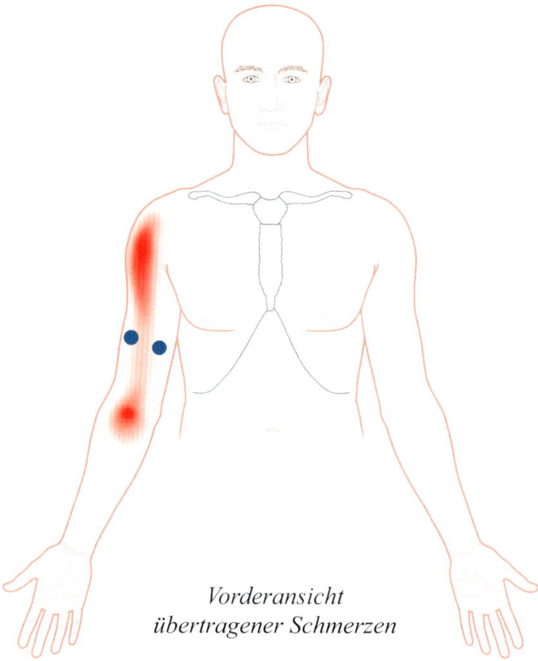

Vorderansicht übertragener Schmerzen

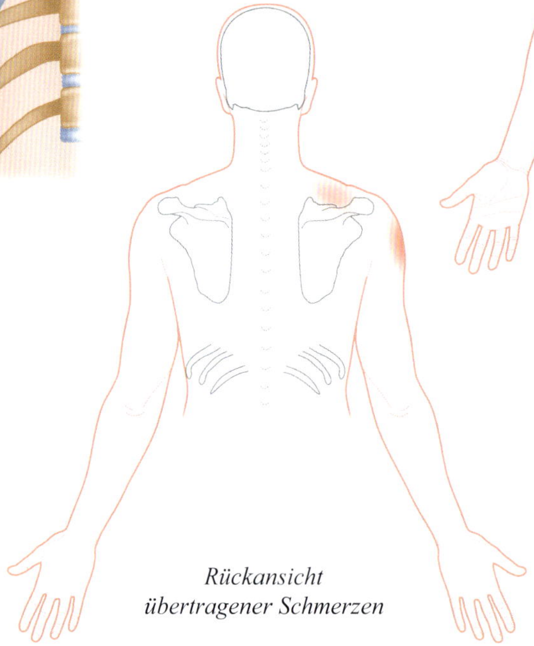

Rückansicht übertragener Schmerzen

Lateinisch *biceps*, zweiköpfig; *brachii*, des Armes

Der M. brachii erstreckt sich über drei Gelenke. Er besitzt am Ursprung zwei Sehnenköpfe und hat zwei sehnige Ansätze. Gelegentlich besitzt er einen dritten Kopf, der am Ansatz des M. coracobrachialis entspringt. Der kurze Kopf bildet gemeinsam mit dem M. coracobrachialis und dem Humerus einen Teil der Seitenwand der Achselhöhle.

URSPRUNG

Kurzer Kopf: Spitze des Proc. coracoideus der Scapula.
Langer Kopf: Tuberculum supraglenoidale der Scapula.

ANSATZ

Hinterer Teil der Tuberositas des Radius. Aponeurose des M. biceps, die am mittleren Unteram in die tiefe Faszie mündet.

FUNKTION

Beugt das Ellenbogengelenk. Supiniert den Unterarm (wurde funktionsbedingt als »Korkenziehermuskel« beschrieben). Bewirkt eine leichte Flexion im Schultergelenk.
Antagonist: M. triceps brachii.

INNERVATION

N. musculocutaneus, C**5**, **6**.

GRUNDBEWEGUNG

Beispiele: Einen Gegenstand aufheben, Nahrung zum Mund führen.

ÜBERTRAGENE SCHMERZEN

Lokalisierter Schmerz, ellipsenförmiger oberflächlicher Bereich mit Schwerpunkt über der Sehne des langen Muskelkopfes. Übertragener Schmerz in die vordere Ellenbeuge.

ÜBERSICHT

INDIKATIONEN

Schmerzen im vorderen Schulterbereich mit verminderter Armstreckung, Tendinitis der Bizepssehne, eingeschränkte Armstreckung, eingeschränkter Bewegungsumfang beim Versuch, die Hände hinter dem Rücken zusammenzubringen, wobei ein Arm von oben kommt, Frozen-Shoulder-Syndrom, starker Schmerz an der Vorderseite der Schulter, Schwäche beim Nachobenwenden der Handfläche, Schulterschmerz.

URSACHEN

Verletzung durch ständig wiederholte Wurfbewegungen im Sport (Basketball, Tennis), Heben schwerer Gegenstände mit der Handfläche nach oben (Gewichtstraining), Spielen eines Musikinstruments (Violine, Gitarre).

DIFFERENTIALDIAGNOSE

Osteoarthritis des Glenohumeralgelenkes. Osteoarthritis des Akromioklavikulargelenkes. M. subscapularis. M. infraspinatus. Bursitis subacromialis. Tendinitis der Bizepssehne. Wurzelreizung C5.

VERBINDUNGEN

M. subscapularis, M. infraspinatus, M. brachialis, M. supinator, oberer M. trapezius, M. coracobrachialis, M. triceps brachii, M. deltoideus (vorderer Anteil).

MANUELLE TECHNIKEN

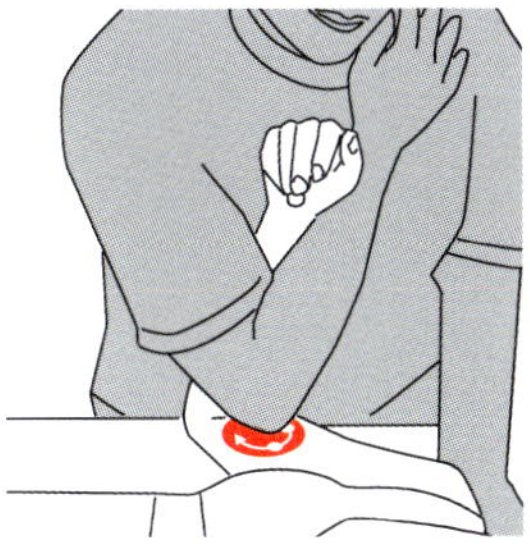

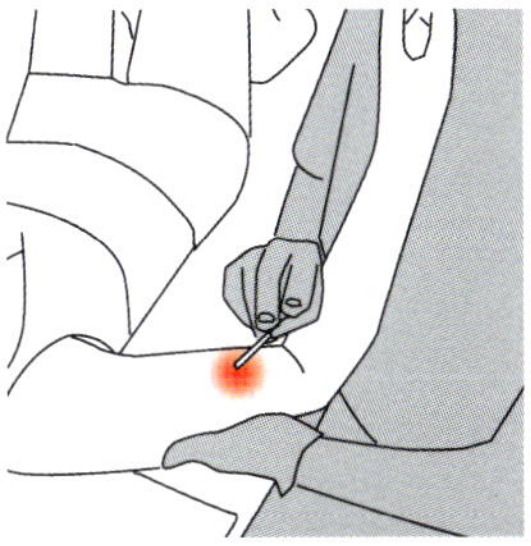

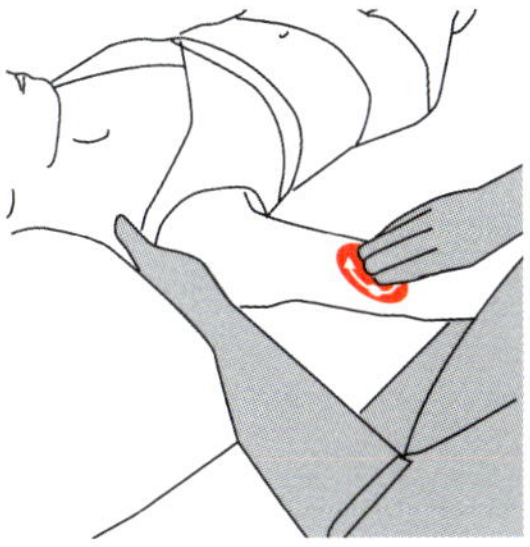

- ✓✓ Sprühen und Dehnen
- ✓✓ Trockenes Nadeln
- ✓✓ Tiefe Streichmassage
- ✓✓ Kompressionstechnik
- ✓✓ Muskelenergietechnik
- ✓✓ Positional-Releasetechnik
- ✓✓ Injektionen

Contract-Relax, Antagonist Contract-Technik (CRAC)

- Finden Sie die Einschränkung im Gelenk/in den Weichteilen oder den sogenannten Schleifpunkt.
- Den Agonisten anspannen. Den Agonisten entspannen.
- Den Agonisten anspannen. Den Agonisten dehnen.
- Die Dehnung über 15–30 Sekunden halten.
- 3-mal wiederholen.

SELBSTHILFE

Selbstmassage kann hilfreich sein. Sie können dafür Bälle und Druckhilfsmittel verwenden.

RAT

Trainieren Sie den Antagonisten (M. triceps brachii). Verringern Sie die Belastung auf den M. biceps brachii beim Tragen mit gebeugtem Arm. Achten Sie auf Ihre Schlafposition. Achten Sie auf Ihre Arbeitshaltung.

SELBSTHILFE

1. Studieren Sie die Anatomie.
2. Identifizieren Sie den Triggerpunkt.
3. Verweilen Sie auf dem Triggerpunkt, bis er weicher wird und/oder der Schmerz nachlässt.
4. Dann den Bereich massieren.

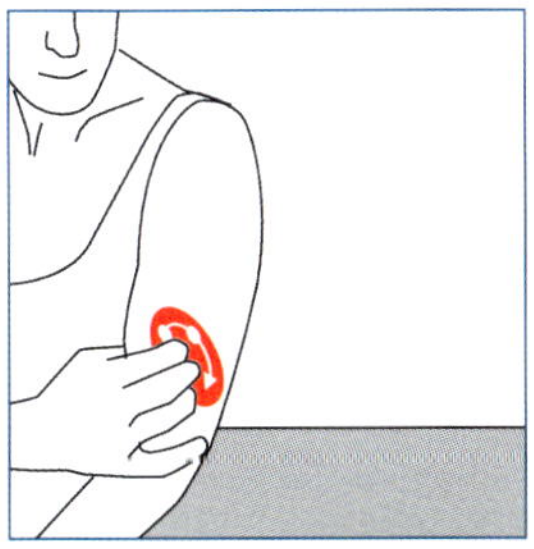

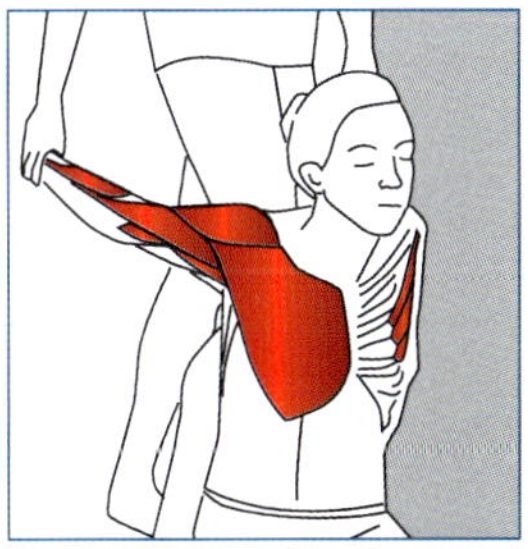

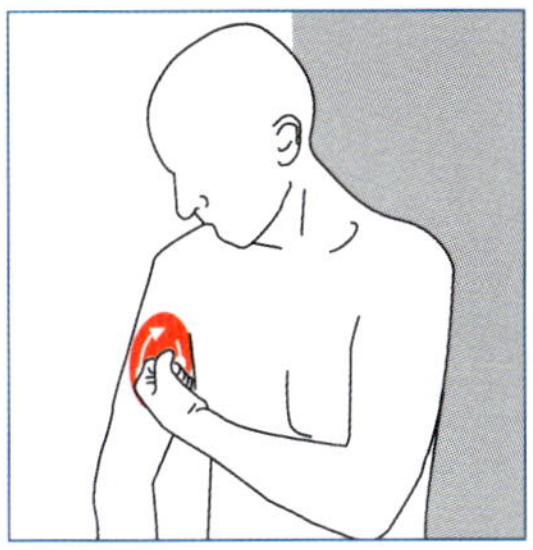

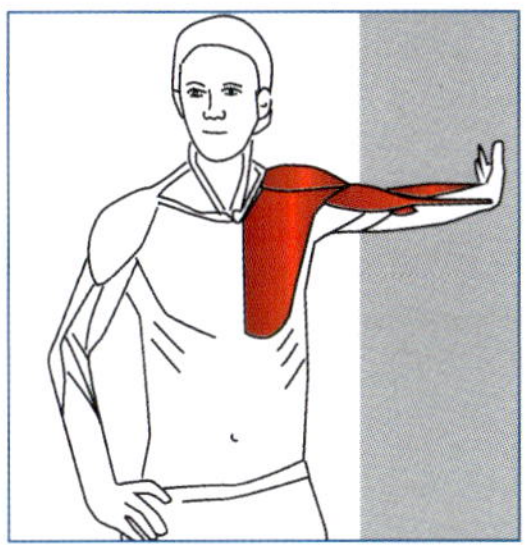

MUSCULUS TRICEPS BRACHII

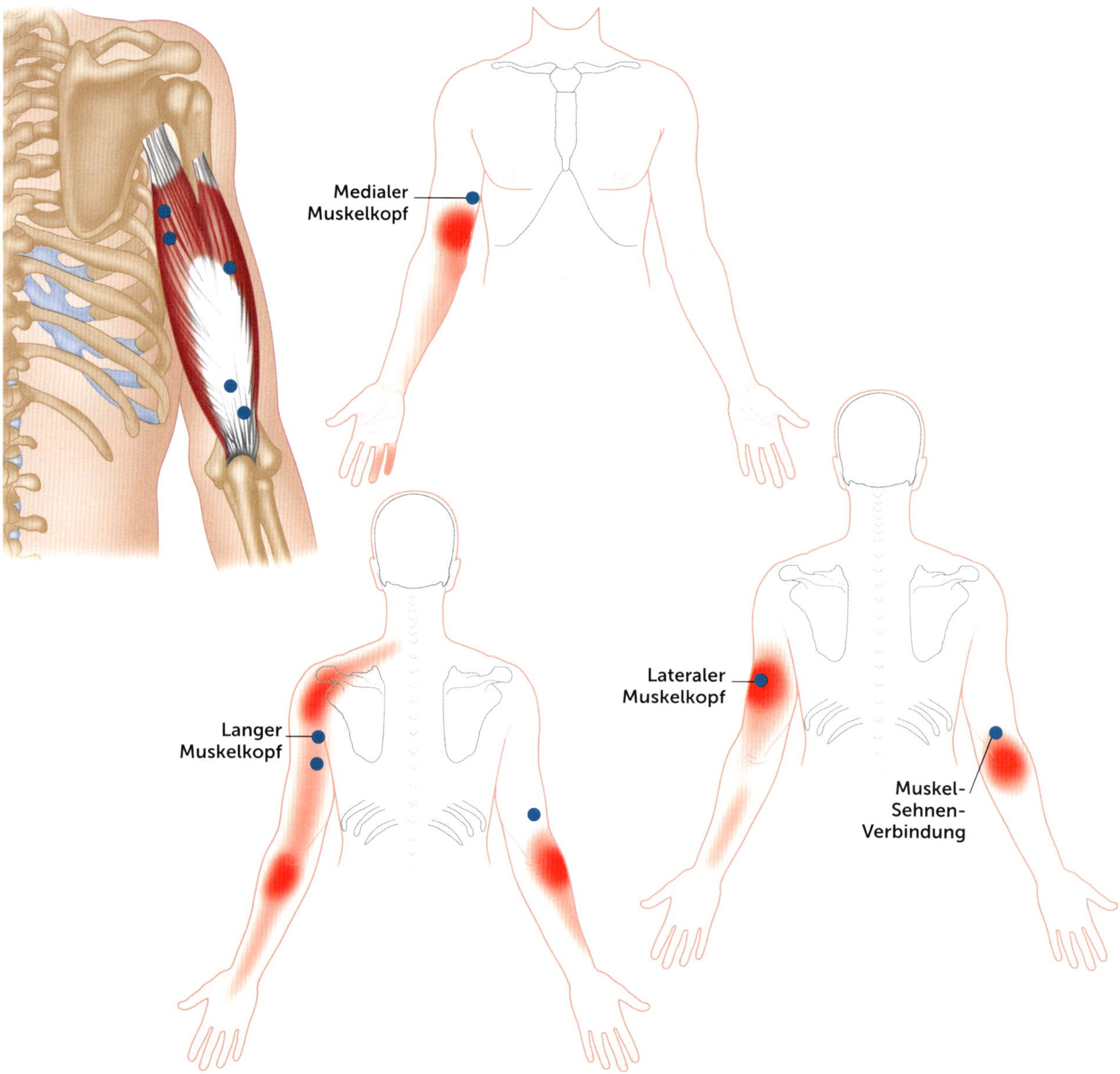

Lateinisch *triceps*, dreiköpfig; *brachii*, des Armes

Der M. triceps brachii hat seinen Ursprung in drei Köpfen und ist der einzige Muskel auf der Rückseite des Armes.

URSPRUNG

Langer Muskelkopf: Tuberculum infraglenoidale der Scapula.
Lateraler Muskelkopf: Obere Hälfte der hinteren Fläche des Humerusschaftes (über und lateral der Fossa radialis).
Medialer Muskelkopf: Untere Hälfte der hinteren Fläche des Humerusschaftes (unter und medial zur Fossa radialis).

ANSATZ

Hinterer Teil des Processus olecrani der Ulna.

FUNKTION

Streckt das Ellenbogengelenk. Der lange Muskelkopf kann den Humerus adduzieren und ihn aus der gebeugten Stellung strecken. Stabilisiert das Schultergelenk.
Antagonist: M. biceps brachii.

INNERVATION

Nervus radialis, C6, **7**, **8**, Th1.

GRUNDBEWEGUNG

Beispiele: Werfen von Gegenständen; Tür zustoßen.

ÜBERTRAGENE SCHMERZEN

(a) Langer Muskelkopf: Schmerzen am oberen und seitlichen Schulterrand, diffus nach unten in die hintere obere Extremität ausstrahlend, mit einer Zone starken Schmerzes um das Olekranon, anschließend diffus in den hinteren Unterarm.
(b) Medialer Muskelkopf: 5 cm großer Schmerzbereich am medialen Epicondylus, ausstrahlend entlang dem medialen Rand des Unteramrs in den 4. und 5. Finger.
(c) Lateraler Muskelkopf: Starker Schmerz in der Mittellinie in die obere Extremität, diffus ausstrahlend in den hinteren Unterarm.

ÜBERSICHT

INDIKATIONEN
Golfer-/Tennisellenbogen, Arthritis in Ellenbogen/Schulter, ständige Verwendung von Krücken/Gehstöcken, wiederholte mechanische Aktivitäten mit den Armen, starke Schmerzen an der Vorderseite der Schulter, Schwäche beim Wenden der Handfläche nach oben, Schulterschmerzen.

URSACHEN
Verletzungen durch wiederholte Bewegungen, durch Werfen/Sport (Basketball, Tennis), wiederholte Tätigkeiten mit dem Arm, Heben schwerer Gegenstände mit der Handfläche nach oben (auf den M. triceps fokussiertes Gewichtstraining), Spielen eines Musikinstruments (Violine, Schlagzeug, Gitarre).

DIFFERENTIALDIAGNOSE
Verletzung des N. radialis. Neuropathie des N. ulnaris. Neuropathie C7 (zervikale Bandscheibe).

VERBINDUNGEN
Mm. teres minor/major, M. latissimus dorsi, M. anconeus, M. supinator, M. brachioradialis, M. extensor carpi radialis longus, M. deltoideus (vord. Anteil).

MANUELLE TECHNIKEN

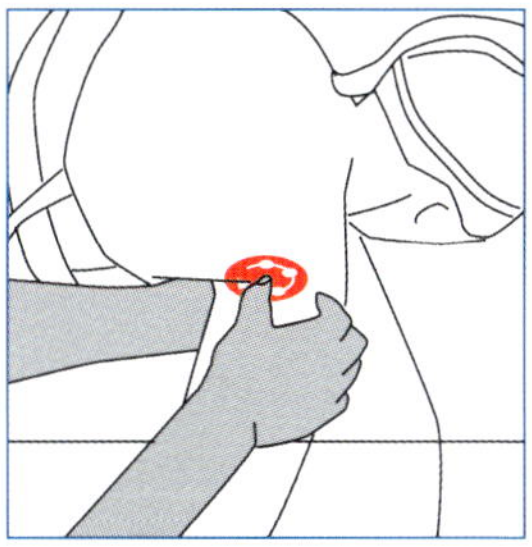

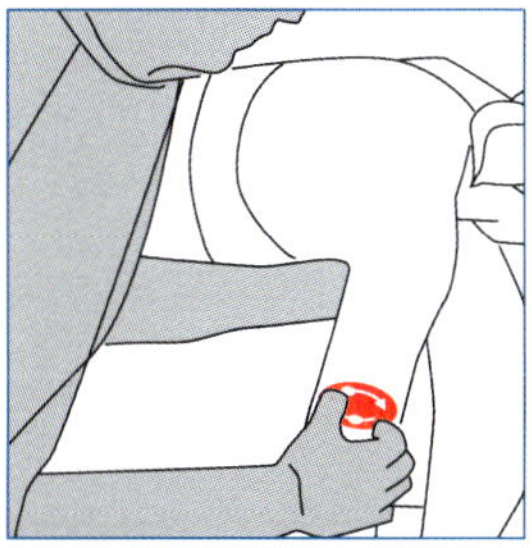

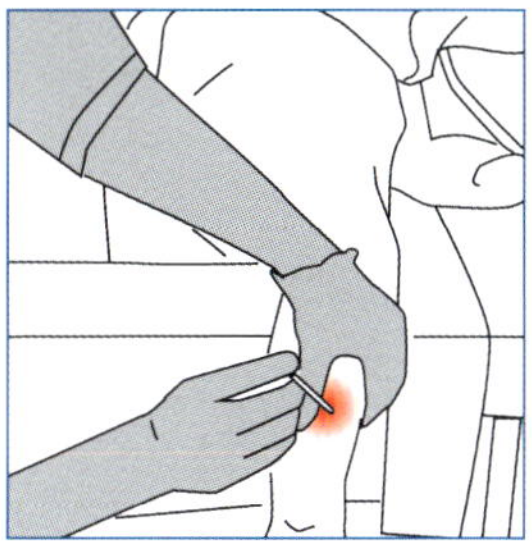

✓	✓	Sprühen und Dehnen
✓	✓	Trockenes Nadeln
✓	✓	Tiefe Streichmassage
✓	✓	Kompressionstechnik
✓	✓	Muskelenergietechnik
✓	✓	Positional-Releasetechnik
✓	✓	Injektionen

Contract-Relax, Antagonist Contract-Technik (CRAC)
- Finden Sie die Einschränkung im Gelenk/in den Weichteilen oder den sogenannten Schleifpunkt.
- Den Agonisten anspannen. Den Agonisten entspannen.
- Den Agonisten anspannen. Den Agonisten dehnen.
- Die Dehnung über 15–30 Sekunden halten.
- 3-mal wiederholen.

SELBSTHILFE

Selbstmassage kann hilfreich sein. Sie können dafür Bälle und Druckhilfsmittel verwenden. Dehnung wirkt sehr gut auf störende Triggerpunkte in den Armmuskeln.

RAT
Überprüfen Sie die Armhaltungen bei wiederholten manuellen Tätigkeiten. Legen Sie regelmäßig Pausen ein. Kaufen Sie einen neuen Tennisschläger mit breiterem Griff. Vermeiden Sie Überkopfaktivitäten.

SELBSTHILFE
1. Studieren Sie die Anatomie.
2. Identifizieren Sie den Triggerpunkt.
3. Fahren Sie von der Schulter nach unten, bis Sie auf den Triggerpunkt stoßen.
4. Verweilen Sie auf dem Triggerpunkt, bis er weicher wird.
5. Fahren Sie fort bis zum Muskelende (Muskelansatz).

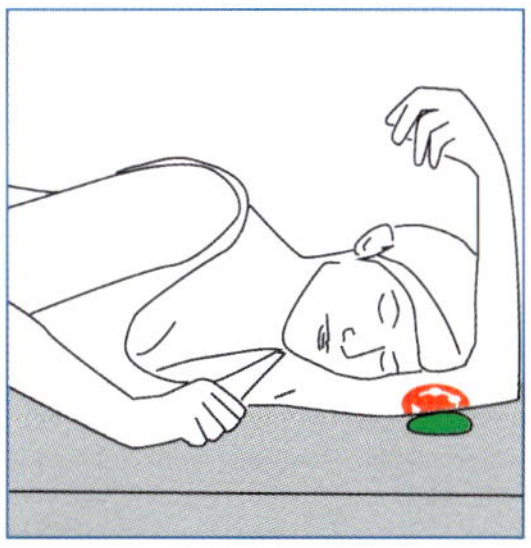

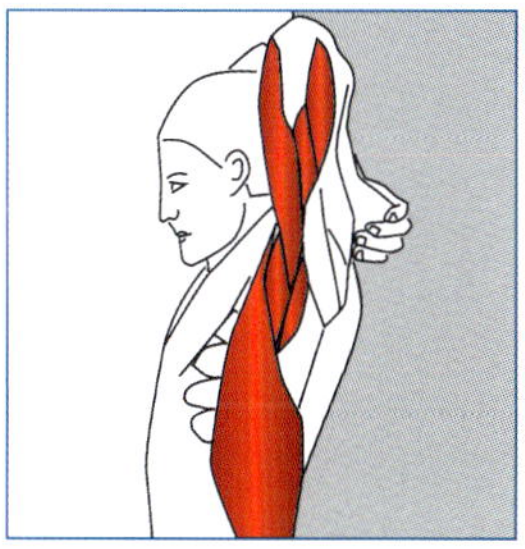

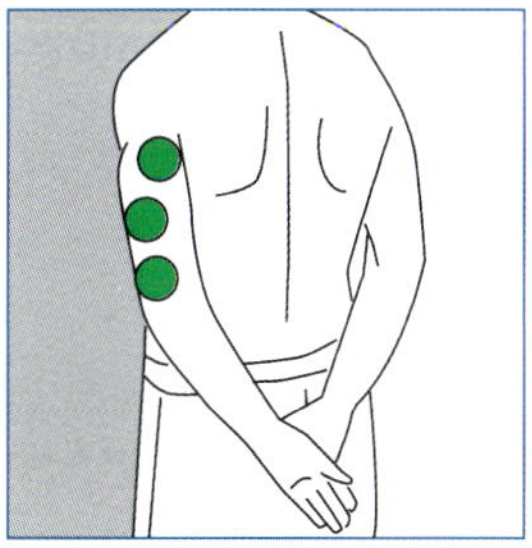

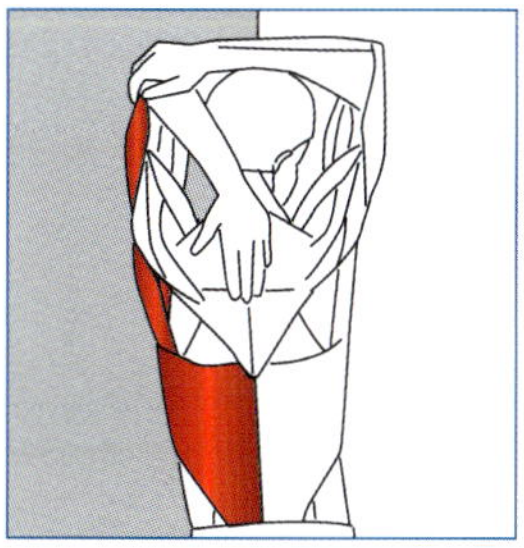

SCHULTERSCHMERZEN

INDIKATIONEN

Rund 25 % der Bevölkerung sind von Schulterproblemen betroffen. Die Triggerpunkttherapie kann bei der Behandlung einer Reihe von Schulterproblemen sehr wirksam sein. Dazu gehören Tendinopathie der Rotatorenmanschette, Tendinitis, Bursitis und Frozen-Shoulder-Syndrom. Nachfolgend stelle ich ein einfaches Behandlungsprotokoll für die Schulter vor, das bei den meisten Problemen gute Ergebnisse erzielen sollte.

STEP 1 Studieren Sie die Anatomie und Ausrichtung der Muskelfasern.

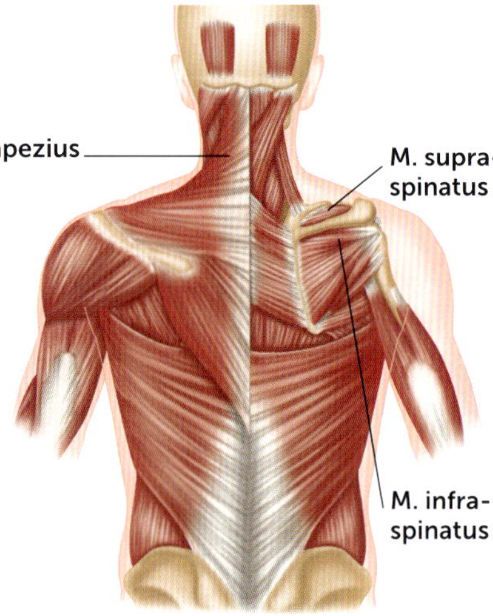

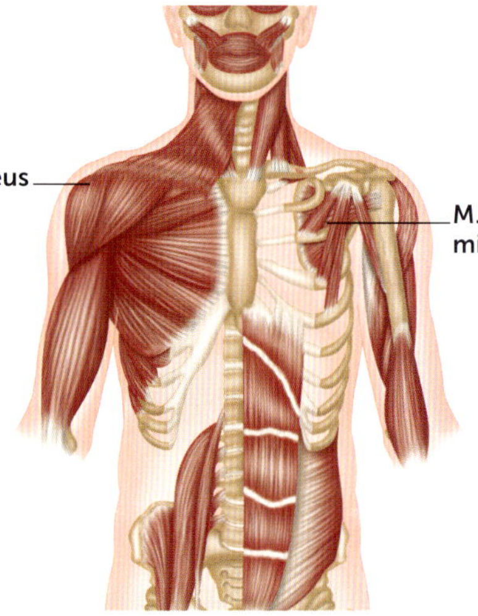

STEP 2 ICT im Sitzen für:

M. supraspinatus

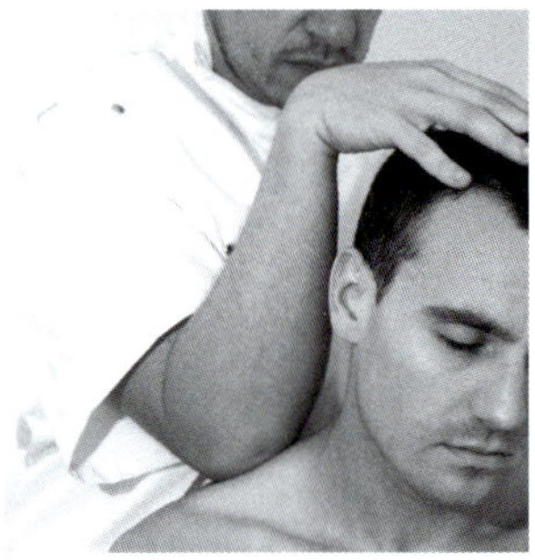

Oberer M. trapezius

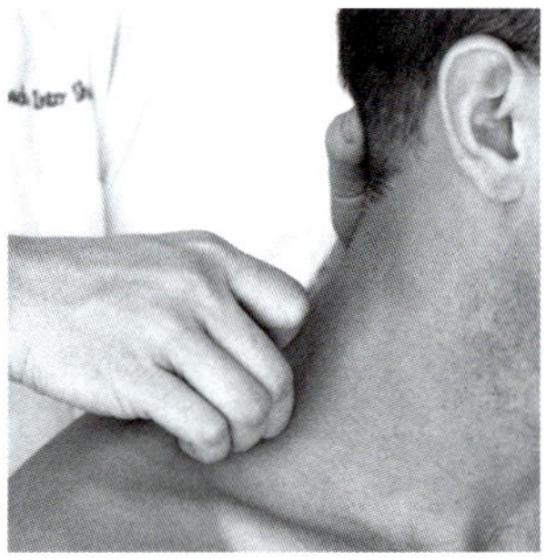

STEP 3 Den Bereich ausgiebig massieren.

STEP 4 ICT in Seitlage für:

M. deltoideus – nur nach oben streichen und auf den Triggerpunkten verweilen.

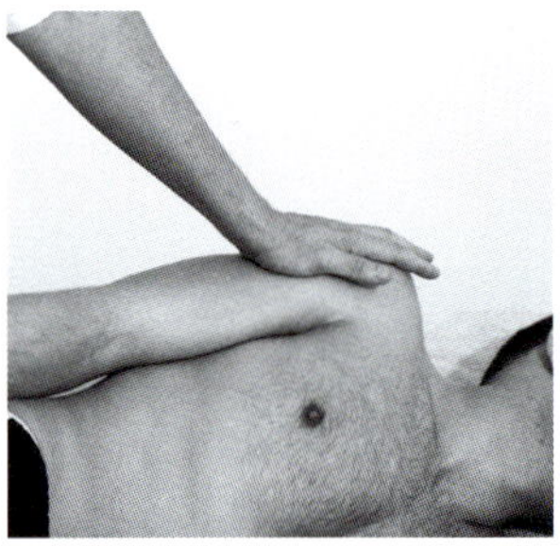

M. teres minor – die Hand des Patienten von der Behandlungsliege fallen lassen.

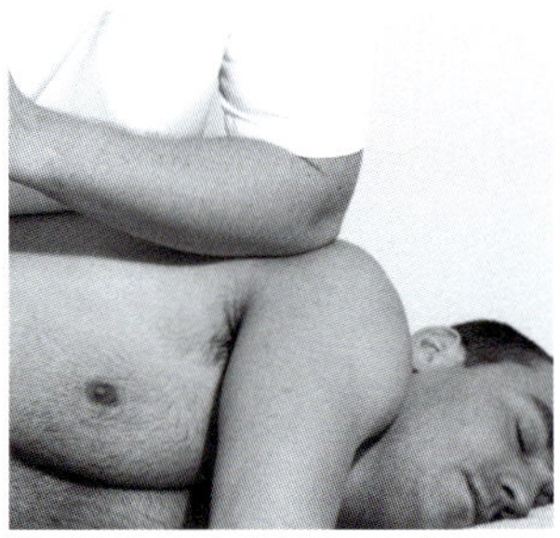

STEP 5 ICT in Rückenlage für: M. pectoralis minor und …

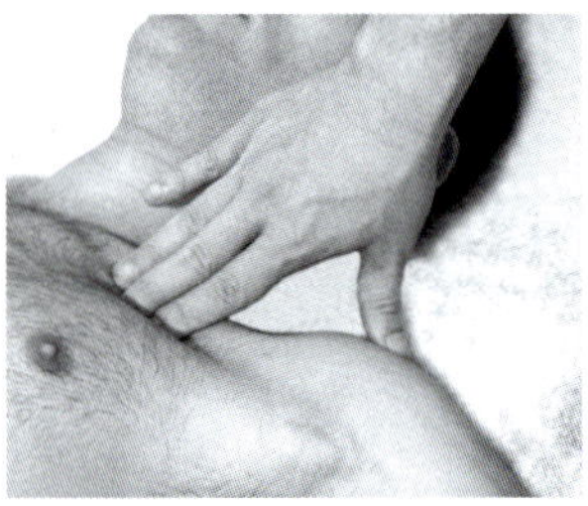

… M. infraspinatus (STP). Dies kann anfangs sehr schmerzhaft sein. Bitten Sie den Patienten, seine Schulter mit einer tiefen Ausatmung vorsichtig nach hinten gegen Ihre Finger/Applikator fallen zu lassen.

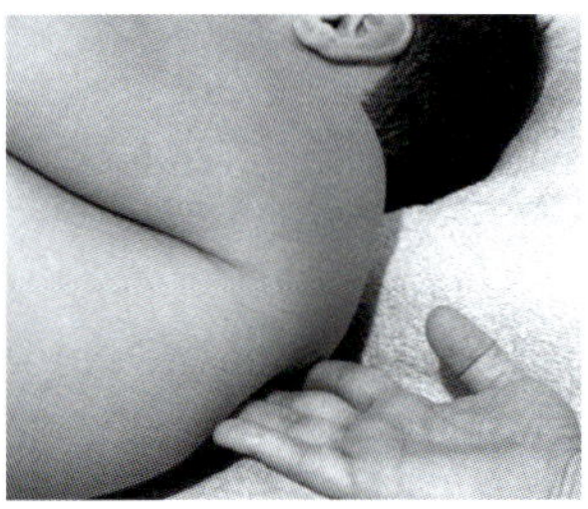

10 Muskeln von Unterarm und Hand

Regionale Triggerpunkte für Schmerzen in Unterarm und Hand

Schmerzen an der Außenseite von Ellenbogen/Unterarm

M. supinator
M. brachioradialis
M. extensor carpi radialis longus
M. triceps brachii
M. supraspinatus

Schmerzen an der Innenseite von Ellenbogen/Unterarm

Handgelenksflexoren
M. serratus anterior
M. triceps brachii
Mm. pectoralis major/minor
M. palmaris longus
M. extensor digitorum

Schmerzen an der Außenseite des Handgelenks

M. pronator teres
M. extensor carpi ulnaris (M. extensor digitorum)
M. supinator
M. opponens pollicis
M. adductor pollicis

Schmerzen an der Innenseite des Handgelenks

M. flexor carpi ulnaris
M. extensor carpi radialis longus

Hand- und Fingerschmerzen

M. palmaris longus
M. flexor carpi radialis brevis
M. flexor digitorum superficialis
Kleine Handmuskeln

Daumenschmerzen

M. brachioradialis
M. extensor carpi radialis longus
M. extensor digitorum
M. supinator
M. opponens pollicis
M. adductor pollicis

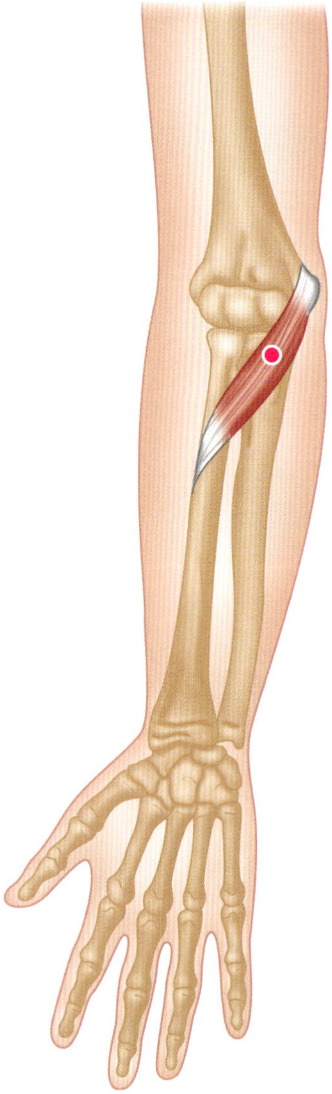

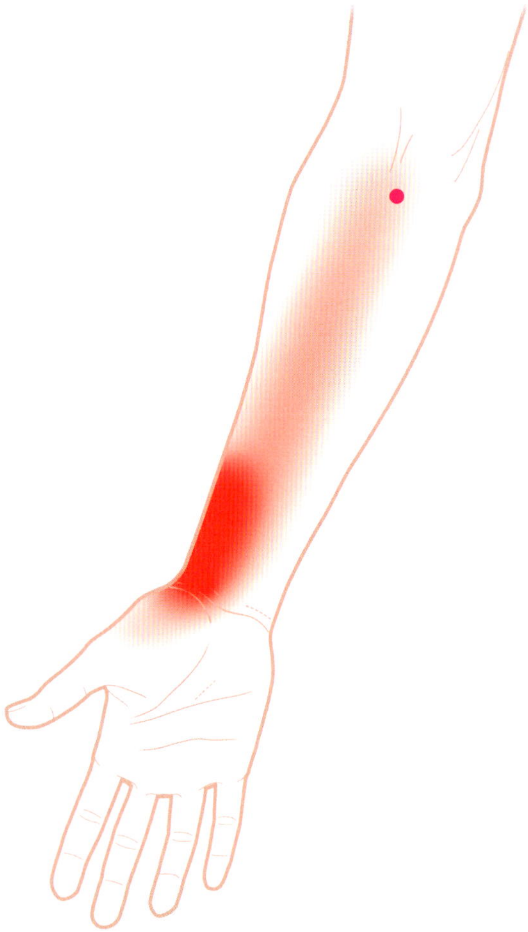

Lateinisch *pronare*, nach vorne beugen; *teres*, gerundet, fein geformt

URSPRUNG

Humeraler Muskelkopf (Caput humeri): Unteres Drittel des medialen suprakondylären Randes und gemeinsamer Ursprung der Flexoren an der Vorderseite des Epicondylus medialis des Humerus. Ulnarer Muskelkopf (Caput ulnae): Medialer Rand des Processus coronoideus der Ulna (Elle).

ANSATZ

In der Mitte der Außenseite der Speiche (Tuberositas pronatoria).

FUNKTION

Dreht den Unterarm einwärts. Hilft bei der Beugung des Ellenbogengelenks. Antagonist: M. supinator.

INNERVATION

Nervus medianus, C**6**, 7.

GRUNDBEWEGUNG

Beispiele: Flüssigkeit aus einem Behälter gießen; einen Türknauf drehen.

ÜBERTRAGENE SCHMERZEN

Starker Schmerz, der seitlich »tief« in die Handflächenseite des Handgelenks und hinauf in den Unterarm vorne-seitlich ausstrahlt.

ÜBERSICHT

INDIKATIONEN
Schmerzen im Handgelenk (lateral), Schmerzen bei Supination, Friseurberuf (Überbeanspruchung durch Arbeit mit der Schere), Unfähigkeit, die Hände hohl zusammenzuführen, Schulterschmerzen (kompensatorisch).

URSACHEN
Lang anhaltendes Greifen, Massieren, Handgelenksfrakturen oder Sturz auf das Handgelenk, Gipsverband, Sport (z. B. Drehung des Schlägers bei der Vorhand), berufsbedingt.

DIFFERENTIALDIAGNOSE
Tendovaginitis de Quervain. Schwellung der Sehnenscheiden im Karpaltunnel. Osteoarthritis des proximalen Daumengelenks. Distale radioulnare Diskopathie. Epicondylitis.

VERBINDUNGEN
Fingerflexoren, Mm. scaleni, M. pectoralis major, M. pronator quadratus.

MANUELLE TECHNIKEN

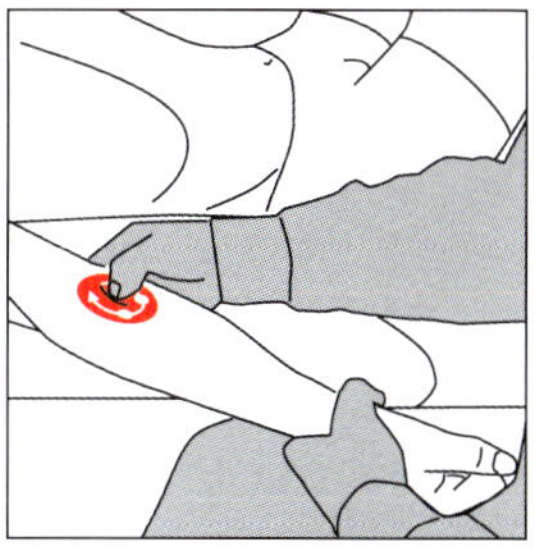

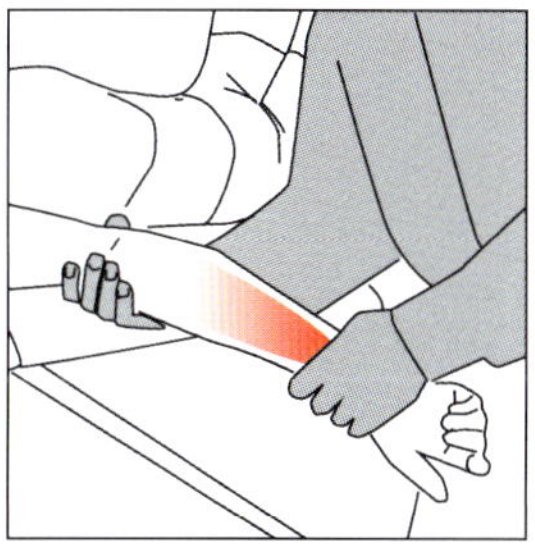

✓	✓	Sprühen und Dehnen
✓		Trockenes Nadeln
		Tiefe Streichmassage
✓	✓	Kompressionstechnik
✓	✓	Muskelenergietechnik
✓		Positional-Releasetechnik
✓		Injektionen

Contract-Relax, Antagonist Contract-Technik (CRAC)
Das ist eine Kombination aus PIR und RI.
- Den Agonisten anspannen.
- Entspannen.
- Den Antagonisten anspannen.
- Dehnen.
- Ursprünglich konzentrische Kontraktion des Agonisten und exzentrische Kontraktion des Antagonisten.
- Nun kann die isometrische Kontraktion ebenso einfach verwendet werden, insbesondere in schmerzhaften unangenehmen Bereichen.
- Dehnung über 15–30 Sekunden halten.
- Dreimal wiederholen

SELBSTHILFE

Selbstmassagetechniken können hilfreich sein.

RAT
Dehntechniken anwenden. Selbstmassage anwenden. Griff und Spieltechnik beim Tennis/Golf ändern. Haltung beim Autofahren und Griffhaltung am Lenkrad überprüfen.

SELBSTHILFETECHNIK
1. Studieren Sie die Anatomie.
2. Identifizieren Sie den Triggerpunkt.
3. Wenden Sie eine Streichmassage abwärts an.
4. Verweilen Sie auf dem Triggerpunkt, bis er weicher wird.
5. Die Massage bis zum Ende des Muskels fortsetzen.
6. Dreimal wiederholen.

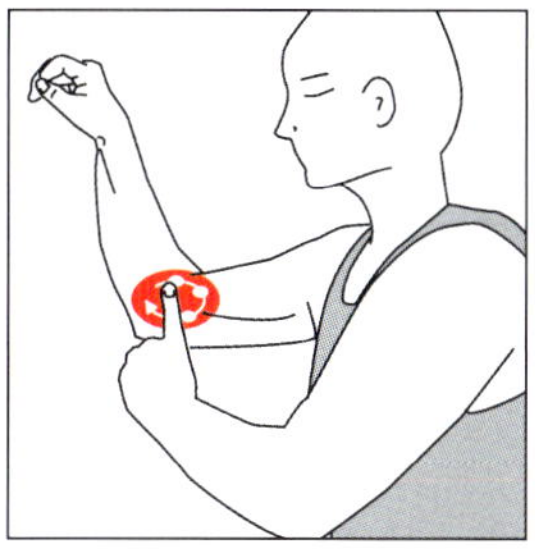

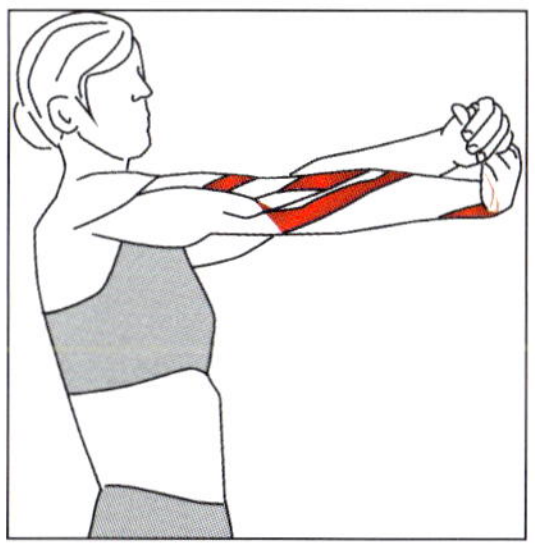

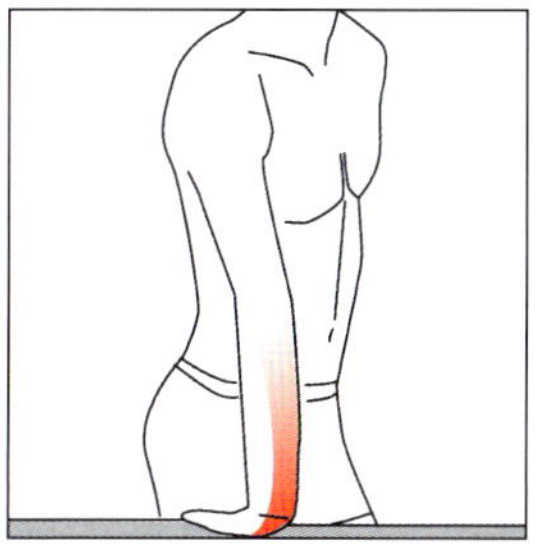

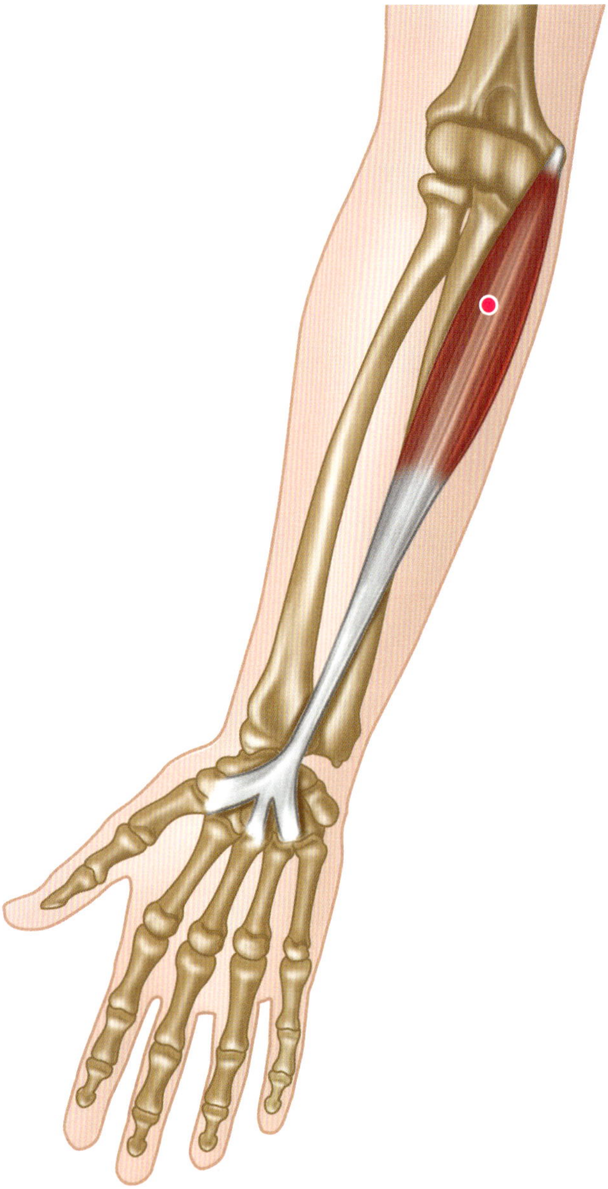

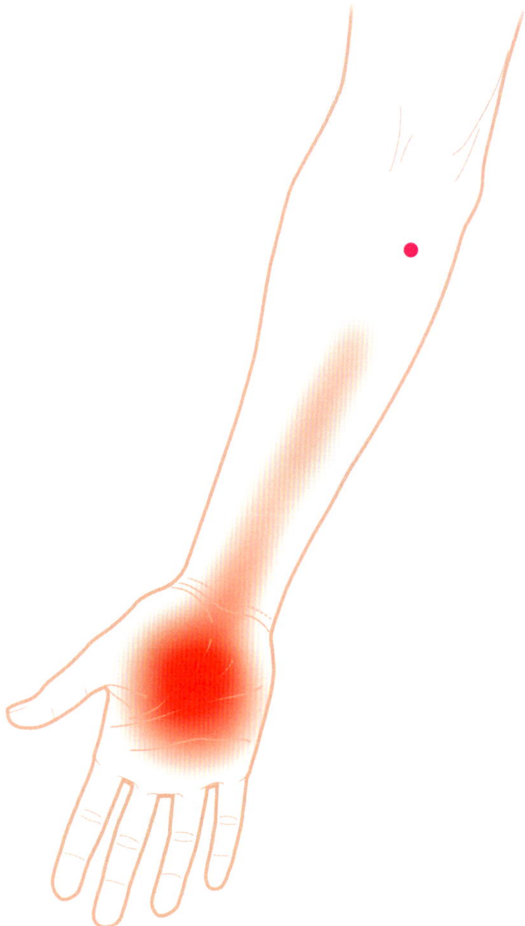

Lateinisch *palmaris*, die Handfläche betreffend; *longus*, lang

Er ist Teil der oberflächlichen Schicht, die auch M. pronator teres, M. flexor carpi radialis und M. flexor carpi ulnaris umfasst. Der M. palmaris longus ist bei 13 % der Bevölkerung nicht vorhanden.

URSPRUNG

Gemeinsamer Flexorenansatz an der Vorderseite des Epicondylus medialis humeri.

ANSATZ

Oberflächliche (vordere) Seite des Retinaculum flexorum und Apex der Palmaraponeurose.

FUNKTION

Beugt das Handgelenk. Spannt die Faszie der Handfläche an.
Antagonisten: M. extensor carpi radialis brevis, M. extensor carpi radialis longus, M. extensor carpi ulnaris.

INNERVATION

Nervus medianus, C(6), **7**, **8**, Th1.

GRUNDBEWEGUNG

Beispiele: Greifen eines kleinen Balls; eine hohle Hand formen, um daraus zu trinken.

ÜBERTRAGENE SCHMERZEN

Diffuser Schmerz im vorderen Unterarm; Zone starken Schmerzes (2–3 cm groß) in der Handfläche, umgeben von einer oberflächlichen Zone mit Kribbeln und dem Gefühl von Nadelstichen.

ÜBERSICHT

INDIKATIONEN
Schmerzen und »Muskelkater« in der Handfläche, Schmerzempfindlichkeit in Hand/Handfläche, funktioneller Kraftverlust beim Greifen, Tennisellenbogen.

URSACHEN
Direktes Trauma (z.B. Sturz auf den ausgestreckten Arm), berufsbedingt, Sportarten mit Schläger, Einkrallen der Fingernägel in die Handfläche.

DIFFERENTIALDIAGNOSE
Neurogener Schmerz. Dupuytren-Kontraktur. Karpaltunnelsyndrom. Komplexes regionales Schmerzsyndrom (Reflexdystrophie des sympathischen Nervensystems). Sklerodermie. Dermatomyositis.

VERBINDUNGEN
M. flexor carpi radialis, M. brachialis, M. pronator teres, Handgelenke (Karpalknochen), häufig in Verbindung mit dem mittleren Muskelkopf des M. triceps brachii.

MANUELLE TECHNIKEN

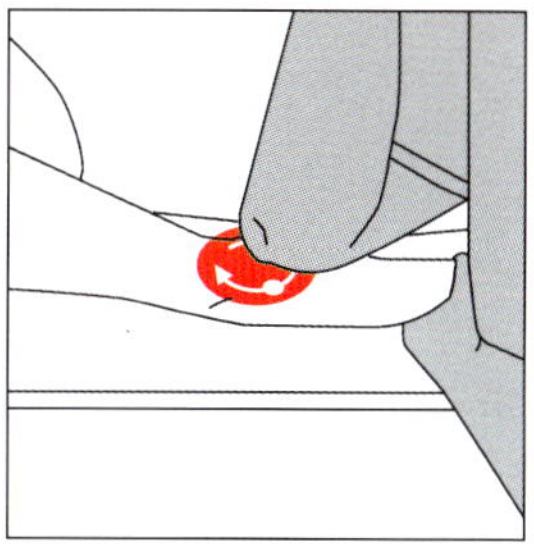

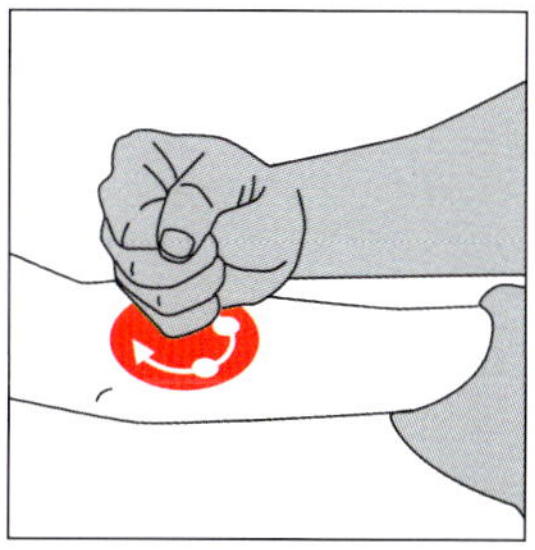

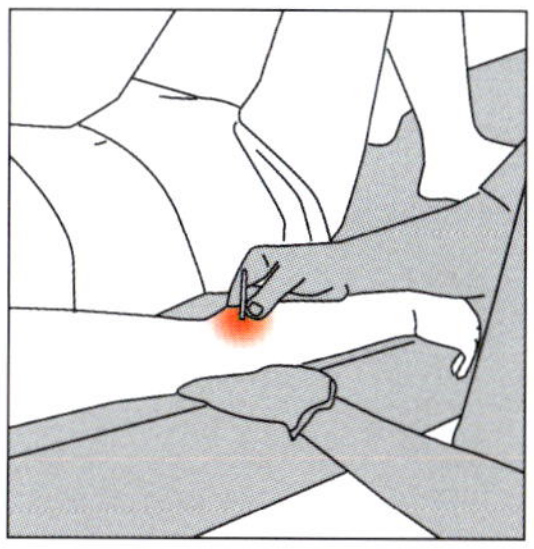

✓	✓	Sprühen und Dehnen
✓	✓	Trockenes Nadeln
✓	✓	Tiefe Streichmassage
✓	✓	Kompressionstechnik
✓	✓	Muskelenergietechnik
✓	✓	Positional-Releasetechnik
✓	✓	Injektionen

Postisometr. Relaxationstechnik (PIR)
Indikationen: Subakute bis chronische Zustände
- Identifizieren Sie den Triggerpunkt.
- Bringen Sie den Patienten in eine bequeme Position, in der der betroffene Muskel (Gastmuskel) in die volle Dehnung kommen kann.
- Bitten Sie den Patienten, mit 10–25 % seiner Muskelkraft den betroffenen Muskel (Gastmuskel) zu seiner maximalen schmerzfreien Länge zu kontrahieren, während Sie für 3–10 Sekunden isometrischen Widerstand geben. Stabilisieren Sie den Körperteil, um eine Muskelverkürzung zu verhindern.
- Bitten Sie den Patienten, den Muskel zu entspannen oder »loszulassen«.
- Während dieser Relaxationsphase verlängern Sie vorsichtig den Muskel, indem Sie ihn bis zum Punkt des (passiven) Widerstands spannen – registrieren Sie jede Veränderung der Länge.
- Wiederholen Sie diese Übung mehrere Male (üblicherweise dreimal).

SELBSTHILFE

Selbstmassagetechniken können hilfreich sein, insbesondere mit Bällen.

RAT
Lang anhaltendes »Greifen« vermeiden, vor allem die Handhabung von Elektrowerkzeugen oder bei der Massage. Dehnen und Wärme wirken günstig. Regelmäßige Pausen einlegen.

SELBSTHILFETECHNIK
1. Studieren Sie die Anatomie.
2. Identifizieren Sie den Triggerpunkt.
3. Wenden Sie eine Streichmassage abwärts an.
4. Verweilen Sie auf dem Triggerpunkt, bis er weicher wird.
5. Die Massage bis zum Ende des Muskels fortsetzen.
6. Dreimal wiederholen.

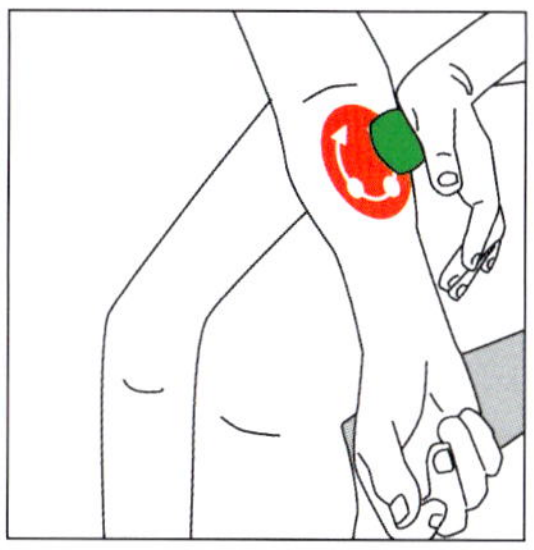

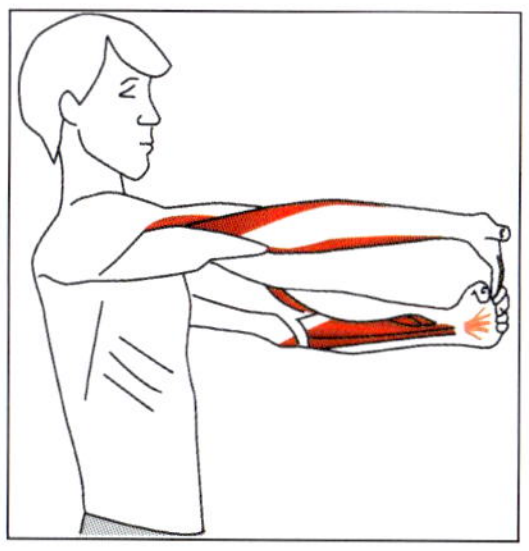

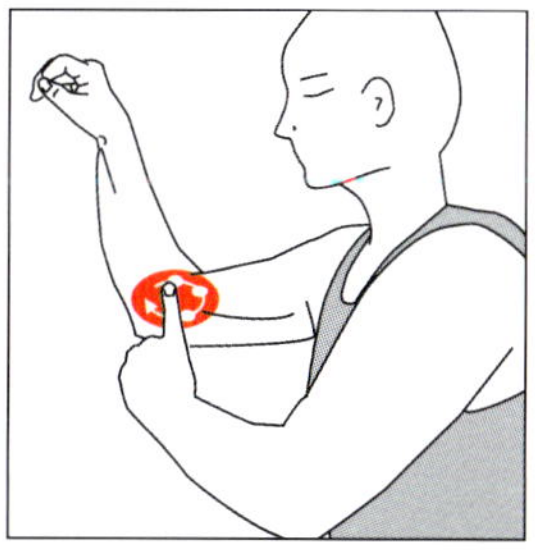

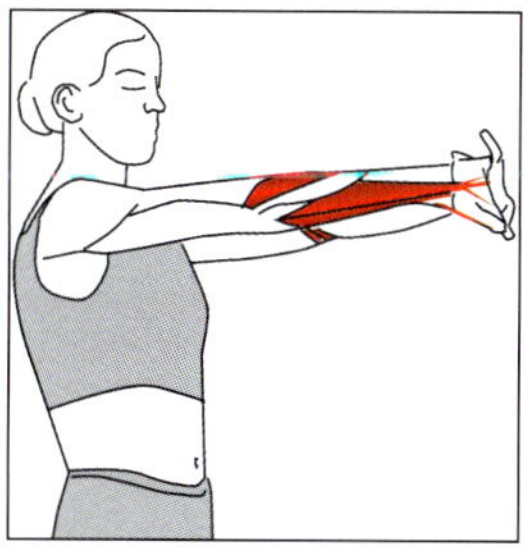

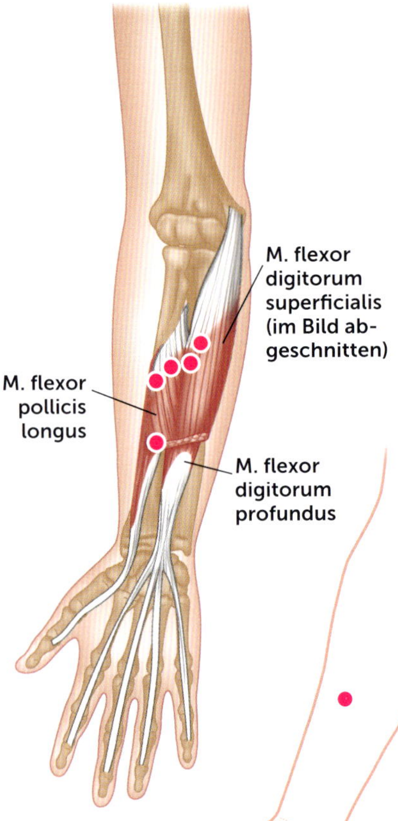

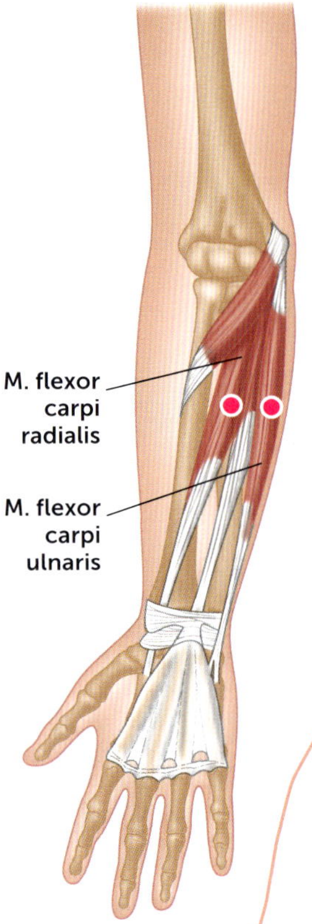

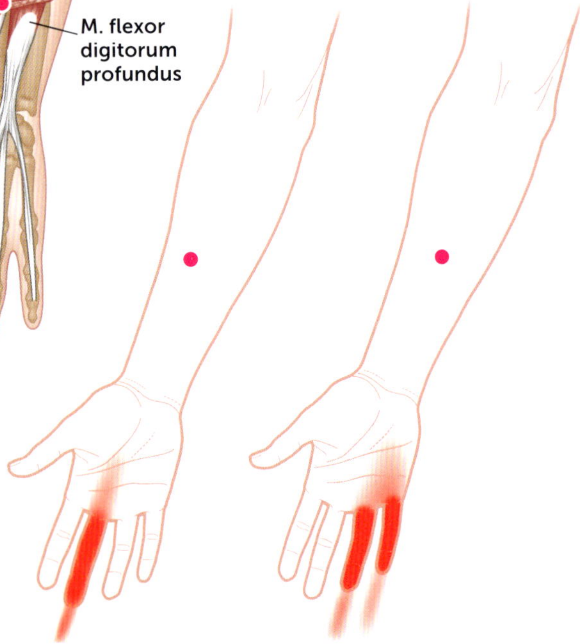

(radialer Muskelkopf) *(humeraler Muskelkopf)*

Mm. flexor digitorum superficialis/profundus

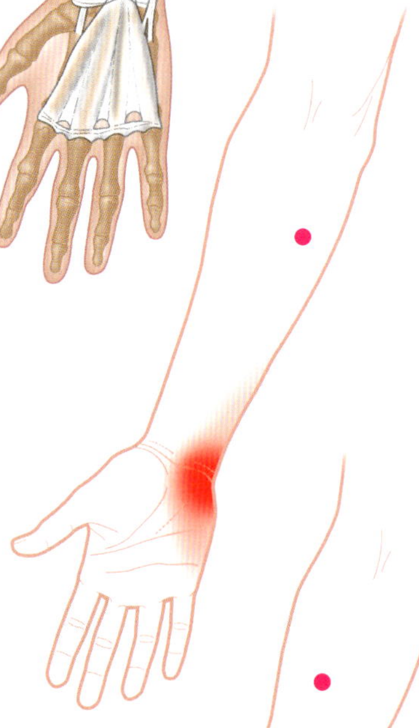

M. flexor carpi ulnaris

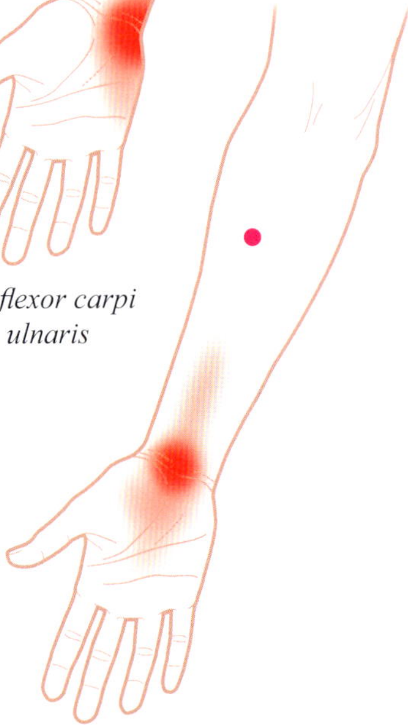

M. flexor carpi radialis

Lateinisch *flectere*, beugen; *carpi*, vom Handgelenk; *radius*, Stab, Radspeiche; *ulnaris*, vom Ellenbogen/Arm; *digitus*, Finger; *superficialis*, an der Oberfläche; *profundus*, tief

Dazu gehören: M. flexor carpi radialis, M. flexor carpi ulnaris, M. flexor digitorum superficialis und M. flexor digitorum profundus.

URSPRUNG

Gemeinsamer Flexorenursprung an der Vorderseite des Epicondylus medialis humeri (d.h. am unteren medialen Ende des Humerus).

ANSATZ

Handwurzelknochen, Mittelhandknochen und Fingerknochen.

FUNKTION

Beugung des Handgelenks (M. flexor carpi radialis abduziert auch das Handgelenk, der M. flexor carpi ulnaris adduziert auch das Handgelenk). Antagonisten: M. extensor carpi radialis brevis, M. extensor carpi radialis longus, M. extensor carpi ulnaris, M. extensor digitorum.

INNERVATION

Nervus medianus, C6, 7, 8, Th1.

GRUNDBEWEGUNG

Beispiele: Ein Seil zu sich heranziehen; eine Axt oder einen Hammer schwingen; Flüssigkeit aus einer Flasche ausgießen; einen Türknauf drehen.

ÜBERTRAGENE SCHMERZEN

Die einzelnen Muskeln übertragen Schmerz in den Unterarm, das Handgelenk, die Hand und die Finger (siehe Diagramm).

ÜBERSICHT

INDIKATIONEN
Schmerzen in Hand/Handgelenk/Finger, schnellender Finger (Triggerfinger), Schneiden mit einer Schere, Golferellenbogen, Friseure, verspannte Fingerflexoren.

URSACHEN
Längeres Greifen, Massieren, Handgelenksfrakturen/Sturz auf das Handgelenk, Gipsverband, Sport (z.B. Drehen des Schlägers bei der Vorhand, Verwendung von Skistöcken), berufsbedingt, Triggerfinger (M. flexor digitorum).

DIFFERENTIALDIAGNOSE
Neuritis des N. ulnaris. Zervikale Neuropathien. Dysfunktionen der Handwurzelknochen. Tendovaginitis de Quervain. Verletzung durch wiederholte Belastung. Osteoarthritis und rheumatoide Arthritis. Probleme der radioulnaren Bandscheibe (distal). Karpaltunnelsyndrom. Epicondylitis humeri medialis.

VERBINDUNGEN
Muskeln von Schulter/Oberarm, Mm. scaleni, M. flexor pollicis longus.

MANUELLE TECHNIKEN

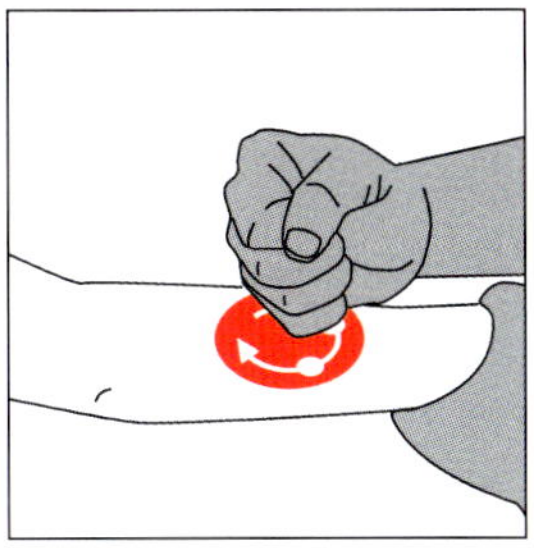

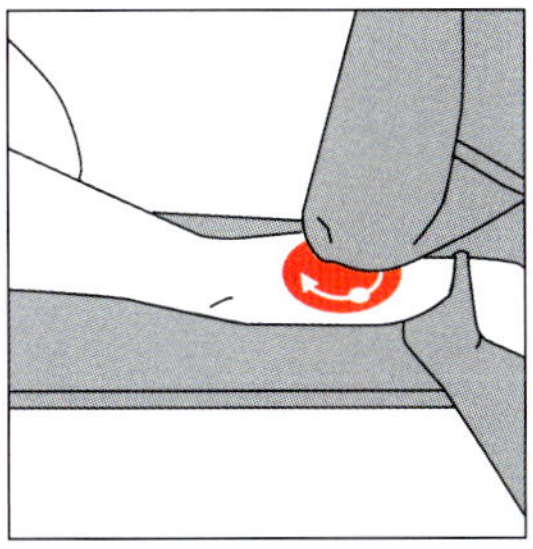

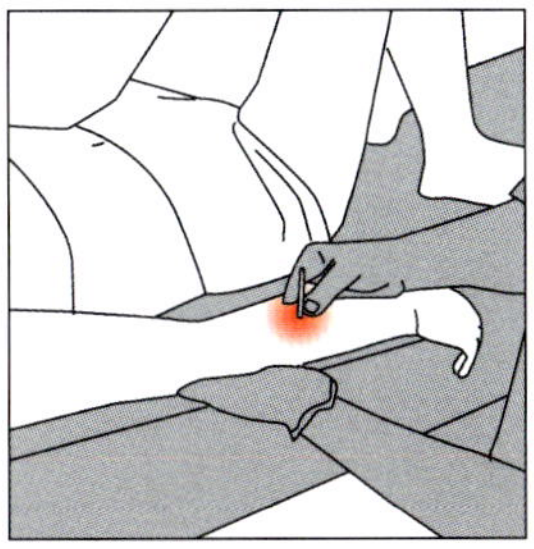

✓	✓	Sprühen und Dehnen
✓	✓	Trockenes Nadeln
✓	✓	Tiefe Streichmassage
✓	✓	Kompressionstechnik
✓	✓	Muskelenergietechnik
✓	✓	Positional-Releasetechnik
✓	✓	Injektionen

Contract-Relax, Antagonist Contract-Technik (CRAC)
Das ist eine Kombination aus PIR und RI.
- Den Agonisten anspannen.
- Entspannen.
- Den Antagonisten anspannen.
- Dehnen.
- Ursprünglich konzentrische Kontraktion des Agonisten und exzentrische Kontraktion des Antagonisten.
- Nun kann die isometrische Kontraktion ebenso einfach verwendet werden, insbesondere in schmerzhaften unangenehmen Bereichen.
- Dehnung über 15–30 Sekunden halten.
- Dreimal wiederholen

SELBSTHILFE

Selbstmassagetechniken können hilfreich sein.

RAT
Vermeiden Sie längeres Greifen. Vermeiden Sie wiederholtes Drehen (Schraubendreher). Wechseln Sie den Griff Ihres Golfschlägers. Regelmäßige Pausen einlegen. Regelmäßig die Finger dehnen.

SELBSTHILFETECHNIK
1. Studieren Sie die Anatomie.
2. Identifizieren Sie den Triggerpunkt.
3. Wenden Sie eine Streichmassage abwärts an.
4. Verweilen Sie auf dem Triggerpunkt, bis er weicher wird.
5. Die Massage bis zum Ende des Muskels fortsetzen.
6. Dreimal wiederholen.

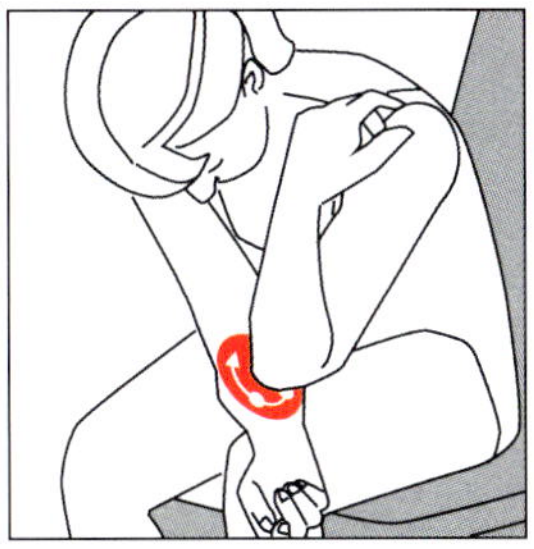

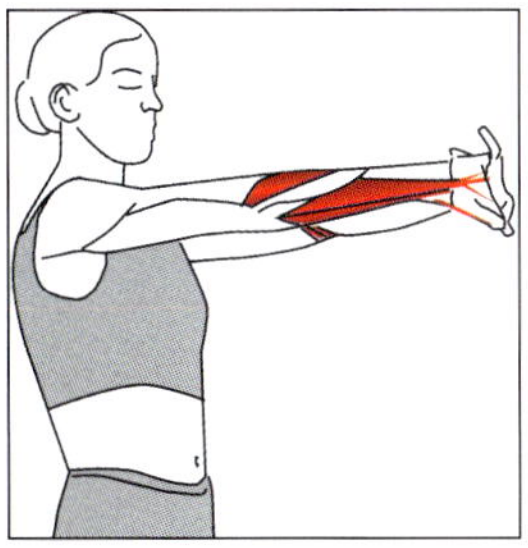

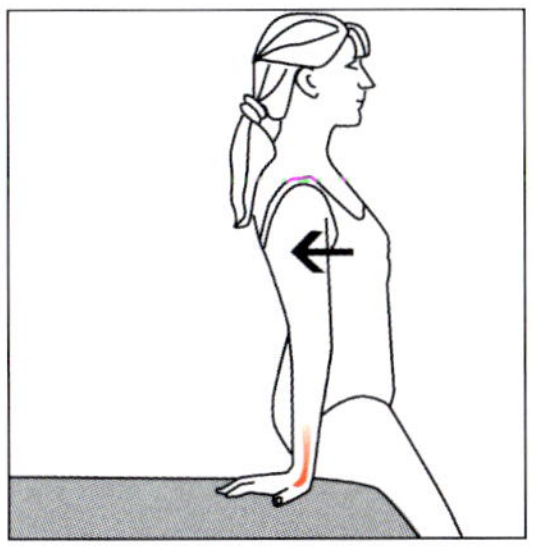

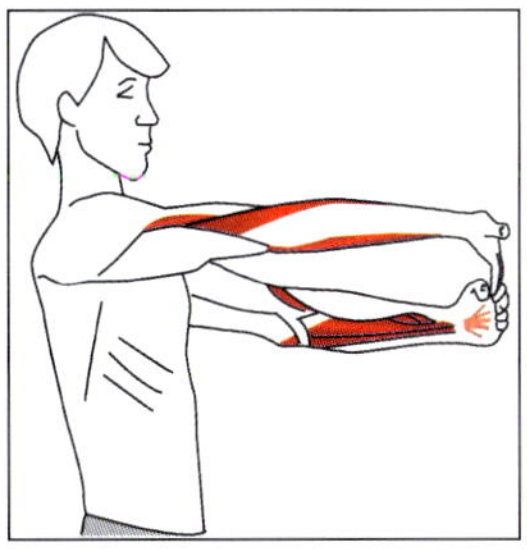

MUSCULUS BRACHIORADIALIS

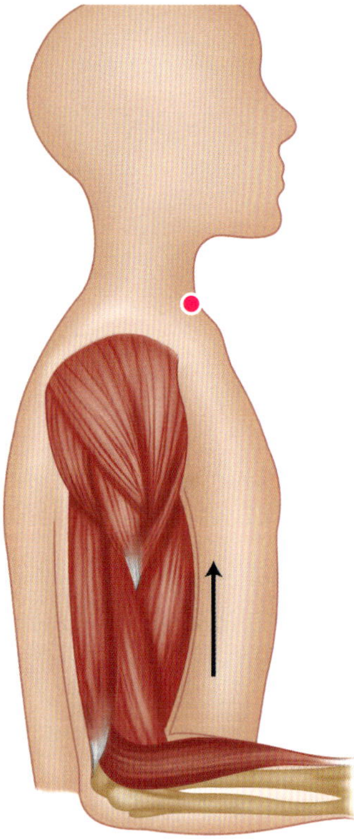

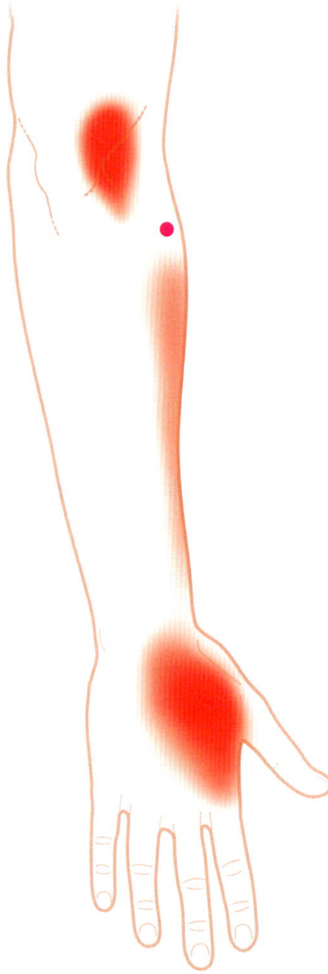

Lateinisch *brachialis*, auf den Arm bezogen; *radius*, Stab, Radspeiche

Der M. brachioradialis ist Teil der oberflächlichen Muskelgruppe und bildet den Seitenrand der Fossa cubitalis. Wird der Muskel gegen Widerstand angespannt, tritt der Muskelbauch hervor.

URSPRUNG

Obere zwei Drittel der Linea supracondylaris lateralis (lateraler Teil des Humerusschaftes, 5–7,5 cm über dem Ellenbogengelenk).

ANSATZ

Unteres seitliches Ende der Speiche, direkt über dem Proc. styloideus.

FUNKTION

Beugt das Ellenbogengelenk. Hilft beim Ein- und Auswärtsdrehen des Unterarms bei Bewegungen gegen Widerstand.

INNERVATION

Nervus radialis, C**5**, **6**.

GRUNDBEWEGUNG

Beispiel: Drehen eines Korkenziehers.

ÜBERTRAGENE SCHMERZEN

3–4 cm großer Bereich seitlich des Epicondylus mit diffusem Armschmerz (Speichenrand), der zu einem starken lokalisierten Schmerz am Daumenrücken wird.

ÜBERSICHT

INDIKATIONEN
Ellenbogenschmerzen, Schmerzen im Daumenrücken, Tennisellenbogen, Schwäche beim Greifen, Verletzung durch wiederholte Belastung.

URSACHEN
Verletzung durch wiederholte Belastung, langes Arbeiten mit der Maus, Sportarten mit Schläger, zu wenig Dehnung, Spielen von Musikinstrumenten.

DIFFERENTIALDIAGNOSE
Tendovaginitis de Quervain. Osteoarthritis im Daumen (Os trapezium).

VERBINDUNGEN
M. biceps brachii, M. brachialis, Mm. extensor carpi radialis longus/brevis, M. supinator, M. extensor digitorum.

MANUELLE TECHNIKEN

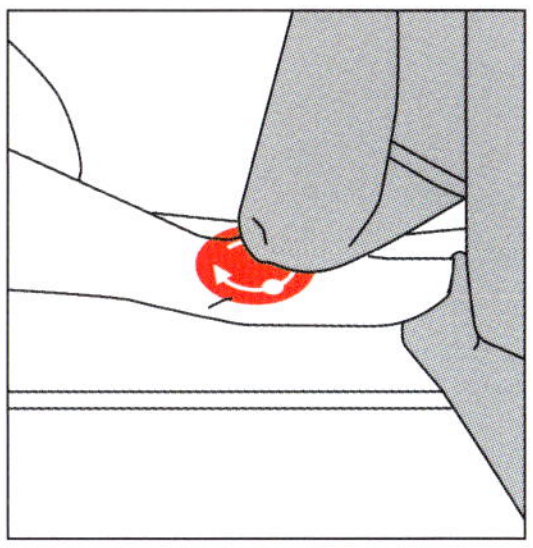

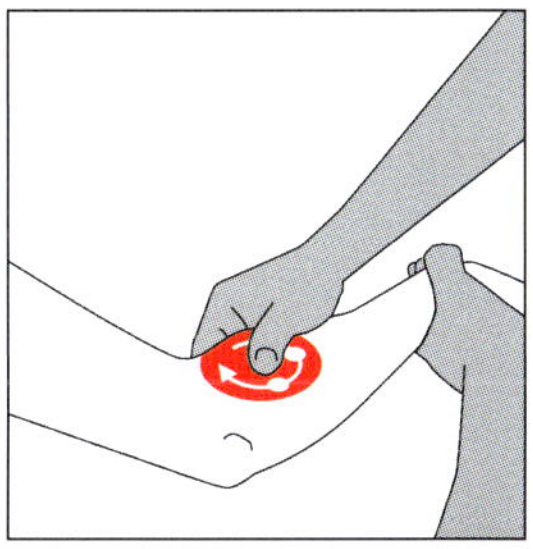

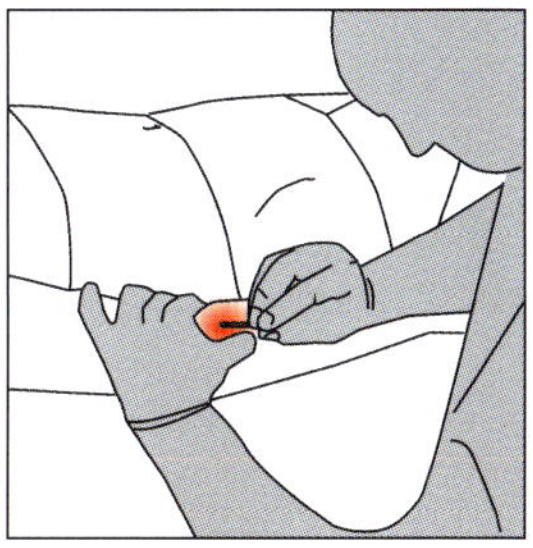

- ✓✓ Sprühen und Dehnen
- ✓✓ Trockenes Nadeln
- ✓✓ Tiefe Streichmassage
- ✓✓ Kompressionstechnik
- ✓✓ Muskelenergietechnik
- ✓✓ Positional-Releasetechnik
- ✓✓ Injektionen

(Inhibitions-)Kompressionstechnik
- Identifizieren Sie den Triggerpunkt.
- Bringen Sie den Patienten in eine bequeme Position, in der der betroffene Muskel (Gastmuskel) in die volle Dehnung kommen kann.
- Üben Sie einen vorsichtigen, allmählich zunehmenden Druck auf den Triggerpunkt aus, während Sie den betroffenen Muskel (Gastmuskel) verlängern, bis Sie an eine palpable Barriere kommen. Der Patient sollte das als unangenehm, aber nicht als schmerzhaft empfinden.
- Üben Sie anhaltenden Druck auf, bis Sie spüren, dass der Triggerpunkt weicher wird. Das kann wenige Sekunden bis mehrere Minuten lang dauern.
- Wiederholen Sie den Vorgang, verstärken Sie dabei den Druck auf den Triggerpunkt, bis Sie an die nächste Barriere kommen etc.
- Für ein (noch) besseres Ergebnis können Sie versuchen, während der Wiederholungen die Richtung des Drucks zu ändern.

SELBSTHILFE

Selbstmassagetechniken können hilfreich sein.

RAT
Vermeiden Sie langes Stehen und Tragen (Aktentasche). Legen Sie beim Tippen regelmäßige Pausen ein. Tragen Sie Handgelenksbandagen. Tauschen Sie den Griff beim Tennisschläger aus.

SELBSTHILFETECHNIK
1. Studieren Sie die Anatomie.
2. Identifizieren Sie den Triggerpunkt.
3. Wenden Sie eine Streichmassage abwärts an.
4. Verweilen Sie auf dem Triggerpunkt, bis er weicher wird.
5. Die Massage bis zum Ende des Muskels fortsetzen.
6. Dreimal wiederholen.

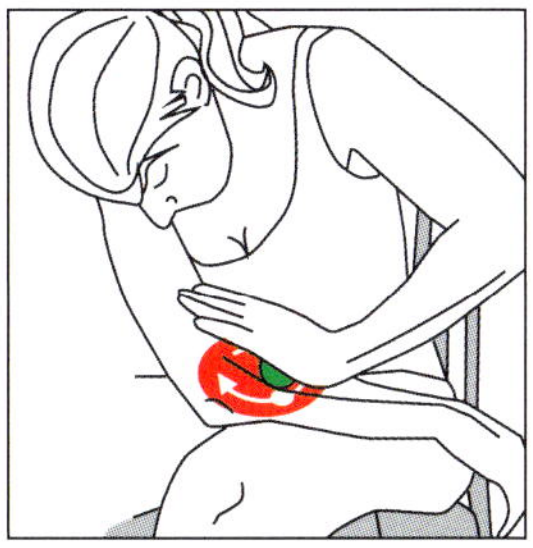

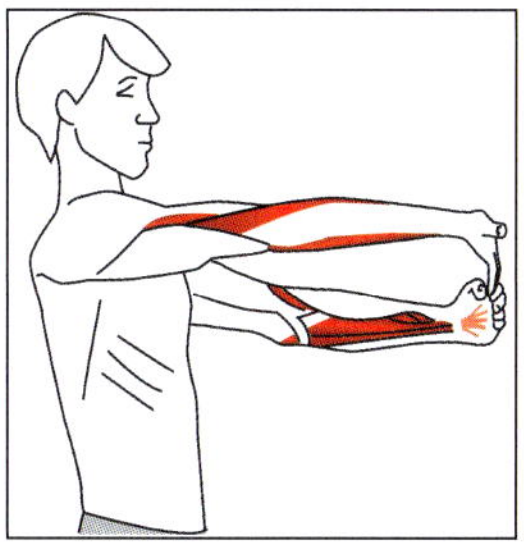

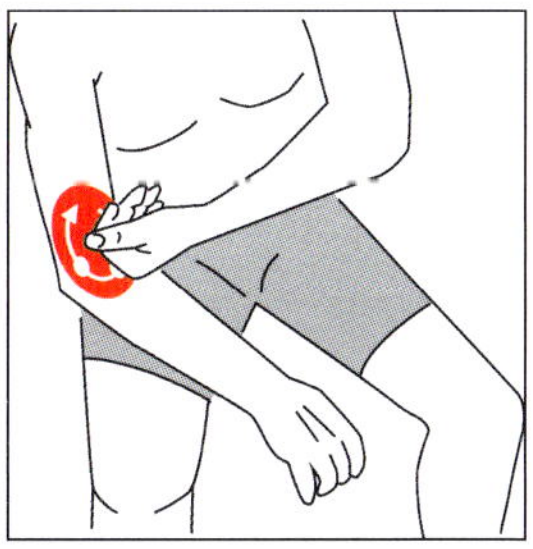

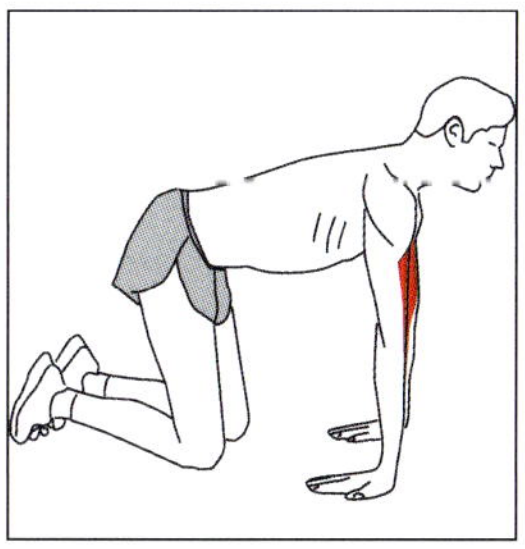

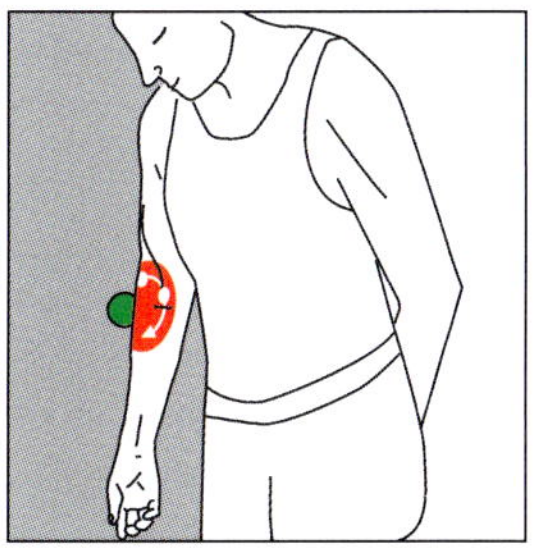

HANDGELENKSEXTENSOREN

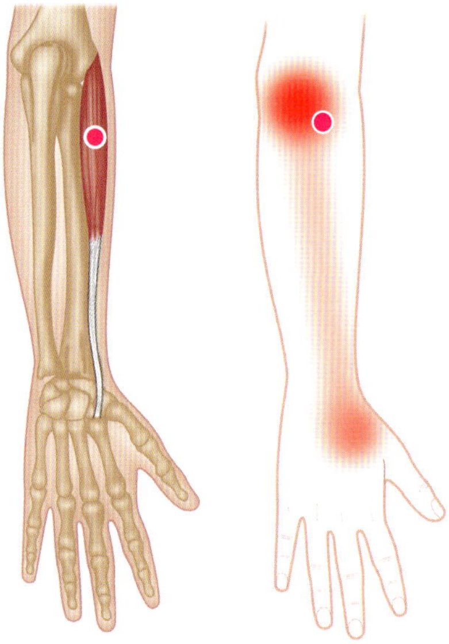

M. extensor carpi radialis longus

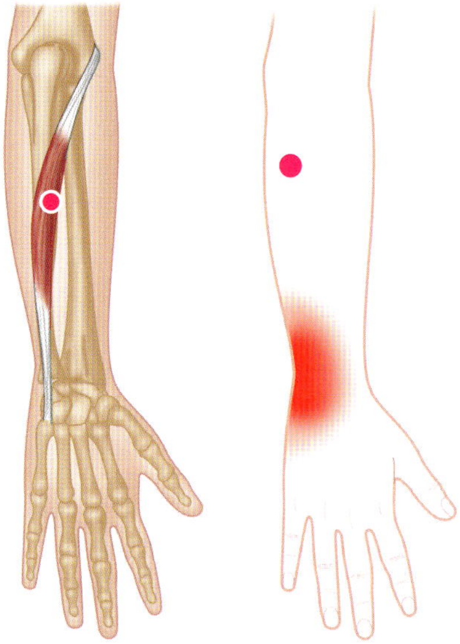

M. extensor carpi ulnaris

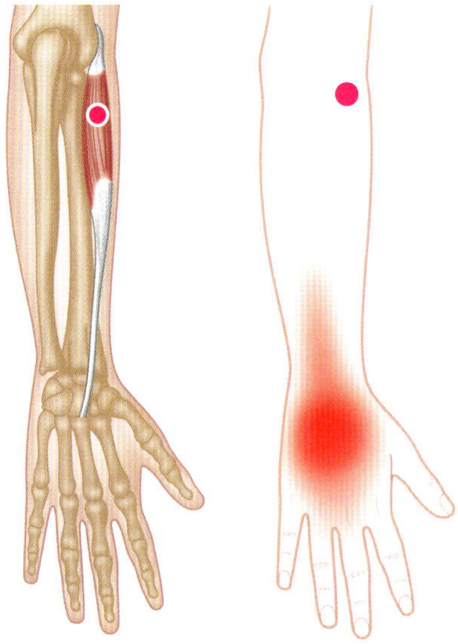

M. extensor carpi radialis brevis

Lateinisch *extendere*, strecken; *carpi*, des Handgelenks; *radius*, Stab, Radspeiche; *longus*, lang; *brevis*, kurz; *ulnaris*, vom Ellenbogen

Dazu gehören: Mm. extensor carpi radialis longus/brevis und M. extensor carpi ulnaris.

URSPRUNG

Gemeinsame Extensorensehne vom Epicondylus lateralis humeri (d.h. vom unteren seitlichen Ende des Humerus).

ANSATZ

Dorsale Fläche der Mittelhandknochen.

FUNKTION

Streckt das Handgelenk (Mm. extensor carpi radialis longus/brevis abduzieren auch das Handgelenk; M. extensor carpi ulnaris adduziert auch das Handgelenk).
Antagonisten: M. flexor carpi radialis, M. flexor carpi ulnaris.

INNERVATION

Mm. radialis longus/brevis: Nervus radialis, C5, 6, 7, 8.
M. extensor carpi ulnaris: Tiefer Nervus radialis (N. interosseus posterior), C5, 6, 7, 8.

GRUNDBEWEGUNG

Beispiele: Teigkneten; Tippen; Fensterputzen.

ÜBERTRAGENE SCHMERZEN

M. extensor carpi radialis longus: 2–3 cm große Zone starker Schmerzen über dem seitlichen Epicondylus, diffus in den Handrücken oberhalb des Daumens ausstrahlend.
M. extensor carpi radialis brevis: 3–5 cm große Zone starker Schmerzen auf dem Handrücken.
M. extensor carpi ulnaris: Starke, lokalisierte spezifische Ausstrahlung in die dorsale ulnare Fläche der Hand und einen Großteil des Handgelenks.

ÜBERSICHT

INDIKATIONEN

Schmerzen in Unterarm/Ellenbogen/Handgelenk/Hand, steife Finger, schmerzhafter/schwacher Griff, Tennisellenbogen, Schmerzen beim Greifen und Drehen, zu beobachten bei Musikern/ Sportlern/Langstreckenfahrern, Kontrollverlust über (feine) Greifaktivitäten.

URSACHEN

Computermaus/Tastatur, langes wiederholtes Greifen (Schreiben, Bügeln, Benützen von Werkzeugen, Werfen, Massieren …), Frakturen des Handgelenks oder Sturz auf das Handgelenk (M. extensor carpi ulnaris), Gipsverbände, Sportarten (z.B. Tennis, Skifahren), berufsbedingt, Spielen von Musikinstrumenten (Klavier, Violine, Schlagzeug).

DIFFERENTIALDIAGNOSE

Epicondylitis. Wurzelreizung C5–C6. Tendovaginitis de Quervain. Gelenksdysfunktion des Handgelenks. Osteoarthritis. Karpaltunnelsyndrom.

VERBINDUNGEN

M. supinator, M. brachioradialis, M. extensor digitorum, M. triceps brachii, M. biceps brachii, M. anconeus.

MANUELLE TECHNIKEN

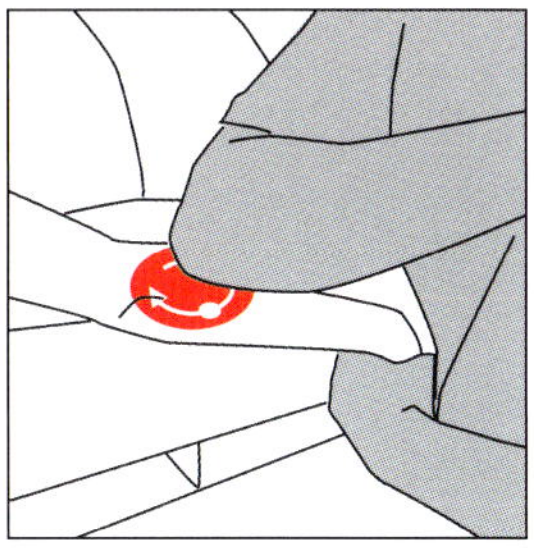

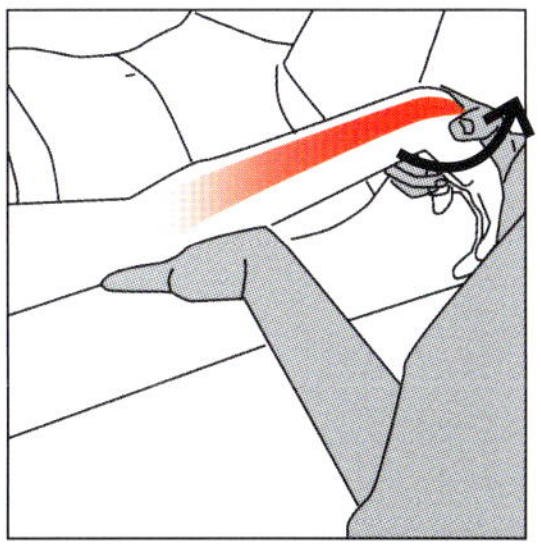

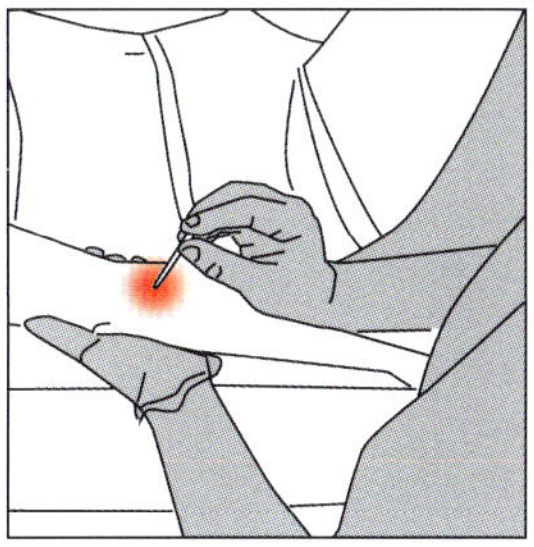

✓	✓	Sprühen und Dehnen
✓	✓	Trockenes Nadeln
✓	✓	Tiefe Streichmassage
✓	✓	Kompressionstechnik
✓	✓	Muskelenergietechnik
✓	✓	Positional-Releasetechnik
✓	✓	Injektionen

Contract-Relax, Antagonist Contract-Technik (CRAC)

Das ist eine Kombination aus PIR und RI.

- Den Agonisten anspannen.
- Entspannen.
- Den Antagonisten anspannen.
- Dehnen.
- Ursprünglich konzentrische Kontraktion des Agonisten und exzentrische Kontraktion des Antagonisten.
- Nun kann die isometrische Kontraktion ebenso einfach verwendet werden, insbesondere in schmerzhaften unangenehmen Bereichen.
- Dehnung über 15–30 Sekunden halten.
- Dreimal wiederholen

SELBSTHILFE

Selbstmassage kann hilfreich sein.

RAT

Legen Sie regelmäßige Pausen beim Tippen ein, dehnen Sie die Muskeln, wechseln Sie alle sechs Monate die Maus. Vermeiden Sie es, beim Sport zu viel zu greifen. Legen Sie regelmäßige Pausen ein bei der Gartenarbeit/ beim Autofahren. Prüfen Sie Faktoren am Arbeitsplatz/Ergonomie. Machen Sie Dehnübungen. Wechseln Sie die Griffgröße beim Golf-/Tennisschläger. Verwenden Sie Handgelenksschienen.

SELBSTHILFETECHNIK

1. Studieren Sie die Anatomie.
2. Identifizieren Sie den Triggerpunkt.
3. Wenden Sie eine Streichmassage abwärts an.
4. Verweilen Sie auf dem Triggerpunkt, bis er weicher wird.
5. Die Massage bis zum Ende des Muskels fortsetzen.
6. Dreimal wiederholen.

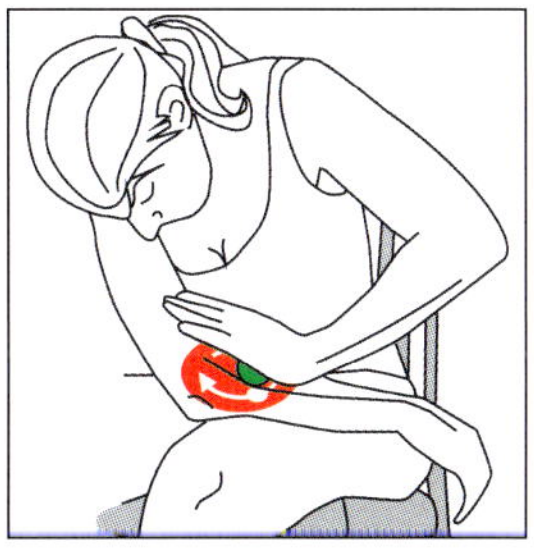

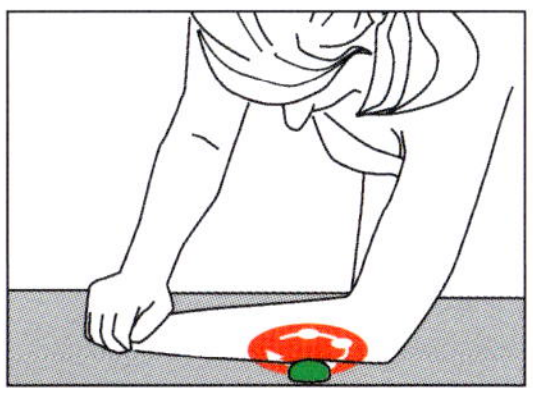

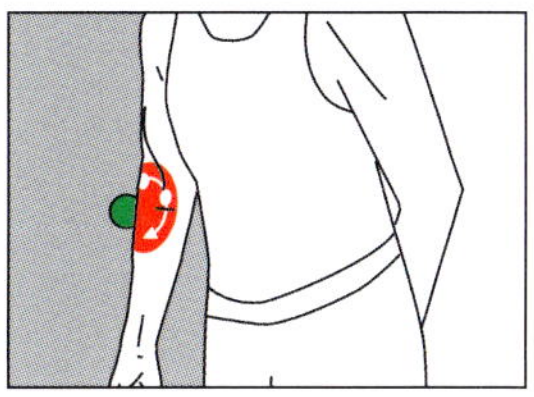

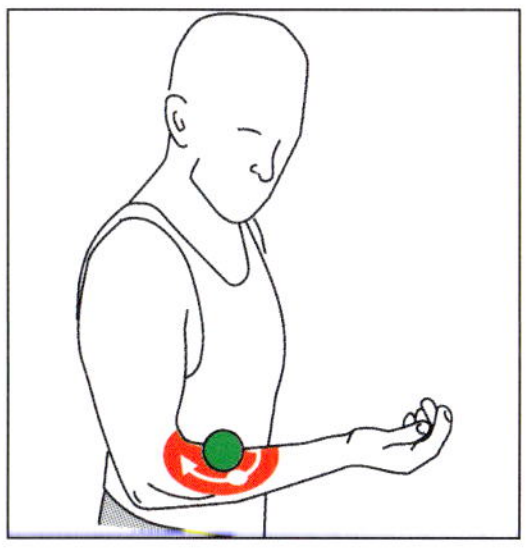

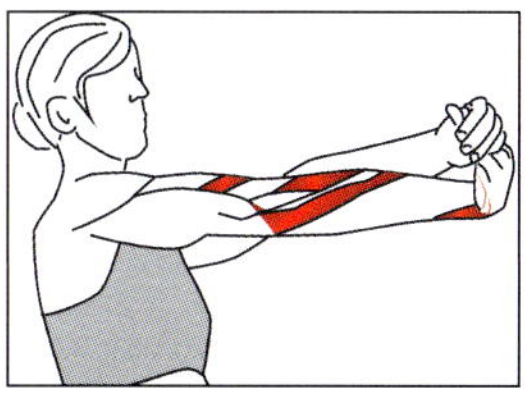

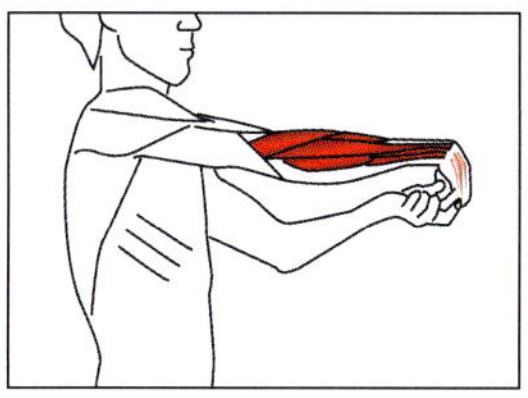

MUSCULUS EXTENSOR DIGITORUM

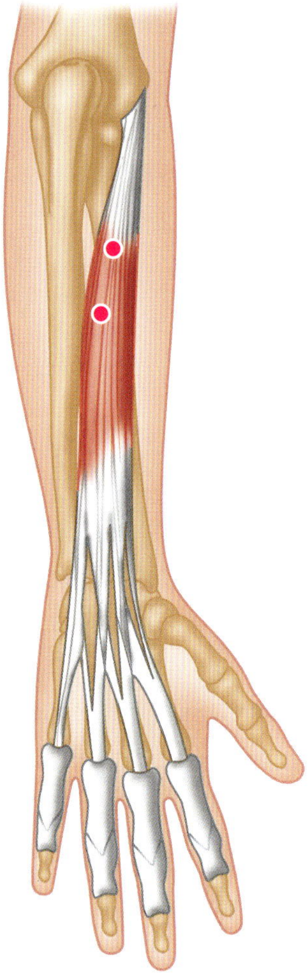

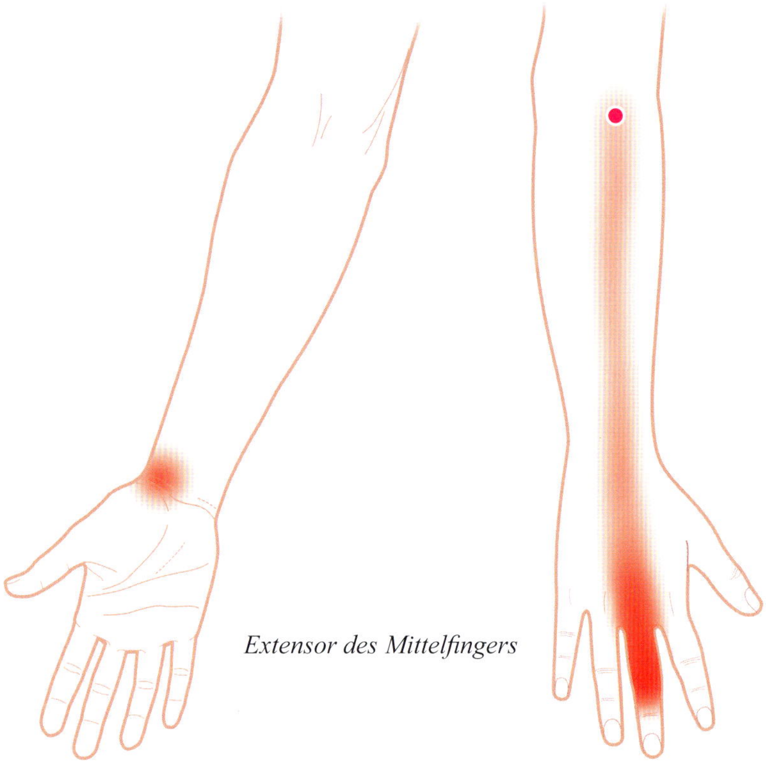

Extensor des Mittelfingers

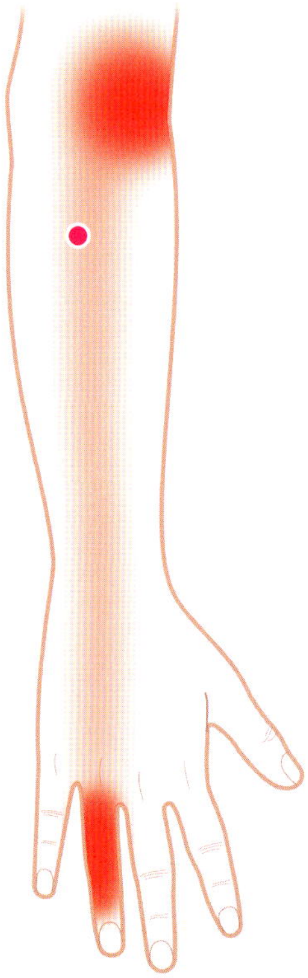

Extensor des Ringfingers

Lateinisch *extendere*, strecken; *digitus*, Finger

Teil der oberflächlichen Muskelgruppe. Jede Sehne des M. extensor digitorum bildet über jedem Mittelfingergelenk eine dreieckige Membran, die als Extensorhaube oder Extensorverlängerung bezeichnet wird. Dort setzen die Mm. lumbricales und interossei der Hand an. Mm. extensor digiti minimi und extensor indicis setzen ebenfalls an der Extensorhaube an.

URSPRUNG
Gemeinsame Extensorensehne vom Epicondylus humeri lateralis (d.h. dem unteren seitlichen Ende des Humerus).

ANSATZ
Dorsale Seiten aller vier Fingerglieder.

FUNKTION
Streckt die Finger (Metacarpophalangeal- und Interphalangealgelenke). Hilft bei der Abduktion (Abspreizen) der Finger weg vom Mittelfinger. Antagonisten: M. flexor digitorum superficialis, M. flexor digitorum profundus.

INNERVATION
Tiefer Nervus radialis (N. interosseus posterior), C**6**, **7**, **8**.

GRUNDBEWEGUNG
Beispiel: Loslassen von Gegenständen.

ÜBERTRAGENE SCHMERZEN
Diffuser Schmerz aus dem Unterarm, der im betroffenen Finger stärker wird (proximale Mittelhand). Schmerzen im Epicondylus humeri lateralis.

ÜBERSICHT

INDIKATIONEN
Schmerzen in Finger/Hand/Handgelenk/Ellenbogen, steife/schmerzhafte/schwache Finger (verminderte Kraft beim Greifen), Tennisellenbogen, Schmerzen beim kraftvollen Greifen, häufig bei Profimusikern (vor allem bei Gitarristen).

URSACHEN
Computermaus/Tastatur, langes wiederholtes Greifen (beim Schreiben, Bügeln, Benützen von Werkzeugen, Werfen, Massieren), Frakturen des Handgelenks/Sturz auf das Handgelenk, Gipsverbände, Sportarten (Tennis, Skifahren), berufsbedingt, Spielen von Musikinstrumenten (Klavier, Violine, Schlagzeug), Schlafen mit gebeugten Händen unter dem Kopf/Kopfkissen.

DIFFERENTIALDIAGNOSE
Zervikale Radikulopathie. Epicondylitis (Tennisellenbogen). Osteoarthritis der Finger. Tendovaginitis de Quervain. Mechanische Schmerzen im Handgelenk (Handwurzelknochen).

VERBINDUNGEN
M. brachioradialis, M. supinator, M. extensor carpi radialis longus, M. extensor indicis.

MANUELLE TECHNIKEN

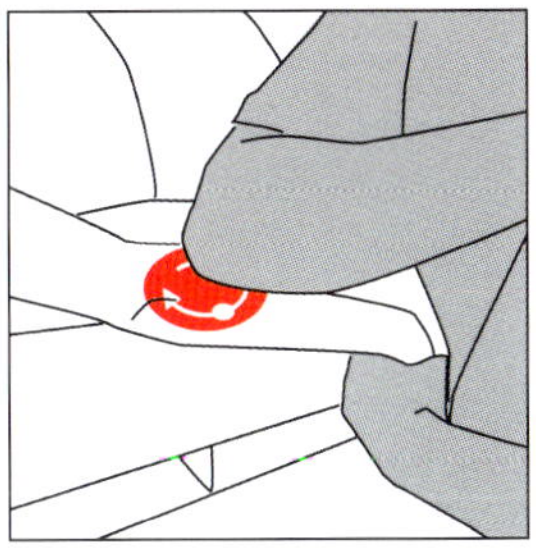

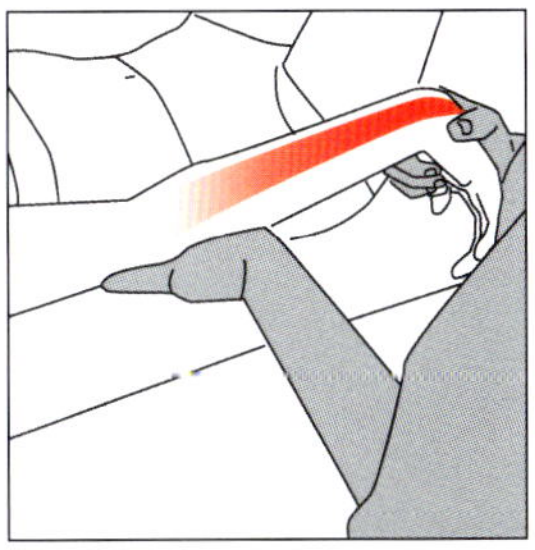

- ✓ ✓ Sprühen und Dehnen
- ✓ ✓ Trockenes Nadeln
- ✓ ✓ Tiefe Streichmassage
- ✓ ✓ Kompressionstechnik
- ✓ ✓ Muskelenergietechnik
- ✓ ✓ Positional-Releasetechnik
- ✓ ✓ Injektionen

Contract-Relax, Antagonist Contract-Technik (CRAC)
Das ist eine Kombination aus PIR und RI.
- Den Agonisten anspannen.
- Entspannen.
- Den Antagonisten anspannen.
- Dehnen.
- Ursprünglich konzentrische Kontraktion des Agonisten und exzentrische Kontraktion des Antagonisten.
- Nun kann die isometrische Kontraktion ebenso einfach verwendet werden, insbesondere in schmerzhaften unangenehmen Bereichen.
- Dehnung über 15–30 Sekunden halten.
- Dreimal wiederholen

SELBSTHILFE

RAT
Legen Sie regelmäßige Pausen beim Tippen ein, dehnen Sie die Muskeln, wechseln Sie alle sechs Monate die Maus. Zu Hause Übungsprogramm durchführen. Selbstdehnungen durchführen. Vermeiden Sie anhaltendes Greifen. Prüfen Sie Ihre Haltung beim Arbeiten/Anordnung von Computertastatur/Maus. Vermeiden Sie Gewohnheitshaltungen wie das Schlafen mit den Händen unter dem Kopf/Kopfkissen.

SELBSTHILFETECHNIK
1. Studieren Sie die Anatomie.
2. Identifizieren Sie den Triggerpunkt.
3. Wenden Sie eine Streichmassage abwärts an.
4. Verweilen Sie auf dem Triggerpunkt, bis er weicher wird.
5. Die Massage bis zum Ende des Muskels fortsetzen.
6. Dreimal wiederholen.

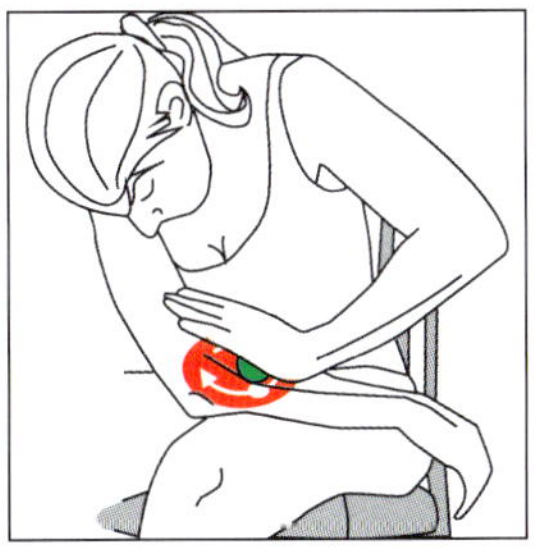

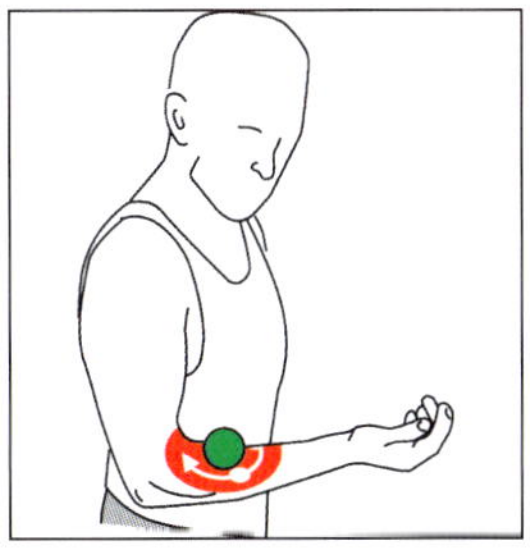

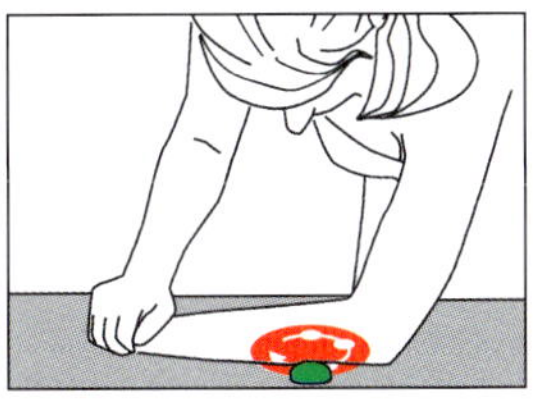

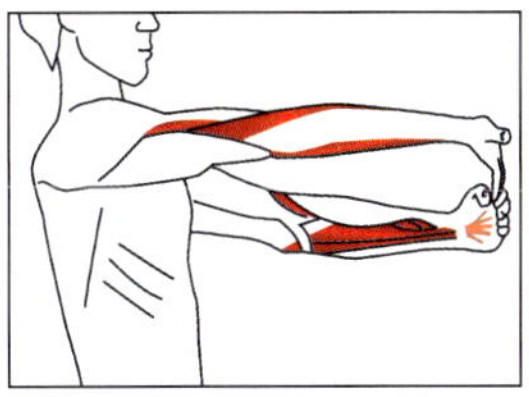

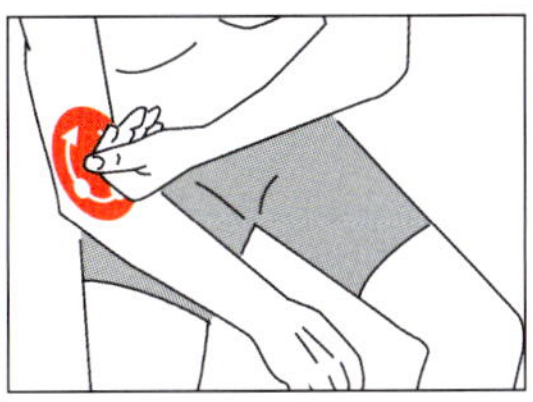

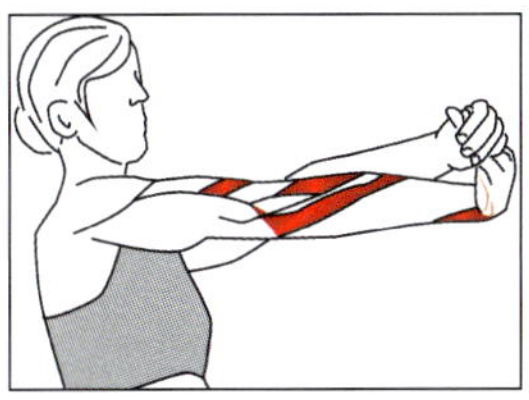

MUSCULUS SUPINATOR

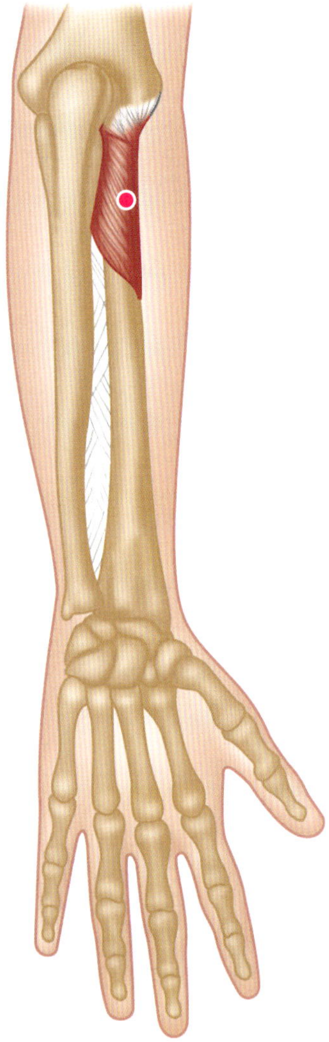

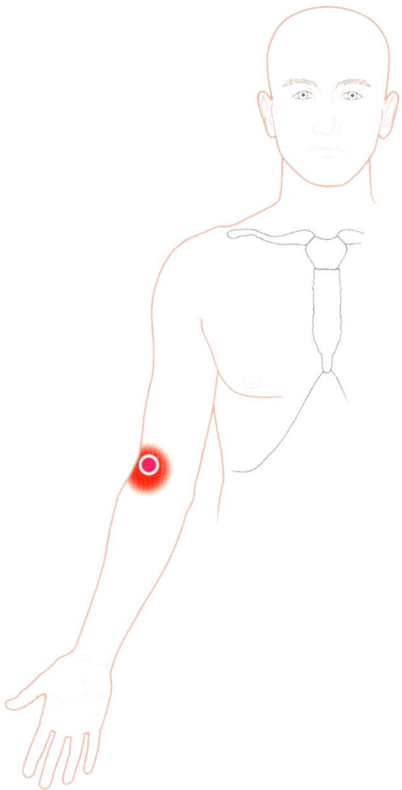

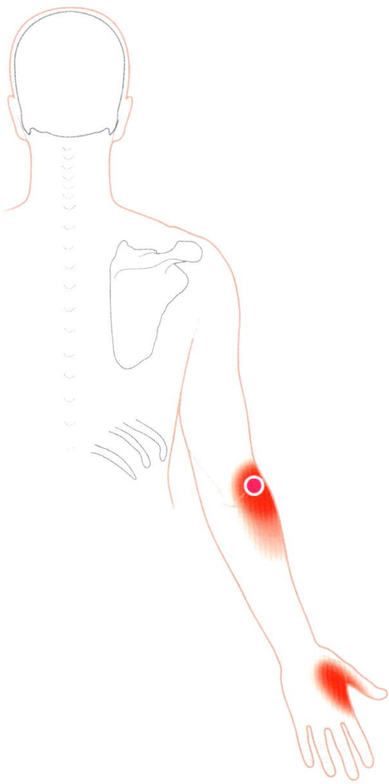

Lateinisch *supinus*, auf dem Rücken liegend

Teil der tiefen Muskelgruppe. Der M. supinator wird fast ganz von den oberflächlichen Muskeln überdeckt.

URSPRUNG

Epicondylus humeri lateralis. Ligamentum collaterale radiale des Ellenbogengelenks. Ligamentum anulare des oberen Radioulnargelenks. Crista supinatoris ulnae.

ANSATZ

Dorsale und laterale Seiten des oberen Drittels der Speiche.

FUNKTION

Dreht den Unterarm auswärts (hierfür ist er wahrscheinlich der Primärbeweger, der M. biceps brachii wirkt dabei unterstützend).
Antagonisten: M. pronator teres, M. pronator quadratus.

INNERVATION

Tiefer Nervus radialis, C5, **6**, (7).

GRUNDBEWEGUNG

Beispiel: Drehen eines Türknaufs oder Schraubendrehers.

ÜBERTRAGENE SCHMERZEN

Lokalisierte 3–5 cm große Zone starken Schmerzes am Epicondylus humeri lateralis und an der Daumen-Schwimmhaut (Seite des Handrückens).

ÜBERSICHT

INDIKATIONEN
Tennisellenbogen, Schmerzen im Daumengelenk, Ellenbogenschmerzen (beim Tragen und in Ruhe), Schmerzen beim Drehen eines Türknaufs, lokalisierter Schmerz bei der Auswärtsdrehung (Supination), ständige Verwendung von Gehstöcken, Schmerzen beim Händeschütteln.

URSACHEN
Wiederholte Bewegungen mit dem gestreckten Arm (Tragen eines schweren Koffers), wiederholte Bewegungen (Drehen, Massieren, Autofahren, Bügeln), Trauma/Belastung, Sportarten mit Schläger.

DIFFERENTIALDIAGNOSE
Tendovaginitis de Quervain. Epicondylitis humeri lateralis (tendo-ossär, muskulotendinös, intrasmuskulär). Dysfunktion des Speichenkopfes.

VERBINDUNGEN
Gemeinsame Extensoren, M. biceps brachii, M. triceps brachii (Ansatz), M. anconeus, M. brachialis, M. palmaris longus, M. brachioradialis, M. extensor carpi radialis longus.

MANUELLE TECHNIKEN

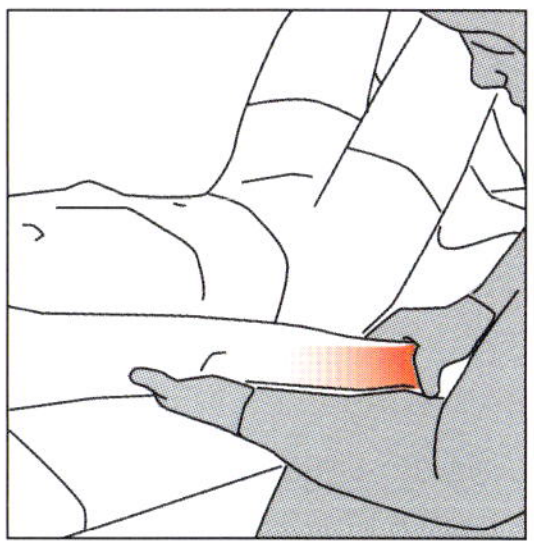

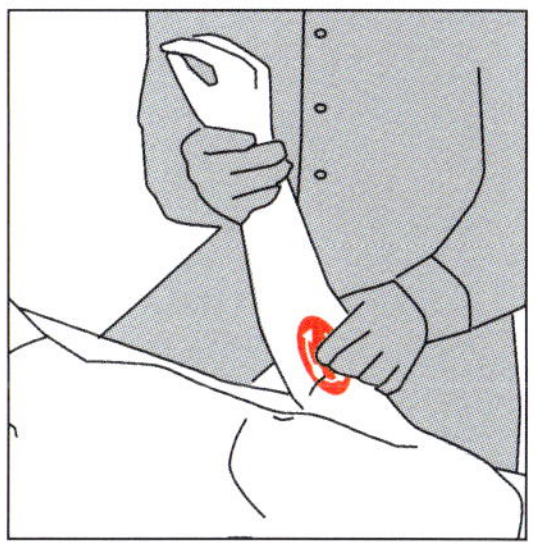

✓	✓	Sprühen und Dehnen
✓		Trockenes Nadeln
		Tiefe Streichmassage
✓	✓	Kompressionstechnik
✓	✓	Muskelenergietechnik
✓	✓	Positional-Releasetechnik
✓		Injektionen

Postisometr. Relaxationstechnik (PIR)
Indikationen: Subakute bis chronische Zustände

- Identifizieren Sie den Triggerpunkt.
- Bringen Sie den Patienten in eine bequeme Position, in der der betroffene Muskel (Gastmuskel) in die volle Dehnung kommen kann.
- Bitten Sie den Patienten, mit 10–25 % seiner Muskelkraft den betroffenen Muskel (Gastmuskel) zu seiner maximalen schmerzfreien Länge zu kontrahieren, während Sie für 3–10 Sekunden isometrischen Widerstand geben. Stabilisieren Sie den Körperteil, um eine Muskelverkürzung zu verhindern.
- Bitten Sie den Patienten, den Muskel zu entspannen oder »loszulassen«.
- Während dieser Relaxationsphase verlängern Sie vorsichtig den Muskel, indem Sie ihn bis zum Punkt des (passiven) Widerstands spannen – registrieren Sie jede Veränderung der Länge.
- Wiederholen Sie diese Übung mehrere Male (üblicherweise dreimal).

SELBSTHILFE

Der M. supinator ist ein tiefer Muskel und lässt sich nur schwer vom M. brachioradialis unterscheiden, daher ist Dehnen die beste Selbsthilfemethode.

RAT
Legen Sie beim Tippen regelmäßige Pausen ein, dehnen Sie die Muskeln, wechseln Sie immer wieder die Hand, wenn Sie einen Hund an der Leine führen. Elastische Stützbandagen können helfen. Verandern Sie Ihren Stil beim Tennisspielen (Handgelenke dorsal flektiert halten). Die Griffgröße ändern. Langes Greifen/Tragen vermeiden. Bei Verwendung eines Gehstocks regelmäßig die Handseite wechseln. Druckbandagen verwenden. Rucksack verwenden.

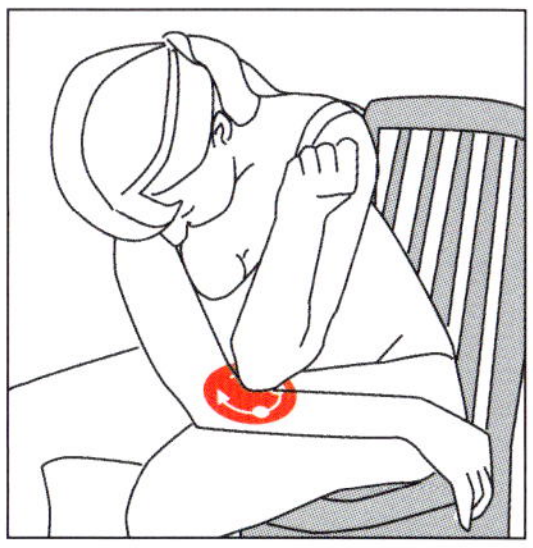

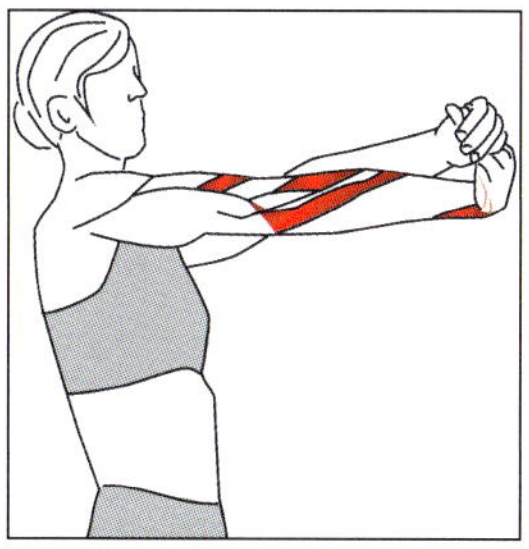

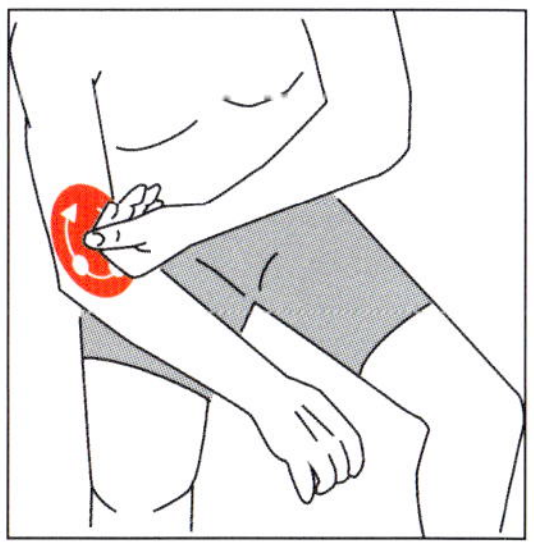

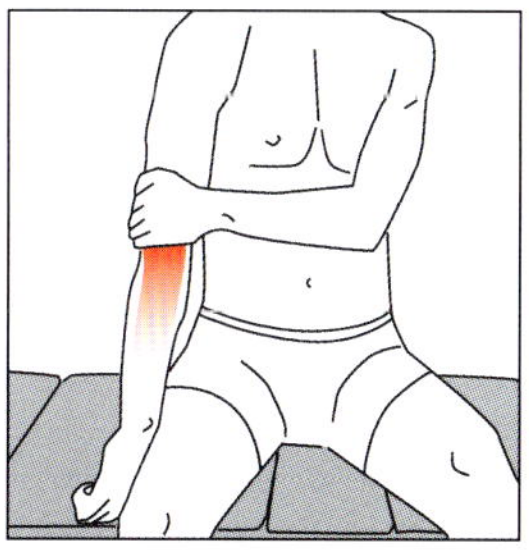

MUSCULUS OPPONENS POLLICIS/MUSCULUS ADDUCTOR POLLICIS

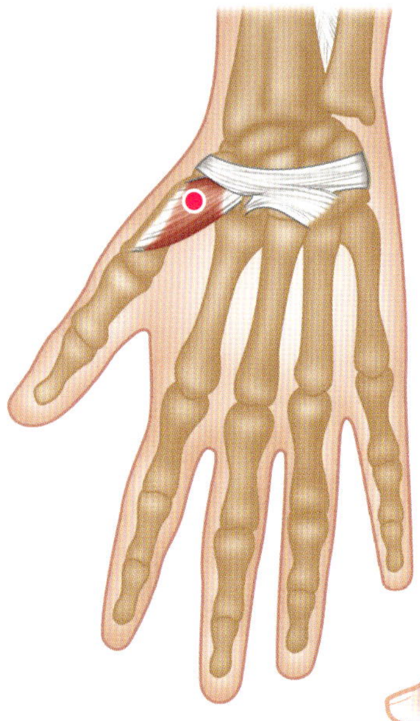

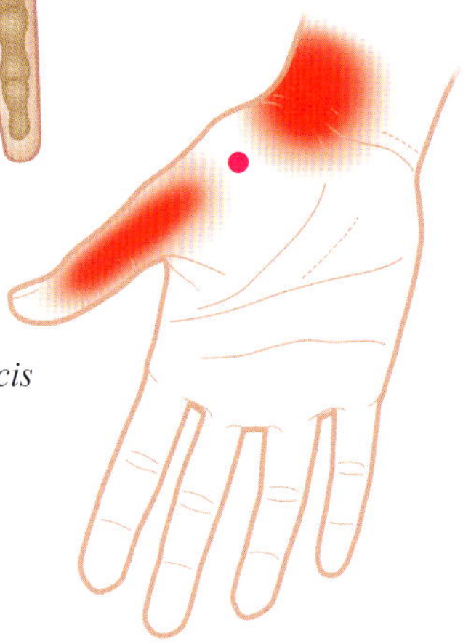

M. opponens pollicis

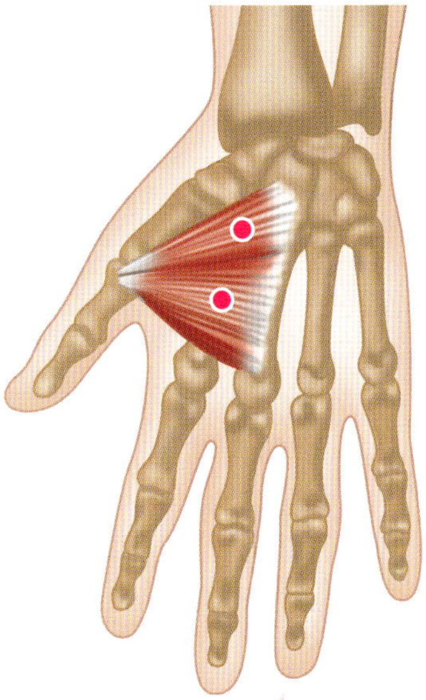

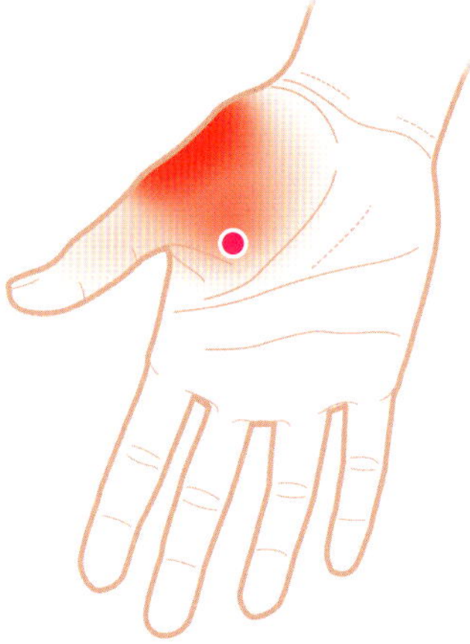

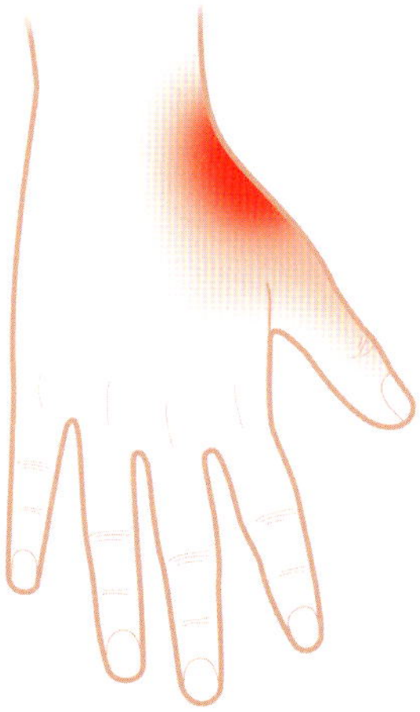

M. adductor pollicis

Lateinisch *opponens*, entgegengesetzt; *pollicis*, des Daumens; *adducere*, heranführen

Der M. opponens pollicis ist Teil des Daumenballens (Eminentia thenaris), der in der Regel teils mit dem M. flexor pollicis brevis verschmilzt und tief unter dem M. abductor pollicis brevis liegt.

URSPRUNG

M. opponens pollicis: Retinaculum flexorum. Tuberkel des Os trapezium.
M. adductor pollicis: Schräge Fasern: Vorderseiten des 2. und 3. Mittelhandknochens, des Os capitatum und des Os trapezoideum. Diagonale Muskelfasern: Palmare Seite des 3. Mittelhandknochens.

ANSATZ

M. opponens pollicis: Gesamtlänge des radialen Randes des 1. Mittelhandknochens.
M. adductor pollicis: Mediale ulnare Seite der Basis des proximalen Daumengliedes.

FUNKTION

M. opponens pollicis: Bewegt den Daumen so, dass die Daumenbeere mit den Fingerbeeren der anderen Finger zusammengeführt werden kann (d.h. abduziert ihn, dreht ihn dann leicht nach medial, gefolgt von Beugung und Adduktion).
M. adductor pollicis: Adduziert den Daumen.
Antagonisten: M. abductor pollicis longus, M. abductor pollicis brevis.

INNERVATION

M. opponens pollicis: Nervus medianus (C6, 7, 8, Th1).
M. adductor pollicis: Tiefer Nervus ulnaris, C8, Th1.

GRUNDBEWEGUNG

Beispiele: Einen kleinen Gegenstand zwischen Daumen und Fingern aufheben (M. opponens pollicis); den Deckel eines Marmeladenglases greifen, um das Glas auf- oder zuzuschrauben (M. adductor pollicis).

ÜBERTRAGENE SCHMERZEN

M. opponens pollicis: Schmerzen im palmaren Handgelenk am distalen Radiuskopf und in die palmare Daumenseite.
M. adductor pollicis: Dorsale und palmare Seiten des Daumens, lokalisiert um das Metacarpophalangealgelenk, ausstrahlend in Daumen-Schwimmhaut/Daumenballen.

ÜBERSICHT

INDIKATIONEN
»Unkrautjäter-Daumen«, Daumenschmerzen bei Aktivität, Probleme bei längerer Ausführung einer Pinzettenbewegung, »Simser-/Videospieler-Daumen«, Schmerzen beim Nähen/Schreiben/Schraubglasaufdrehen, Verlust der feinmotorischen Kontrolle (Zuknöpfen, Nähen, Schreiben, Malen …).

URSACHEN
Nach einer Fraktur von Handgelenk/Daumen, Handgelenksschiene, Greifen mit dem Daumen, Tragen von Einkaufstaschen, SMS-Schreiben, Halten eines e-Books/Tablets, Massieren, feine Handarbeit (Schreiben, Nähen, Stricken, künstlerische Arbeit, Malen, Arbeiten mit Spritzpistole), Spielen von Musikinstrumenten.

DIFFERENTIALDIAGNOSE
Tendovaginitis de Quervain. Osteoarthritis im Daumen (Sattelgelenk). Rheumatoide Arthritis. Karpaltunnelsyndrom. »Triggerdaumen«. Diskopathie des distalen Radioulnargelenks. Dysfunktion der Handwurzelknochen. Mechanische Dysfunktion. Fraktur. Subluxation.

VERBINDUNGEN
M. abductor pollicis brevis, Mm. flexor pollicis brevis/longus.

MANUELLE TECHNIKEN

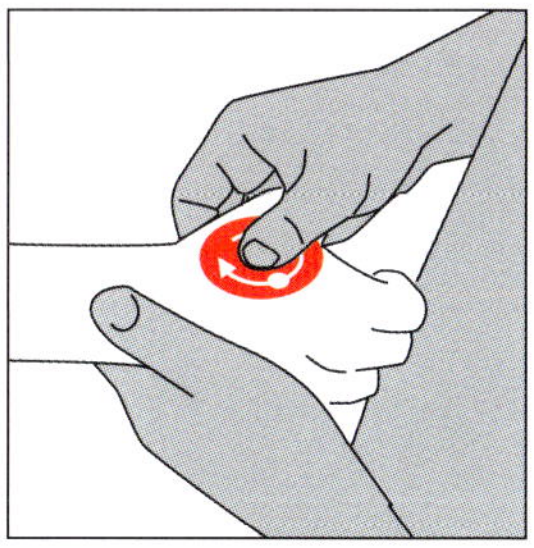

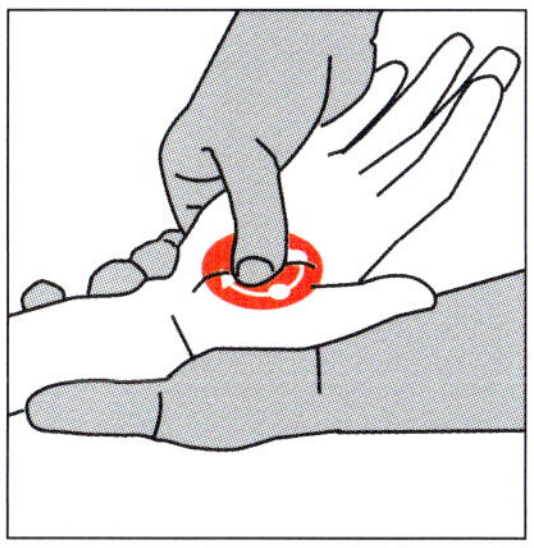

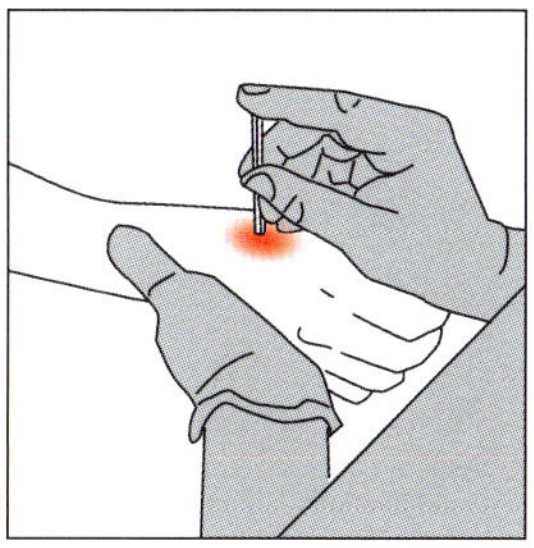

✓	✓	Sprühen und Dehnen
✓	✓	Trockenes Nadeln
✓		Tiefe Streichmassage
✓	✓	Kompressionstechnik
✓	✓	Muskelenergietechnik
✓	✓	Positional-Releasetechnik
✓		Injektionen

(Inhibitions-)Kompressionstechnik
- Identifizieren Sie den Triggerpunkt.
- Bringen Sie den Patienten in eine bequeme Position, in der der betroffene Muskel (Gastmuskel) in die volle Dehnung kommen kann.
- Üben Sie einen vorsichtigen, allmählich zunehmenden Druck auf den Triggerpunkt aus, während Sie den betroffenen Muskel (Gastmuskel) verlängern, bis Sie an eine palpable Barriere kommen. Der Patient sollte das als unangenehm, aber nicht als schmerzhaft empfinden.
- Üben Sie anhaltenden Druck auf, bis Sie spüren, dass der Triggerpunkt weicher wird. Das kann wenige Sekunden bis mehrere Minuten lang dauern.
- Wiederholen Sie den Vorgang, verstärken Sie dabei den Druck auf den Triggerpunkt, bis Sie an die nächste Barriere kommen etc.
- Für ein (noch) besseres Ergebnis können Sie versuchen, während der Wiederholungen die Richtung des Drucks zu ändern.

SELBSTHILFE

Selbstmassage-/Drucktechniken können hilfreich sein. Es reicht vielleicht schon aus, den Triggerpunkt zu lokalisieren und mit dem anderen Daumen zu drücken. Denken Sie daran, den Triggerpunkt so lange zu drücken, bis er weicher wird. Alternativ kann eine Reihe von Druckhilfsmitteln verwendet werden.

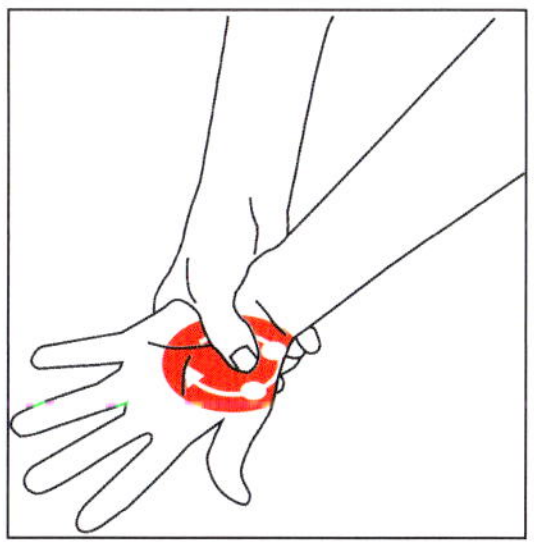

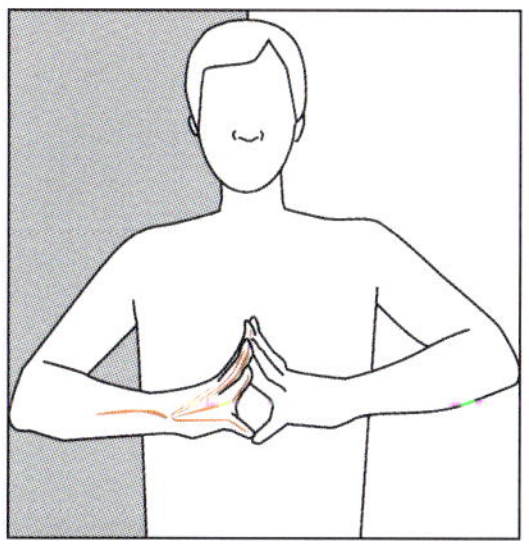

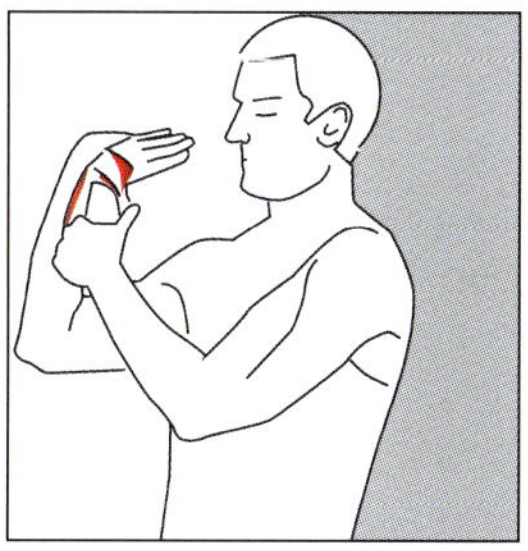

RAT
Führen Sie zu Hause Dehnübungen aus. Legen Sie regelmäßige Pausen ein. Verwenden Sie ergonomische Schreibgeräte etc.; Wärmeanwendungen sind hilfreich.

KLEINE HANDMUSKELN

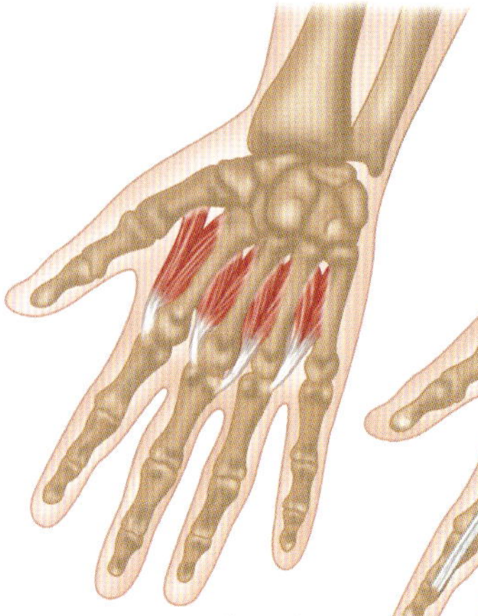

Mm. interossei dorsales

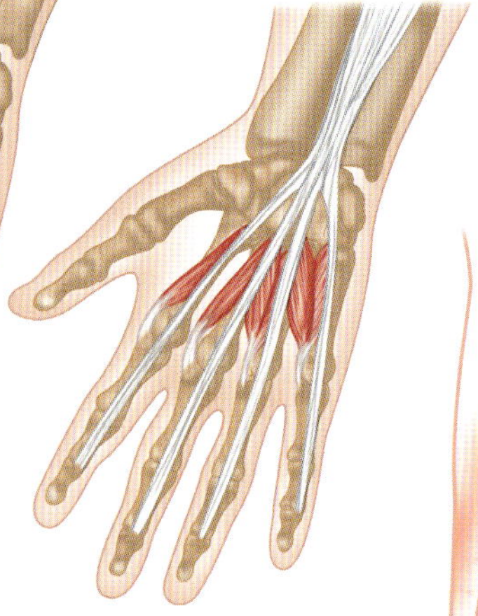

Mm. lumbricales

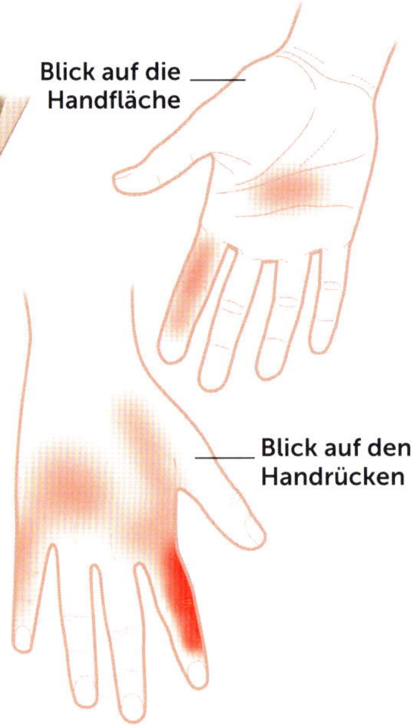

Erster M. interosseus dorsalis

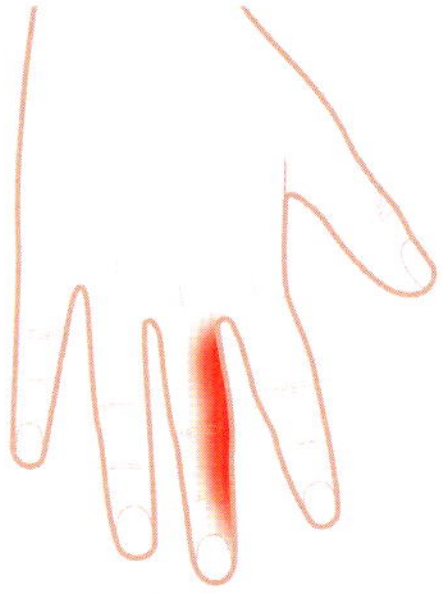

Blick auf den Handrücken
Zweiter M. interosseus dorsalis

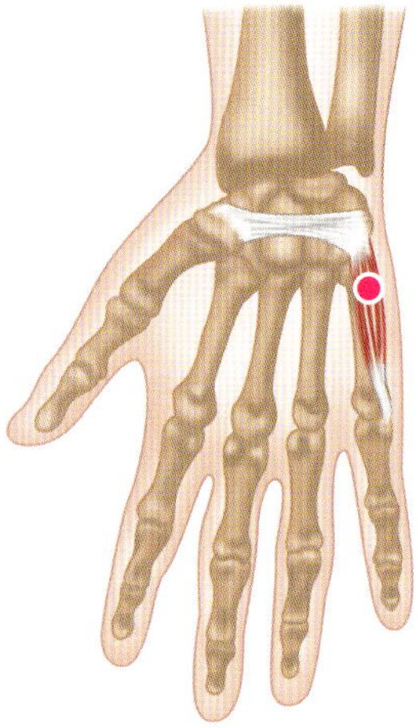

M. abductor digiti minimi

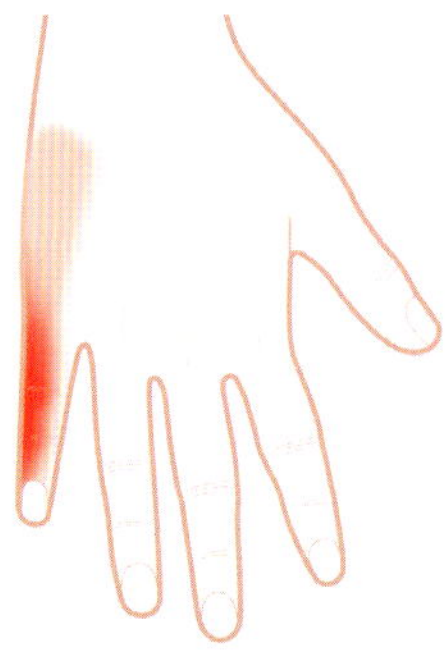

Blick auf den Handrücken
M. abductor digiti minimi

Lateinisch *dorsum*, Rücken; *interosseus*, zwischen den Knochen; *lumbricus*, Regenwurm; *abducere*, wegführen; *digitus*, Finger; *minimi*, kleinste

Dazu gehören: Mm. interossei dorsales, Mm. lumbricales und M. abductor digiti minimi. Die vier Mm. interossei dorsales sind etwa doppelt so groß wie die Mm. interossei palmares. Die Mm. lumbricales bestehen aus kleinen zylindrischen Muskeln, für jeden Finger einen. Der M. abductor digiti minimi ist der am weitesten oberflächlich gelegene Muskel des Daumenballens (Eminentia thenaris).

URSPRUNG

Mm. interossei dorsales: Mit zwei Muskelköpfen, jeweils von den benachbarten Seiten der Mittelfingerknochen.
Mm. lumbricales: Sehnen des M. flexor digitorum profundus in der Handfläche.
M. abductor digiti minimi: Os pisiforme. Sehne des M. flexor carpi ulnaris.

ANSATZ

Mm. interossei dorsales: In der Extensorverlängerung und der Basis des proximalen Fingerglieds.
Mm. lumbricales: Laterale Seite (Speichenseite) der zugehörigen Sehne des M. extensor digitorum, auf dem jeweiligen Fingerrücken.
M. abductor digiti minimi: Mediale Seite (Ellenseite) der Basis des proximalen Fingerglieds des kleinen Fingers.

FUNKTION

Mm. interossei dorsales: Abduziert die Finger weg vom Mittelfinger. Hilft bei der Beugung der Finger in den Mittelfingergelenken.
Antagonist: M. interosseus palmaris.
Mm. lumbricales: Streckt die Interphalangealgelenke und beugt gleichzeitig die Metacarpophalangealgelenke der Finger.
M. abductor digiti minimi: Abduziert den kleinen Finger

INNERVATION

Mm. interossei dorsales: Nervus ulnaris, C**8**, Th**1**.
Mm. lumbricales: Nervus lateralis-medialis, C(6), 7, **8**, Th**1**; Nervus medialis-ulnaris, C/7), **8**, Th**1**.
M. abductor digiti minimi: Nervus ulnaris, C(7), **8**, Th**1**.

GRUNDBEWEGUNG

Beispiele: Fingerspreizen; Hohlmachen der Hand; Halten eines großen Balls.

ÜBERTRAGENE SCHMERZEN

Erster M. interosseus dorsalis: Starker Schmerz im Zeigefingerrücken (laterale Hälfte), mit diffusem Schmerz an der palmaren Seite und im Handrücken. Andere Mm. interossei dorsales: Schmerzübertragung in die jeweils zugehörigen Finger.

Mm. lumbricales: Ähnliches Muster wie bei den Mm. interossei.
M. abductor digiti minimi: Schmerzen im Kleinfingerrücken.

ÜBERSICHT

INDIKATIONEN
Schmerzen/Steife in den Fingern, beim Kneifen/Greifen, assoziiert mit Heberden-Knoten (z.B. bei Profimusikern, insbesondere bei Pianisten), »arthritische« Fingerschmerzen, auch bei Künstlern/Bildhauern zu beobachten, Bouchard-Knoten (mittlere Knöchel).

URSACHEN
Wiederholtes Greifen, berufsbedingt, Computermaus, nach Handgelenksfraktur und/oder Handgelenksschiene, Greifen, Tragen von Einkaufstaschen, Tippen, Massieren, feine Handarbeit (z.B. Schreiben, Nähen, Stricken, künstlerisches Arbeiten, Malen, Arbeiten mit Spritzpistole), Spielen von Musikinstrumenten (Klavier, Violine, Gitarre), Sport (Golf, Bogenschießen, Fechten).

DIFFERENTIALDIAGNOSE
Zervikale Radikulopathie. Neuritis ulnaris. Thoracic-outlet-Syndrom. Einklemmung von Fingernerven. Gelenksdysfunktion.

VERBINDUNGEN
Intrinsische Daumenmuskeln, Mm. scaleni, M. latissimus dorsi, lange Fingerflexoren/Fingerextensoren, M. pectoralis major, lateraler/medialer Kopf des M. triceps brachii.

MANUELLE TECHNIKEN

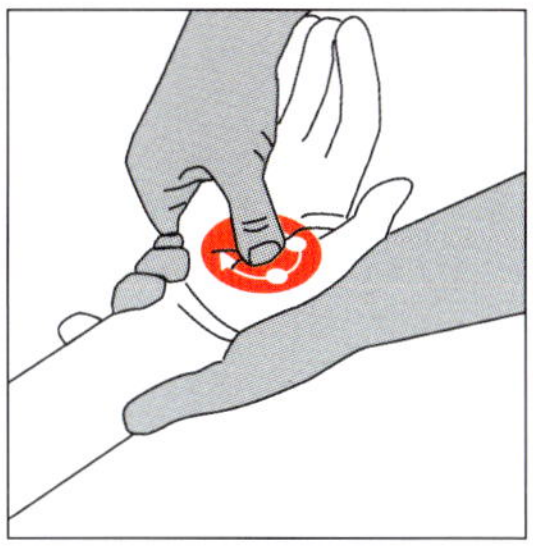

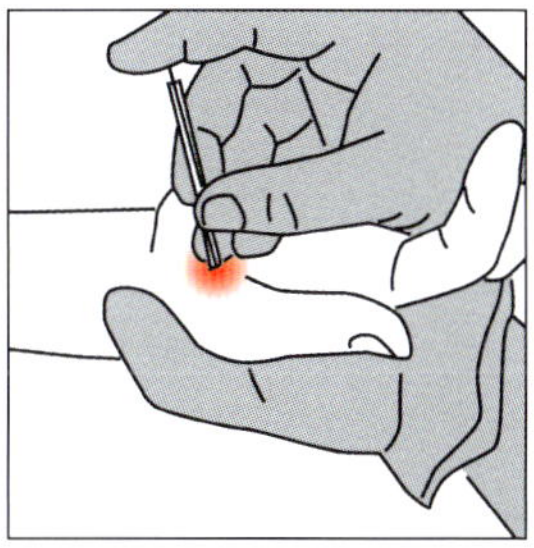

✓		Sprühen und Dehnen
✓		Trockenes Nadeln
✓	✓	Tiefe Streichmassage
✓	✓	Kompressionstechnik
✓	✓	Muskelenergietechnik
✓	✓	Positional-Releasetechnik
✓		Injektionen

(Inhibitions-)Kompressionstechnik
- Identifizieren Sie den Triggerpunkt.
- Bringen Sie den Patienten in eine bequeme Position, in der der betroffene Muskel (Gastmuskel) in die volle Dehnung kommen kann.
- Üben Sie einen vorsichtigen, allmählich zunehmenden Druck auf den Triggerpunkt aus, während Sie den betroffenen Muskel (Gastmuskel) verlängern, bis Sie an eine palpable Barriere kommen. Der Patient sollte das als unangenehm, aber nicht als schmerzhaft empfinden.
- Üben Sie anhaltenden Druck auf, bis Sie spüren, dass der Triggerpunkt weicher wird. Das kann wenige Sekunden bis mehrere Minuten lang dauern.
- Wiederholen Sie den Vorgang, verstärken Sie dabei den Druck auf den Triggerpunkt, bis Sie an die nächste Barriere kommen etc.
- Für ein (noch) besseres Ergebnis können Sie versuchen, während der Wiederholungen die Richtung des Drucks zu ändern.

SELBSTHILFE

Selbstmassage-/Drucktechniken können hilfreich sein. Es reicht womöglich bereits aus, den Triggerpunkt zu lokalisieren und mit dem anderen Daumen zu drücken. Denken Sie daran, den Triggerpunkt so lange zu drücken, bis er weicher wird. Alternativ kann eine Reihe von Druckhilfsmitteln verwendet werden, selbst ein Bleistift mit aufgesetztem Radiergummi eignet sich.

RAT
Legen Sie bei wiederholten Tätigkeiten regelmäßige Pausen ein und machen Sie Dehnübungen. Dehn- und Übungsprogramm durchführen. Arbeitshaltung/Ergonomie prüfen. Sportliche Aktivitäten prüfen (z.B. Griff des Golfschlägers). Ergonomische Stifte/Besteck verwenden.

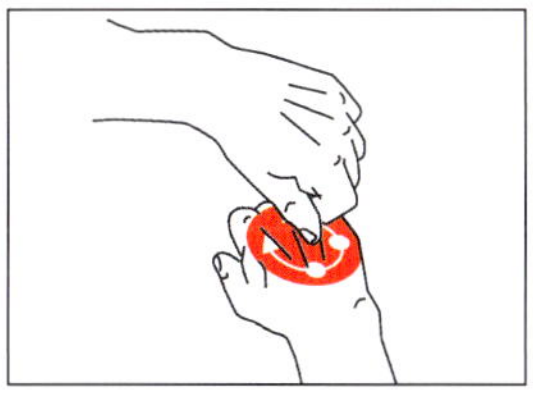

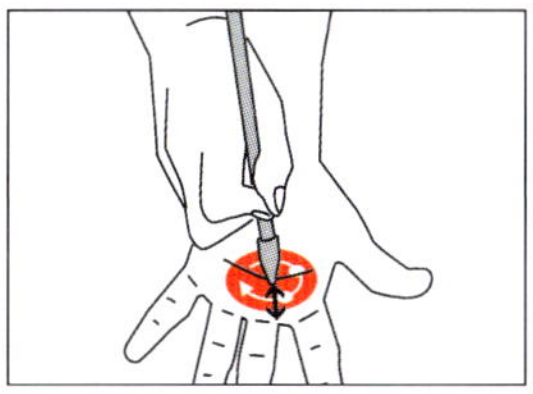

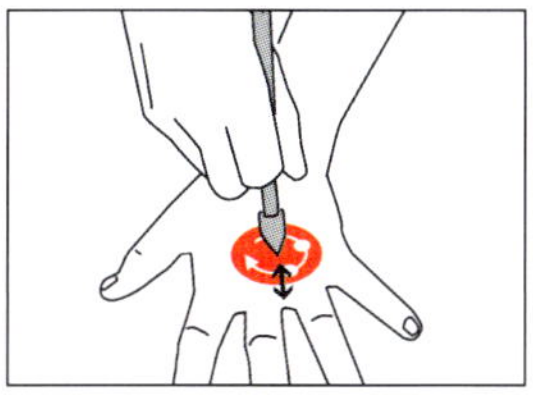

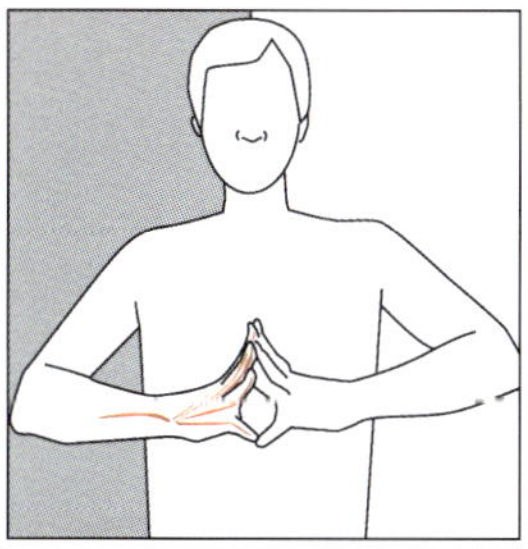

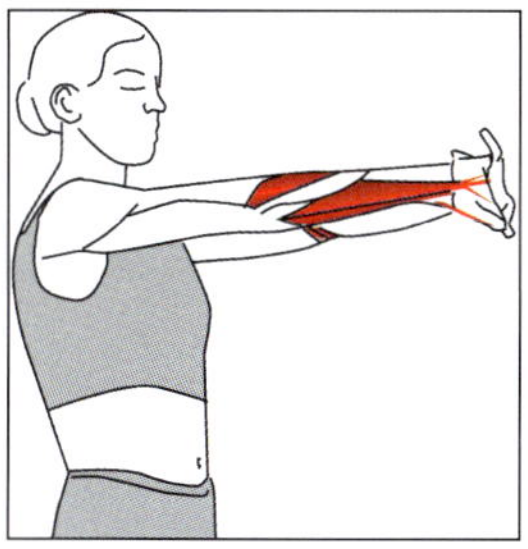

SCHMERZEN IM HANDGELENK

INDIKATIONEN

Schmerzen im Handgelenk können sowohl für den Betroffenen als auch für den Therapeuten in hohem Maße frustrierend und einschränkend sein. Wiederholte Tätigkeiten am Computer und eine schlechte Arbeitsplatzergonomie führen zu einer zunehmenden Inzidenz von Verletzungen durch wiederholte Belastung und berufsbedingtes Überlastungssyndrom (siehe Kapitel 2 zur geeigneten Arbeitsplatzgestaltung). Zu den Symptomen gehören wiederkehrende Schmerzen im Nacken, den Schultern, dem oberen Rücken, den Handgelenken oder Händen, Kribbeln, Taubheitsgefühl, Kältegefühl oder Empfindungsverlust, Verlust der Greifkraft, mangelnde Ausdauer und Schwäche. Es ist wichtig, Hand und Handgelenk im Zusammenhang zu sehen. Chronische schlechte Haltung und Probleme in Kopf, Nacken und Schulter sollten als funktionelle Einheit behandelt werden. Häufig werden viele Triggerpunkte in den Handgelenksflexoren und -extensoren gefunden, die alle dokumentiert und behandelt werden müssen.

STEP 1 Studieren Sie die Anatomie und Ausrichtung der Muskelfasern.

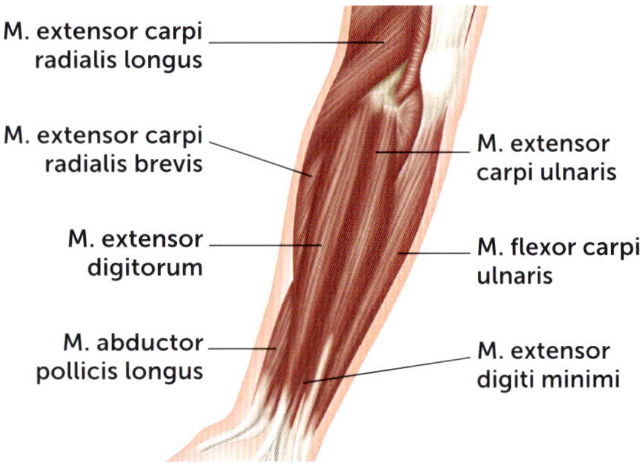

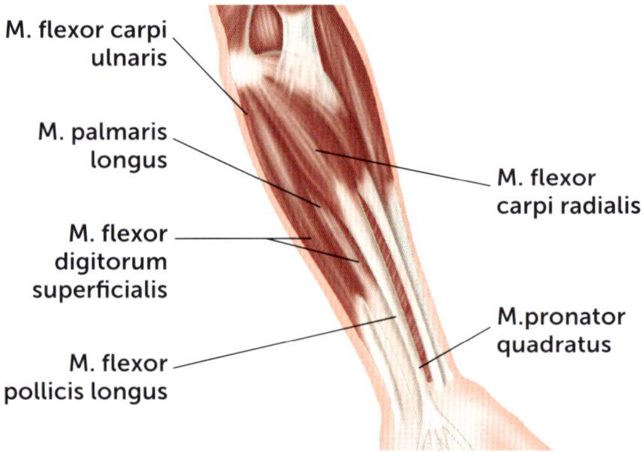

STEP 2 ICT im Sitzen für:

Scalenusgruppe (STP)

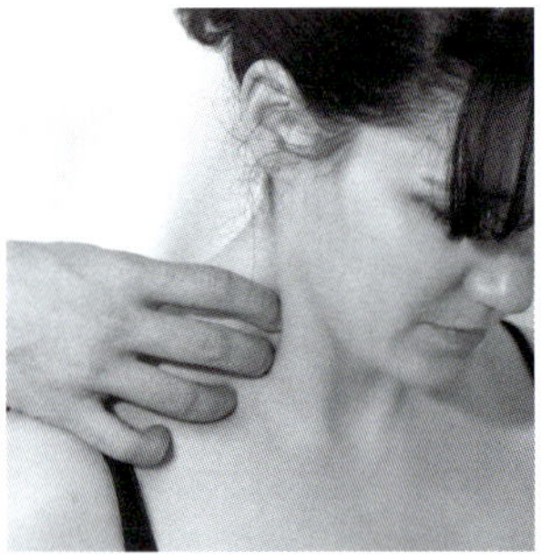

Oberer M. trapezius

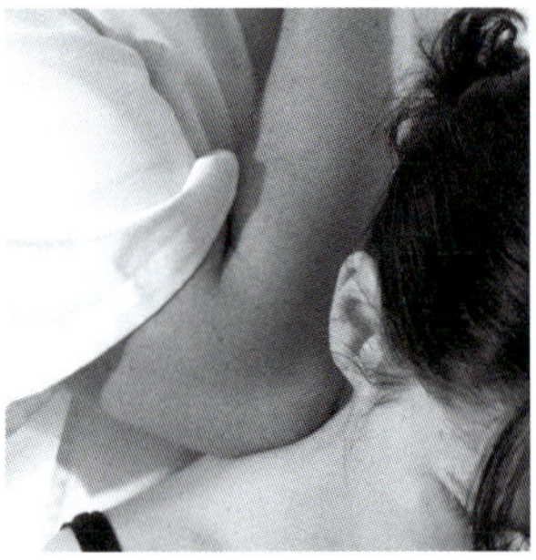

Langsame Gleitmassage nach unten zu den Rhomboidalmuskeln, dabei auf den Triggerpunkten verweilen.

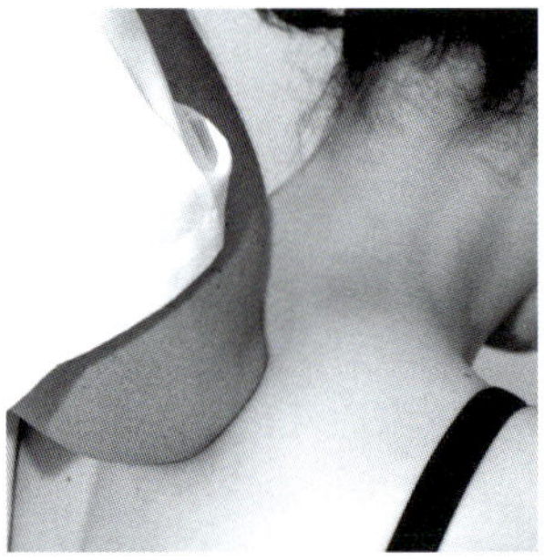

STEP 3 Den Bereich ausgiebig massieren.

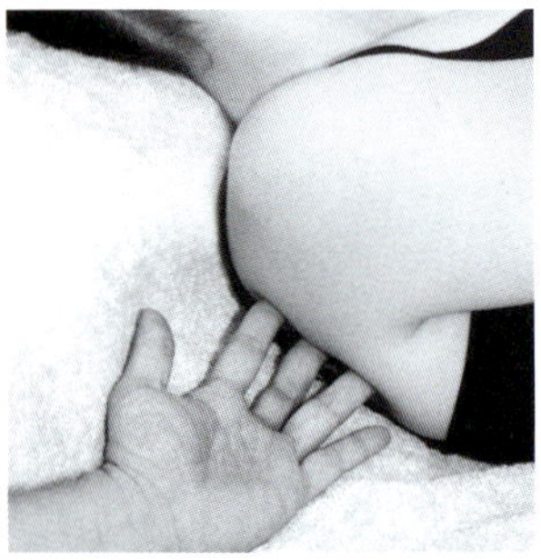

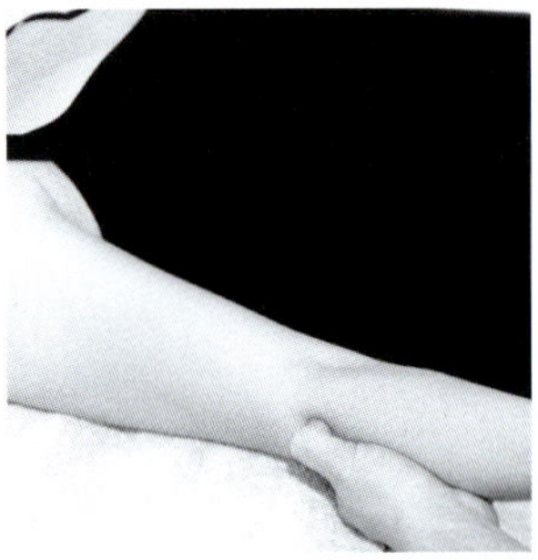

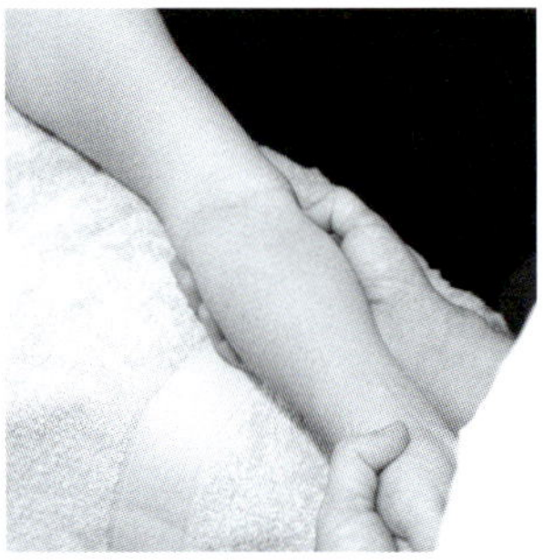

STEP 4 Druck ausüben auf: M. infraspinatus, Handgelenksflexoren, gemeinsamen Ursprung der Handgelenksflexoren (anhaltender Druck), Handgelenksextensoren, gemeinsamen Ursprung der Handgelenksextensoren (anhaltender Druck), M. palmaris longus (kann fehlen), die Membrana interossea von Radius und Ulna und die kleinen Handmuskeln.

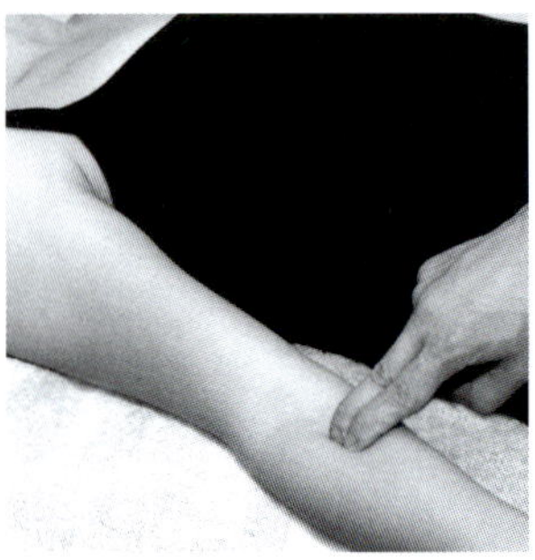

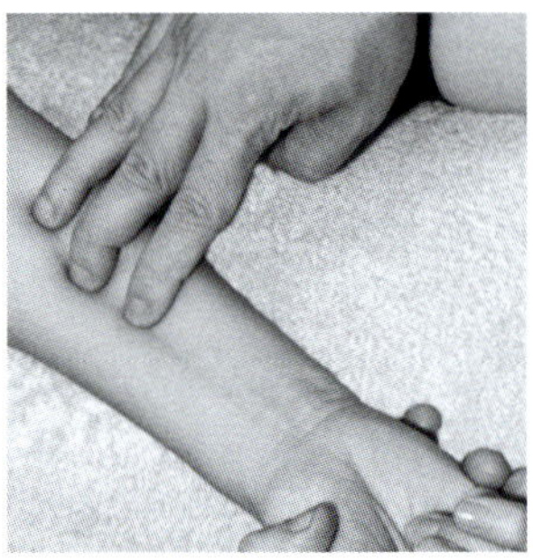

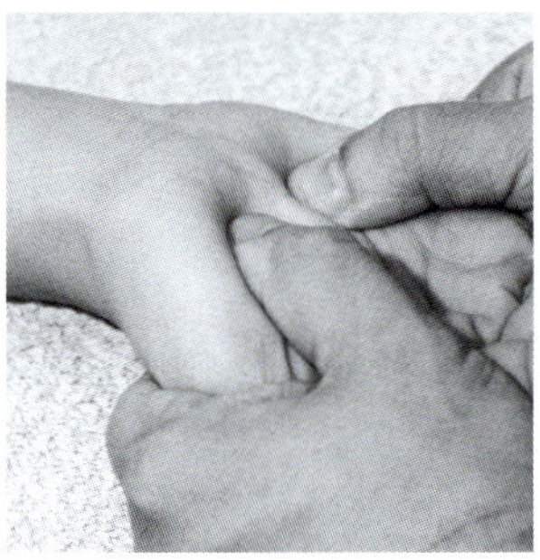

STEP 5 Eine vorsichtige und gründliche Massage von den Ellenbogen bis zu den Händen durchführen.

11 Muskeln von Hüfte und Oberschenkel

Regionale Triggerpunkte für Schmerzen in Hüfte, Oberschenkel, Knie

Schmerzen an der Oberschenkelaußenseite/an der Hüfte

M. gluteus minimus
M. vastus lateralis
M. piriformis
M. quadratus lumborum
M. tensor fascia latae
M. vastus intermedius
M. gluteus maximus
M. rectus femoris

Schmerzen an der Oberschenkelinnenseite

M. pectineus
M. vastus medialis
M. gracilis
M. adductor magnus
M. sartorius

Schmerzen an der Oberschenkelvorderseite

M. rectus femoris
M. vastus medialis
M. adductor longus
M. adductor brevis

Schmerzen an der Oberschenkelrückseite

M. gluteus minimus
M. semitendinosus } Hamstrings
M. semimembranosus } Hamstrings
M. biceps femoris } Hamstrings
M. piriformis

Schmerzen an der Knieaußenseite M. gluteus minimus (vorderer Anteil)

M. biceps femoris
M. vastus lateralis
M. peroneus longus
M. gastrocnemius (lateraler Muskelkopf)

Schmerzen an der Knieinnenseite

M. gracilis
M. vastus medialis
M. rectus femoris
M. sartorius
M. adductor longus
M. adductor brevis
M. semimembranosus
M. semitendinosus
M. gastrocnemius (medialer Muskelkopf)

Schmerzen vorne im Knie M. quadriceps (Verlängerung zum Ligamentum patellae)

M. rectus femoir
M. adductor longus
M. adductor brevis
M. vastus medialis

Schmerzen hinten im Knie

M. popliteus
M. soleus
M. gastrocnemius (lateraler Muskelkopf)
M. gastrocnemius (medialer Muskelkopf)
M. biceps femoris
M. semimembranosus
M. semitendinosus

MUSCULUS GLUTEUS MAXIMUS

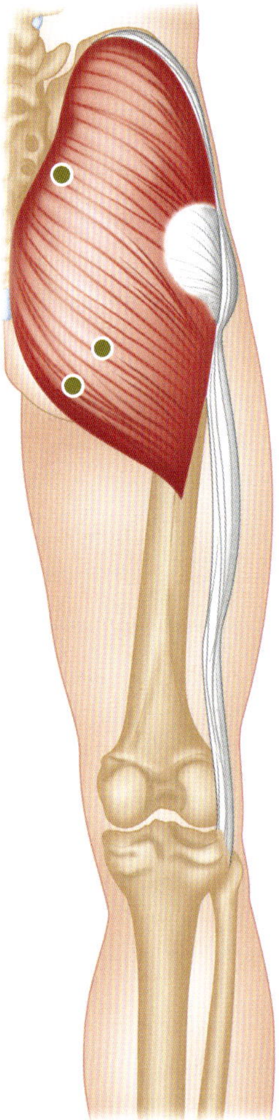

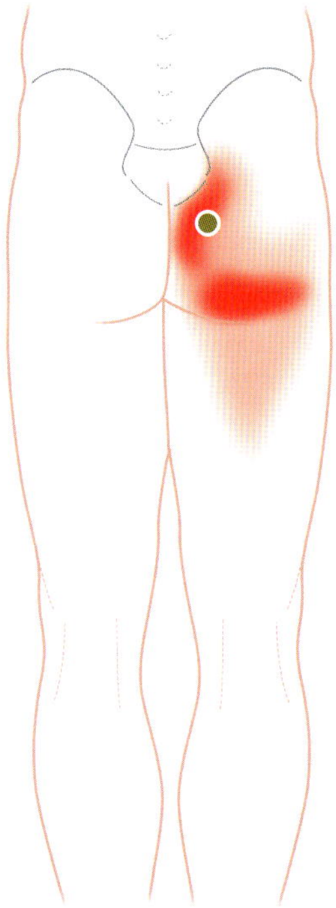

Mitte oben

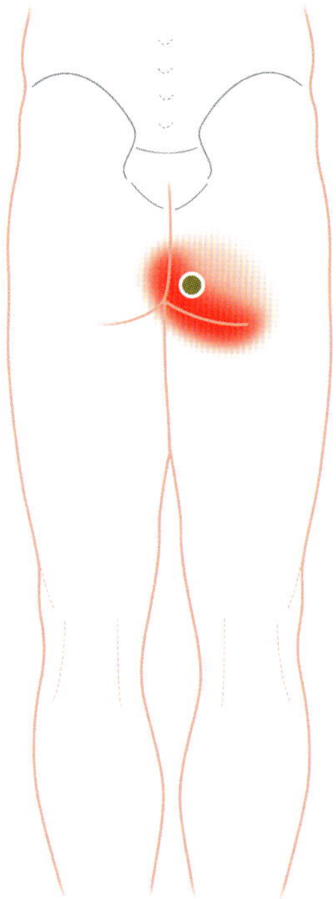

Mitte unten

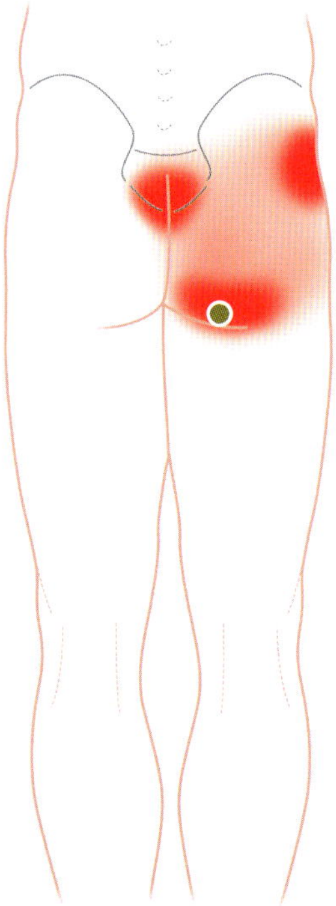

Mitte unten

Griechisch *glutos*, Gesäß; Lateinisch *maximus*, größter

Der M. gluteus maximus ist im Körper der schwerste Muskel mit der gröbsten Faserung. Er bildet den Hauptteil des Gesäßes.

URSPRUNG

Äußere Fläche des Iliums hinter der hinteren Gluteallinie und dem darüber und dahinter liegenden Knochen. Benachbarte hintere Fläche von Sakrum und Steißbein. Ligamentum sacrotuberale. Aponeurose des M. erector spinae.

ANSATZ

Tiefe Muskelfasern des distalen Anteils: Tuberositas glutealis femoris. Übrige Muskelfasern: Tractus iliotibialis der Fascia lata.

FUNKTION

Obere Muskelfasern: Außenrotation des Hüftgelenks. Kann bei der Abduktion des Hüftgelenks helfen.
Untere Muskelfasern: Streckung und Außenrotation des Hüftgelenks (kraftvolle Streckung wie beim Laufen oder Aufstehen aus dem Sitzen).
Strecken des Rumpfes. Hilft bei der Adduktion des Hüftgelenks.
Durch seinen Ansatz am Tractus iliotibialis hilft er, das Knie in der Extension zu stabilisieren.
Antagonist: M. iliopsoas.

INNERVATION

Nervus gluteus inferior, L**5**, S**1**, **2**.

GRUNDBEWEGUNG

Beispiele: Treppensteigen, Aufstehen aus dem Sitzen.

ÜBERTRAGENE SCHMERZEN

Drei bis vier Zonen starker Schmerzen im Gesäß, die durch diffuse Schmerzen in Verbindung stehen, gelegentlich direkt unterhalb der Gesäßfalte (5–8 cm).

ÜBERSICHT

INDIKATIONEN
Schmerzen beim Sitzen/Treppensteigen/Bergaufgehen, bei Beugung, Gesäßschmerzen in kaltem Wasser/beim Schwimmen/nach einem Sturz/Stolpern, nächtlicher Schmerz, eingeschränkte Beugung von Hüfte/Oberschenkel, Gangstörung, Krämpfe bei Kälte, Schmerzen im Steißbein. Sitzen auf einem harten Stuhl fühlt sich an wie »Sitzen auf einem Nagel«, Schmerzen im unteren Rücken, steife Hüften.

URSACHEN
Sitzen auf der Geldbörse in der hinteren Hosentasche, berufsbedingtes langes Autofahren/Sitzen (besonders beim Zurücklehnen), Schlafen auf einer Seite, Schwimmen, Trauma (z.B. Sturz), intramuskuläre Injektion, einseitige Beinverkürzung, Wirbelsäulenanomalie, Dysfunktion des Iliosakralgelenks, Klettern, bestimmte Bürostühle und Autositze.

DIFFERENTIALDIAGNOSE
Kokzygodynie. Entzündliche Beckenerkrankung. Diskopathie der unteren LWS. Sacroiliitis. Bursitis (am Tuber ossis ischii/Trochanter). Mechanische Schmerzen im unteren Rücken.

VERBINDUNGEN
Andere Gesäßmuskeln, M. quadratus lumborum, M. pubococcygeus, Hamstrings (Ansatztriggerpunkte), Bauchmuskulatur.

MANUELLE TECHNIKEN

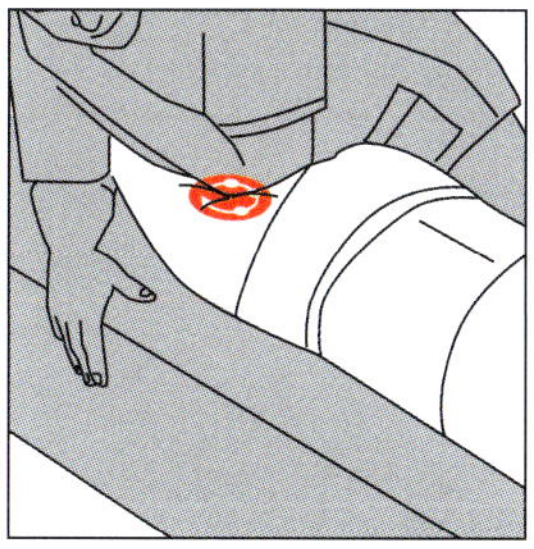

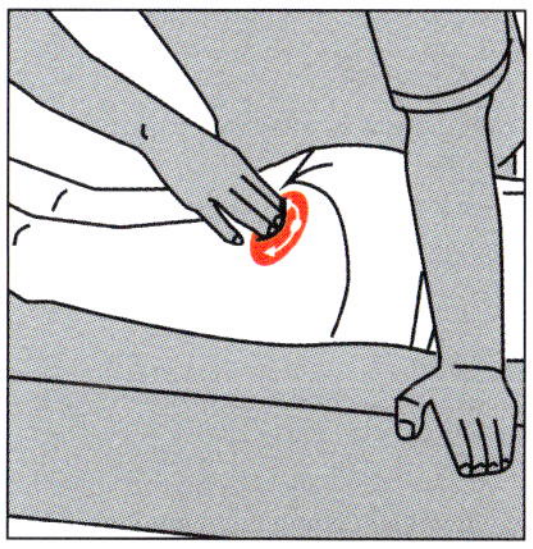

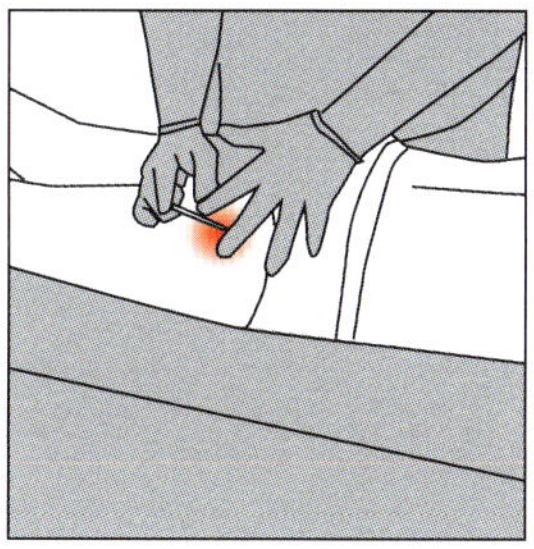

✓	✓	Sprühen und Dehnen
✓	✓	Trockenes Nadeln
✓	✓	Tiefe Streichmassage
✓	✓	Kompressionstechnik
✓	✓	Muskelenergietechnik
✓	✓	Positional-Releasetechnik
✓	✓	Injektionen

(Inhibitions-)Kompressionstechnik
- Identifizieren Sie den Triggerpunkt.
- Bringen Sie den Patienten in eine bequeme Position, in der der betroffene Muskel (Gastmuskel) in die volle Dehnung kommen kann.
- Üben Sie einen vorsichtigen, allmählich zunehmenden Druck auf den Triggerpunkt aus, während Sie den betroffenen Muskel (Gastmuskel) verlängern, bis Sie an eine palpable Barriere kommen. Der Patient sollte das als unangenehm, aber nicht als schmerzhaft empfinden.
- Üben Sie anhaltenden Druck auf, bis Sie spüren, dass der Triggerpunkt weicher wird. Das kann wenige Sekunden bis mehrere Minuten lang dauern.
- Wiederholen Sie den Vorgang, verstärken Sie dabei den Druck auf den Triggerpunkt, bis Sie an die nächste Barriere kommen etc.
- Für ein (noch) besseres Ergebnis können Sie versuchen, während der Wiederholungen die Richtung des Drucks zu ändern.

SELBSTHILFE

Langsame, tiefe Triggerpunktmassage kann hilfreich sein. Für diesen Muskel eignen sich Druckhilfsmittel, Bälle und Schaumstoffrollen ausgezeichnet. Versuchen Sie es auch mit der Kompressions-Inhibitionstechnik und/oder tiefer Streichmassage.

RAT
Wärme und Dehnen sind günstig. Analyse von Gang und Haltung. Beim Schlafen Kissen zwischen/unter die Knie legen. Dehnprogramm durchführen. Schwimmen (nicht Kraulen). Sitzen mit übergeschlagenen Beinen vermeiden. Beim Heben die Knie beugen und den Rücken gerade halten. Nicht länger als 25 Minuten am Stück sitzen. Nicht auf der betroffenen Seite schlafen.

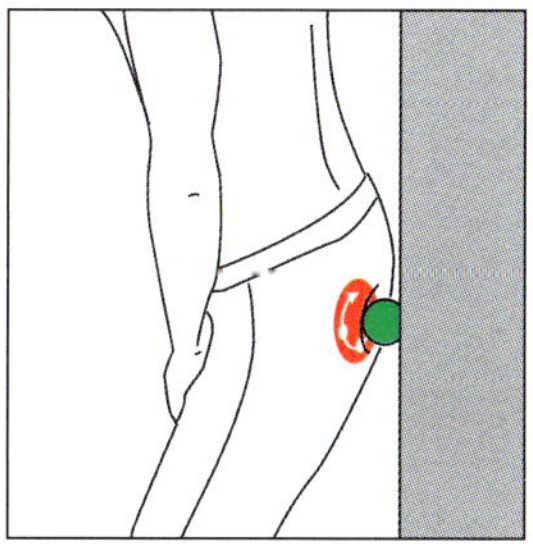

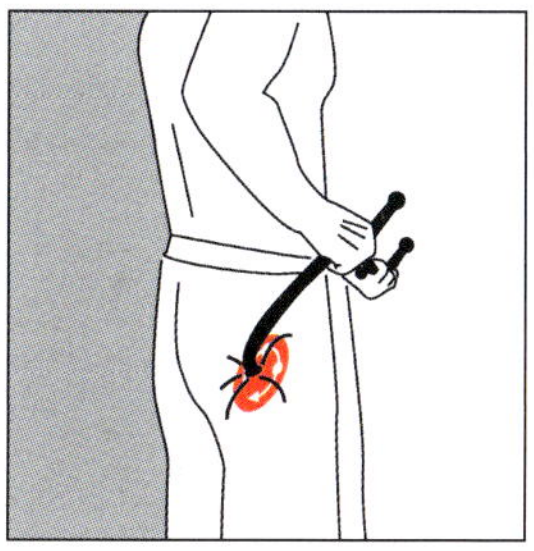

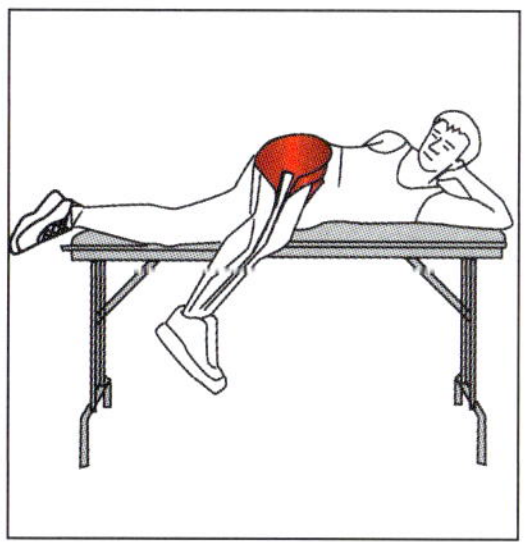

MUSCULUS TENSOR FASCIAE LATAE (TFL)

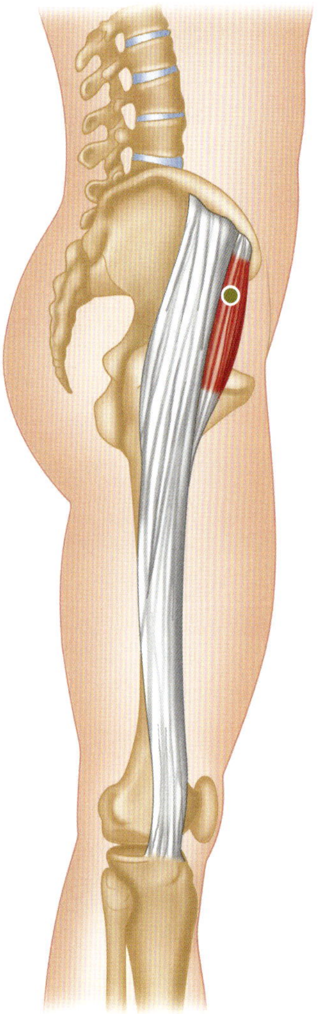

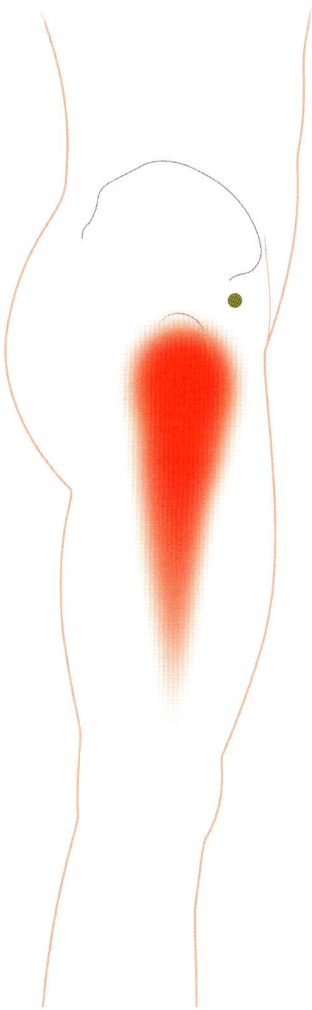

Lateinisch *tendere*, dehnen; *fasciae*, von dem Band; latae, breit

Dieser Muskel liegt vor dem M. gluteus maximus auf der lateralen Hüftseite.

URSPRUNG
Vorderer Teil des äußeren Randes der Crista iliaca und Außenfläche der Spina iliaca anterior superior.

ANSATZ
Verbindet sich mit dem Tractus iliotibialis direkt unterhalb des Trochanter major.

FUNKTION
Beugt das Hüftgelenk, abduziert es und dreht es nach medial. Dehnt die Fascia lata und stabilisiert damit das Kniegelenk. Leitet die vom M. gluteus maximus erzeugten Rotationskräfte um.

INNERVATION
Nervus gluteus superior, L**4**, **5**, S**1**.

GRUNDBEWEGUNG
Beispiel: Gehen.

ÜBERTRAGENE SCHMERZEN
Elliptische Zone starken Schmerzes vom Trochanter major nach unten seitlich bis zur Fibula (Wadenbein) ausstrahlend.

ÜBERSICHT

INDIKATIONEN
Schmerzen in Hüfte/Knie (lateral), Schmerzen in Seitlage/beim schnellen Gehen/beim Sitzen mit nach oben gebeugten Knien, Reha nach Hüftgelenksersatz/nach Oberschenkelhalsbruch, anterior mediale Steifheit der Hüfte.

URSACHEN
Pronation des Fußes beim Laufen (zur Kompensation von Fußproblemen), einseitig verkürztes Bein, Bursitis der Hüfte. Dysfunktion des Iliosakralgelenks, schlechte Sit-up-Technik, Klettern, Heben schwerer Lasten, Übergewicht.

DIFFERENTIALDIAGNOSE
Bursitis trochanterica. Osteoarthritis in der Hüfte. Sacroiliitis. Spondylose im Lumbalbereich.

VERBINDUNGEN
Glutealmuskulatur, M. vastus lateralis, M. rectus femoris, M. sartorius, M. quadratus lumborum, M. iliopsoas, paraspinale Muskulatur.

MANUELLE TECHNIKEN

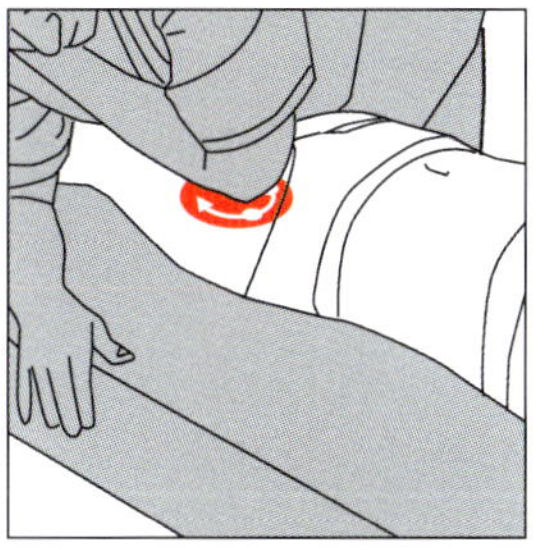

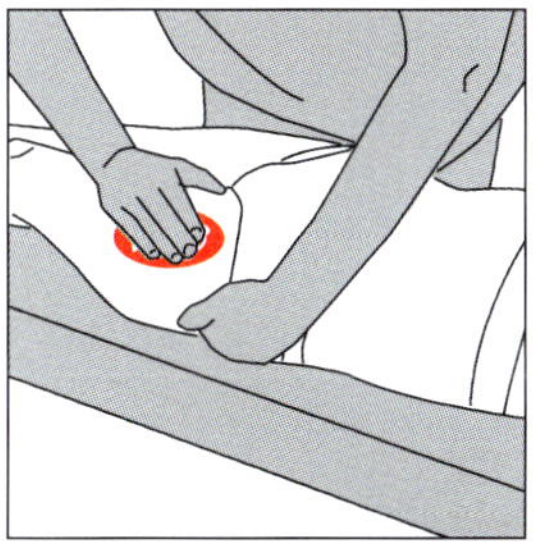

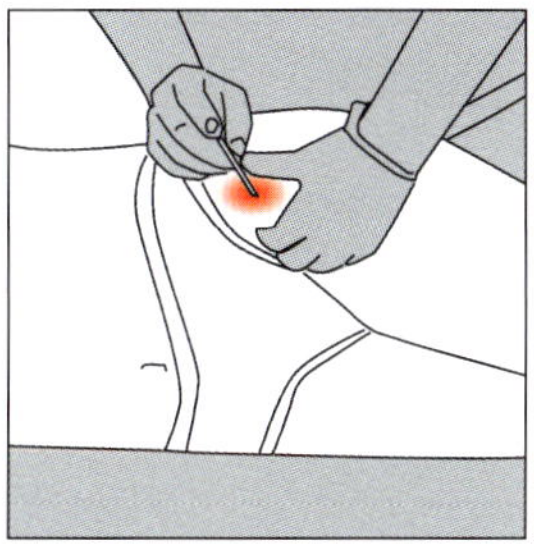

✓	✓	Sprühen und Dehnen
✓	✓	Trockenes Nadeln
✓	✓	Tiefe Streichmassage
✓	✓	Kompressionstechnik
✓	✓	Muskelenergietechnik
✓	✓	Positional-Releasetechnik
✓	✓	Injektionen

(Inhibitions-)Kompressionstechnik
- Identifizieren Sie den Triggerpunkt.
- Bringen Sie den Patienten in eine bequeme Position, in der der betroffene Muskel (Gastmuskel) in die volle Dehnung kommen kann.
- Üben Sie einen vorsichtigen, allmählich zunehmenden Druck auf den Triggerpunkt aus, während Sie den betroffenen Muskel (Gastmuskel) verlängern, bis Sie an eine palpable Barriere kommen. Der Patient sollte das als unangenehm, aber nicht als schmerzhaft empfinden.
- Üben Sie anhaltenden Druck auf, bis Sie spüren, dass der Triggerpunkt weicher wird. Das kann wenige Sekunden bis mehrere Minuten lang dauern.
- Wiederholen Sie den Vorgang, verstärken Sie dabei den Druck auf den Triggerpunkt, bis Sie an die nächste Barriere kommen etc.
- Für ein (noch) besseres Ergebnis können Sie versuchen, während der Wiederholungen die Richtung des Drucks zu ändern.

SELBSTHILFE

RAT
Vermeiden Sie länger anhaltende Körperstellungen (Beugung)/Gewohnheitshaltungen (übergeschlagene Beine oder beim Stehen Gewichtsverlagerung auf nur ein Bein). Legen Sie sich nachts ein Kissen zwischen die Knie. Prüfen Sie Ihren Lauf- und Gangstil und Ihre Haltung. Wärmen Sie sich auf. Machen Sie regelmäßig Dehnübungen.

SELBSTHILFETECHNIK
1. Beobachten Sie die anatomischen Muskelfaserausrichtungen.
2. Fahren Sie von der Spitze des Beckens nach unten zur Oberschenkelvorderseite und identifizieren und beachten Sie alle schmerzhaften Stellen und Knoten.
3. Fahren Sie in der Gegenrichtung hinauf zur Hüfte.
4. Arbeiten Sie mit den Daumen in kleinen schaufelnden Bewegungen.
5. Bleiben Sie auf schmerzhaften Knoten bis der Schmerz nachlässt, und streichen Sie dann weiter bis zum Muskelende.

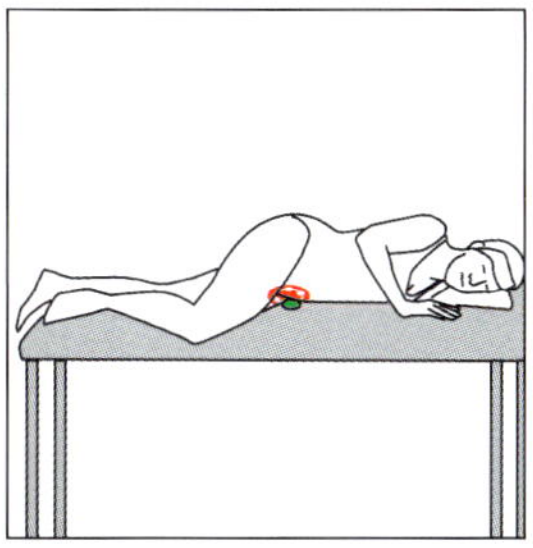

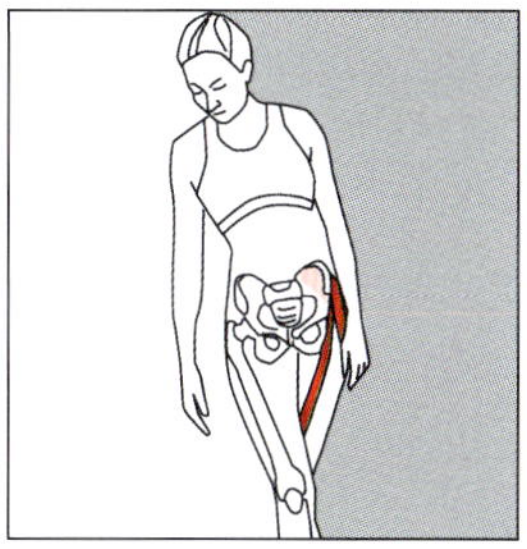

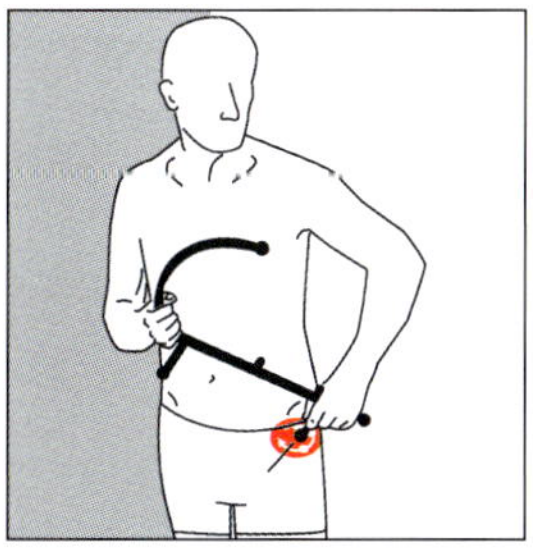

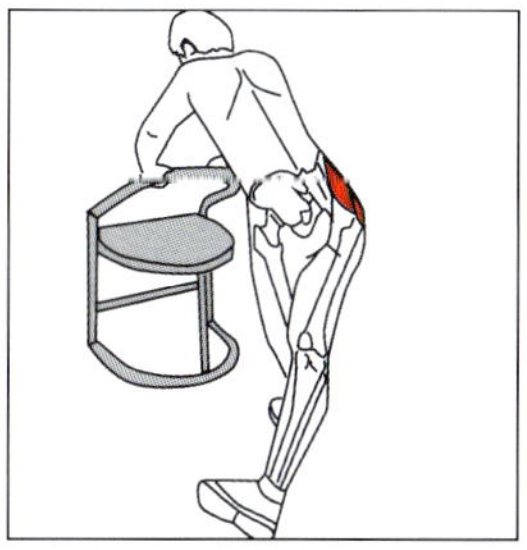

MUSCULUS GLUTEUS MEDIUS

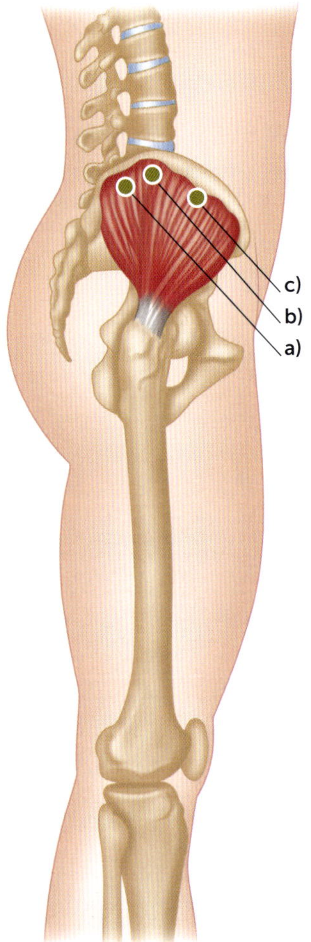

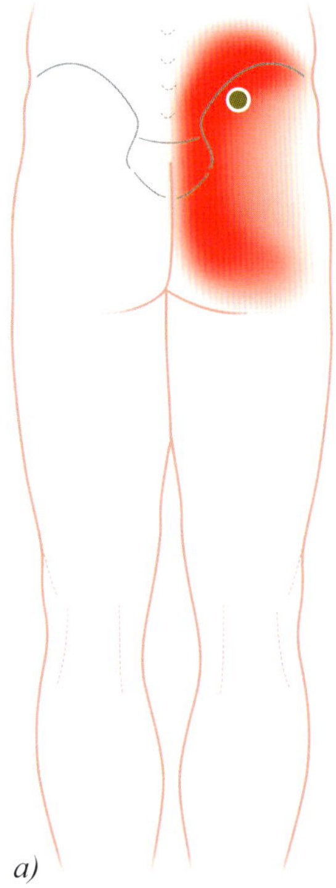

a)

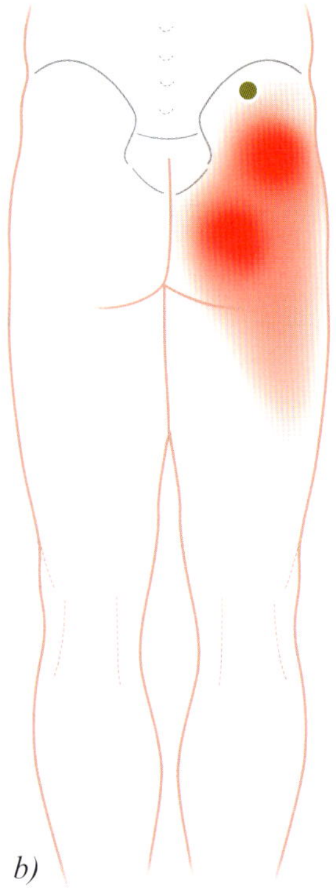

b)

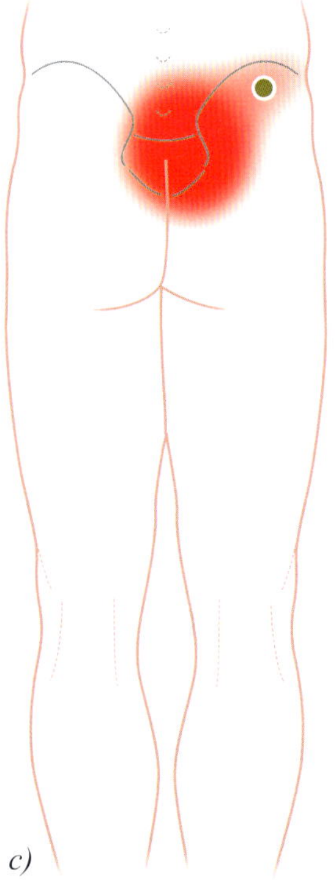

c)

Griechisch *glutos*, Gesäß; Lateinisch *medius*, mittleres

Dieser Muskel liegt weitgehend tief und verborgen unter dem M. gluteus maximus, taucht jedoch zwischen dem M. gluteus maximus und dem TFL an der Oberfläche auf. Beim Gehen verhindert dieser Muskel zusammen mit dem M. gluteus minimus, dass das Becken auf die nicht gewichtstragende Seite absenkt.

URSPRUNG

Außenfläche des Iliums unter der Crista iliaca, zwischen der hinteren und der vorderen Gluteallinie.

ANSATZ

Schräger Kamm seitlich am Trochanter major des Femur.

FUNKTION

Abduziert das Hüftgelenk. Die vorderen Muskelfasern drehen das Hüftgelenk nach medial und können bei der Beugung des Hüftgelenks helfen. Die hinteren Muskelfasern drehen das Hüftgelenk leicht nach lateral. Antagonisten: Laterale Rotatorengruppe.

INNERVATION

Nervus gluteus superior, L**4**, **5**, S**1**.

GRUNDBEWEGUNG

Beispiel: Seitlich über einen Gegenstand/einen niedrigen Zaun steigen.

ÜBERTRAGENE SCHMERZEN

Unterer Rücken, mediales Gesäß und sakrale und laterale Hüfte, leicht in den oberen Oberschenkel ausstrahlend.

ÜBERSICHT

INDIKATIONEN
Schmerzen im unteren Rücken/Gesäß (z.B. schweres Heben), nächtlicher Schmerz, Schmerz in Seitlage, nach Hüft- oder Wirbelsäulenoperation, beim Sitzen auf der Geldbörse in der hinteren Hosentasche, Beinlängendifferenz, Hüft-/Rückenschmerzen im Bett, arthritische Hüfte, Hüftschmerzen nach Hüftfraktur/-operation, Schwangerschaft.

URSACHEN
Sportverletzungen (Tennis, Laufen, Aerobic, Aufrechtsitzen beim Radfahren), Trauma durch Sturz, Injektionen ins Gesäß, Stehen auf einem Bein, Sitzen mit übergeschlagenen Beinen.

DIFFERENTIALDIAGNOSE
Radikulopathie (lumbosakral). Sakroiliitis. Dysfunktion des Hüftgelenks. Kokzygodynie. Bursitis des Trochanter major. Mechanische Schmerzen im unteren Rücken. Claudicatio intermittens.

VERBINDUNGEN
M. quadratus lumborum, andere Glutealmuskeln, M. pubococcygeus, TFL, Iliotibialisband, M. piriformis, lumbaler M. erector spinae.

MANUELLE TECHNIKEN

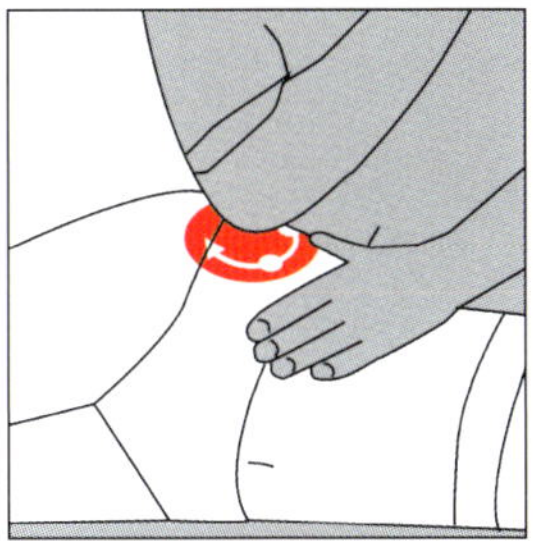

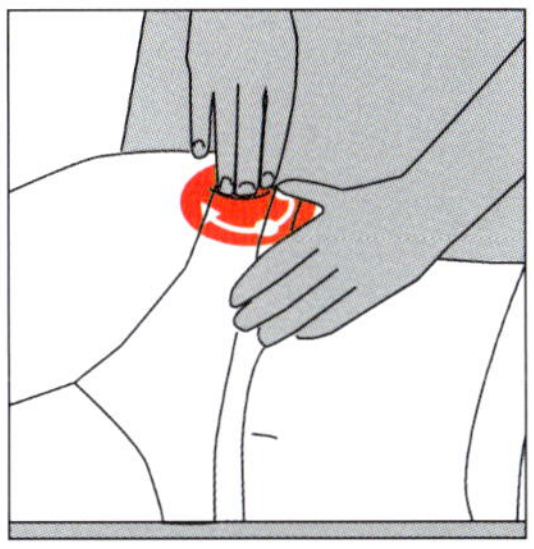

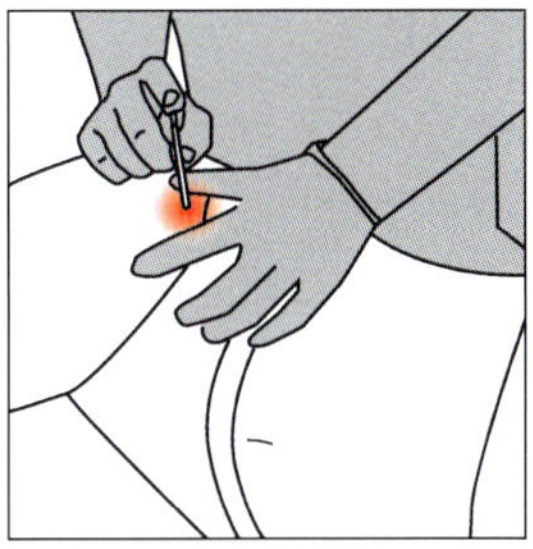

✓	✓	Sprühen und Dehnen
✓	✓	Trockenes Nadeln
✓	✓	Tiefe Streichmassage
✓	✓	Kompressionstechnik
✓	✓	Muskelenergietechnik
✓	✓	Positional-Releasetechnik
✓	✓	Injektionen

(Inhibitions-)Kompressionstechnik
- Identifizieren Sie den Triggerpunkt.
- Bringen Sie den Patienten in eine bequeme Position, in der der betroffene Muskel (Gastmuskel) in die volle Dehnung kommen kann.
- Üben Sie einen vorsichtigen, allmählich zunehmenden Druck auf den Triggerpunkt aus, während Sie den betroffenen Muskel (Gastmuskel) verlängern, bis Sie an eine palpable Barriere kommen. Der Patient sollte das als unangenehm, aber nicht als schmerzhaft empfinden.
- Üben Sie anhaltenden Druck auf, bis Sie spüren, dass der Triggerpunkt weicher wird. Das kann wenige Sekunden bis mehrere Minuten lang dauern.
- Wiederholen Sie den Vorgang, verstärken Sie dabei den Druck auf den Triggerpunkt, bis Sie an die nächste Barriere kommen etc.
- Für ein (noch) besseres Ergebnis können Sie versuchen, während der Wiederholungen die Richtung des Drucks zu ändern.

SELBSTHILFE

RAT
Prüfen Sie Ihren Gang und Ihre Haltung. Legen Sie sich nachts ein Kissen zwischen die Knie. Vermeiden Sie Gewohnheitshaltungen. Machen Sie regelmäßig Dehnübungen.

SELBSTHILFETECHNIK
1. Beobachten Sie die anatomischen Muskelfaserausrichtungen.
2. Fahren Sie vom oberen Beckenrand nach unten zur Oberschenkelvorderseite und identifizieren und beachten Sie alle schmerzhaften Stellen und Knoten.
3. Arbeiten Sie mit den Daumen in kleinen schaufelnden Bewegungen.
4. Verweilen Sie auf schmerzhaften Knoten bis der Schmerz nachlässt. Sie werden vielleicht den Druck verstärken wollen, evtl. sogar jemand anderen Druck mit dem Ellenbogen ausüben lassen.
5. Streichen Sie anschließend weiter bis zum Muskelende.

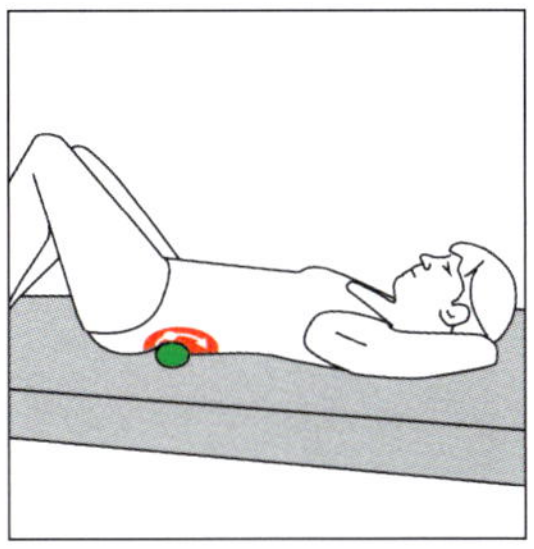

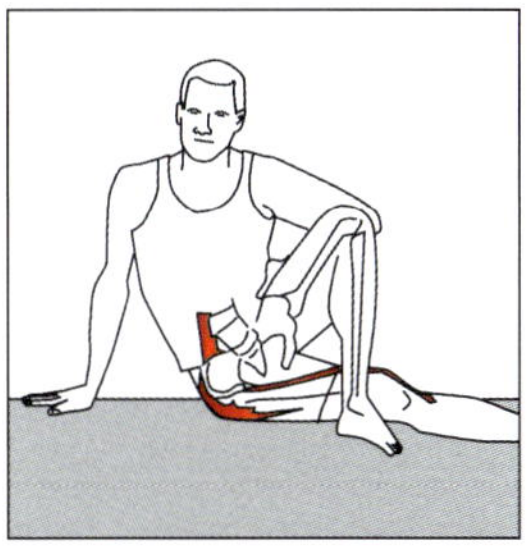

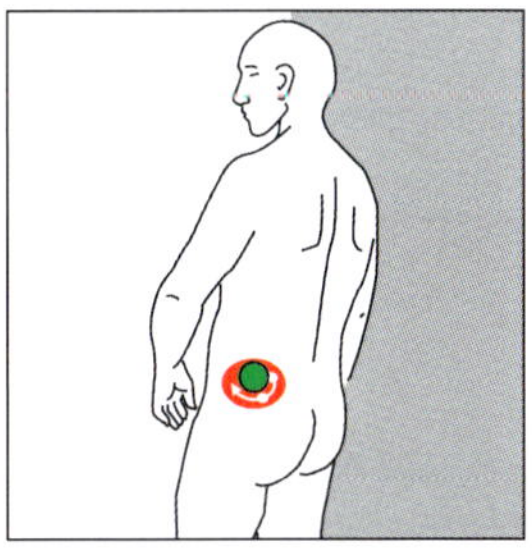

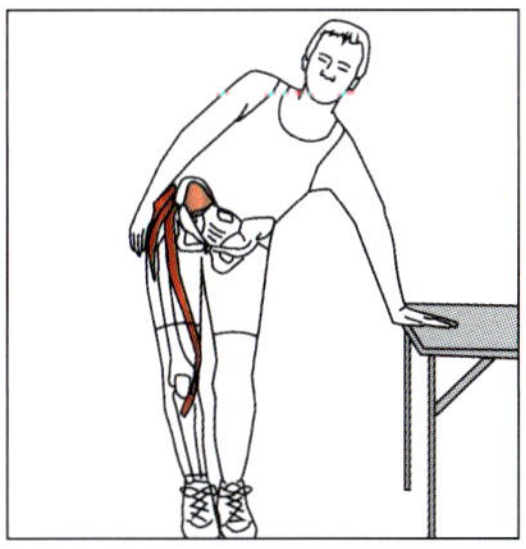

MUSCULUS GLUTEUS MINIMUS

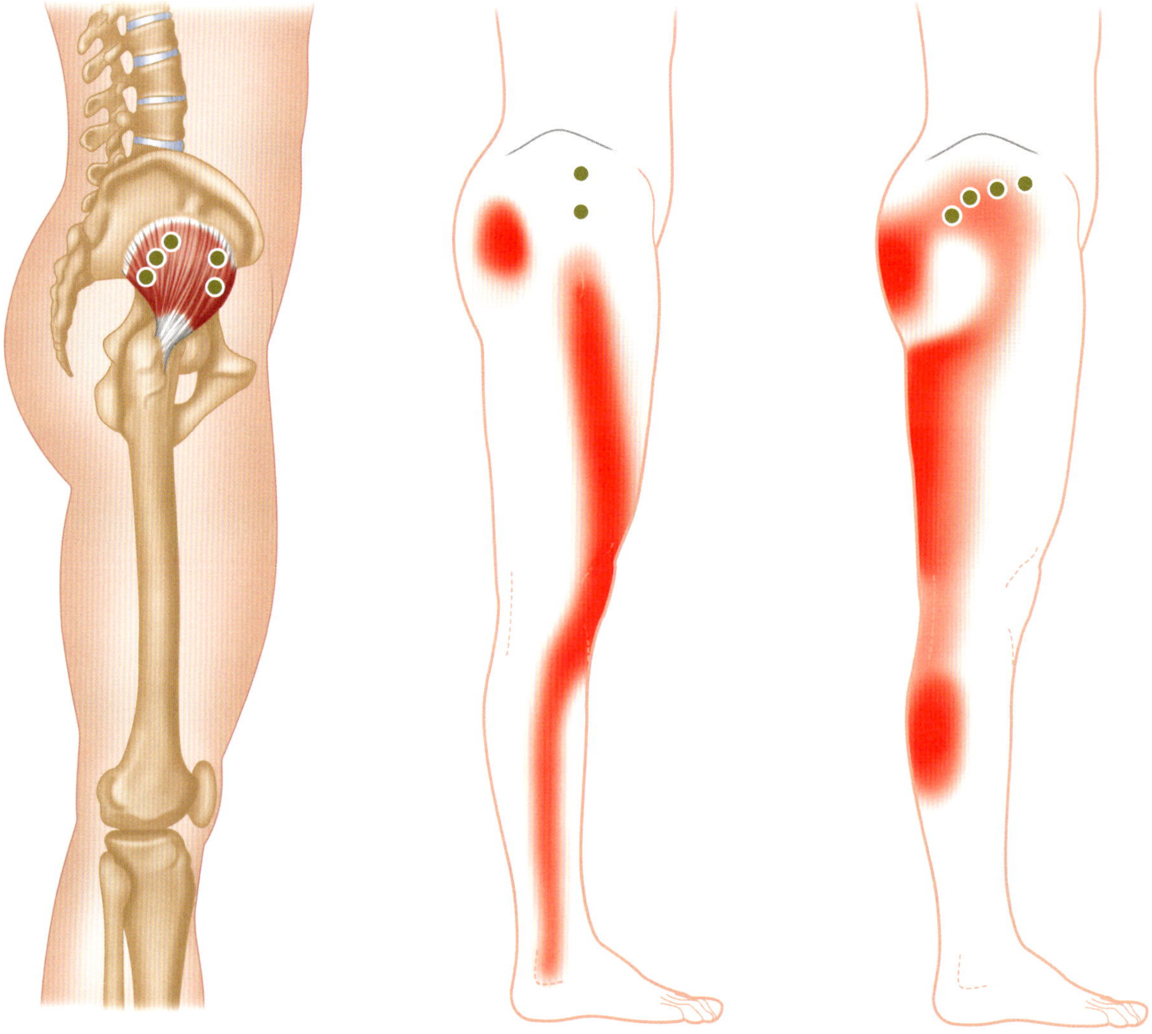

Vorderer Anteil *Multiple Triggerpunkte*

Griechisch *glutos*, Gesäß; Lateinisch *minimus*, kleinstes

Der M. gluteus minimus liegt vorne unten, tief unter dem M. gluteus medius, dessen Fasern ihn überdecken.

URSPRUNG

Außenfläche des Iliums zwischen der vorderen und unteren Gluteallinie.

ANSATZ

Vorderer Rand des Trochanter major.

FUNKTION

Abduziert die Hüfte und dreht sie nach medial, kann bei der Beugung des Hüftgelenks helfen.
Antagonisten: Laterale Rotatorengruppe.

INNERVATION

Nervus gluteus superior, L**4**, **5**, S**1**.

GRUNDBEWEGUNG

Beispiel: Seitlich über einen Gegenstand wie über einen niedrigen Zaun steigen.

ÜBERTRAGENE SCHMERZEN

Ein vielseitig gefiederter Muskel mit multiplen Triggerpunkten anterior, medial und posterior, die starken Schmerz in das untere Gesäß, die Hüfte und die Seite der unteren Extremität unterhalb des Knies bis zur Wade und zum Sprunggelenk weiterleiten.

ÜBERSICHT

INDIKATIONEN
Schmerzen beim Aufstehen aus dem Sitzen, in Ruhe/beim Gehen/in Seitlage, nächtlicher Schmerz, Hüftgelenksersatz, Ischias/Pseudo-Ischias, Beinlängendifferenz, Haltungsprobleme, Hüftschmerzen im Bett, Hüftarthritis, nach einer Hüftoperation.

URSACHEN
Sitzen auf der Geldbörse, Sportverletzungen (Tennis, Laufen, Radfahren), Trauma durch einen Sturz, Motorradfahren, Stehen auf einem Bein, Sitzen mit übergeschlagenen Beinen, Verletzung/Fraktur von Hüfte/Knie/Sprunggelenk, Bein in Gipsverband.

DIFFERENTIALDIAGNOSE
Radikulopathie (lumbal). Sacroiliitis. Dysfunktion des Hüftgelenks. Ischiasreizung. Bursitis der Hüfte.

VERBINDUNGEN
TFL, andere Glutealmuskeln, M. vastus lateralis, iliotibiales Band, M. quadratus lumborum, Peronealmuskulatur, M. piriformis, Beckenausrichtung.

MANUELLE TECHNIKEN

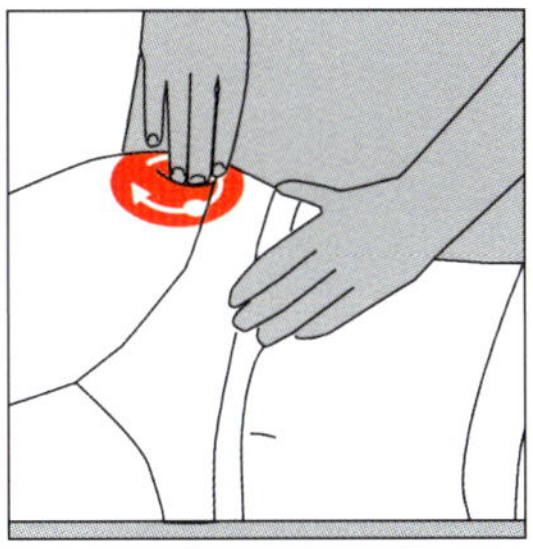

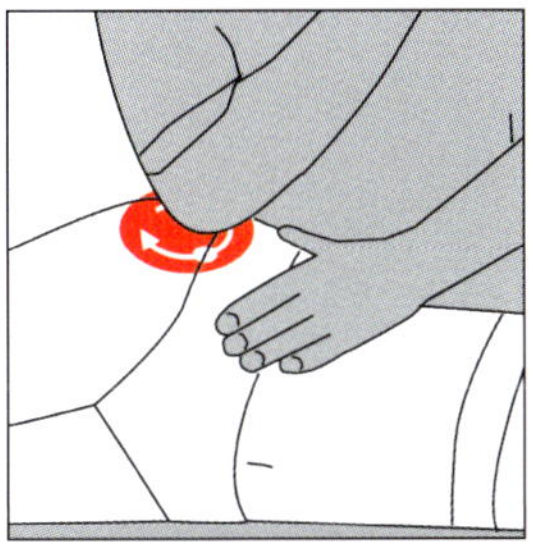

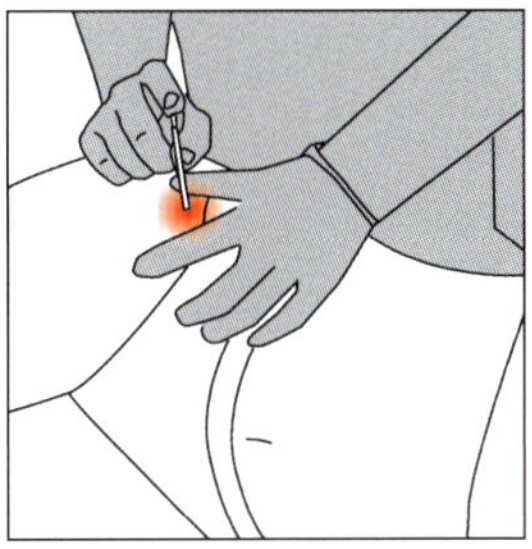

✓	✓	Sprühen und Dehnen
✓	✓	Trockenes Nadeln
✓	✓	Tiefe Streichmassage
✓	✓	Kompressionstechnik
✓	✓	Muskelenergietechnik
✓	✓	Positional-Releasetechnik
✓		Injektionen

Contract-Relax, Antagonist Contract-Technik (CRAC)
Das ist eine Kombination aus PIR und RI.
- Den Agonisten anspannen.
- Entspannen.
- Den Antagonisten anspannen.
- Dehnen.
- Ursprünglich konzentrische Kontraktion des Agonisten und exzentrische Kontraktion des Antagonisten.
- Nun kann die isometrische Kontraktion ebenso einfach verwendet werden, insbesondere in schmerzhaften unangenehmen Bereichen.
- Dehnung über 15–30 Sekunden halten.
- Dreimal wiederholen

SELBSTHILFE

Bei einem Großteil der Beinschmerzen einschließlich Ischias besteht eine Verbindung zum M. gluteus minimus und den Hamstrings.

RAT
Prüfen Sie Ihren Gang und Ihre Haltung. Achten Sie auf Gewohnheitshaltungen. Vermeiden Sie Überbelastung. Lassen Sie immer wieder einmal ein Bein aus dem Bett »hängen«.

SELBSTHILFETECHNIK
1. Beobachten Sie die anatomischen Muskelfaserausrichtungen. Bedenken Sie, dass der Muskel tiefer liegt und kleiner ist als der M. gluteus medius.
2. Fahren Sie vom oberen Beckenrand nach unten zur Oberschenkelvorderseite und identifizieren und beachten Sie alle schmerzhaften Stellen und Knoten.
3. Verweilen Sie auf schmerzhaften Knoten bis der Schmerz nachlässt – Sie werden vielleicht den Druck verstärken wollen, vielleicht sogar jemand anderen Druck mit dem Ellenbogen ausüben lassen.
4. Streichen Sie anschließend weiter bis zum Muskelende.
5. Wiederholen.

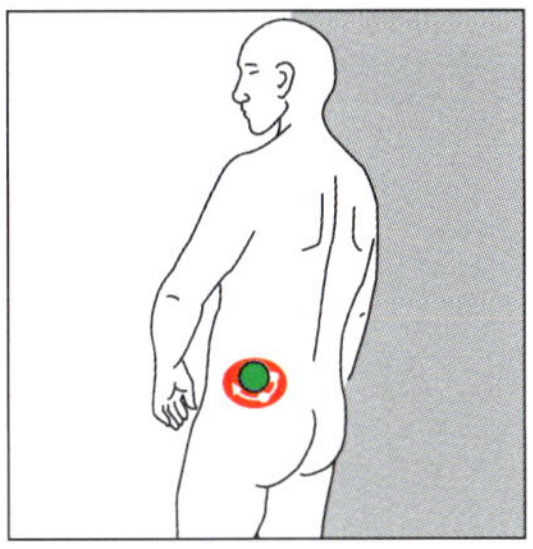

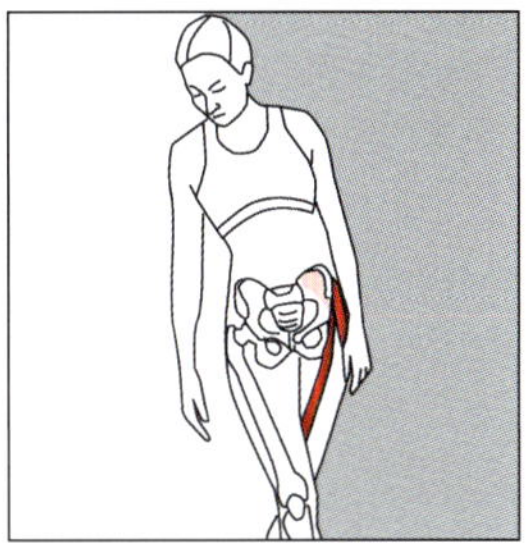

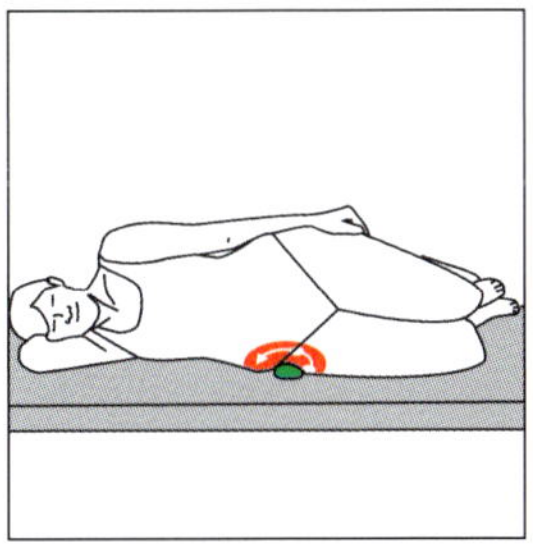

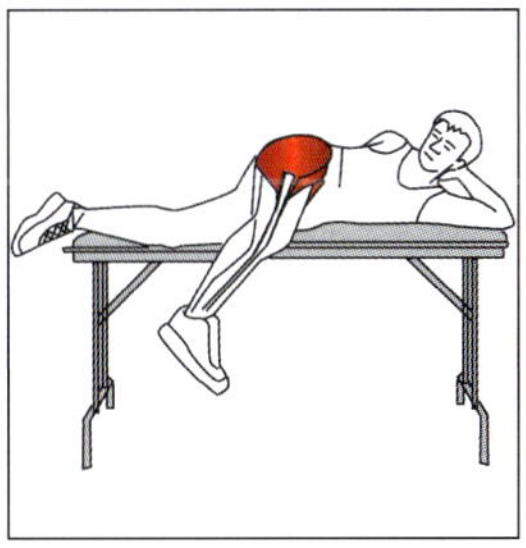

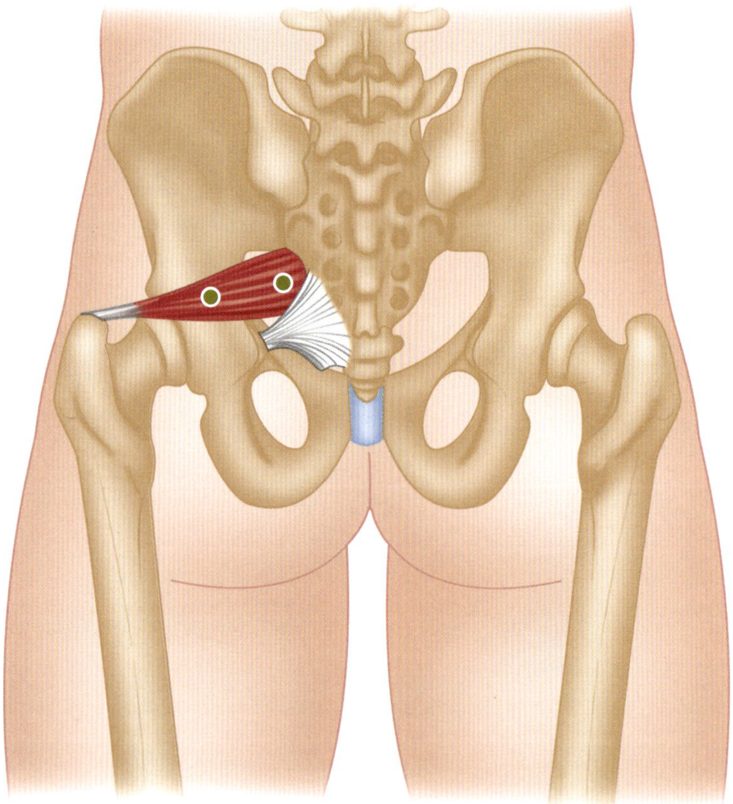

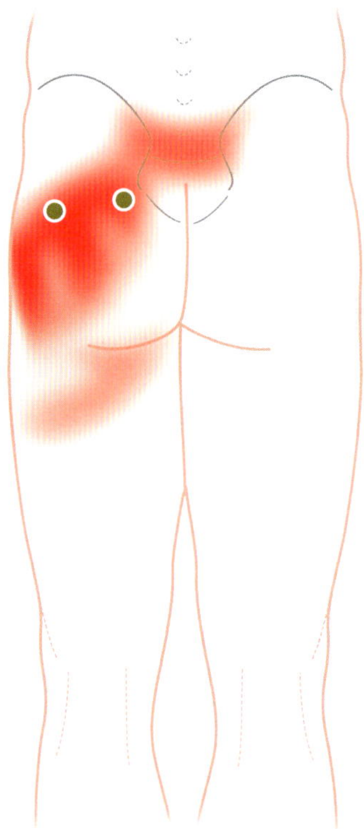

Lateinisch *pirum*, Birne; *forma*, Form

Der M. piriformis verlässt das Becken durch das Foramen ischiadicum majus.

URSPRUNG
Innenseite des Sacrums. Ligamentum sacrotuberale.

ANSATZ
Oberer Rand des Trochanter major femoris.

FUNKTION
Außenrotation der Hüfte. Abduktion des Oberschenkels bei gebeugter Hüfte. Hilft den Oberschenkelkopf in der Hüftgelenkspfanne (Acetabulum) zu halten.

INNERVATION
Ventrale Äste des Nervus lumbalis L(5) und Nervi sacrales, **S1**, **2**.

GRUNDBEWEGUNG
Beispiel: Mit dem ersten Bein aus einem Auto aussteigen.

ÜBERTRAGENE SCHMERZEN
Zwei Zonen starker Schmerzen: (1) 3–4 cm große Zone lateral vom Steißbein; (2) 7–10 cm große Zone posterolateral vom Gesäß/Hüftgelenk. Zudem breiter Übertragungseffekt diffuser Schmerzen zwischen (1) und (2) und den Oberschenkel hinunter bis über das Knie.

ÜBERSICHT

INDIKATIONEN
Konstanter »tiefer« Schmerz im Gesäß, Ischias (Pseudo-Ischias), vaskuläre Kompression hinten in den Beinen, Schmerzen im unteren Rücken/Gesäß (im Sitzen schlimmer), häufig nach einem Sturz beginnend oder beim Sitzen auf der Geldbörse beim Autofahren, Schmerzen im Fuß/Rektum/iliosakral, sexuelle Dysfunktion (Dyspareunie), Piriformis-Syndrom (Ischias, lokaler und Beckenschmerz) – bei Frauen bis zu sechsmal häufiger, Schmerz verschlimmert sich im Sitzen.

URSACHEN
Langes Autofahren, Trauma durch einen Sturz, Radfahren/Motorradfahren, Stehen mit Gewichtsverlagerung auf nur ein Bein, Hüftoperation, Sitzen mit übergeschlagenen Beinen, Verletzung/Fraktur von Hüfte/Knie/Sprunggelenk, Gipsverband am Bein, Schuhe mit hohen Absätzen, entzündliche Beckenerkrankung, Stellung beim Geschlechtsverkehr, Entbindung, Hüftarthritis, Dysfunktion im Iliosakralgelenk, einseitige Beinverkürzung, unpassende/alte Einlagenschuhe.

DIFFERENTIALDIAGNOSE
Sacroiliitis. Lumbale Radikulopathie. Kokzygodynie. Osteoarthritis in der Hüfte. HLA (Human Leukocyte Antigen)-B27. Spinalstenose. Diskopathie (lumbal).

VERBINDUNGEN
Beinlängendifferenz, Glutealmuskulatur, M. quadratus lumborum, Ansatztriggerpunkt (Ursprung) in den Hamstrings, Mm. gemelli, M. obturator, M. quadratus femoris, M. levator ani, M. coccygeus.

MANUELLE TECHNIKEN

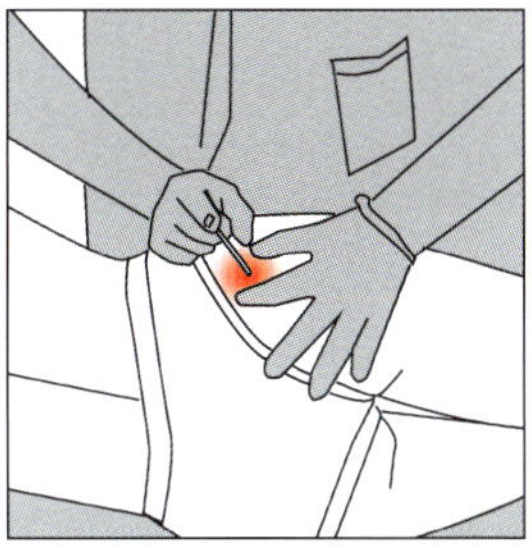

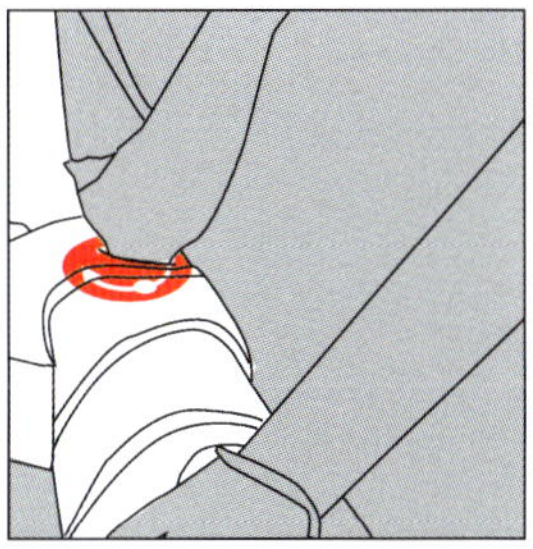

✓		Sprühen und Dehnen
✓	✓	Trockenes Nadeln
✓		Tiefe Streichmassage
✓	✓	Kompressionstechnik
✓	✓	Muskelenergietechnik
✓	✓	Positional-Releasetechnik
✓	✓	Injektionen

Postisometr. Relaxationstechnik (PIR)
Indikationen: Subakute bis chronische Zustände
- Identifizieren Sie den Triggerpunkt.
- Bringen Sie den Patienten in eine bequeme Position, in der der betroffene Muskel (Gastmuskel) in die volle Dehnung kommen kann.
- Bitten Sie den Patienten, mit 10–25 % seiner Muskelkraft den betroffenen Muskel (Gastmuskel) zu seiner maximalen schmerzfreien Länge zu kontrahieren, während Sie für 3–10 Sekunden isometrischen Widerstand geben. Stabilisieren Sie den Körperteil, um eine Muskelverkürzung zu verhindern.
- Bitten Sie den Patienten, den Muskel zu entspannen oder »loszulassen«.
- Während dieser Relaxationsphase verlängern Sie vorsichtig den Muskel, indem Sie ihn bis zum Punkt des (passiven) Widerstands spannen – registrieren Sie jede Veränderung der Länge.
- Wiederholen Sie diese Übung mehrere Male (üblicherweise dreimal).

SELBSTHILFE

Der M. piriformis ist ein tiefliegender Muskel – bei einer Reizung kann es einige Zeit dauern bis eine Behandlung anschlägt. Am besten wird er von einem Therapeuten mit Dehnungen behandelt; Bälle können in einigen Fällen außerordentlich hilfreich sein.

RAT
Vermeiden Sie Gewohnheitshaltungen (Sitzen mit übergeschlagenen Beinen). Analysieren Sie Ihren Gang und Ihre Haltung einschließlich der Fußhaltung. Prüfen Sie Ihre Haltung beim Autofahren (Fuß). Machen Sie Selbstdehnübungen. Verwenden Sie Hilfsmittel zur Selbstmassage.

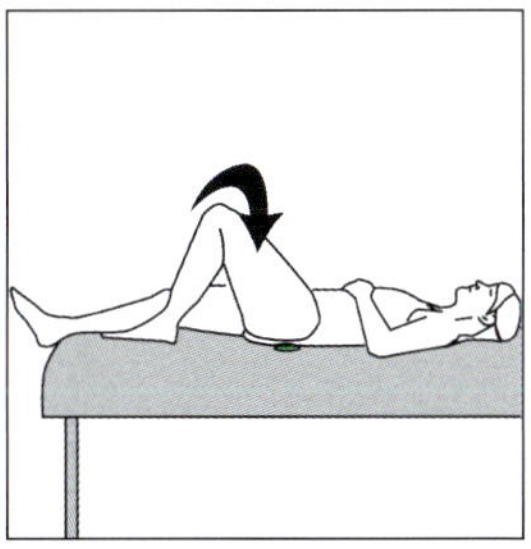

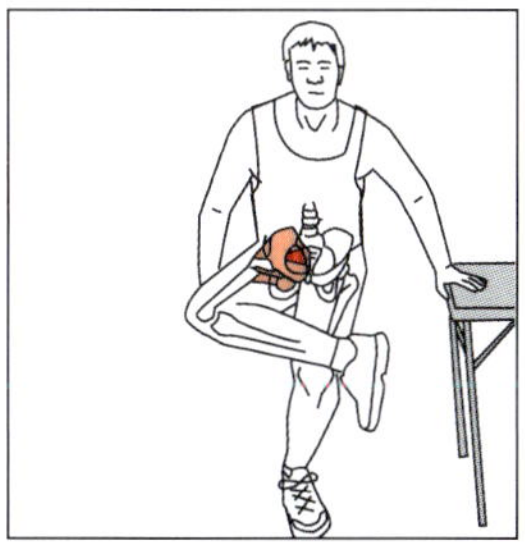

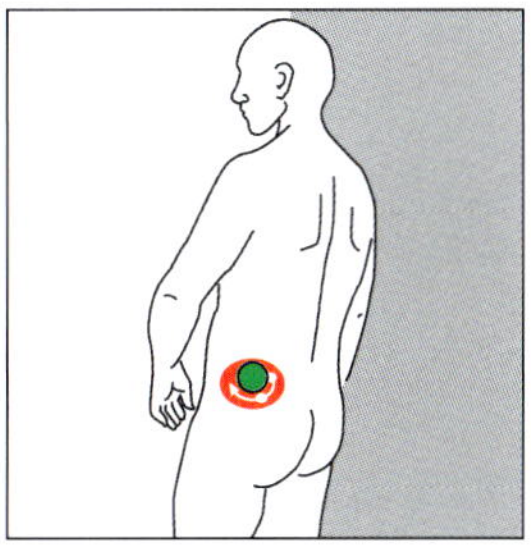

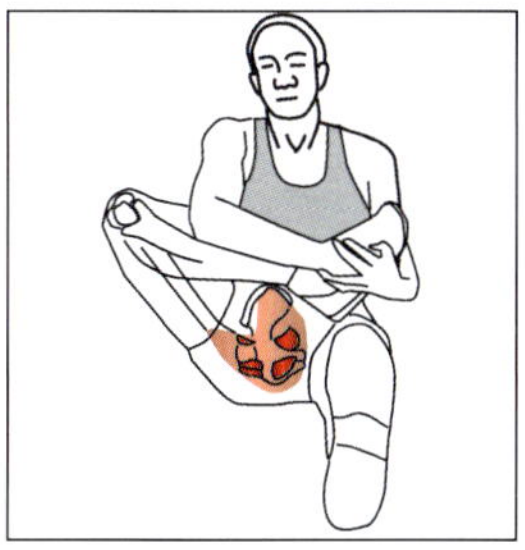

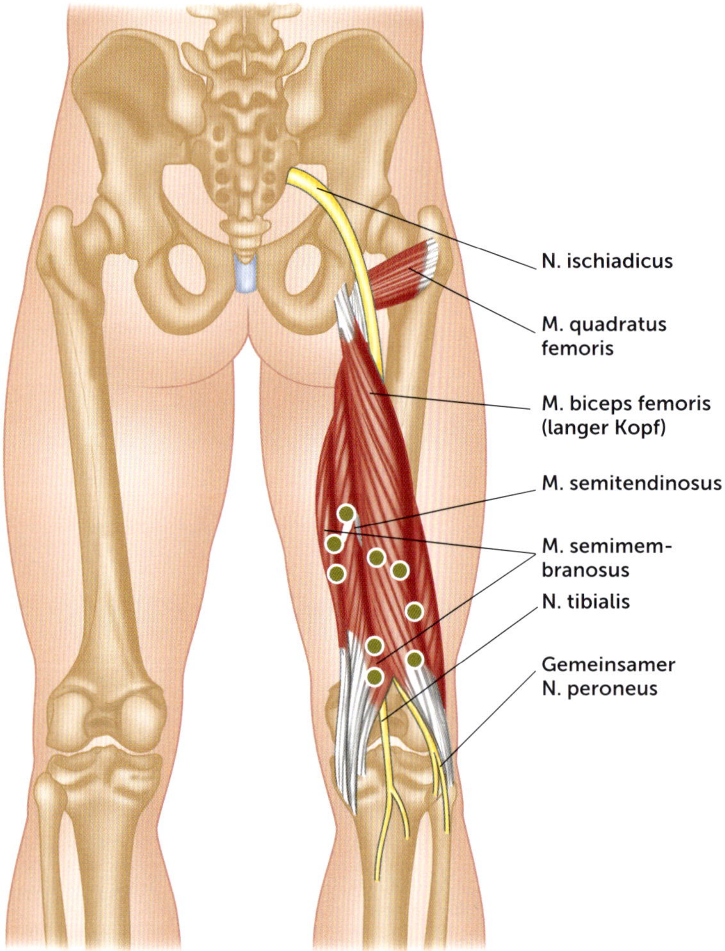

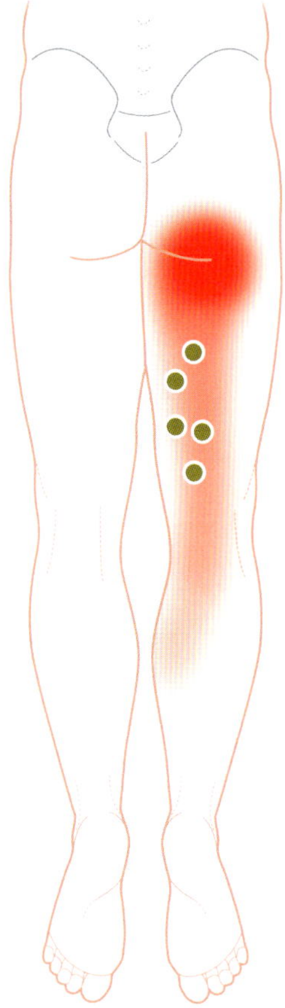
Mm. semimembranosus/ semitendinosus

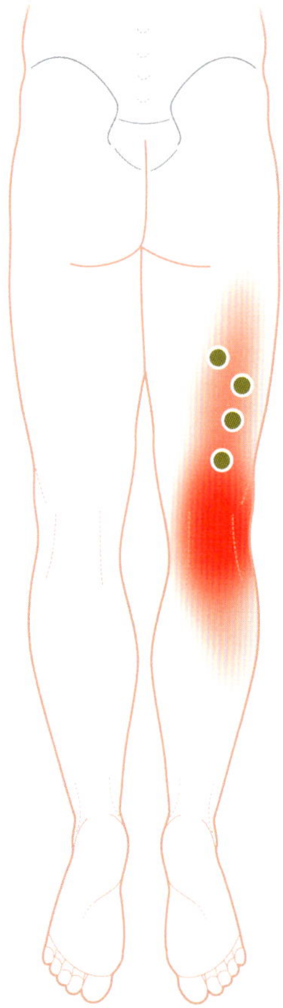
M. biceps femoris (kurzer und langer Kopf)

Englisch *ham*, Schinken, Beinrückseite; Lateinisch *stringere*, zusammenziehen

Die Hamstrings bestehen aus drei Muskeln (von medial nach lateral: M. semimembranosus, M. semitendinosus und M. biceps femoris).

URSPRUNG

Tuberositas ischii (Sitzbein). Der M. biceps femoris entspringt außerdem an der Femurrückseite.

ANSATZ

M. semimembranosus: Rückseite des Condylus medialis tibialis (oberer Seitenteil des Schienbeins).
M. semitendinosus: Obere Innenseite des Schienbeinschaftes.
M. biceps femoris: Außenseite des Wadenbeins. Condylus lateralis tibiae.

FUNKTION

Das Kniegelenk beugen, das Hüftgelenk strecken. Der M. semimembranosus und der M. semitendinosus drehen zudem den Unterschenkel bei gebeugtem Knie nach medial (nach innen). Der M. biceps femoris dreht den Unterschenkel bei gebeugtem Knie nach lateral (nach außen).
Antagonist: M. quadriceps.

INNERVATION

Äste des Nervus ischiadicus, L4, **5**, S**1**, **2**, 3.

GRUNDBEWEGUNG

Beim Laufen verlangsamen die Hamstrings das Bein am Ende des Vorwärtsschwungs und verhindern, dass sich der Rumpf im Hüftgelenk beugt.

ÜBERTRAGENE SCHMERZEN

Mm. semimembranosus und semitendinosus: 10 cm große Zone starker Schmerzen unter der Gesäßfalte mit diffusem Schmerz in den Beinen hinten medial bis zum Bereich der Achillessehne.
M. biceps femoris: Diffuser Schmerz in den Beinen hinten medial, mit 10 cm großer Zone starker Schmerzen hinter dem Kniegelenk.

ÜBERSICHT

INDIKATIONEN
Schmerzen im hinteren Oberschenkel beim Sitzen/Gehen/beim Sport (nachts schlimmer), Schmerzempfindlichkeit in der Beinrückseite kann zum Hinken führen, Schmerzen werden im Sitzen schlimmer, nach Rückenoperation,

URSACHEN
Langes Autofahren, falsches Sitzen/Arbeitsstuhl, der hinten in die Oberschenkel drückt, Hüftoperation, Sitzen mit übergeschlagenen Beinen, Verletzung/Fraktur von Hüfte/Knie/Sprunggelenk, Gipsverband am Bein, hohe Absätze, einseitige Beinverkürzung, Dysfunktion im Iliosakralgelenk, falsches Dehnen vor/nach dem Sport.

DIFFERENTIALDIAGNOSE
Ischias. Radikulopathie. Muskelfaserrisse. Knochenentzündung. Osteoarthritis des Knies mit Bursitis. Kniegelenksdysfunktion. Sehnenscheidenentzündung.

VERBINDUNGEN
M. piriformis, M. popliteus, Glutealmuskulatur, M. obturator internus, M. vastus lateralis, M. plantaris, M. gastrocnemius, thorakolumbale Paraspinalmuskulatur.

MANUELLE TECHNIKEN

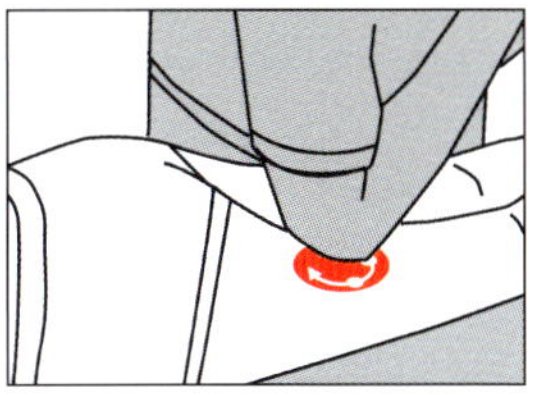

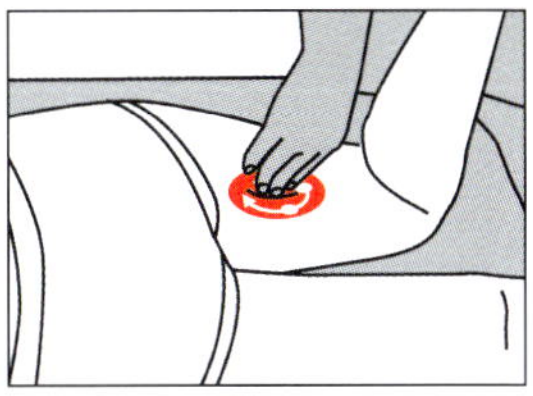

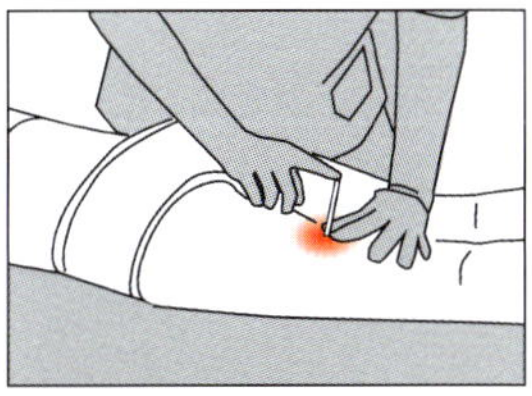

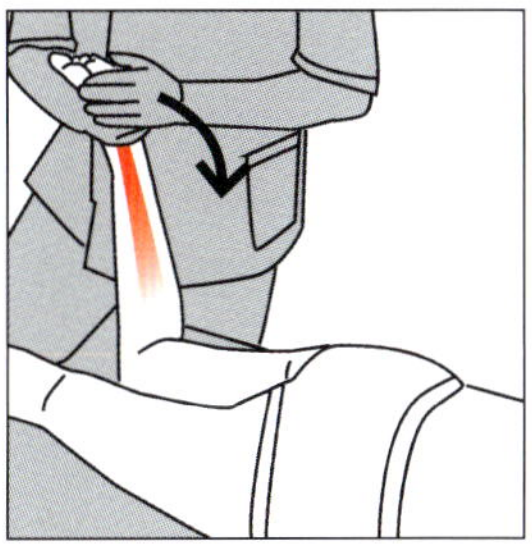

✓ ✓ Sprühen und Dehnen
✓ ✓ Trockenes Nadeln
✓ ✓ Tiefe Streichmassage
✓ ✓ Kompressionstechnik
✓ ✓ Muskelenergietechnik
✓ ✓ Positional-Releasetechnik
✓ ✓ Injektionen

Contract-Relax, Antagonist Contract-Technik (CRAC)
Das ist eine Kombination aus PIR und RI.
- Den Agonisten anspannen.
- Entspannen.
- Den Antagonisten anspannen.
- Dehnen.
- Ursprünglich konzentrische Kontraktion des Agonisten und exzentrische Kontraktion des Antagonisten.
- Nun kann die isometrische Kontraktion ebenso einfach verwendet werden, insbesondere in schmerzhaften unangenehmen Bereichen.
- Dehnung über 15–30 Sekunden halten.
- Dreimal wiederholen

SELBSTHILFE

Triggerpunkte in den Hamstrings bilden sich häufig durch falsches Dehnen vor und nach dem Sport. Es ist sehr wichtig, die Dehntechniken zu perfektionieren. Bälle und Schaumstoffrollen können zu Hause gut helfen, Schmerzen und Steifheit zu verbessern.

RAT
Regelmäßige Dehnübungen mit Hitze und/oder Wärme durchführen. Vor dem Sport aufwärmen, nach dem Sport abkühlen. Heiß duschen/baden. Position des Autositzes überprüfen. Arbeitshaltung überprüfen. Haltung beim Radfahren überprüfen.

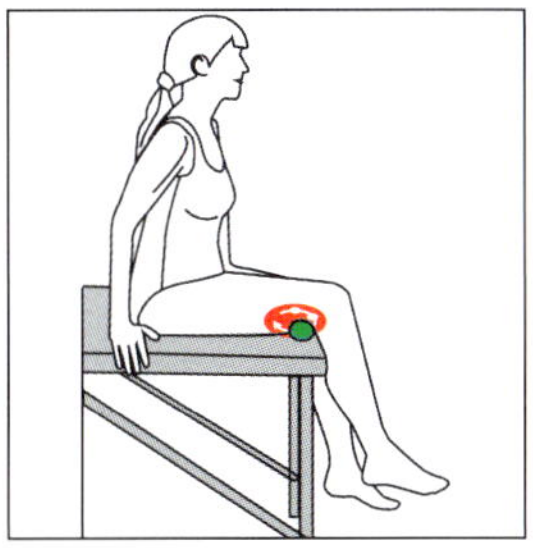

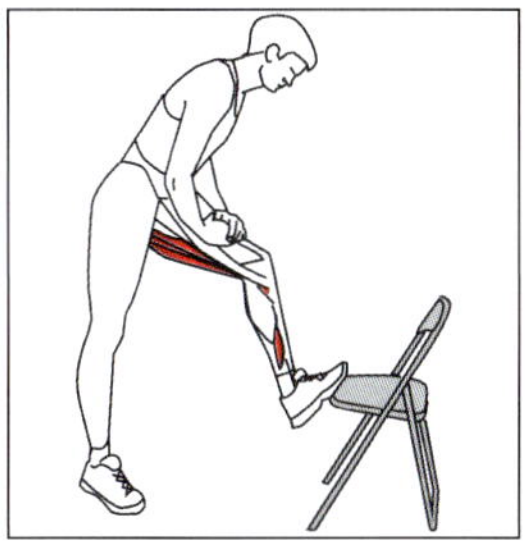

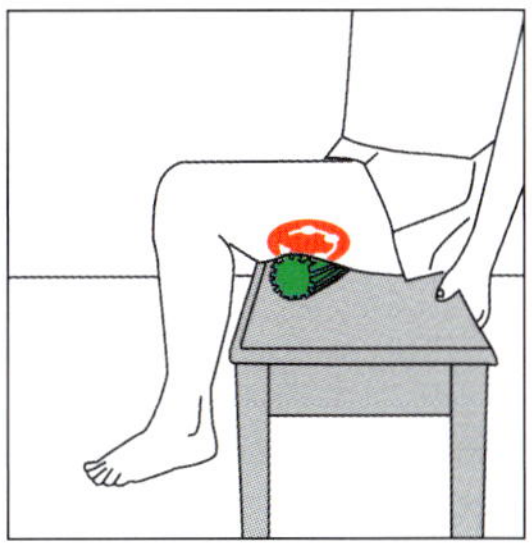

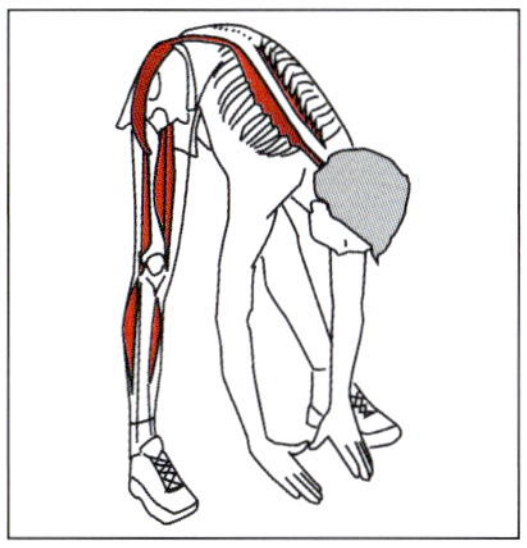

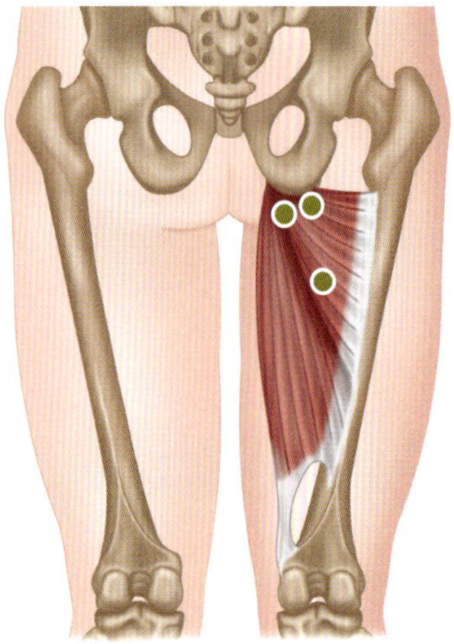

M. adductor magnus, Ansicht von vorne

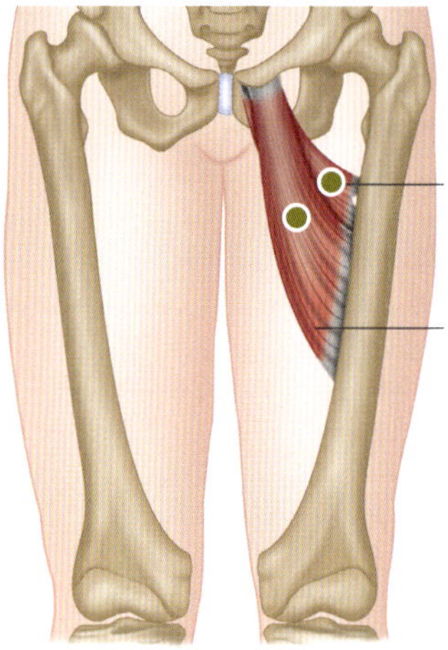

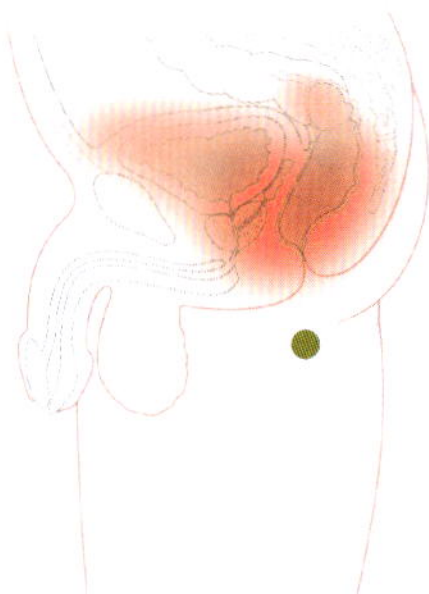

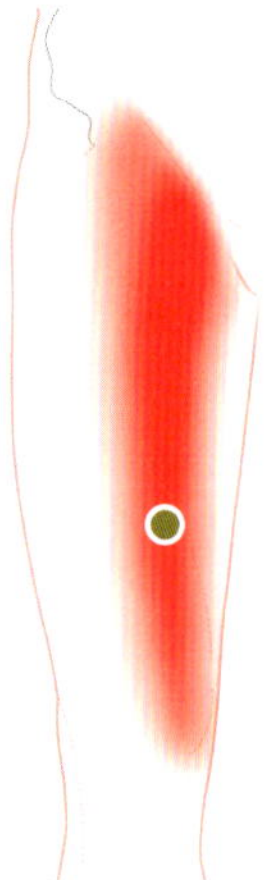

Schmerzübertragungsmuster für Triggerpunkte im oberen Anteil des M. adductor magnus

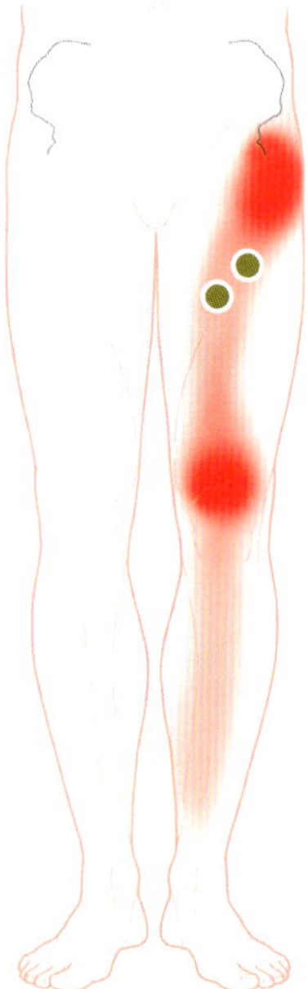

M. adductor brevis und M. adductor longus

Lateinisch *adducere*, heranführen; *magnus*, groß; *brevis*, kurz; *longus*, lang

Der M. adductor magnus ist der größte Muskel der Adduktorengruppe, die auch den M. adductor brevis und den M. adductor longus umfasst. Der M. adductor longus liegt von den drei Muskeln am weitesten vorne. Der M. adductor brevis liegt vor dem M. adductor magnus. Der seitliche Rand der oberen Fasern des M. adductor longus bildet den medialen Rand des Trigonum femorale oder Scarpa-Dreiecks (der M. sartorius bildet dessen seitliche Grenze, das Ligamentum inguinale den oberen Rand).

URSPRUNG

Vorderer Teil des Os pubis (Ast). Der M. adductor magnus entspringt zudem am Tuber ischiadicum.

ANSATZ

Gesamte Länge der Oberschenkelinnenseite, von der Hüfte bis zum Knie.

FUNKTION

Adduktion und Außenrotation des Hüftgelenks. Die Mm. adductor longus/brevis beugen auch den gestreckten Femur und strecken den gebeugten Femur.

INNERVATION

M. adductor magnus: Hinterer Anteil des Nervus obturatorius L2, **3**, **4**. Tibialer Anteil des Nervus ischiadicus, L**4**, 5, S1.
M. adductor brevis: Vorderer Anteil des N. obturatorius (L2-L4). Manchmal innerviert der hintere Anteil ebenfalls einen Muskelzweig.
M. adductor longus: Vorderer Anteil des N. obturatorius, L**2**, 3, **4**.

GRUNDBEWEGUNG

Beispiel: Mit dem zweiten Bein aus dem Auto aussteigen.

ÜBERTRAGENE SCHMERZEN

Es gibt mehrere Zonen für übertragenen Schmerz: (1) Zwei Zonen sind um die vordere Hüfte (5–8 cm) und über dem Knie (5–8 cm) lokalisiert. (2) Gesamter Oberschenkel anteromedial vom Lig. inguinale bis zum medialen Kniegelenk. (3) Oberschenkel medial von Hüfte bis Knie.

ÜBERSICHT

INDIKATIONEN

Tiefer Schmerz im Oberschenkel medial, steife Hüfte/steifes Bein bei Abduktion, Schmerzen bei Belastung/drehende Hüfte, »knackende« Hüfte, heißer/stechender Schmerz unter dem Oberschenkel, Leistenzerrung, Reha nach Hüftgelenksersatz/-fraktur, renale tubuläre Azidose, geschwollene Beine, Osteoarthritis der Hüfte.

URSACHEN

Beinschiene/Bein in Gips, Probleme von Fuß/Sprunggelenk, plötzliche Überbelastung durch Gymnastik, Verletzung durch Sport, Sitzen mit übergeschlagenen Beinen.

DIFFERENTIALDIAGNOSE

Knöcherner Ausriss. Dysfunktion der Symphysis pubica. Neuropathie. Lymphadenopathie. Hernie. Knieschmerzen (mechanische). Osteoarthritis der Hüfte. Schenkelhernie.

VERBINDUNGEN

M. pectineus, M. vastus medialis,
M. iliopsoas, M. vastus lateralis,
M. sartorius (unteres Ende).

MANUELLE TECHNIKEN

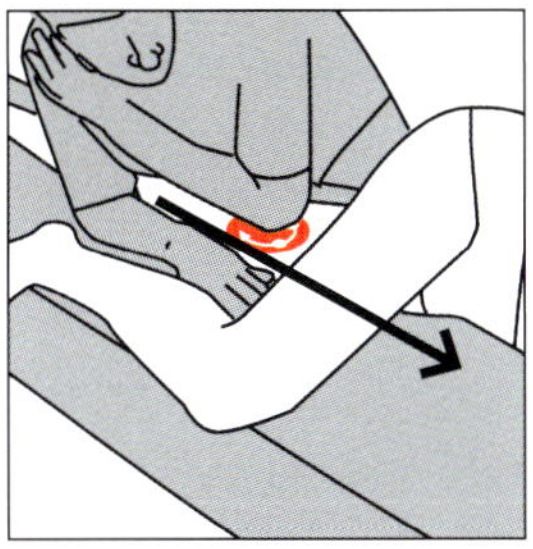

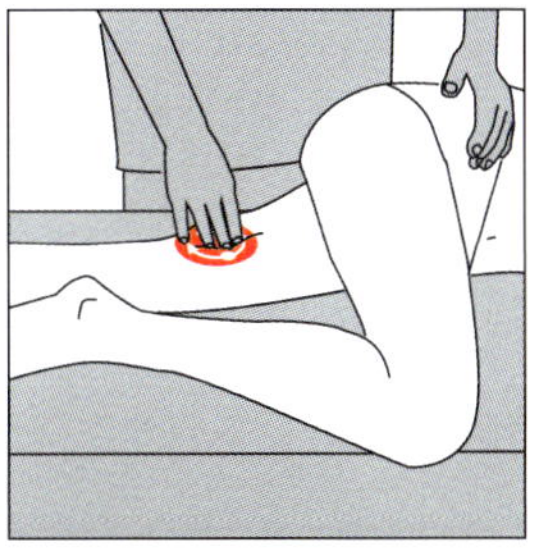

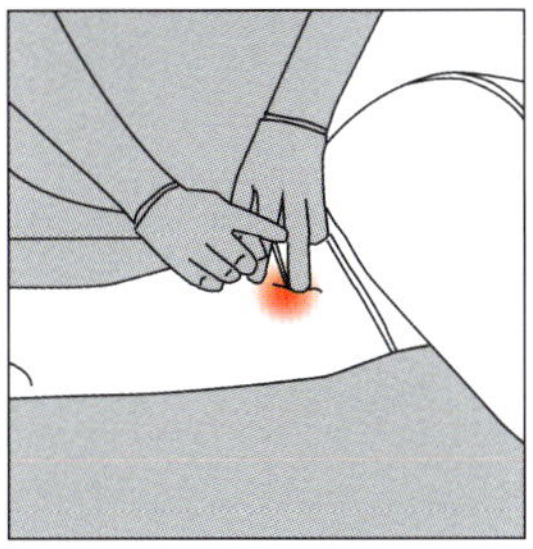

✓		Sprühen und Dehnen
✓		Trockenes Nadeln
✓	✓	Tiefe Streichmassage
✓	✓	Kompressionstechnik
✓	✓	Muskelenergietechnik
✓	✓	Positional-Releasetechnik
✓		Injektionen

Postisometr. Relaxationstechnik (PIR)
Indikationen: Subakute bis chronische Zustände
- Identifizieren Sie den Triggerpunkt.
- Bringen Sie den Patienten in eine bequeme Position, in der der betroffene Muskel (Gastmuskel) in die volle Dehnung kommen kann.
- Bitten Sie den Patienten, mit 10–25 % seiner Muskelkraft den betroffenen Muskel (Gastmuskel) zu seiner maximalen schmerzfreien Länge zu kontrahieren, während Sie für 3–10 Sekunden isometrischen Widerstand geben. Stabilisieren Sie den Körperteil, um eine Muskelverkürzung zu verhindern.
- Bitten Sie den Patienten, den Muskel zu entspannen oder »loszulassen«.
- Während dieser Relaxationsphase verlängern Sie vorsichtig den Muskel, indem Sie ihn bis zum Punkt des (passiven) Widerstands spannen – registrieren Sie jede Veränderung der Länge.
- Wiederholen Sie diese Übung mehrere Male (üblicherweise dreimal).

SELBSTHILFE

Wenden Sie direkten Fingerdruck an, verwenden Sie Bälle und/oder Thera Cane.

RAT

Ändern Sie Ihre Aktivitäten, bis der Triggerpunkt zurückgeht. Üben Sie zu Hause ein Dehnprogramm aus. Vermeiden Sie Überanstrengung bei der Gymnastik. Prüfen Sie Gewohnheitshaltungen. Prüfen Sie Ihre Skifahr-/Radfahrtechnik. Vitamin-/Mineralstoffmangel abklären.

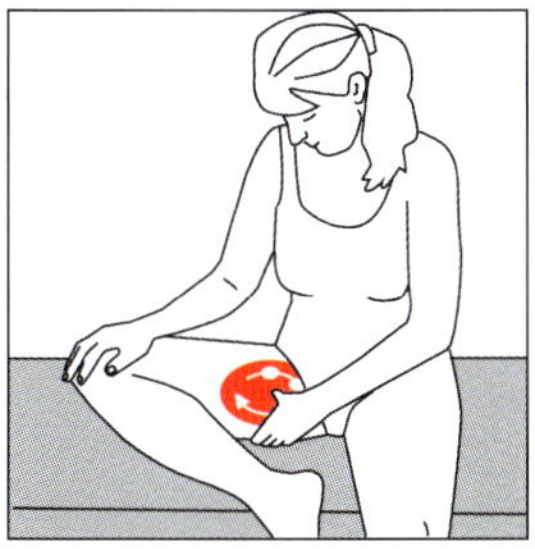

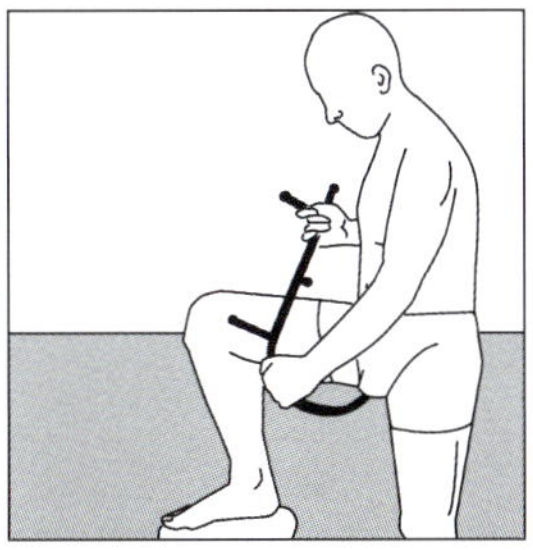

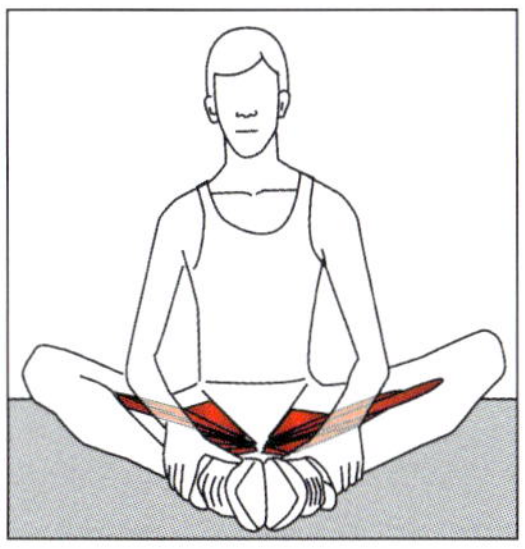

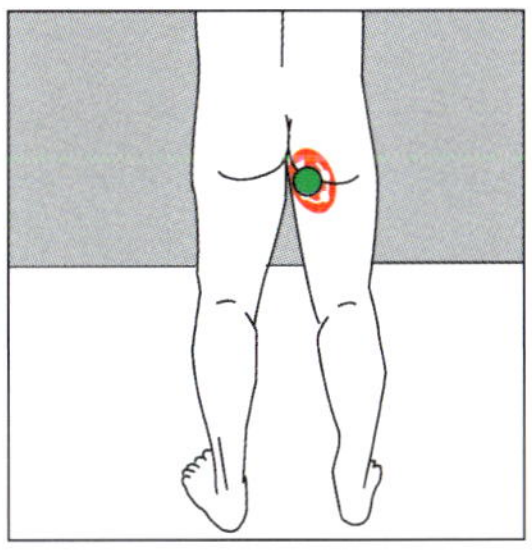

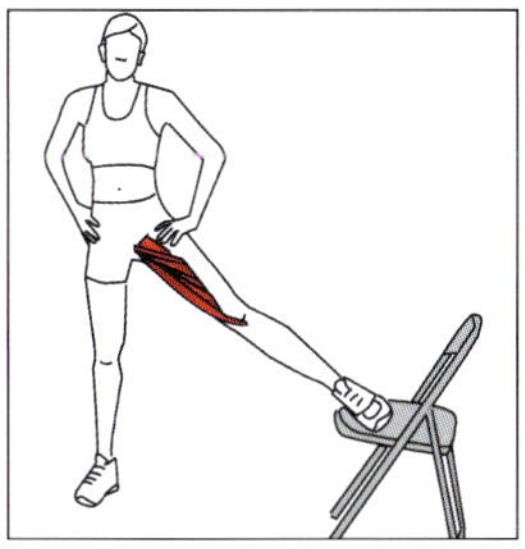

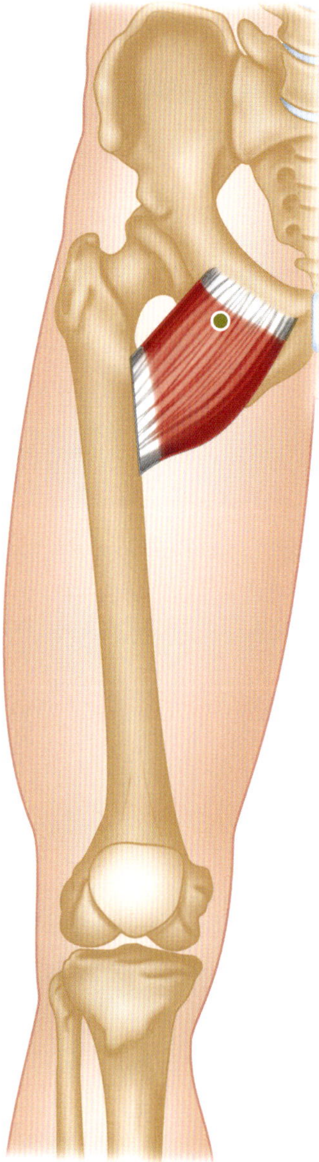

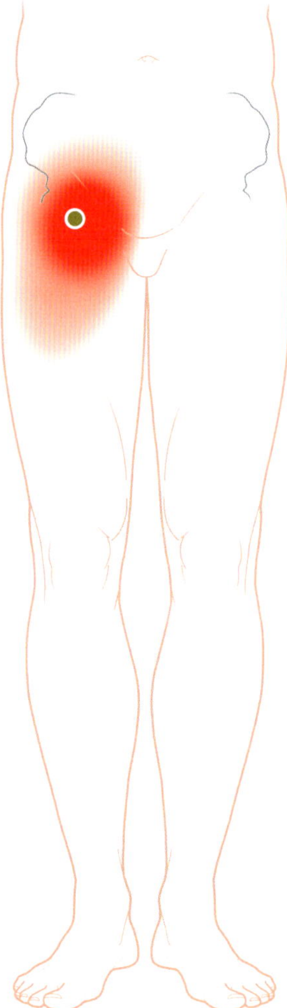

Lateinisch *pectinatus*, kammförmig

Der M. pectineus liegt zwischen dem M. psoas major und dem M. adductor longus.

URSPRUNG
Pecten ossis pubis, zwischen Eminentia iliopubica (iliopectinea) und Tuberculum pubicum.

ANSATZ
Linea pectinea, vom Trochanter minor bis zur Line aspera des Femur.

FUNKTION
Adduktion des Hüftgelenks. Beugt das Hüftgelenk.

INNERVATION
Nervus femoralis, L**2**, **3**, **4**.
Gelegentlich durch einen zusätzlichen Ast vom N. obturatorius, L3.

GRUNDBEWEGUNG
Beispiel: Gehen auf einer geraden Linie.

ÜBERTRAGENE SCHMERZEN
8–12 cm große Zone starker Schmerzen in der Leiste mit diffuserer Ausstrahlung in einen ovalen Bereich Richtung Oberschenkel anteromedial.

ÜBERSICHT

INDIKATIONEN
Anhaltende »innere« Schmerzen in der Leiste, Leistenzerrung, Hüftschmerzen, Reha nach Hüftgelenksersatz/nach Hüftfraktur, Schwangerschaft, post partum, Schmerzen beim Geschlechtsverkehr/Übungen mit Hüftadduktion (Gymnastik), Osteoarthritis der Hüfte.

URSACHEN
Beinschiene/Bein in Gips, Probleme von Fuß/Sprunggelenk, plötzliche Überbelastung durch Gymnastik, Verletzung durch Fußball/Eislaufen, Reiten, Skifahren, Sitzen mit übergeschlagenen Beinen.

DIFFERENTIALDIAGNOSE
Leistenhernie. Schenkelhernie. Lymphadenopathie. Meralgia paresthetica. Lumbale Radikulopathie. Vaskuläre Insuffizienz.

VERBINDUNGEN
Mm. adductor longus/brevis, M. iliopsoas, Beinlängendifferenz.

MANUELLE TECHNIKEN

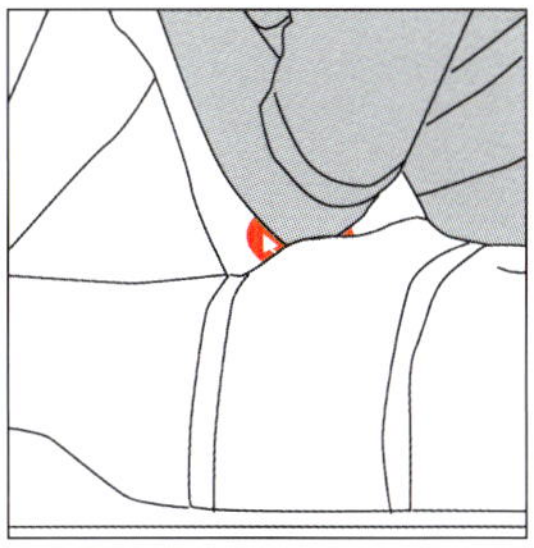

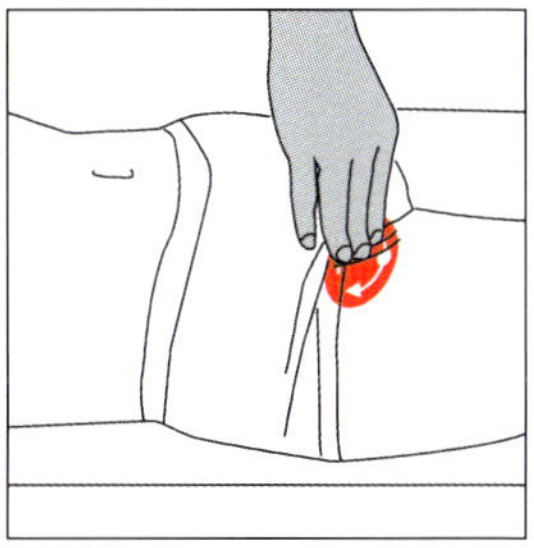

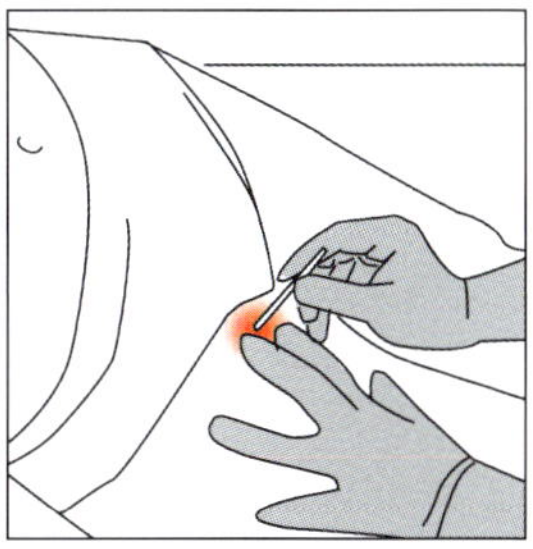

✓		Sprühen und Dehnen
✓		Trockenes Nadeln
✓		Tiefe Streichmassage
✓	✓	Kompressionstechnik
✓	✓	Muskelenergietechnik
✓	✓	Positional-Releasetechnik
✓		Injektionen

Postisometr. Relaxationstechnik (PIR)
Indikationen: Subakute bis chronische Zustände
- Identifizieren Sie den Triggerpunkt.
- Bringen Sie den Patienten in eine bequeme Position, in der der betroffene Muskel (Gastmuskel) in die volle Dehnung kommen kann.
- Bitten Sie den Patienten, mit 10–25 % seiner Muskelkraft den betroffenen Muskel (Gastmuskel) zu seiner maximalen schmerzfreien Länge zu kontrahieren, während Sie für 3–10 Sekunden isometrischen Widerstand geben. Stabilisieren Sie den Körperteil, um eine Muskelverkürzung zu verhindern.
- Bitten Sie den Patienten, den Muskel zu entspannen oder »loszulassen«.
- Während dieser Relaxationsphase verlängern Sie vorsichtig den Muskel, indem Sie ihn bis zum Punkt des (passiven) Widerstands spannen – registrieren Sie jede Veränderung der Länge.
- Wiederholen Sie diese Übung mehrere Male (üblicherweise dreimal).

SELBSTHILFE

Wenden Sie direkten Fingerdruck an, setzen Sie Bälle und/oder Thera Cane ein.

RAT
Ändern Sie Ihre Aktivitäten, bis der Triggerpunkt zurückgeht. Vermeiden Sie wiederholte Hüftadduktion/Hüftbeugung wie bei Yogastellungen (Lotussitz). Vermeiden Sie Sitzen mit übergeschlagenen Beinen.

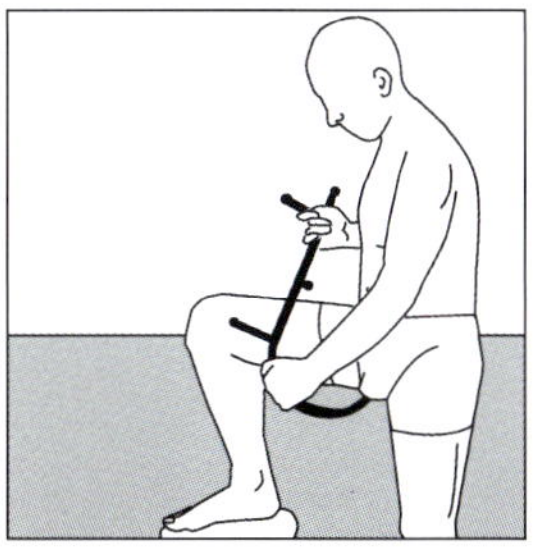

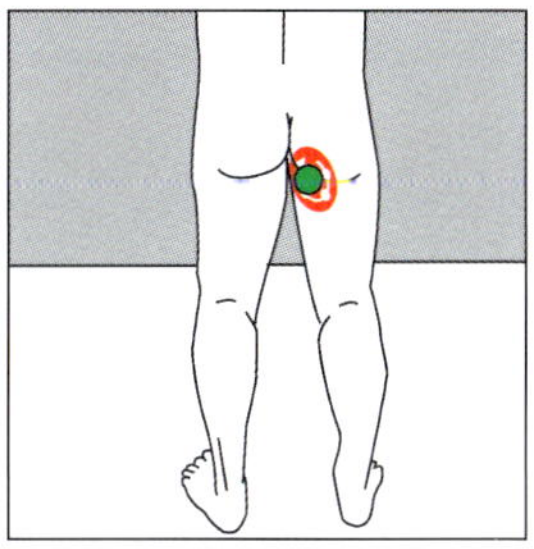

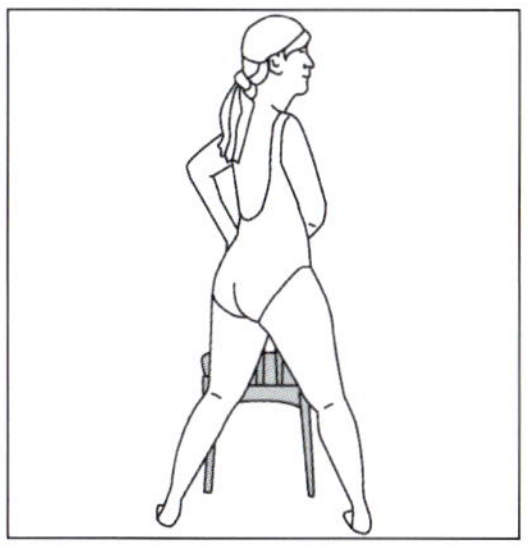

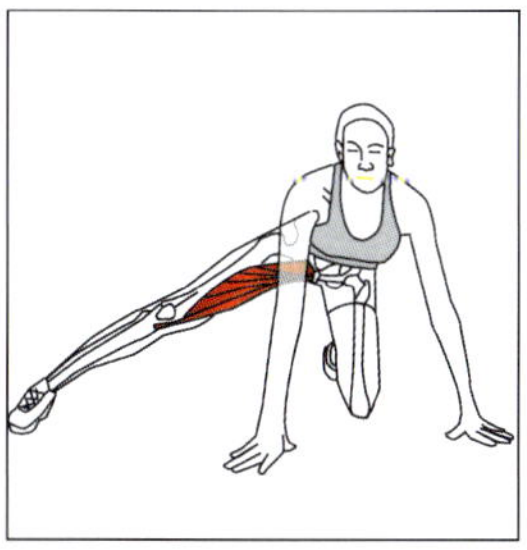

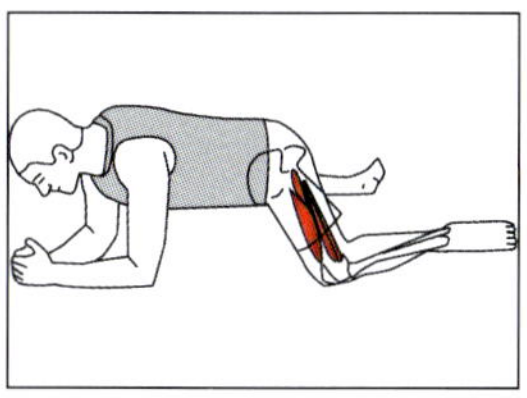

MUSCULUS SARTORIUS

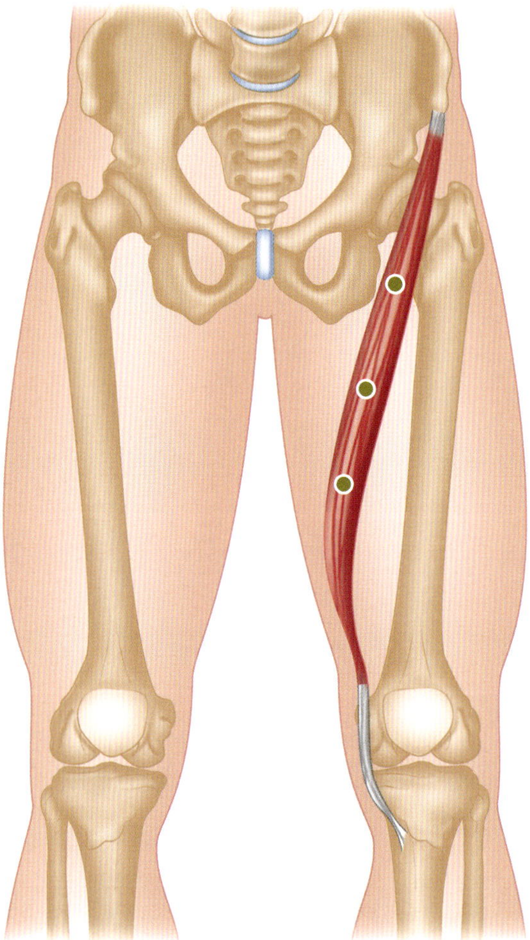

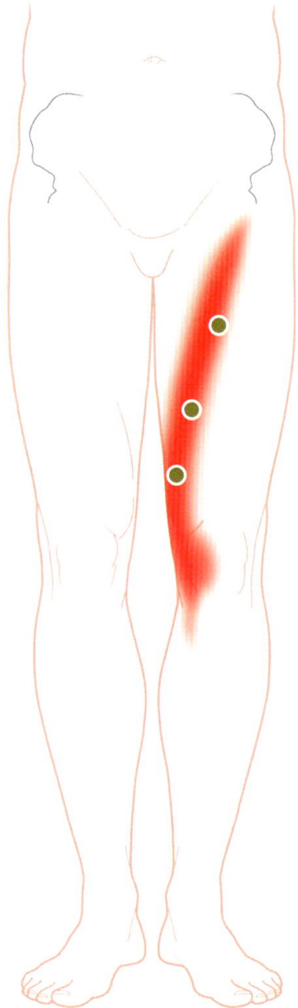

Lateinisch *sartor*, Schneider

Der M. sartorius ist der am weitesten oberflächliche Muskel des vorderen Oberschenkels und auch der längste Muskelstreifen im Körper. Der mediale Rand des oberen Drittels dieses Muskels bildet die seitliche Grenze des Trigonum femorale (der M. adductor longus bildet dessen mediale und das Ligamentum inguinale dessen obere Grenze). Der M. sartorius hat die Funktion, die Beine in den Schneidersitz zu bringen (daher der lateinische Name).

URSPRUNG

SPIAI (Spina iliaca anterior-inferior) und Bereich unmittelbar darunter.

ANSATZ

Oberer Teil der medialen Fläche der Tibia, nahe am vorderen Rand.

FUNKTION

Beugt das Hüftgelenk (damit hilft der Muskel, das Bein beim Gehen und Laufen nach vorne zu bringen). Bewirkt eine Außenrotation und Abduktion im Hüftgelenk. Beugt das Kniegelenk. Hilft nach Beugung bei der Innenrotation des Schienbeins über dem Oberschenkelknochen. Diese Funktionen können zusammengefasst werden in der Aussage, dass der Muskel die Ferse auf das Knie des gegenüberliegenden Beins hebt.

INNERVATION

Zwei Äste des Nervus femoralis, L**2**, **3**, (4).

GRUNDBEWEGUNG

Beispiel: Mit übergeschlagenen Beinen sitzen.

ÜBERTRAGENE SCHMERZEN

Diffuses Kribbeln von der SPIAI anteromedial, mehr in der Mitte, über den Oberschenkel zur Innenseite des Kniegelenks.

ÜBERSICHT

INDIKATIONEN
Schmerzen vorne im Oberschenkel, stechender/kribbelnder Schmerz von der Hüfte bis zum medialen Knie, Schmerzen nach einem Sturz mit Verdrehung.

URSACHEN
Gang-/Haltungsprobleme, plötzliche Überbelastung durch Gymnastik, Verletzung beim Fußball/Eislaufen, Reiten, Skifahren, Sturz.

DIFFERENTIALDIAGNOSE
Meralgia paresthetica. Kniegelenkspathologie. Lumbale Radikulopathie. Inguinale Lymphadenopathie. Gefäßpathologie. Inguinale und/oder femorale Hernie.

VERBINDUNGEN
M. vastus medialis, M. biceps femoris, M. gracilis, M. pectineus, TFL.

MANUELLE TECHNIKEN

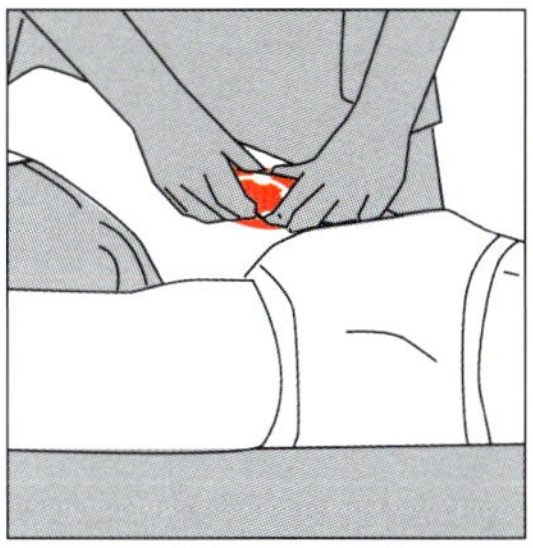

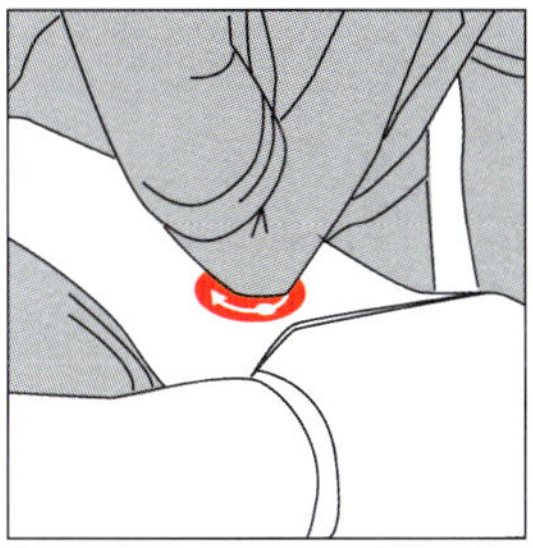

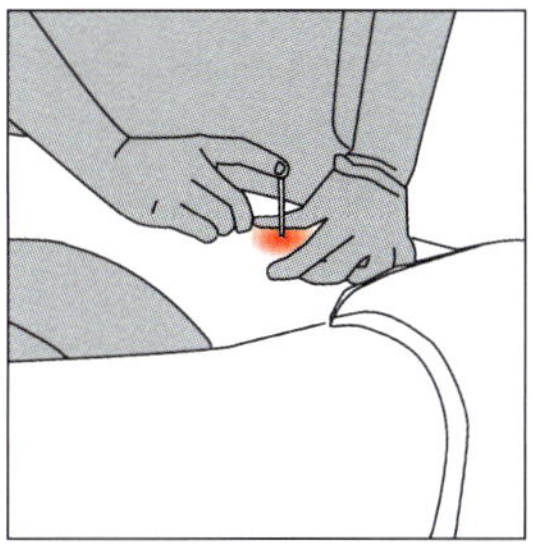

✓	✓	Sprühen und Dehnen
✓	✓	Trockenes Nadeln
✓	✓	Tiefe Streichmassage
✓	✓	Kompressionstechnik
✓	✓	Muskelenergietechnik
✓	✓	Positional-Releasetechnik
✓	✓	Injektionen

(Inhibitions-)Kompressionstechnik
- Identifizieren Sie den Triggerpunkt.
- Bringen Sie den Patienten in eine bequeme Position, in der der betroffene Muskel (Gastmuskel) in die volle Dehnung kommen kann.
- Üben Sie einen vorsichtigen, allmählich zunehmenden Druck auf den Triggerpunkt aus, während Sie den betroffenen Muskel (Gastmuskel) verlängern, bis Sie an eine palpable Barriere kommen. Der Patient sollte das als unangenehm, aber nicht als schmerzhaft empfinden.
- Üben Sie anhaltenden Druck auf, bis Sie spüren, dass der Triggerpunkt weicher wird. Das kann wenige Sekunden bis mehrere Minuten lang dauern.
- Wiederholen Sie den Vorgang, verstärken Sie dabei den Druck auf den Triggerpunkt, bis Sie an die nächste Barriere kommen etc.
- Für ein (noch) besseres Ergebnis können Sie versuchen, während der Wiederholungen die Richtung des Drucks zu ändern.

SELBSTHILFE

Selbstmassage kann die beste Option sein, da der Bereich oft schmerzhaft und empfindlich ist. Sorgen Sie dafür, dass es zu keiner Ekchymose kommt, wenn Sie blutverdünnende Medikamente einnehmen.

RAT
Prüfen Sie Gang und Haltung. Vermeiden Sie langes Sitzen mit übergeschlagenen Beinen. Prüfen Sie Ihre Gewohnheitshaltungen. Der Muskel kann als Folge von Übergewicht und/oder durch Sport überaktiv sein (z.B. Laufen mit auswärts gedrehtem Fuß). Dehnübungen machen. Ein Kissen zwischen die Knie legen.

SELBSTHILFETECHNIK
1. Den Muskel identifizieren.
2. Am Oberschenkel innen beginnend den Muskel mit Gleit-/Streichmassage nach unten durcharbeiten, bis Sie den Triggerpunkt finden.
3. Anhaltenden Druck ausüben, bis der Triggerpunkt nachgibt.
4. Die Streichmassage fortführen bis zum Knieansatz des Muskels.

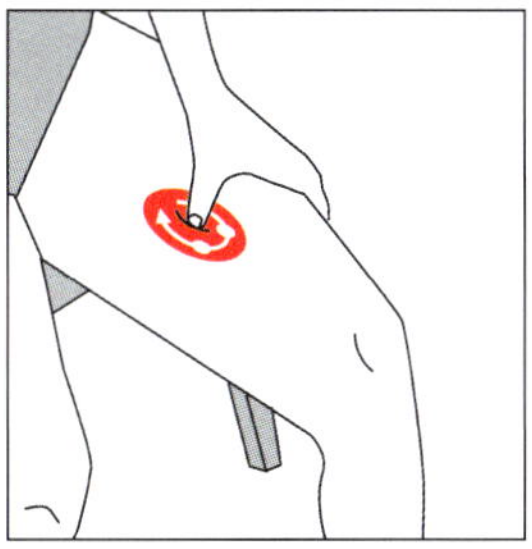

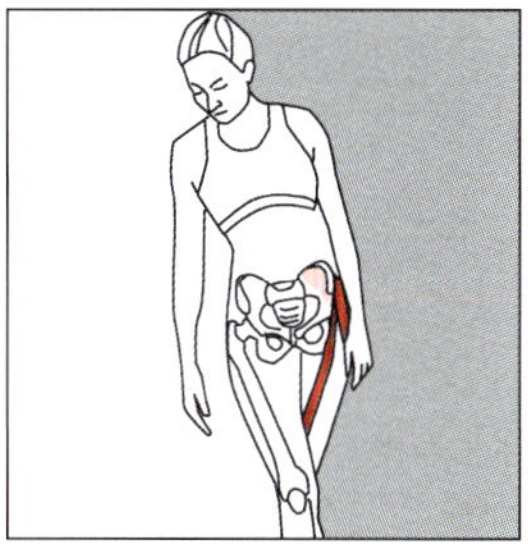

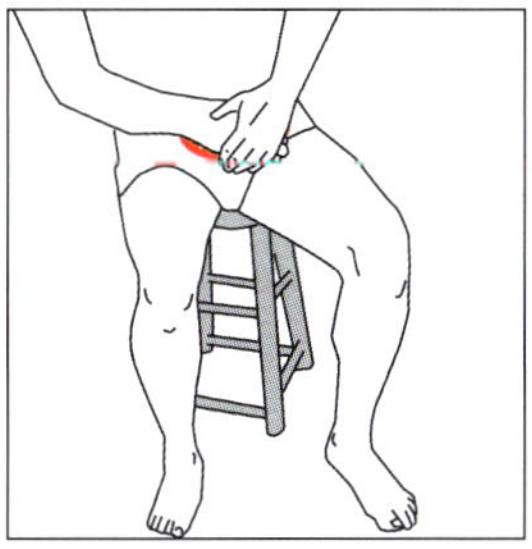

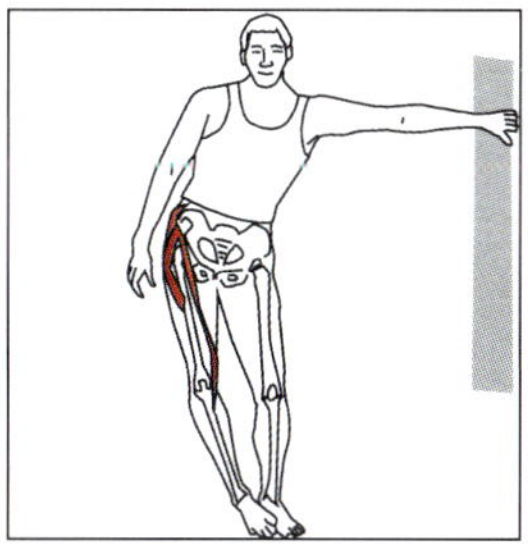

MUSCULUS QUADRICEPS

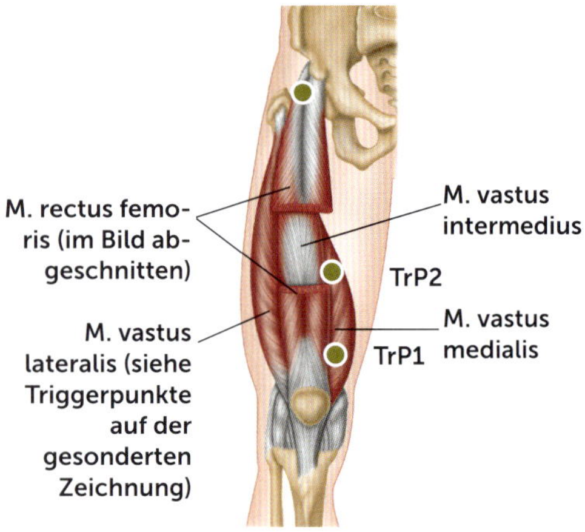

Ansicht von vorne

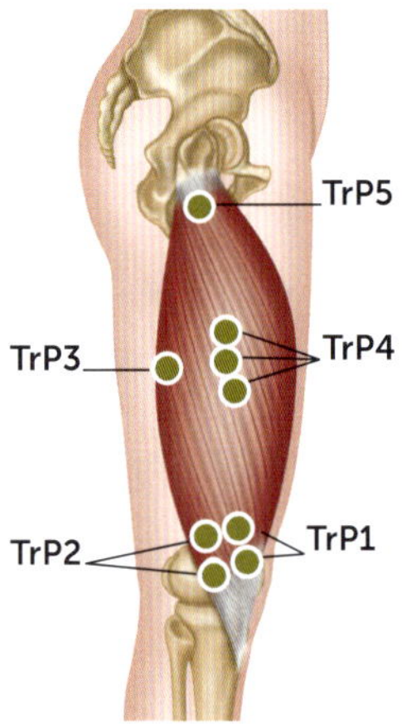

Um an die Triggerpunkte TrP1 zu kommen, müssen Sie die Kniescheibe verschieben

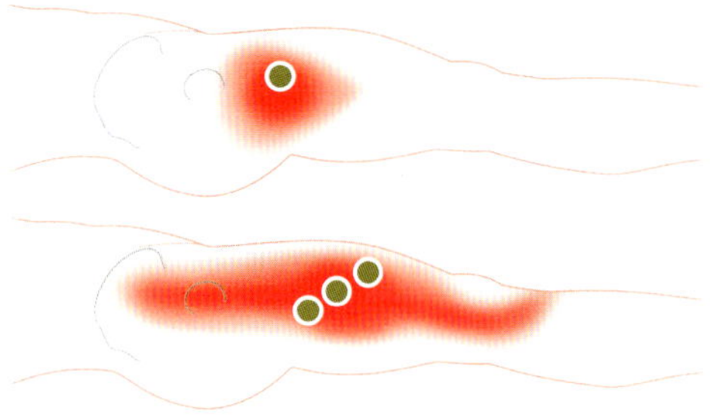

M. vastus lateralis

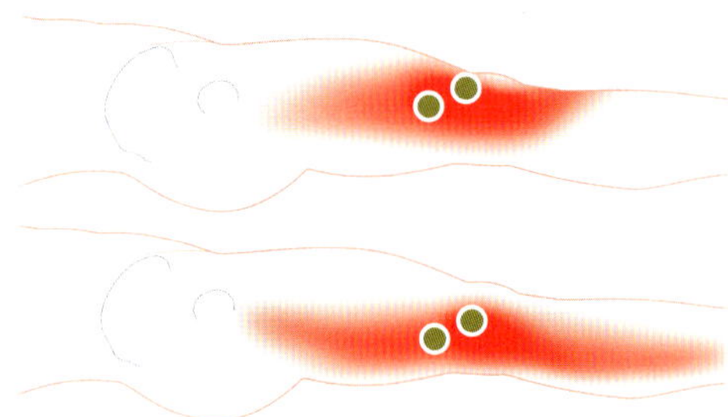

M. vastus lateralis

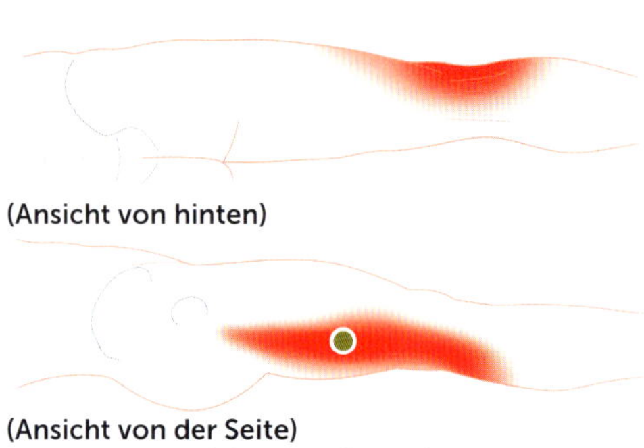

M. vastus lateralis

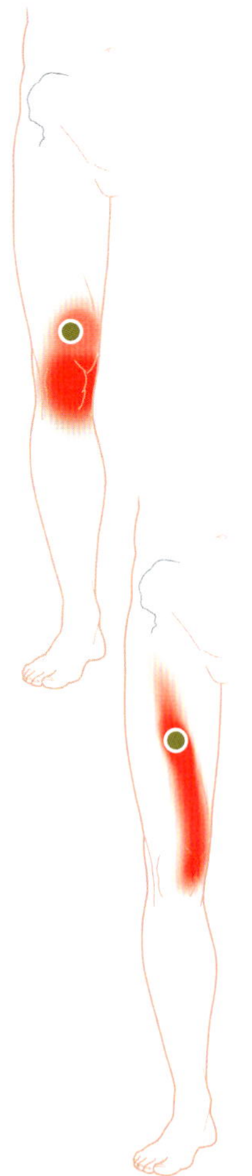

M. vastus medialis

Lateinisch *quadriceps*, vierköpfig; *rectus*, gerade; *femoris*, vom Oberschenkel; *vastus*, groß oder weit; *lateralis*, zur Seite gehörend; *medialis*, in der Mitte; *intermedius*, dazwischenliegend

Dazu gehören: M. rectus femoris, M. vastus lateralis, M. vastus medialis und M. vastus intermedius. Alle vier Anteile des Quadriceps kreuzen das Kniegelenk, der M. rectus femoris ist jedoch der einzige, der an zwei Köpfen entspringt und auch das Hüftgelenk kreuzt. Der M. quadriceps streckt das Knie beim Aufstehen aus dem Sitzen, beim Gehen und Klettern. Die Mm. vasti als Gruppe kontrollieren die Bewegung des Hinsetzens.

URSPRUNG

Vastus-Gruppe: Obere Hälfte des Femurschaftes.
M. rectus femoris: Vorderer Teil des Iliums. Bereich über der Hüftgelenkspfanne.

ANSATZ

Patella (Kniescheibe), anschließend über das Ligamentum patellae in den oberen vorderen Teil der Tibia (Tuberositas tibiae).

FUNKTION

Vastus-Gruppe: Streckt das Kniegelenk.
M. rectus femoris: Streckt das Kniegelenk und beugt das Hüftgelenk (besonders in Kombination wie beim Kicken eines Balls).
Antagonisten: Hamstrings.

INNERVATION

Nervus femoralis, L2, 3, 4.

GRUNDBEWEGUNG

Beispiele: Treppen hinaufgehen, Radfahren.

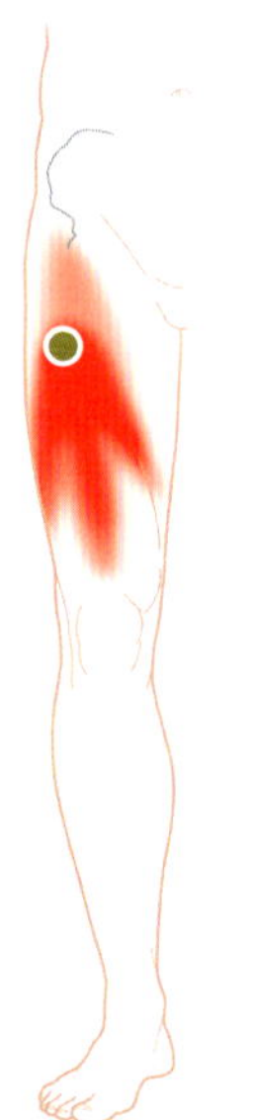

M. vastus intermedius

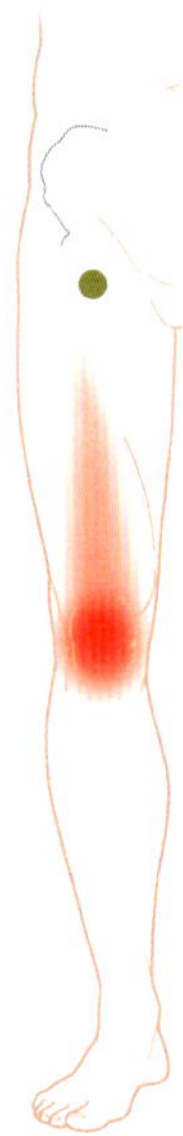

M. rectus femoris

ÜBERTRAGENE SCHMERZEN

Schmerzen vorne, medial und/oder lateral im Oberschenkel. Der M. vastus lateralis hat viele Schmerzübertragungspunkte.

ÜBERSICHT

INDIKATIONEN

Schmerzen/Schwäche im Oberschenkel, »Nachgeben« des Knies, nächtlicher Schmerz, Schmerzen bei der Kniestreckung, nach Hüftfraktur/Oberschenkelfraktur und Schienung, vermindertes »Gleiten« im Femoropatellargelenk, Schmerzen bei Belastung, unerklärliche Knieschmerzen bei jungen Menschen, Schmerzen/Schwäche beim Treppehinuntergehen (M. rectus femoris), »zahnschmerzähnlicher Schmerz« in Kniegelenksnähe und »Wölbung« des Knies (Mm. vastus medialis/intermedius), Probleme mit dem Gleiten der Kniescheibe – Chondropathia patellae (M. vastus lateralis), Springer-/Läuferknie, Restless-Legs-Syndrom, Meniskusschmerzen.

URSACHEN

Probleme mit den Hamstrings, Überlastung bei Sport/Gymnastik oder falsche Technik (Skifahren, Fußball, Kniebeugen), schlechte Biomechanik von Fuß/Sprunggelenk, zu langer Druck auf dem Schoß.

DIFFERENTIALDIAGNOSE

Syndrom des Tractus iliotibialis (Obers-Syndrom), Dysfunktion des Femoropatellargelenks, Verletzung der M. quadriceps-Verlängerung, Tendinitis, lumbale Radikulopathie, Pathologie des N. femoralis, Knieprobleme/-dysfunktion (mehrfach gefiederter Muskel).

VERBINDUNGEN

M. iliopsoas, TFL, Glutealmuskulatur, M. sartorius.

MANUELLE TECHNIKEN

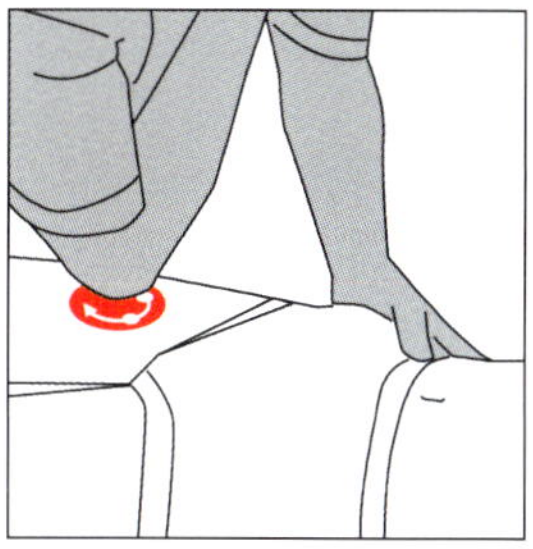

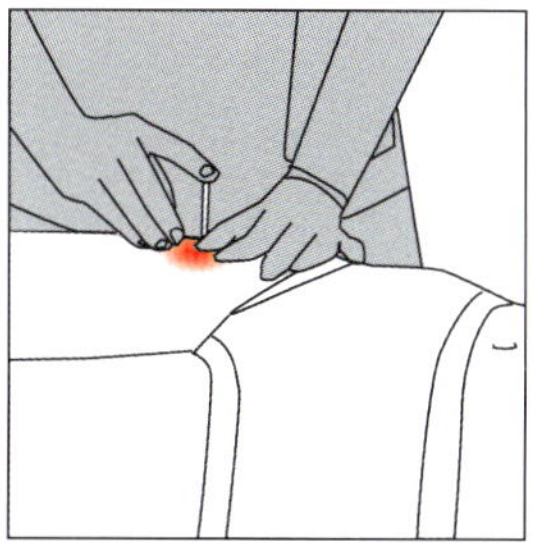

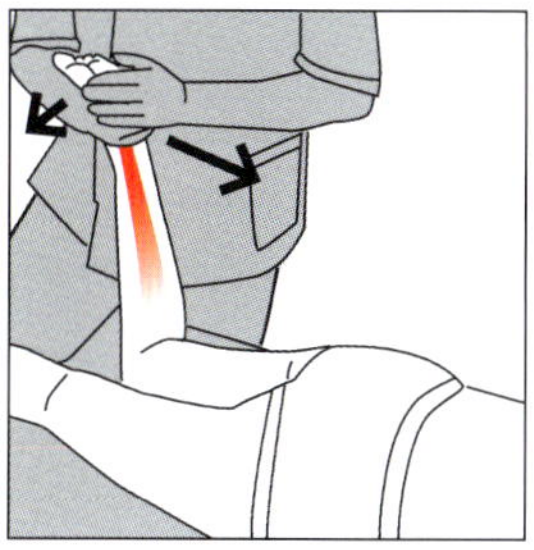

✓	✓	Sprühen und Dehnen
✓	✓	Trockenes Nadeln
✓	✓	Tiefe Streichmassage
✓	✓	Kompressionstechnik
✓	✓	Muskelenergietechnik
✓	✓	Positional-Releasetechnik
✓	✓	Injektionen

Contract-Relax, Antagonist Contract-Technik (CRAC)

Das ist eine Kombination aus PIR und RI.

- Den Agonisten anspannen.
- Entspannen.
- Den Antagonisten anspannen.
- Dehnen.
- Ursprünglich konzentrische Kontraktion des Agonisten und exzentrische Kontraktion des Antagonisten.
- Nun kann die isometrische Kontraktion ebenso einfach verwendet werden, insbesondere in schmerzhaften unangenehmen Bereichen.
- Dehnung über 15–30 Sekunden halten.
- Dreimal wiederholen

SELBSTHILFE

Bälle, Schaumstoffrollen oder Thera Cane sind gute Hilfsmittel zur Selbstmassage.

RAT

Auf richtige Hebetechnik achten. Tubigrip tragen (elastischer Schlauchverband). Längere Ruhigstellung vermeiden. Selbstdehnübungen durchführen. Gang und Haltung prüfen. Schwere »Kniebeugen« vermeiden. Feuchte Hitze, kaltes oder heißes Bad und Dehnen sind günstig. Beim Radfahren Pausen einlegen. Gewohnheitshaltungen im Sitzen vermeiden. Mit einem Kissen zwischen den Knien schlafen.

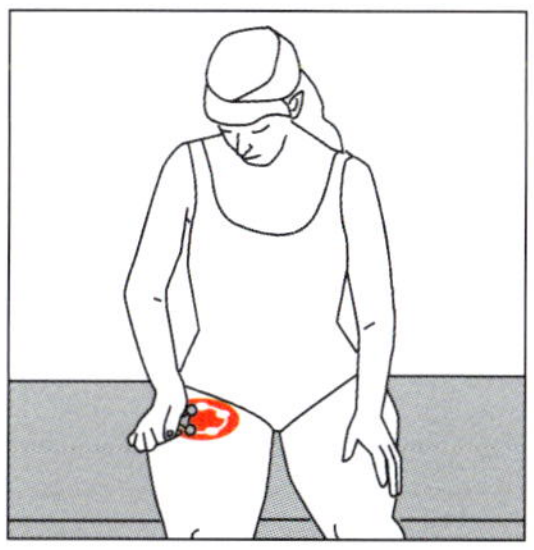

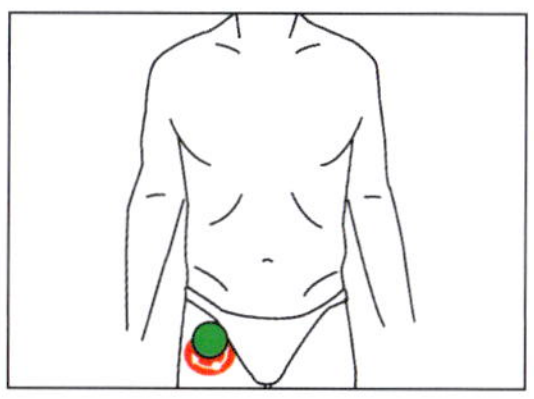

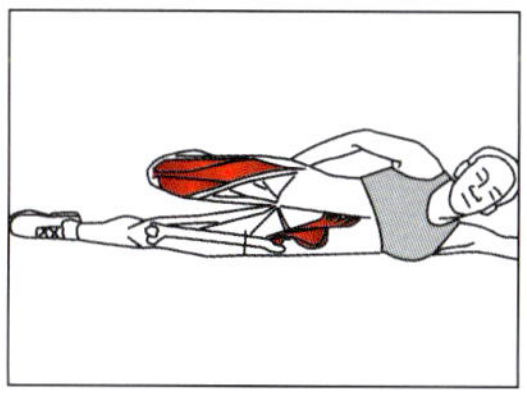

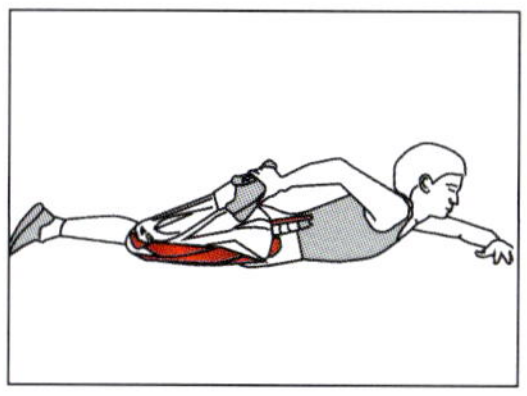

BECKENSCHMERZEN

INDIKATIONEN

Zu den Symptomen gehören Schmerzen beim Sex, Krämpfe oder stechende Schmerzen, Schwere- oder Druckgefühl im Becken, sehr starker ständiger Schmerz, intermittierender Schmerz, dumpfer Schmerz, Schmerzen bei der Darmentleerung und Dysmenorrhöe. Das Selbstmanagement und die Behandlung von Triggerpunkten können eine nützliche und nicht-invasive Intervention darstellen.

STEP 1 Studieren Sie die Anatomie und die Ausrichtung der Muskelfasern.

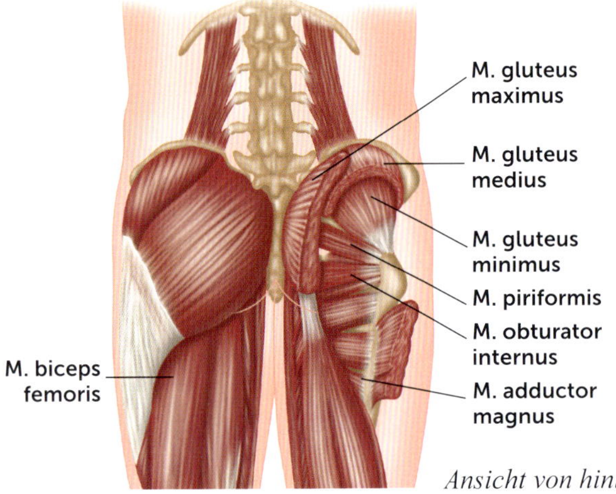

Ansicht von hinten

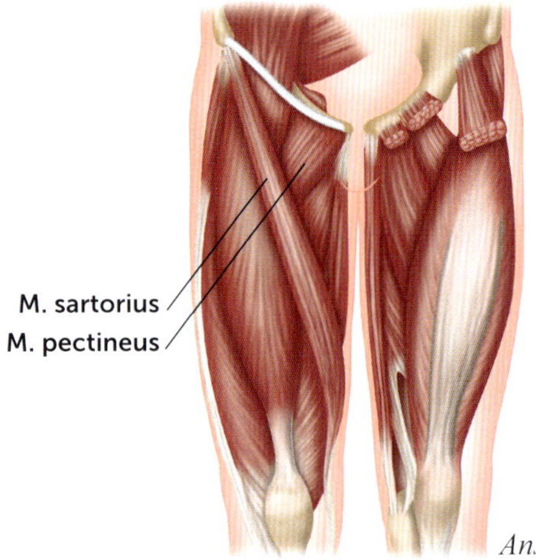

Ansicht von vorne

STEP 2 ICT in Bauchlage für:

Mm. gluteus maximus, medial unten, Mitte unten

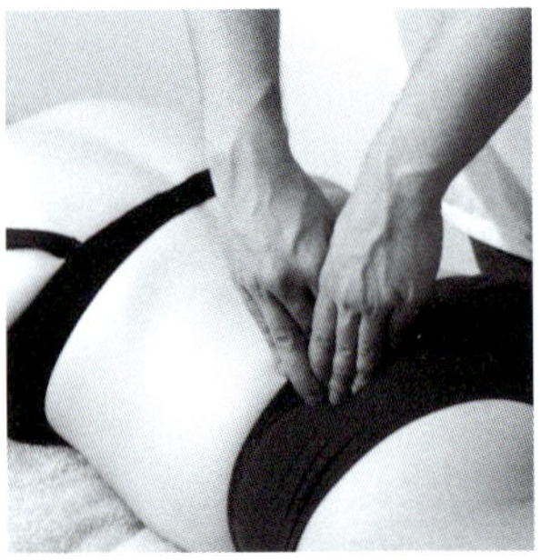

M. piriformis

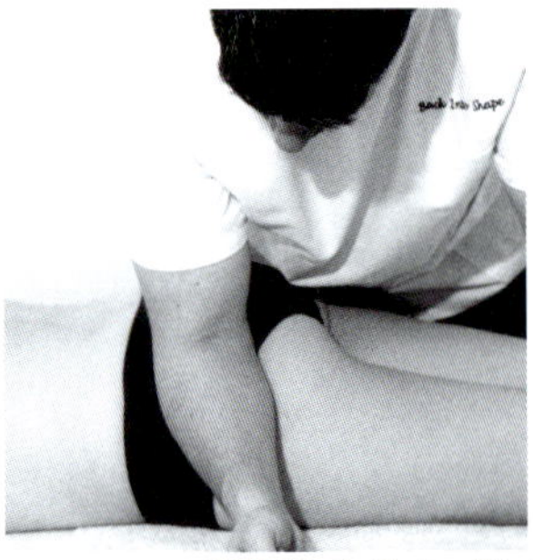

M. biceps femoris Ursprung

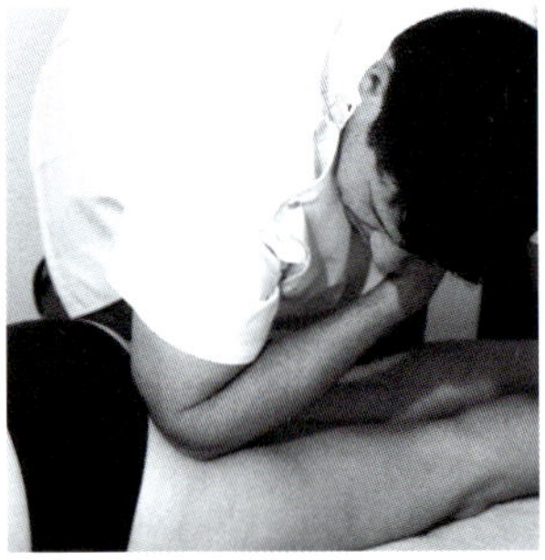

Spinalmuskeln
Beckenbodenmuskeln

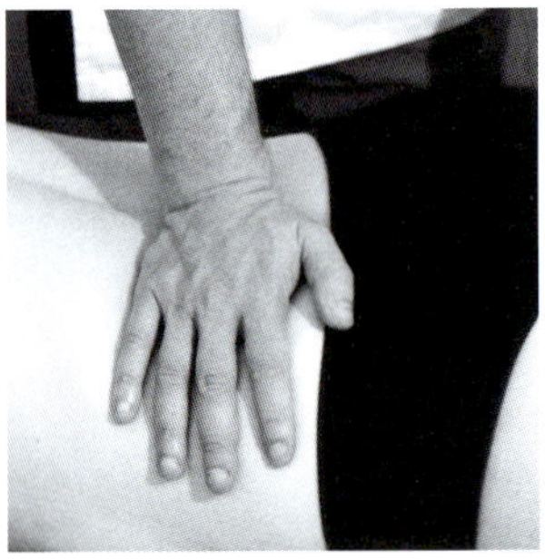

STEP 3 ICT in Seitlage für:
M. pectineus (auf der betroffenen Seite)
M. adductor magnus (Ursprung)

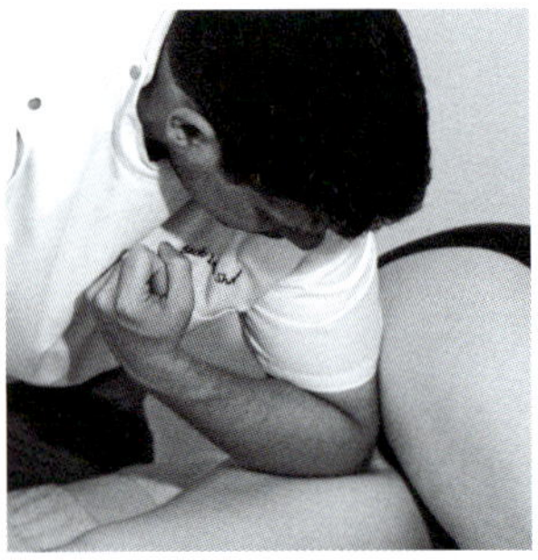

STEP 4 Gründliche ICT in Rückenlage für:

M. rectus abdominis (unterer Anteil) (STP) – siehe Diagramm
M. psoas major mit gebeugtem Knie auf derselben Seite
M. flexor digitorum brevis (Fußsohle)
Sartoriussehne (Ansatz)
Mm. obturator internus/externus (gebeugtes Knie)

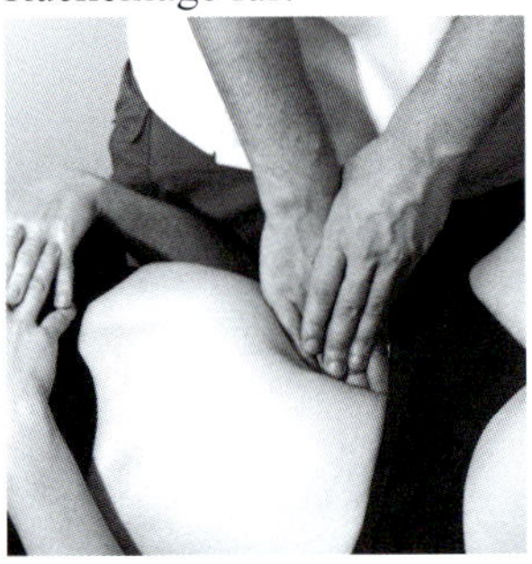

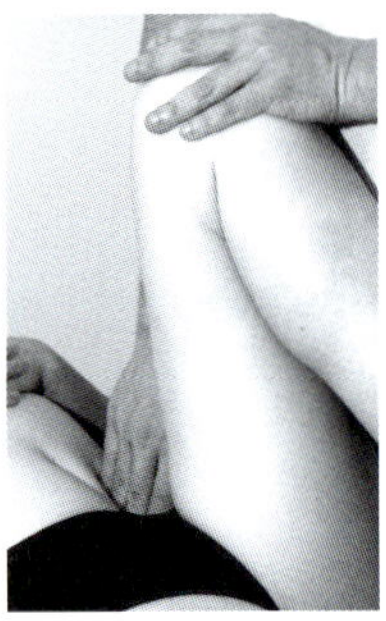

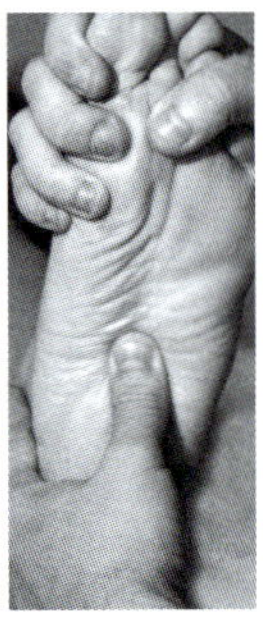

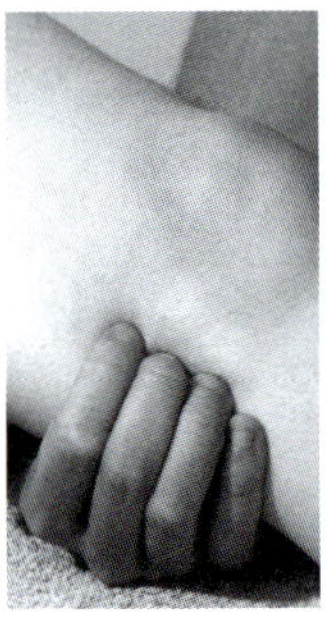

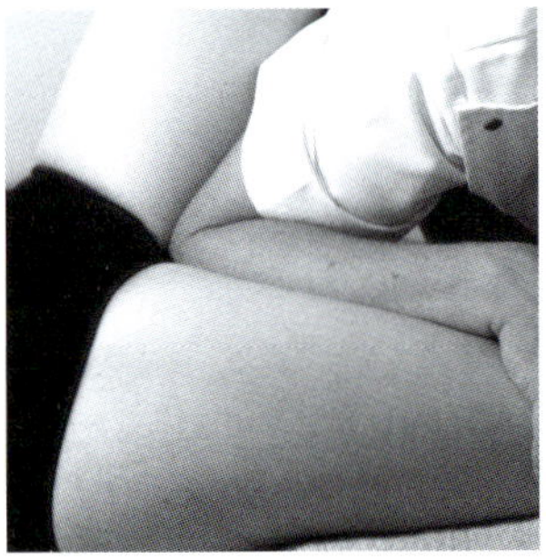

INDIKATIONEN

Die Anzeichen und Symptome für Knieprobleme können sich stark unterscheiden. Das Knie ist ein äußerst komplexes Gelenk, das viele Knochen, Gelenke und Weichteile umfasst. Bedenkt man zudem, wie stark das Knie im Lauf eines Lebens beansprucht wird und wie anfällig es für eine Reihe von Verletzungen und Erkrankungen ist, wird deutlich, dass das Knie oft eine Quelle für Schmerzen werden kann. Zu den häufigen Verletzungen zählen Bänderzerrungen, Meniskusschäden, Bursitis (Schleimbeutelentzündungen) und Sehnenverletzungen. Wichtig ist eine sorgfältige Untersuchung der Schmerzursache. Dennoch habe ich festgestellt, dass das folgende Behandlungsprotokoll für eine breite Palette von Knieproblemen äußerst wirksam ist.

STEP 1 Studieren Sie die Anatomie und die Ausrichtung der Muskelfasern.

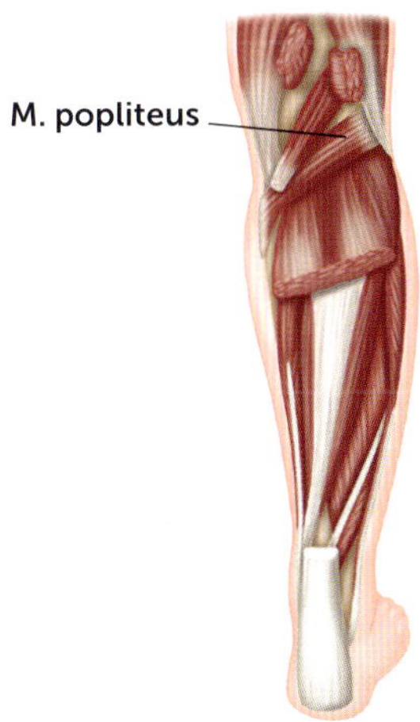

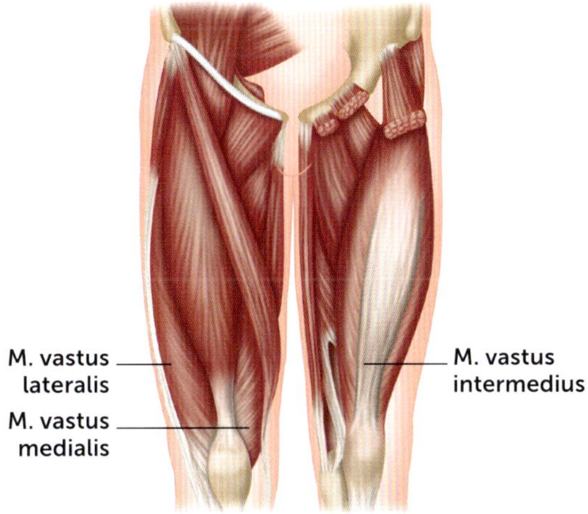

STEP 2 ICT in Bauchlage für:

M. popliteus

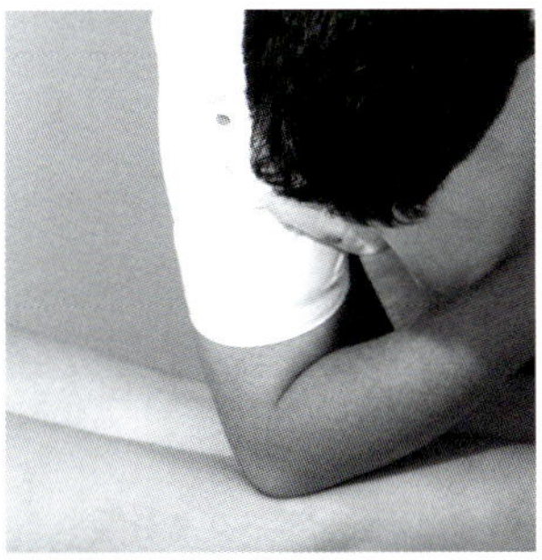

STEP 3 Ausgiebige tiefe Streichmassage für den Bereich, nur nach oben streichend.

STEP 4 Rückenlage. Mediales und laterales Aufklappen des Gelenkes, wobei das Knie in leichter Beugung ist.

Anschließend ICT für:
M. vastus medialis und/oder Ansatz des M. vastus lateralis
Verlängerung M. quadriceps – direkt oberhalb der Patella
Ligamentum patellae, direkt unterhalb der Patella (STP)

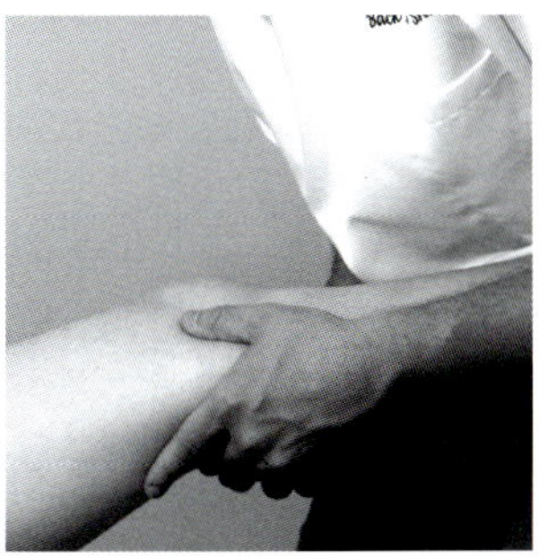

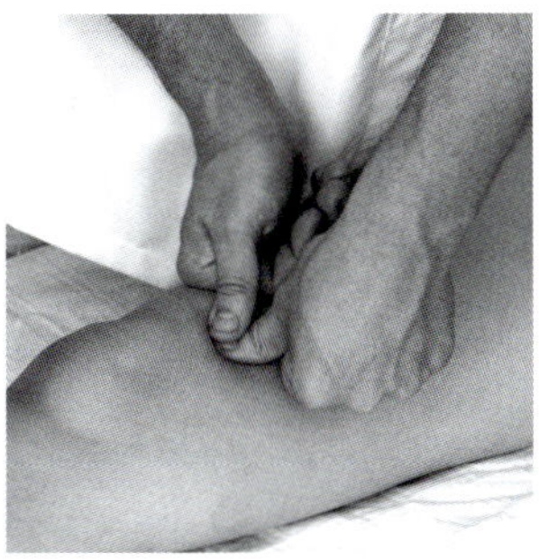

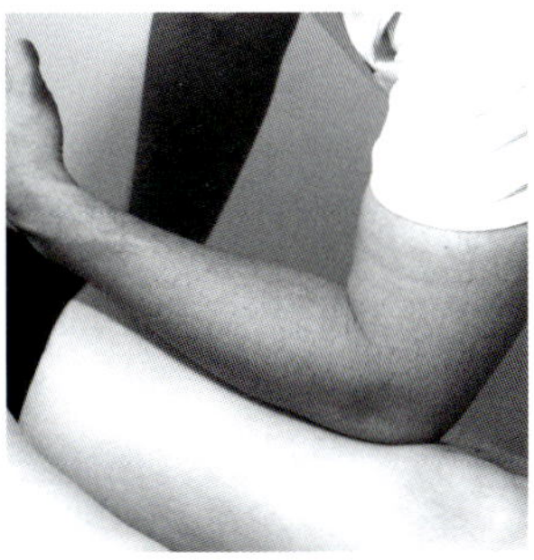

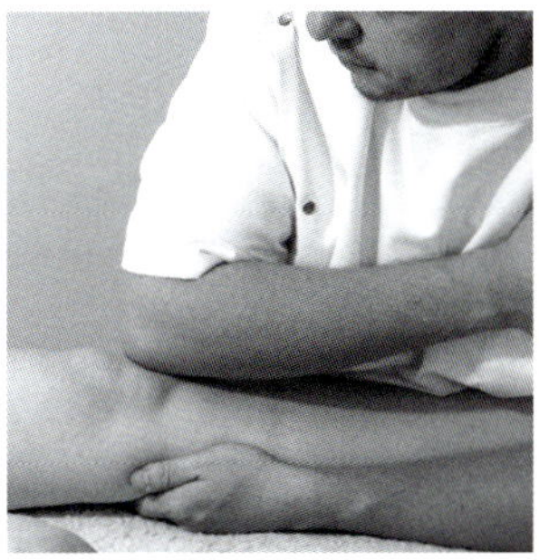

12 Muskeln von Bein und Fuß

Regionale Triggerpunkte für Schmerzen im Unterschenkel, Sprunggelenk und Fuß

Schmerzen vorne im Bein

M. tibialis anterior
M. adductor longus
M. adductor brevis

Schmerzen hinten im Bein

M. soleus
M. gluteus minimus
M. gastrocnemius
M. semitendinosus
M. semimembranosus
M. soleus
M. flexor digitorum longus
M. tibialis posterior
M. plantaris

Schmerzen seitlich im Bein

M. gastrocnemius
M. gluteus minimus
M. peroneus longus
M. peroneus brevis
M. vastus lateralis

Schmerzen im Sprunggelenk (vorne)

M. tibialis anterior
M. peroneus tertius
M. extensor digitorum longus
M. extensor hallucis longus

Schmerzen im Sprunggelenk (hinten)

M. tibialis posterior
M. soleus

Schmerzen im Sprunggelenk (seitlich)

M. peroneus longus
M. peroneus brevis
M. peroneus tertius
} Fibularis-gruppe

Schmerzen im Sprunggelenk (Innenseite)

M. abductor hallucis
M. flexor digitorum longus

Schmerzen auf der Fußoberseite

M. extensor digitorum brevis
M. extensor hallucis brevis
M. extensor digitorum longus
M. extensor hallucis longus
M. flexor hallucis brevis
Mm. interossei
M. tibialis anterior

Schmerzen auf der Fußunterseite (Fußsohle)

M. soleus
M. gastrocnemius (medialer Muskelkopf)
M. flexor digitorum longus
M. tibialis posterior
M. abductor hallucis
Mm. interossei

Fersenschmerzen

M. soleus
M. quadratus plantael
M. abductor hallucis
M. tibialis posterior

MUSCULUS TIBIALIS ANTERIOR

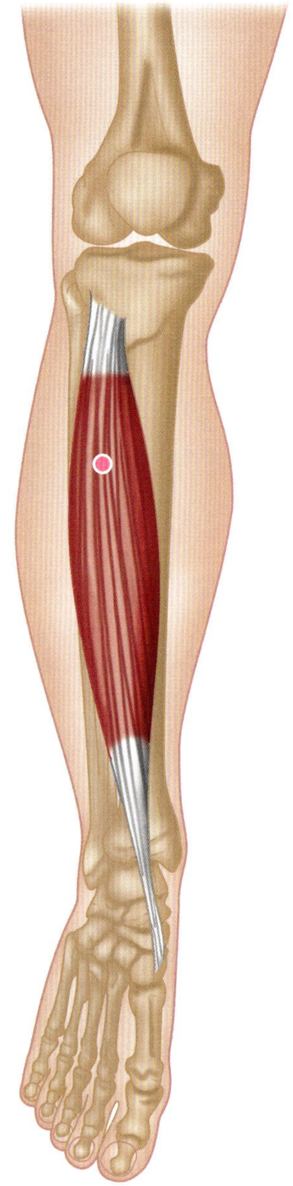

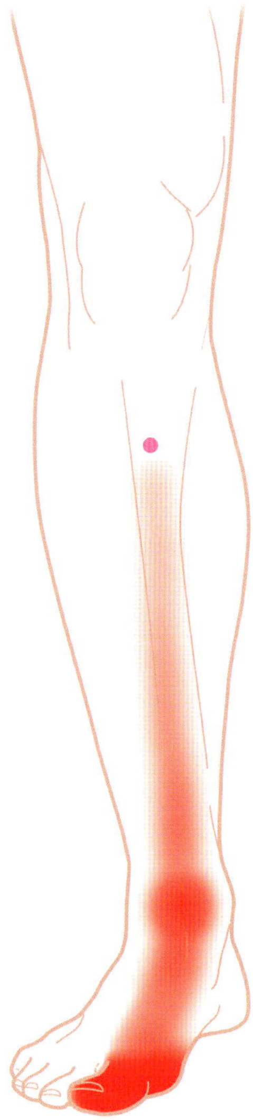

Lateinisch *tibia*, Pfeife oder Flöte/ Schienbein; *anterior*, vorne liegend

URSPRUNG

Condylus lateralis tibiae. Obere Hälfte der Tibiaseite. Membrana interossea.

ANSATZ

Mediale und plantare Seite des Os cuneiforme medialis. Basis des 1. Mittelfußknochens.

FUNKTION

Dorsalflexion des Sprunggelenks. Inversion des Fußes.
Antagonisten: M. fibularis longus, M. gastrocnemius, M. soleus, M. plantaris, M. tibialis posterior.

INNERVATION

Nervus peroneus profundus, L4, **5**, S1.

GRUNDBEWEGUNG

Beispiel: Gehen und Laufen (hilft zu verhindern, dass der Fuß auf den Boden klatscht, nachdem die Ferse aufgesetzt hat; hebt den Fuß vom Boden, wenn das Bein nach vorne schwingt).

ÜBERTRAGENE SCHMERZEN

Anteromedial diffuser Schmerz entlang des Schienbeins mit 3–5 cm großer Schmerzzone im Sprunggelenk (anterior), mit Maximum in der (gesamten) Großzehe.

ÜBERSICHT

INDIKATIONEN
Schmerzen/Schmerzempfindlichkeit im Sprunggelenk, in der Großzehe, Schienbeinkantensyndrom (vorderes tibiales Kompartmentsyndrom), nachgezogener Fuß, Schwäche im Sprunggelenk (bei Kindern), Gichtzehe, Stürze, Gleichgewichtsprobleme.

URSACHEN
Direktes Trauma, Knöchelverrenkung, schlecht sitzende Stiefel/Schuhe/Einlagen, Gehen auf unebenem Untergrund, versehentliches Anstoßen der Zehe, Überbelastung (z. B. Gehen, Pedaltreten beim Autofahren).

DIFFERENTIALDIAGNOSE
Lumbale Diskopathie. Zehenarthritis. Vorderes tibiales Kompartmentsyndrom. Schienbeinkantensyndrom (vorne). Krampfadern.

VERBINDUNGEN
M. extensor hallucis longus, M. peroneus tertius, M. extensor hallucis brevis, Mm. extensor digitorum brevis/longus, M. flexor hallucis longus, M. interosseus dorsalis I.

MANUELLE TECHNIKEN

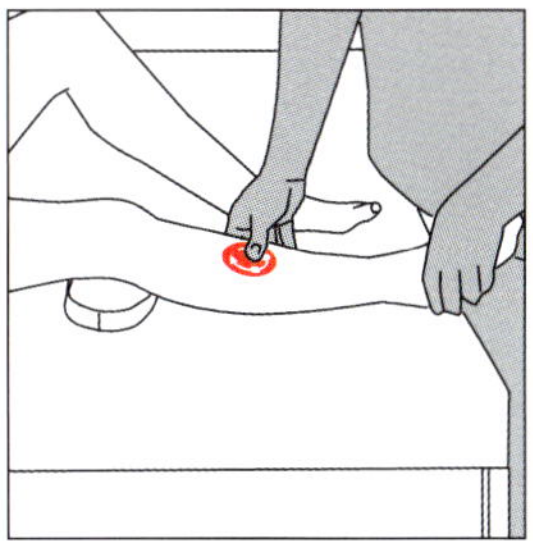

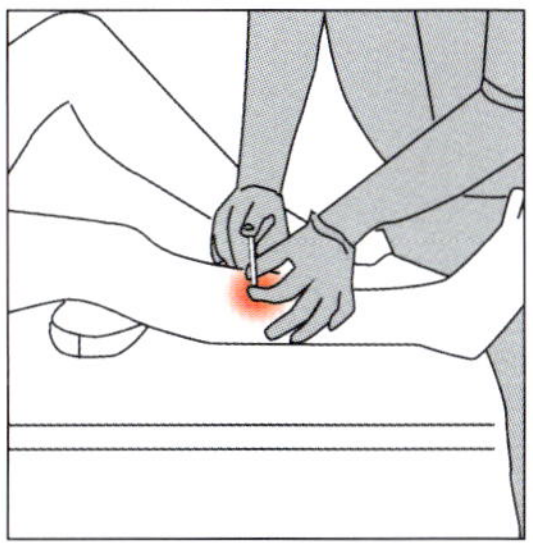

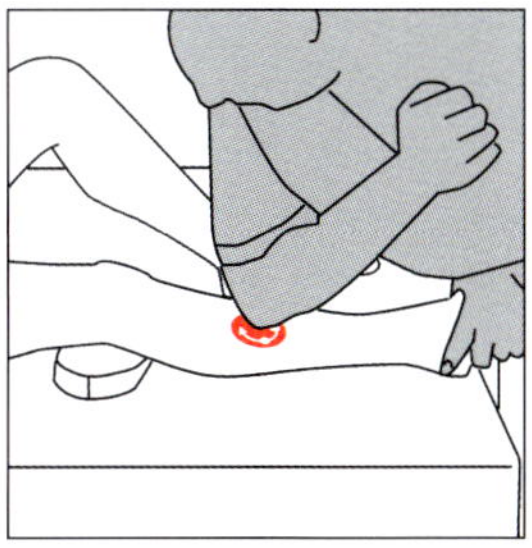

✓	✓	Sprühen und Dehnen
✓		Trockenes Nadeln
✓	✓	Tiefe Streichmassage
✓	✓	Kompressionstechnik
✓	✓	Muskelenergietechnik
✓	✓	Positional-Releasetechnik
✓		Injektionen

(Inhibitions-)Kompressionstechnik
- Identifizieren Sie den Triggerpunkt.
- Bringen Sie den Patienten in eine bequeme Position, in der der betroffene Muskel (Gastmuskel) in die volle Dehnung kommen kann.
- Üben Sie einen vorsichtigen, allmählich zunehmenden Druck auf den Triggerpunkt aus, während Sie den betroffenen Muskel (Gastmuskel) verlängern, bis Sie an eine palpable Barriere kommen. Der Patient sollte das als unangenehm, aber nicht als schmerzhaft empfinden.
- Üben Sie anhaltenden Druck auf, bis Sie spüren, dass der Triggerpunkt weicher wird. Das kann wenige Sekunden bis mehrere Minuten lang dauern.
- Wiederholen Sie den Vorgang, verstärken Sie dabei den Druck auf den Triggerpunkt, bis Sie an die nächste Barriere kommen etc.
- Für ein (noch) besseres Ergebnis können Sie versuchen, während der Wiederholungen die Richtung des Drucks zu ändern.

SELBSTHILFE

Selbstmassagetechniken (auch mit Bällen, Haken und weiteren Druckhilfsmitteln) können hilfreich sein. Bei Krampfadern vorsichtig vorgehen.

RAT
Vermeiden Sie lange Autofahrten/langes Pedaltreten. Wechseln Sie die Lauffläche/Schuhe. Vermeiden Sie (langes) Gehen auf Neigungen/Steigungen. Führen Sie Dehnprogramme durch (Hitze/Wärme/Kälte). Stellen Sie den Autositz richtig ein. Verwenden Sie einen Fersenkeil für die Autopedale.

SELBSTHILFETECHNIK
1. Studieren Sie die Anatomie.
2. Identifizieren Sie den Triggerpunkt.
3. Arbeiten Sie mit Streichmassage nach unten.
4. Verweilen Sie auf dem Triggerpunkt, bis er weicher wird.
5. Führen Sie die Massage bis zum Muskelende fort.
6. Dreimal wiederholen.

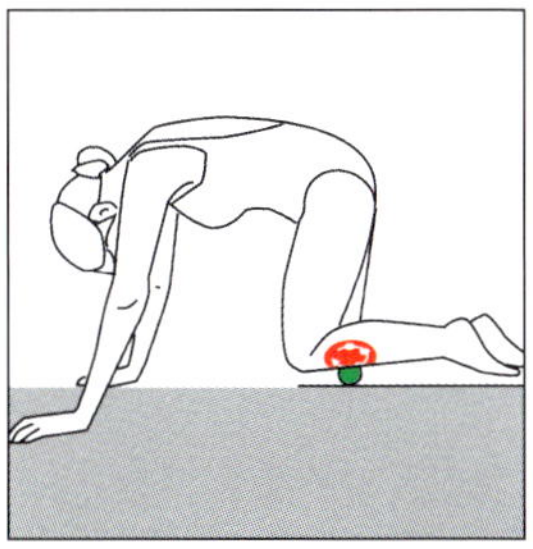

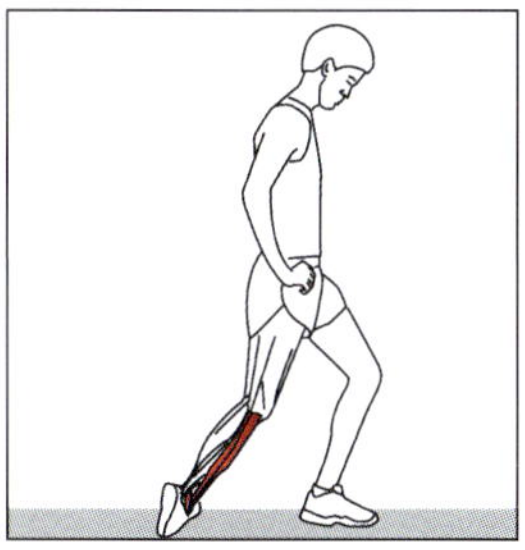

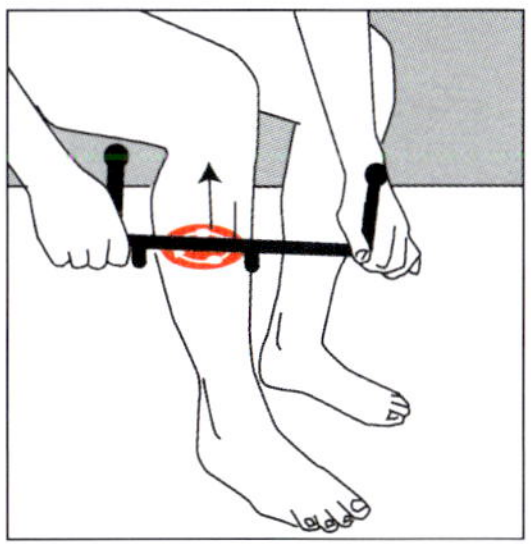

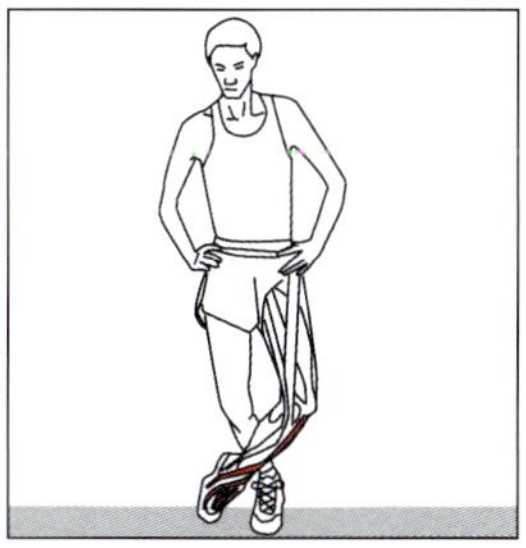

M. EXTENSOR DIGITORUM LONGUS/M. EXTENSOR HALLUCIS LONGUS

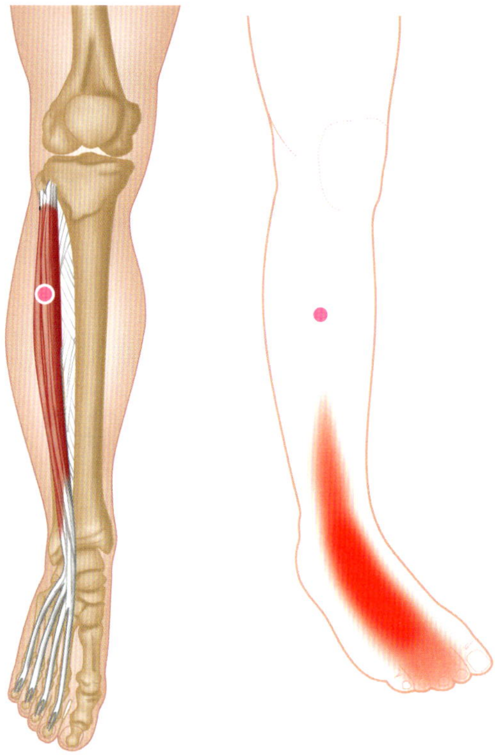

M. extensor digitorum longus

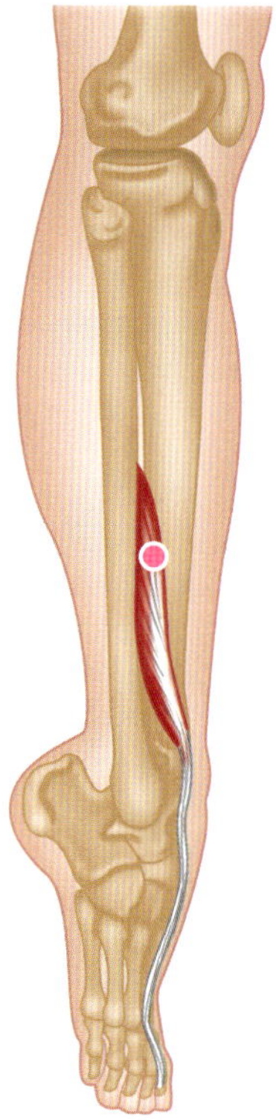

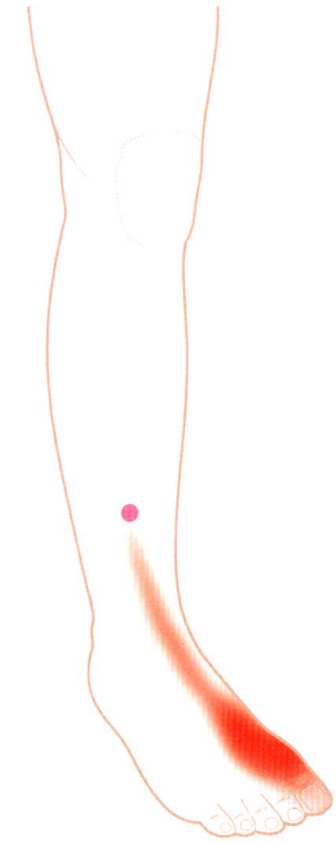

M. extensor hallucis longus

Lateinisch *extendere*, strecken; *digitus*, Zeh; *hallux*, Großzehe; *longus*, lang

Wie die entsprechenden Sehnen in der Hand, bildet der M. extensor digitorum longus auf dem Rücken der proximalen Fußglieder Streckhauben. Diese Hauben werden durch die Sehnen der Mm. lumbricales und des M. extensor digitorum brevis verbunden, nicht aber durch die Mm. interossei. Der M. extensor hallucis longus liegt zwischen und tief unter dem M. tibialis anterior und dem M. extensor digitorum longus.

URSPRUNG

M. extensor digitorum longus: Condylus lateralis tibiae. Obere zwei Drittel der Fibulaoberseite. Oberer Anteil der Membrana interossea.
M. extensor hallucis longus: Mittlere Hälfte der Fibulavorderseite und benachbarte Membrana interossea.

ANSATZ

M. extensor digitorum longus: Entlang der dorsalen Fläche der vier seitlichen Zehen. Jede Sehne teilt sich zum Ansatz an der Basis der mittleren und distalen Zehenglieder.
M. extensor hallucis longus: Basis des distalen Großzehenglieds.

FUNKTION

M. extensor digitorum longus: Streckt die Zehen in den Mittelfußgelenken. Hilft bei der Streckung der Interphalangealgelenke. Hilft bei der Dorsalflexion des Sprunggelenks und der Auswärtsdrehung (Eversion) des Fußes. Antagonisten: Mm. flexor digitorum longus/brevis.
M. extensor hallucis longus: Streckt alle Gelenke der Großzehe. Dorsalflexion des Sprunggelenks. Hilft bei der Einwärtsdrehung (Inversion) des Fußes. Antagonisten: Mm. flexor hallucis longus/brevis.

INNERVATION

Nervus fibularis (peroneus), L**4**, **5**, S**1**.

GRUNDBEWEGUNG

Beispiel: Hinaufgehen einer Treppe (sorgt dafür, dass die Zehen sich von den Stufen heben).

ÜBERTRAGENE SCHMERZEN

M. extensor digitorum longus: Schmerzen im Fußrücken, die sich bis in die mittleren drei Zehen erstrecken.
M. extensor hallucis longus: Schmerzen über dem Rücken der Großzehe.

ÜBERSICHT

INDIKATIONEN
Schmerzen im Fußrücken, Metatarsalgie, Schmerzen in der Großzehe (»anhaltender« Schmerz), nächtliche Krämpfe, vorderes Kompartmentsyndrom, Hammerzehe/Klauenzehe.

URSACHEN
Direktes Trauma, Knöchelverrenkung, schlecht sitzende Stiefel/Schuhe, schlechte Einlagen, Gehen auf unebenem Untergrund, Stressfraktur, Tragen einer Schiene, versehentliches Anstoßen der Zehe, Sport (Fußball, Radfahren, Klettern).

DIFFERENTIALDIAGNOSE
Hammer-/Klauenzehe. Hallux valgus. Läsionen des Caput fibulae. Kompartmentsyndrome. Fallfuß bei Fußheberschwäche (oberes Motoneuron). Tendinitis. Sehnenschaden.

VERBINDUNGEN
Mm. peronei, M. tibialis anterior.

MANUELLE TECHNIKEN

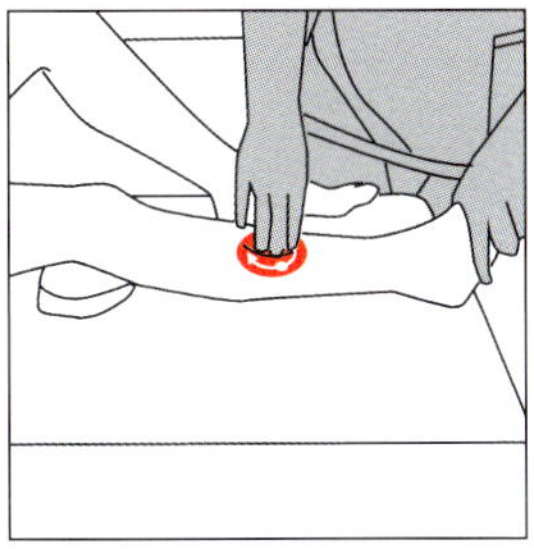

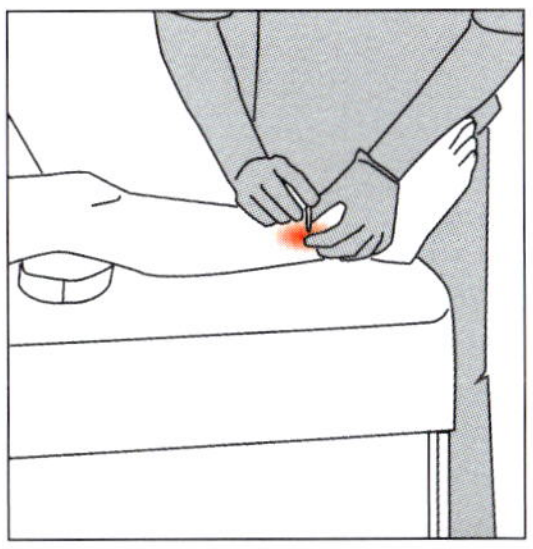

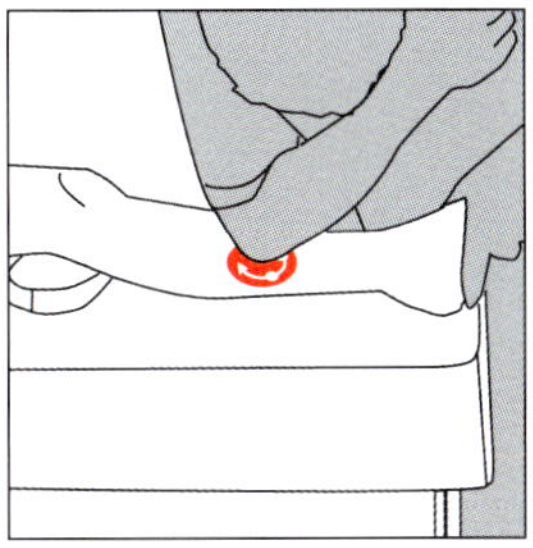

✓	✓	Sprühen und Dehnen
✓	✓	Trockenes Nadeln
✓	✓	Tiefe Streichmassage
✓	✓	Kompressionstechnik
✓	✓	Muskelenergietechnik
✓	✓	Positional-Releasetechnik
✓		Injektionen

Postisometr. Relaxationstechnik (PIR)
Indikationen: Subakute bis chronische Zustände
- Identifizieren Sie den Triggerpunkt.
- Bringen Sie den Patienten in eine bequeme Position, in der der betroffene Muskel (Gastmuskel) in die volle Dehnung kommen kann.
- Bitten Sie den Patienten, mit 10–25 % seiner Muskelkraft den betroffenen Muskel (Gastmuskel) zu seiner maximalen schmerzfreien Länge zu kontrahieren, während Sie für 3–10 Sekunden isometrischen Widerstand geben; stabilisieren Sie den Körperteil, um eine Muskelverkürzung zu verhindern.
- Bitten Sie den Patienten, den Muskel zu entspannen oder »loszulassen«.
- Während dieser Relaxationsphase verlängern Sie vorsichtig den Muskel, indem Sie ihn bis zum Punkt des (passiven) Widerstands spannen – registrieren Sie jede Veränderung der Länge.
- Wiederholen Sie diese Übung mehrere Male (üblicherweise dreimal).

SELBSTHILFE

Selbstmassagetechniken können hilfreich sein. Bälle und Druckhilfsmittel sollten nicht verwendet werden, da es sich um tiefe Muskeln handelt.

RAT
Auf gutes Schuhwerk achten. Fußhaltung beim Autofahren/Schlafen prüfen. Orthopädische Einlagen tragen. Übungen mit Beinbelastung überprüfen. Haltungen bei der Arbeit überprüfen.

SELBSTHILFETECHNIK
1. Studieren Sie die Anatomie.
2. Identifizieren Sie den Triggerpunkt.
3. Arbeiten Sie mit Streichmassage nach unten.
4. Verweilen Sie auf dem Triggerpunkt, bis er weicher wird.
5. Führen Sie die Massage bis zum Muskelende fort.
6. Dreimal wiederholen.

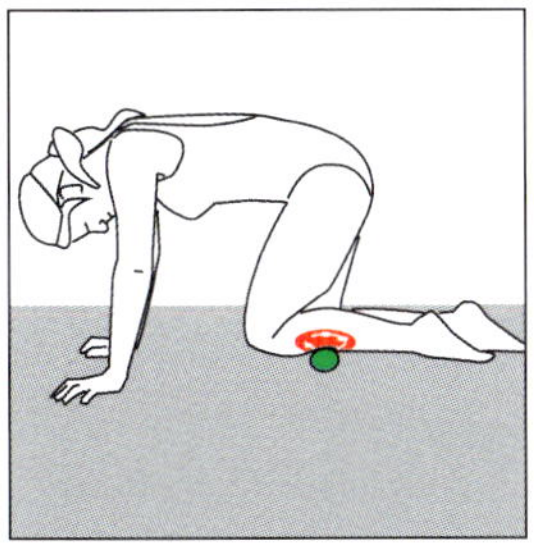

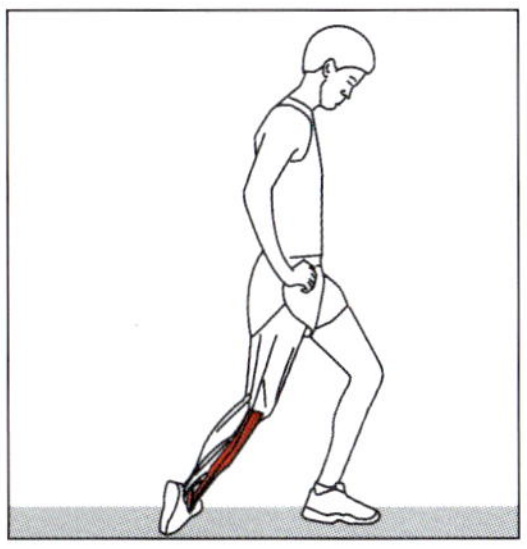

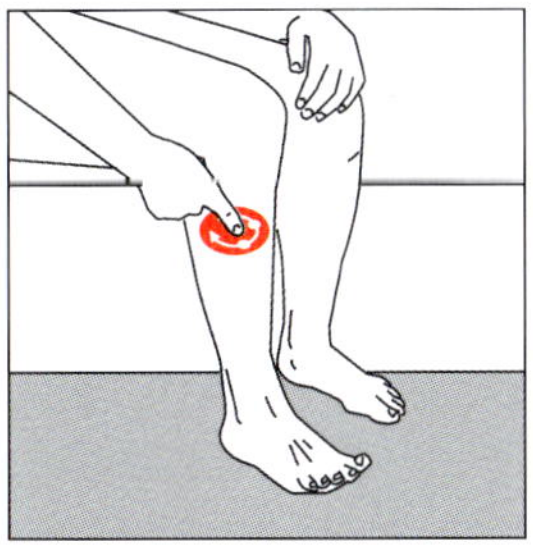

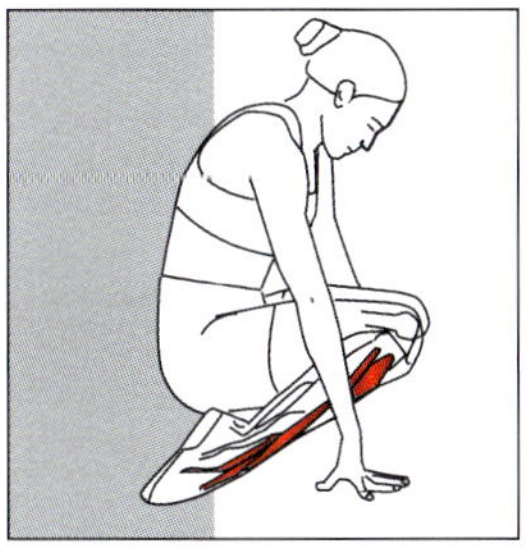

MUSCULI FIBULARIS (PERONEUS) LONGUS, BREVIS, TERTIUS

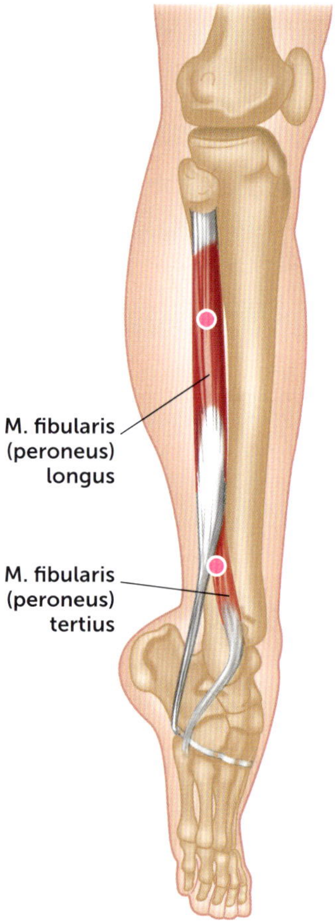

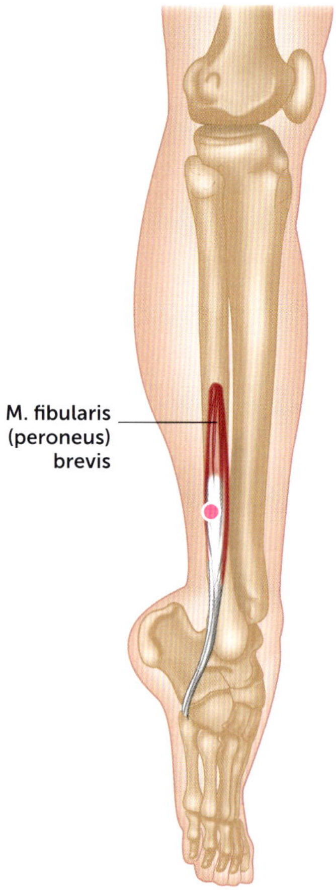

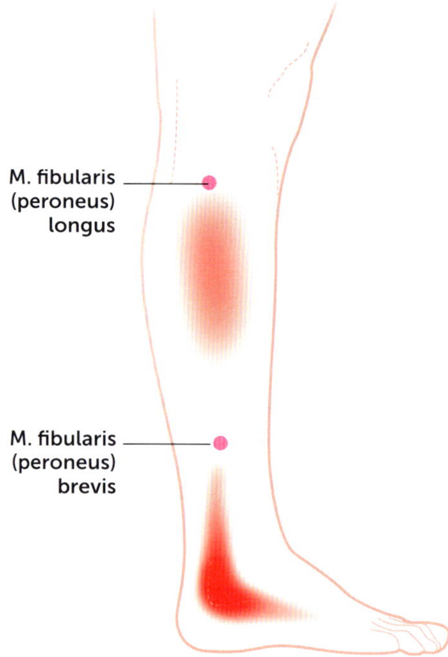

Lateinisch *fibula*, Spange; *longus*, lang; *brevis*, kurz; *tertius*, dritter

Der Sehnenverlauf des Ansatzes des M. fibularis longus hilft, das Längs- und das Quergewölbe des Fußes zu erhalten. Häufig verbindet sich ein Muskelstreifen des M. fibularis brevis mit der langen Extensorsehne der Kleinzehe, weshalb er als M. peroneus digiti minimi bezeichnet wird. Der M. fibula tertius ist ein teilweise separater unterer Anteil des M. extensor digitorum longus.

URSPRUNG

M. fibularis longus: Obere zwei Drittel der Fibulaseite. Condylus lateralis tibiae.
M. fibularis brevis: Untere zwei Drittel der Fibulaseite. Angrenzende intermuskuläre Septen.
M. fibularis tertius: Unteres Drittel der Fibulavorderseite und Membrana interossea.

ANSATZ

M. fibularis longus: Os cuneiforme medialis, seitlich. Basis des 1. Mittelfußknochens.
M. fibularis brevis: Basis des 5. Mittelfußknochens, seitlich.
M. fibularis tertius: Basis des 5. Mittelfußknochens, dorsal.

FUNKTION

M. fibularis longus: Dreht den Fuß nach außen. Hilft bei der Plantarflexion des Sprunggelenks. Antagonist: M. tibialis anterior.
M. fibularis brevis: Dreht das Sprunggelenk nach außen.
M. fibularis tertius: Dorsalflexion des Sprunggelenks. Dreht den Fuß nach außen.

INNERVATION

Nervus fibularis (peroneus), L**4**, **5**, S**1**.

GRUNDBEWEGUNG

Beispiele: Gehen und Laufen, Gehen auf unebenen Flächen.

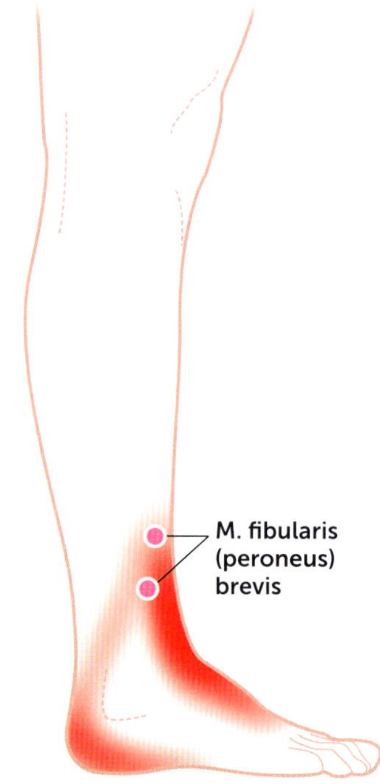

ÜBERTRAGENE SCHMERZEN

Hauptsächlich über den Außenknöchel anterior und posterior in linearer Verteilung. Lateral entlang des Fußes, gelegentlich diffuser Schmerz im mittleren Drittel des seitlichen Unterschenkels.

ÜBERSICHT

INDIKATIONEN
Pronation der Füße, wiederholte Verletzung durch Inversion/Eversion, Schmerzempfindlichkeit um den Fußknöchel, Schwäche im Sprunggelenk, Reha nach Fraktur (und Gipsverband), Fußprobleme (Schwielen, Warzen, Neurome), Osteoarthritis in den Zehen, Metatarsalgie, steifes Sprunggelenk, laterales Kompartmentsyndrom.

URSACHEN
Direktes Trauma, nach Fraktur, Knöchelverrenkung, schlecht sitzende Stiefel/Schuhe, schlechte Einlagen, Schiene (Gipsverband), Sport (Laufen, Fußball, Radfahren, Klettern, Schwimmen), Schuhwerk (hohe Absätze), enge Socken, langes Sitzen mit übergeschlagenen Beinen, Schlafen in Bauchlage mit aufgestellten Zehen.

DIFFERENTIALDIAGNOSE
Muskelfaserriss. Fußfraktur. Fraktur des 1. Mittelfußknochens (Proc. styloideus). Fußprobleme. Dysfunktion des Wadenbeinköpfchens (Nervus peroneus communis). Zehenprobleme. Probleme im Sprunggelenk (Arthritis). Dysfunktioneller Gang. Laterales Kompartmentsyndrom. Osteoarthritis in der Hüfte.

VERBINDUNGEN
TFL, M. gluteus minimus, Mm. extensor digitorum longus/brevis, M. extensor hallucis brevis.

MANUELLE TECHNIKEN

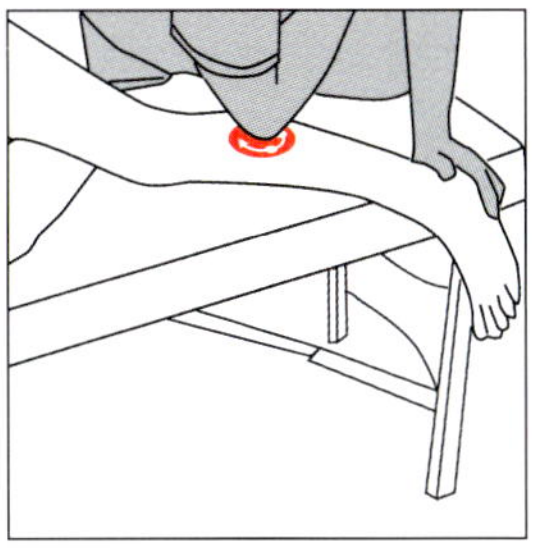

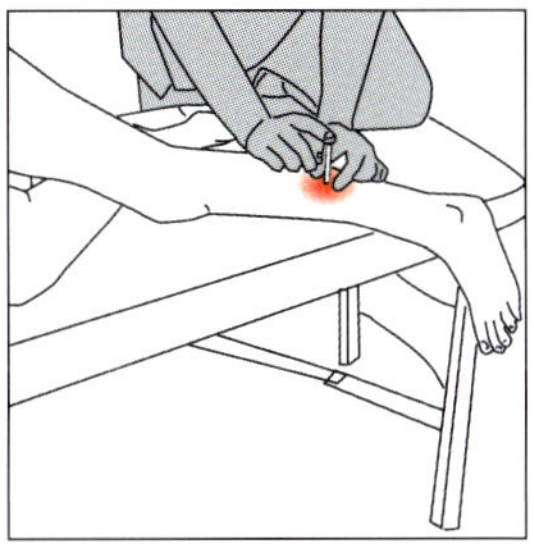

✓	✓	Sprühen und Dehnen
✓	✓	Trockenes Nadeln
✓	✓	Tiefe Streichmassage
✓	✓	Kompressionstechnik
✓	✓	Muskelenergietechnik
✓	✓	Positional-Releasetechnik
✓	✓	Injektionen

Postisometr. Relaxationstechnik (PIR)
Indikationen: Subakute bis chronische Zustände
- Identifizieren Sie den Triggerpunkt.
- Bringen Sie den Patienten in eine bequeme Position, in der der betroffene Muskel (Gastmuskel) in die volle Dehnung kommen kann.
- Bitten Sie den Patienten, mit 10–25% seiner Muskelkraft den betroffenen Muskel (Gastmuskel) zu seiner maximalen schmerzfreien Länge zu kontrahieren, während Sie für 3–10 Sekunden isometrischen Widerstand geben. Stabilisieren Sie den Körperteil, um eine Muskelverkürzung zu verhindern.
- Bitten Sie den Patienten, den Muskel zu entspannen oder »loszulassen«.
- Während dieser Relaxationsphase verlängern Sie vorsichtig den Muskel, indem Sie ihn bis zum Punkt des (passiven) Widerstands spannen – registrieren Sie jede Veränderung der Länge.
- Wiederholen Sie diese Übung mehrere Male (üblicherweise dreimal).

SELBSTHILFE

Selbstmassagetechniken können hilfreich sein. Bälle und Druckhilfsmittel können verwendet werden, da es sich um oberflächliche Muskeln handelt.

RAT
Vermeiden Sie Schuhe mit zu hohen/zu flachen Absätzen. Regelmäßige Dehnübungen mit Hitze und/oder Kälte durchführen. Sprunggelenksbandage/-stütze tragen. Fersenkeile und/oder Einlagen verwenden. Beratung zu Haltung und Gang einholen.

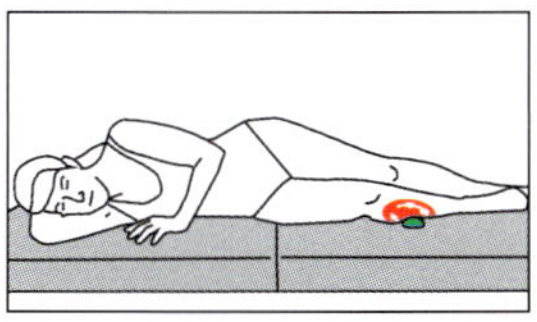

SELBSTHILFETECHNIK
1. Studieren Sie die Anatomie.
2. Identifizieren Sie den Triggerpunkt.
3. Arbeiten Sie mit Streichmassage nach unten.
4. Verweilen Sie auf dem Triggerpunkt, bis er weicher wird.
5. Führen Sie die Massage bis zum Muskelende fort.
6. Dreimal wiederholen.

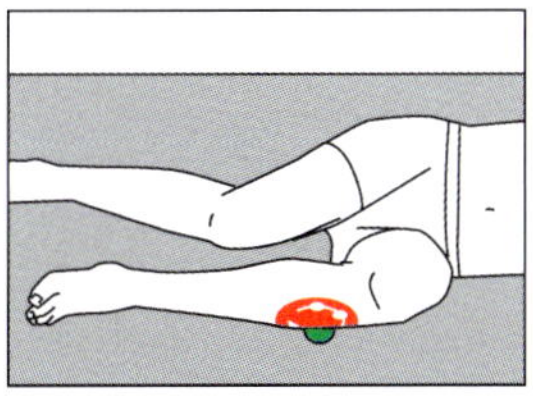

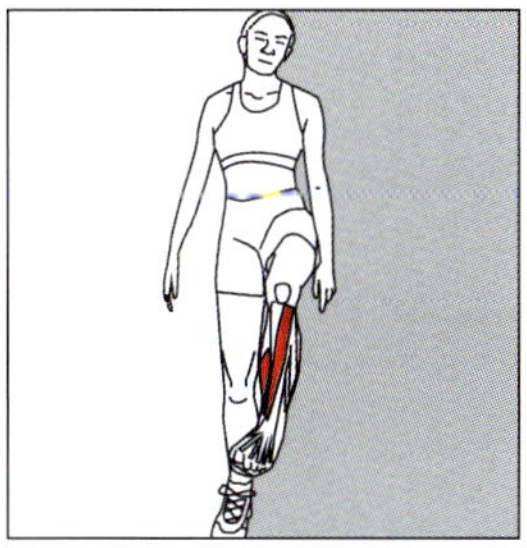

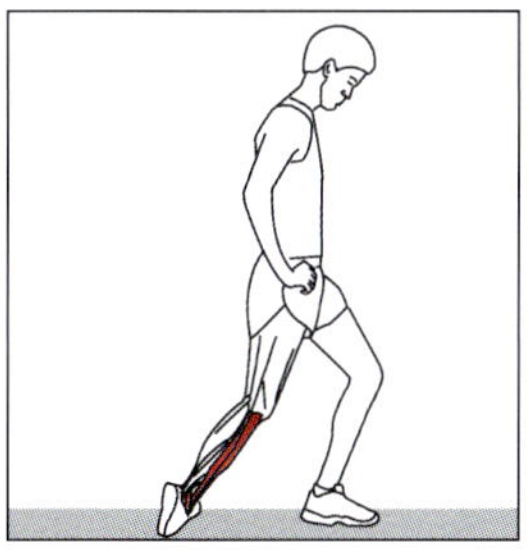

MUSCULUS GASTROCNEMIUS

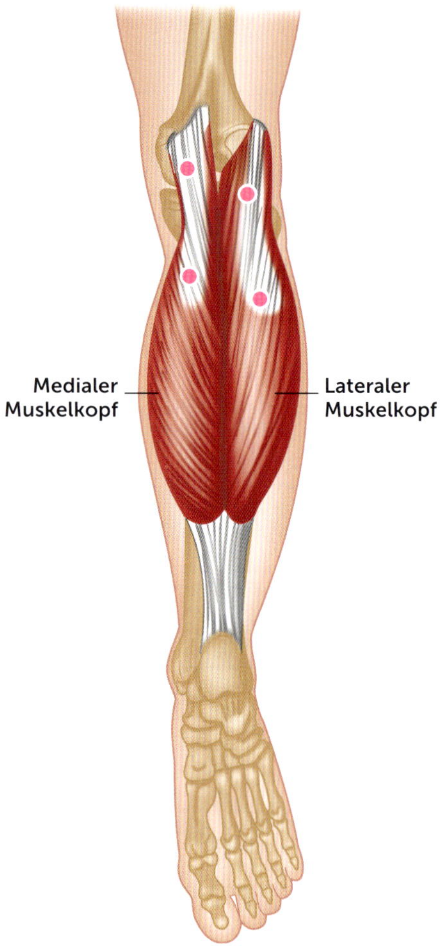

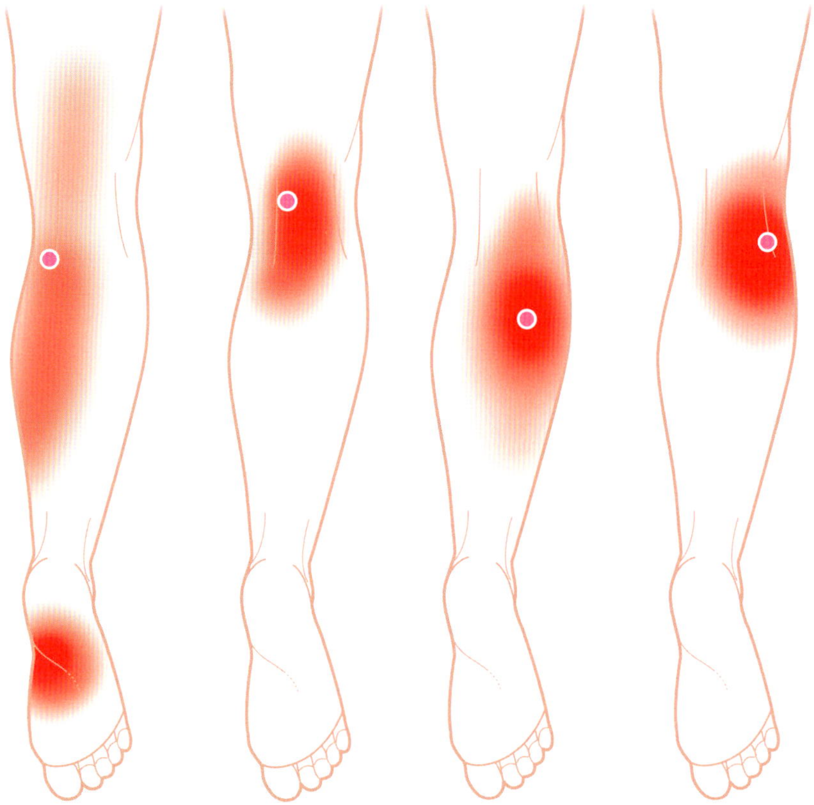

Medialer Muskelkopf *Lateraler Muskelkopf*

Griechisch *gaster*, Magen, Bauch; *kneme*, Bein

Der M. gastrocnemius ist Teil des zusammengesetzten Muskels, der als M. triceps surae bekannt ist und die markante Kontur der Wade bildet. Der M. triceps surae umfasst den M. gastrocnemius, M. soleus und M. plantaris. Die Fossa poplitea an der Kniérückseite wird unten von den Muskelbäuchen der Mm. gastrocnemius und plantaris gebildet, seitlich von der Sehne des M. biceps femoris und medial von den Sehnen der Mm. semimembranosus und semitendinosus.

URSPRUNG

Medialer Muskelkopf: Popliteal am Femur über dem Condylus femoris medialis.
Lateraler Muskelkopf: Condylus femoris lateralis und Femurrückseite.

ANSATZ

Rückseite des Calcaneus (über die Achillessehne, eine Verbindung der Sehnen der Mm. gastrocnemius und soleus).

FUNKTION

Plantarflexion des Fußes im Sprunggelenk. Hilft bei der Flexion des Kniegelenks. Ist eine Hauptantriebskraft beim Gehen und Laufen.
Antagonist: M. tibialis anterior.

INNERVATION

Nervus tibialis, S1, 2.

GRUNDBEWEGUNG

Beispiel: Stehen auf den Zehenspitzen.

ÜBERTRAGENE SCHMERZEN

Mehrere Triggerpunkte in jedem Muskelbauch und Ansatztriggerpunkte im Sprunggelenk. Die vier häufigsten Punkte werden im Diagramm für den medialen und lateralen Muskelkopf angegeben.

ÜBERSICHT

INDIKATIONEN

Schmerzen/Steifheit in der Wade, nächtliche Krämpfe, Fußschmerzen (im Spann), Schmerzen hinten im Knie bei mechanischer Aktivität, Plattfuß (eingesunkenes Fußgewölbe).

URSACHEN

Direktes Trauma, nach Fraktur, Knöchelverrenkung, schlecht sitzende Stiefel/Schuhe, schlechte Einlagen, Gehen auf unebenen Flächen (bergauf), Schiene (Gipsverband), langes Autofahren, berufsbedingt, Sportarten mit gebeugten Knien (zLaufen, Fußball, Radfahren, Klettern, Schwimmen), Schuhwerk (hohe Absätze), enge Socken, langes Sitzen mit übergeschlagenen Beinen, Schlafen in Bauchlage mit aufgestellten Zehen, Wadenkrämpfe, biochemische Ursache (Vitamin/Mineralstoffmangel), medikamentös bedingt (Nebenwirkungen).

DIFFERENTIALDIAGNOSE

Thrombophlebitis. Tiefe Venenthrombose (Krampfadern, Claudicatio intermittens). Wurzelreizung S1. Baker-Zyste. Hinteres tibiales Kompartmentsyndrom. Achillessehnen-Tendinitis. Juvenile Osteochondrose des Calcaneus (Sever-Krankheit). Bursitis.

VERBINDUNGEN

M. soleus, M. plantaris, Mm. tibialis anterior/posterior, Zehenflexoren (lange), Zehenextensoren.

MANUELLE TECHNIKEN

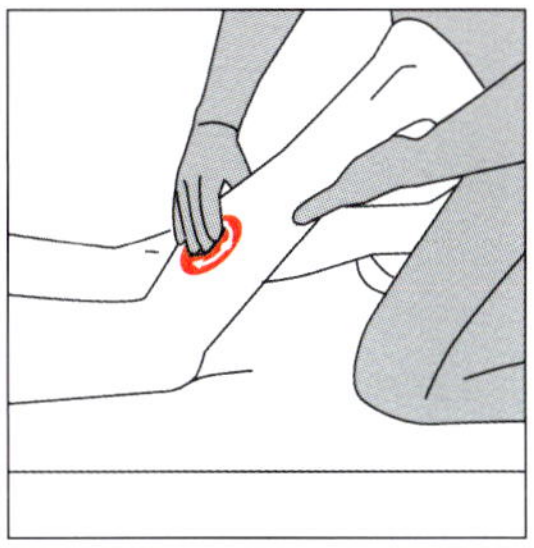

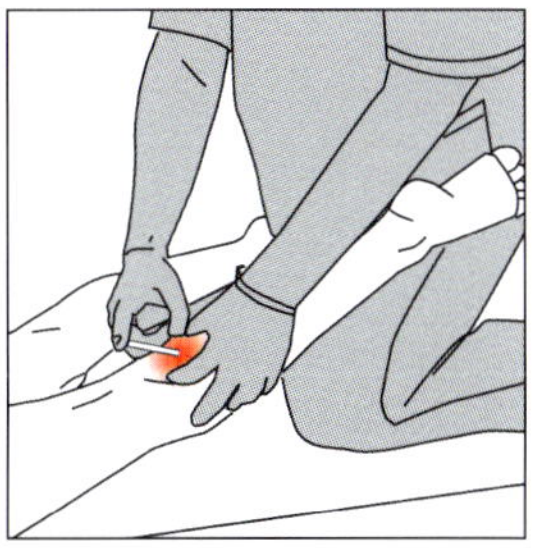

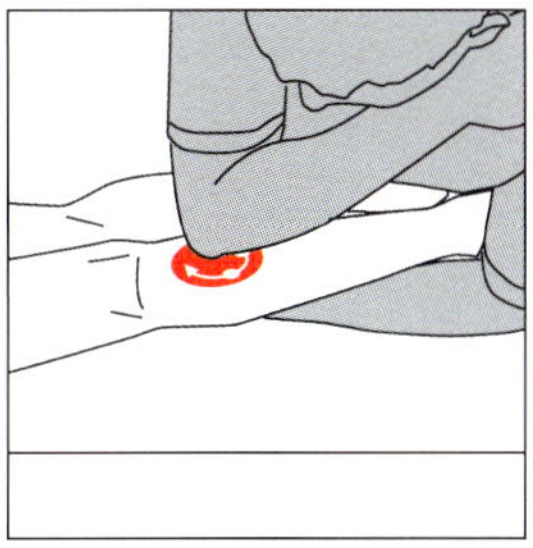

✓	✓	Sprühen und Dehnen
✓	✓	Trockenes Nadeln
✓	✓	Tiefe Streichmassage
✓	✓	Kompressionstechnik
✓	✓	Muskelenergietechnik
✓	✓	Positional-Releasetechnik
✓		Injektionen

Postisometr. Relaxationstechnik (PIR)
Indikationen: Subakute bis chronische Zustände

- Identifizieren Sie den Triggerpunkt.
- Bringen Sie den Patienten in eine bequeme Position, in der der betroffene Muskel (Gastmuskel) in die volle Dehnung kommen kann.
- Bitten Sie den Patienten, mit 10–25 % seiner Muskelkraft den betroffenen Muskel (Gastmuskel) zu seiner maximalen schmerzfreien Länge zu kontrahieren, während Sie für 3–10 Sekunden isometrischen Widerstand geben. Stabilisieren Sie den Körperteil, um eine Muskelverkürzung zu verhindern.
- Bitten Sie den Patienten, den Muskel zu entspannen oder »loszulassen«.
- Während dieser Relaxationsphase verlängern Sie vorsichtig den Muskel, indem Sie ihn bis zum Punkt des (passiven) Widerstands spannen – registrieren Sie jede Veränderung der Länge.
- Wiederholen Sie diese Übung mehrere Male (üblicherweise dreimal).

SELBSTHILFE

Selbstmassagetechniken können hilfreich sein. Diese sind sogar mit dem anderen Knie durchzuführen. Bälle und Druckhilfsmittel können verwendet werden, da es sich um oberflächliche Muskeln handelt. Dehnen ist für die Wadenmuskulatur ausgezeichnet.

RAT

Vermeiden Sie Schuhe mit hohen Absätzen. Regelmäßige Dehnübungen durchführen. Kein Sport ohne Stretching (vorher/nachher). Regelmäßig die Laufschuhe wechseln. Auf die Haltung achten.

SELBSTHILFETECHNIK

1. Studieren Sie die Anatomie.
2. Identifizieren Sie den Triggerpunkt.
3. Mit dem anderen Knie auf dem Triggerpunkt verweilen, bis dieser weicher wird.

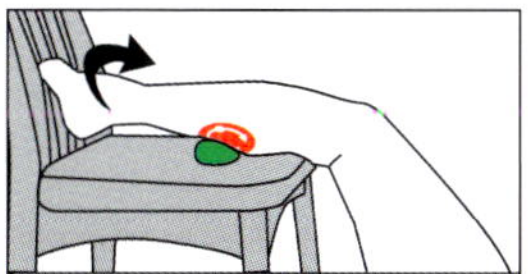

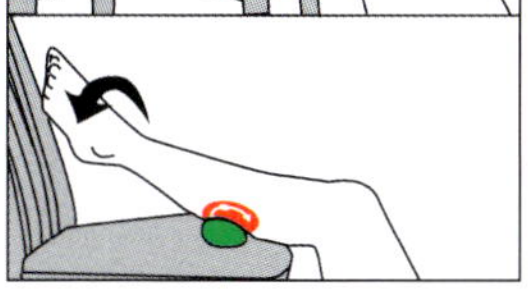

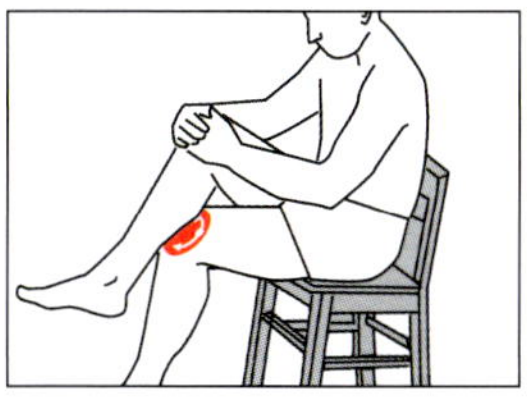

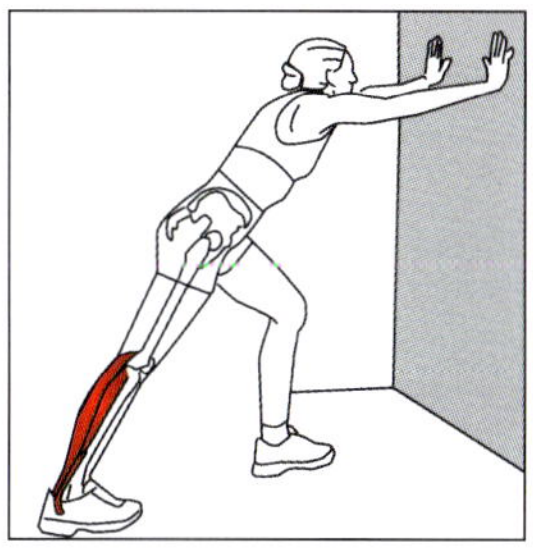

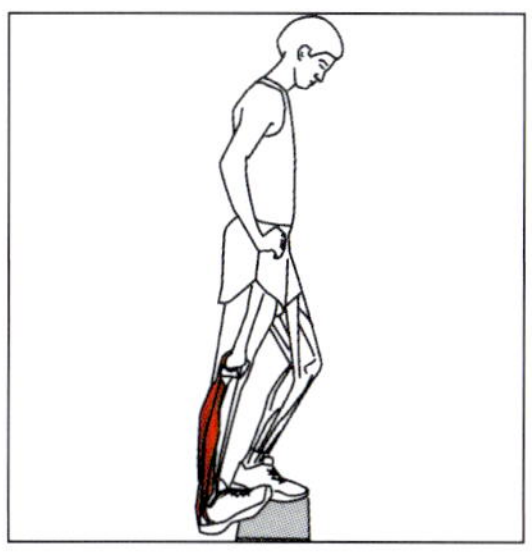

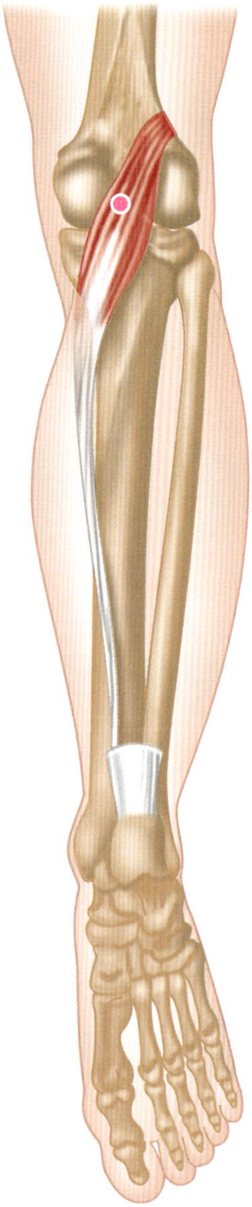

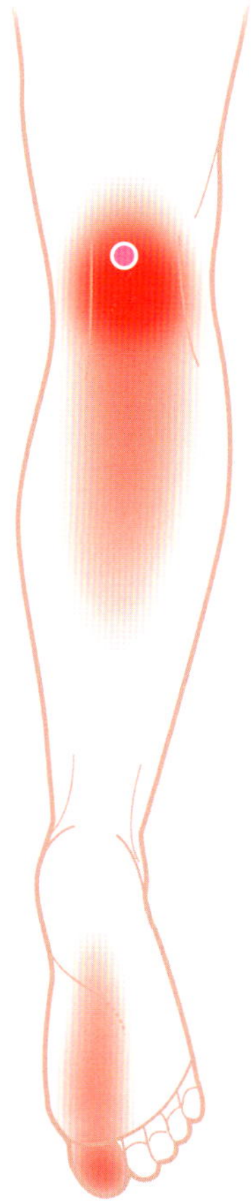

Lateinisch *planta*, Fußsohle

Teil des M. triceps surae. Seine lange schlanke Sehne entspricht der Sehne des M. palmaris longus im Arm.

URSPRUNG
Unterer Teil der Linea supracondylaris lateralis des Femur und benachbarter Teil von dessen poplitealer Fläche. Ligamentum popliteum obliquum des Kniegelenks.

ANSATZ
Hintere Fläche des Calcaneus (oder manchmal an der medialen Fläche der Achillessehne).

FUNKTION
Plantarflexion des Sprunggelenks. Schwache Flexion des Kniegelenks. Antagonist: M. tibialis anterior.

INNERVATION
Nervus tibialis, L4, **5**, S**1** (2).

GRUNDBEWEGUNG
Beispiel: Stehen auf Zehenspitzen.

ÜBERTRAGENE SCHMERZEN
Kniekehlenschmerzen in einer 2–3 cm großen Zone, ausstrahlend in eine 5–10 cm große Zone in die Wade.

ÜBERSICHT

INDIKATIONEN

Schmerzen in Wade/Ferse/Kniérückseite, ständiges und langes Tragen hoher Absätze, Plattfuß (eingesunkenes Fußgewölbe), Schienbeinkantensyndrom, Schmerzen beim Treppensteigen, Wachstumsschmerzen bei Kindern.

URSACHEN

Nach Fraktur, schlechte Einlagen, langes Autofahren, Sport (Laufen, Fußball, Radfahren, Klettern, Schwimmen), Schuhwerk (hohe Absätze), enge Socken, Sitzen mit den Beinen auf einem Stuhl/Tisch, einseitige Beinverkürzung.

DIFFERENTIALDIAGNOSE

Tendinitis der Achillessehne. Kompartmentsyndrom. Gefäßerkrankung. Fersensporn. Fasciitis. Probleme im Subtalargelenk. Venöser Pumpmechanismus. Sehnenriss. Baker-Zyste. Schienbeinkantensyndrom. Stressfraktur. Beinlängendifferenz.

VERBINDUNGEN

M. popliteus, M. gastrocnemius, M. tibialis posterior, M. quadratus plantae (des Fußes), M. abductor hallucis (des Fußes), M. gluteus minimus.

MANUELLE TECHNIKEN

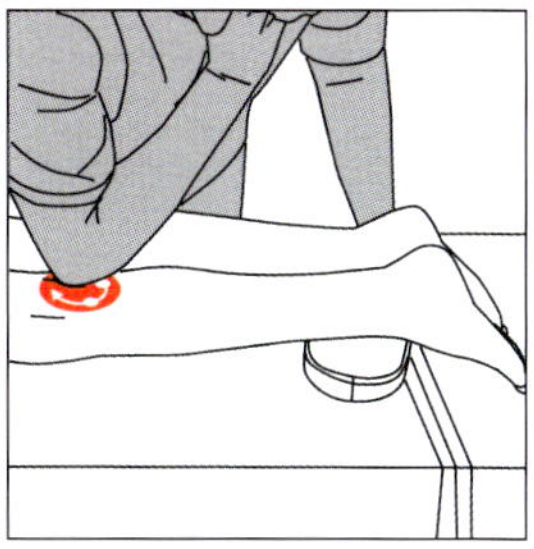

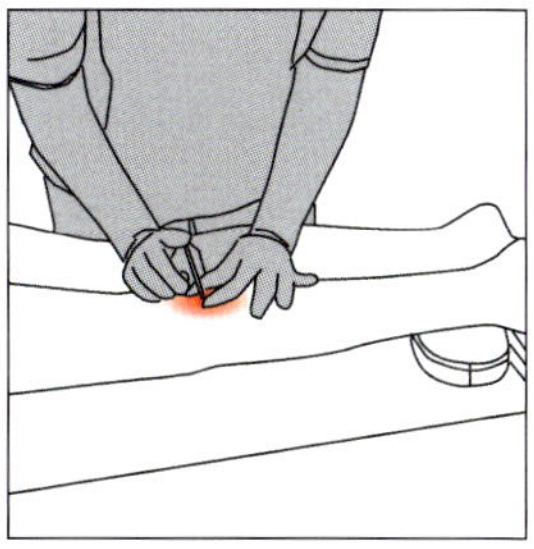

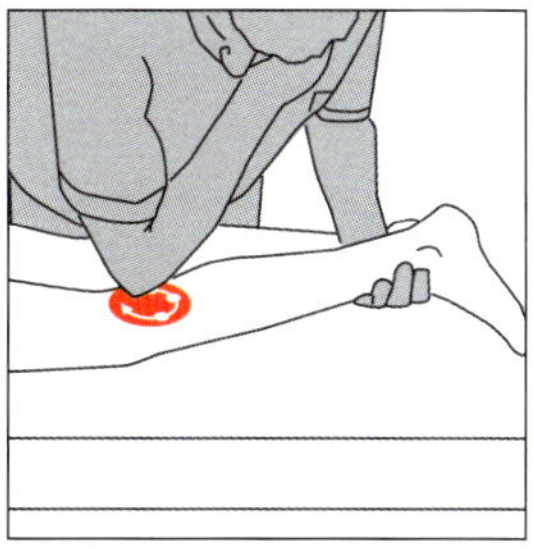

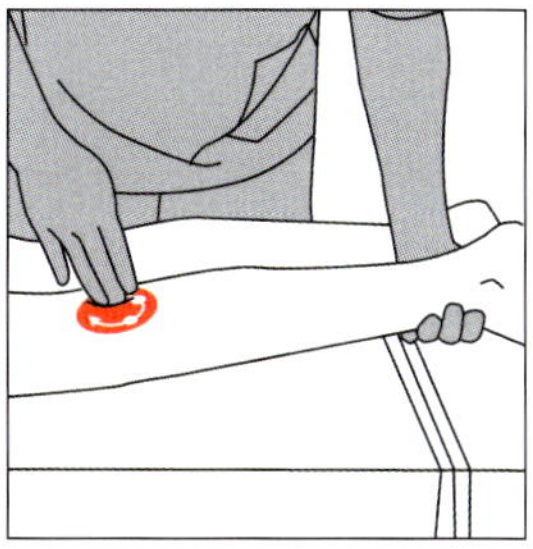

		Sprühen und Dehnen
✓		Trockenes Nadeln
		Tiefe Streichmassage
✓	✓	Kompressionstechnik
✓	✓	Muskelenergietechnik
✓	✓	Positional-Releasetechnik
		Injektionen

(Inhibitions-)Kompressionstechnik

- Identifizieren Sie den Triggerpunkt.
- Bringen Sie den Patienten in eine bequeme Position, in der der betroffene Muskel (Gastmuskel) in die volle Dehnung kommen kann.
- Üben Sie einen vorsichtigen, allmählich zunehmenden Druck auf den Triggerpunkt aus, während Sie den betroffenen Muskel (Gastmuskel) verlängern, bis Sie an eine palpable Barriere kommen. Der Patient sollte das als unangenehm, aber nicht als schmerzhaft empfinden.
- Üben Sie anhaltenden Druck auf, bis Sie spüren, dass der Triggerpunkt weicher wird. Das kann wenige Sekunden bis mehrere Minuten lang dauern.
- Wiederholen Sie den Vorgang, verstärken Sie dabei den Druck auf den Triggerpunkt, bis Sie an die nächste Barriere kommen etc.
- Für ein (noch) besseres Ergebnis können Sie versuchen, während der Wiederholungen die Richtung des Drucks zu ändern.

SELBSTHILFE

Bälle und Druckhilfsmittel sollten von Anfängern nicht verwendet werden, da es sich um einen tiefen Muskel handelt und es in diesem Bereich viele oberflächliche und tiefe Venen gibt. Dehnen ist für störende Triggerpunkte in der Wadenmuskulatur ausgezeichnet.

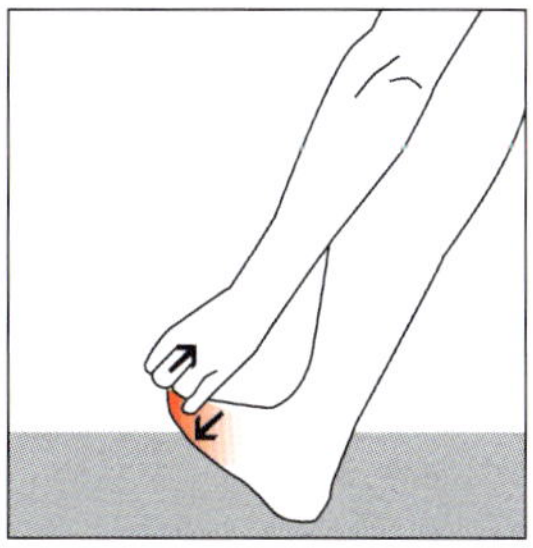

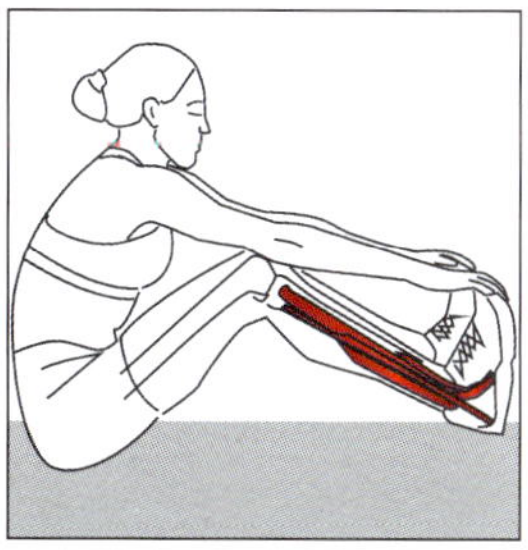

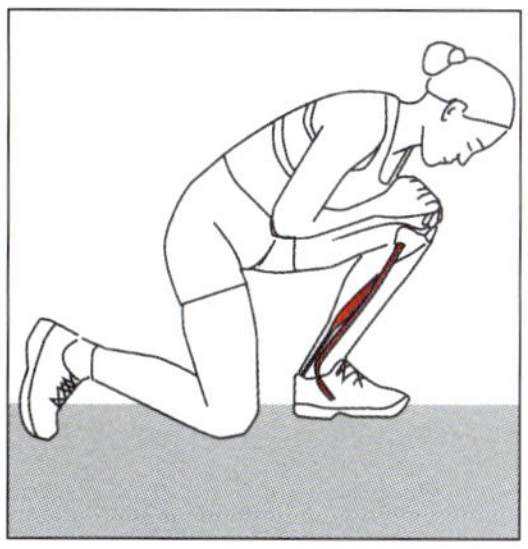

RAT

Schuhwerk wechseln. Lauftechniken/Laufflächen wechseln und variieren. Schuhe mit hohen Absätzen wechseln/vermeiden. Regelmäßige Dehnübungen ausführen. Zu Hause und in der Arbeit regelmäßig die Beine ausruhen lassen. Kälte anwenden. Nach dem Sport Massage, vor dem Sport aufwärmen und danach abkühlen. Haltung prüfen.

MUSCULUS SOLEUS

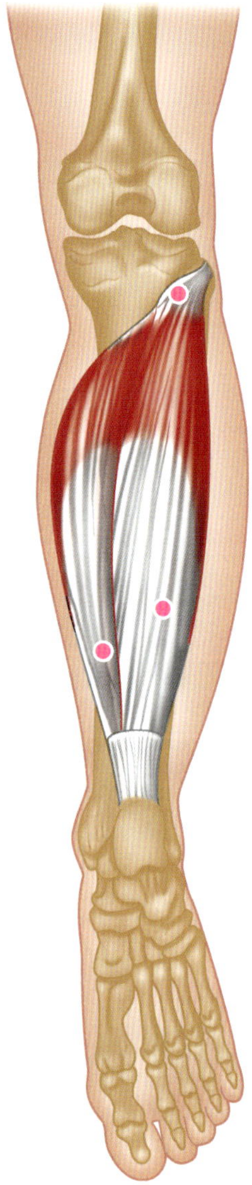

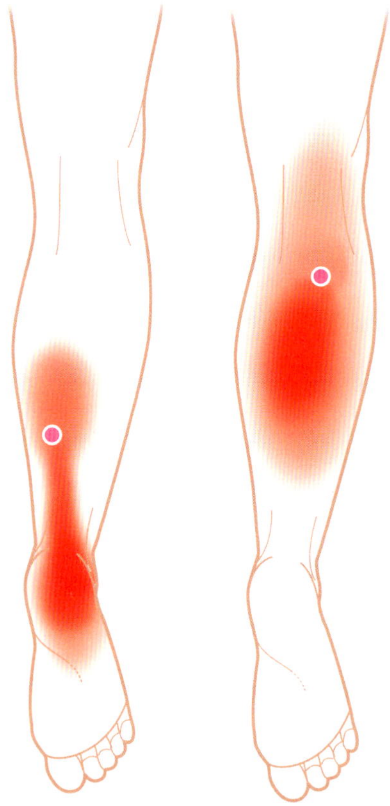

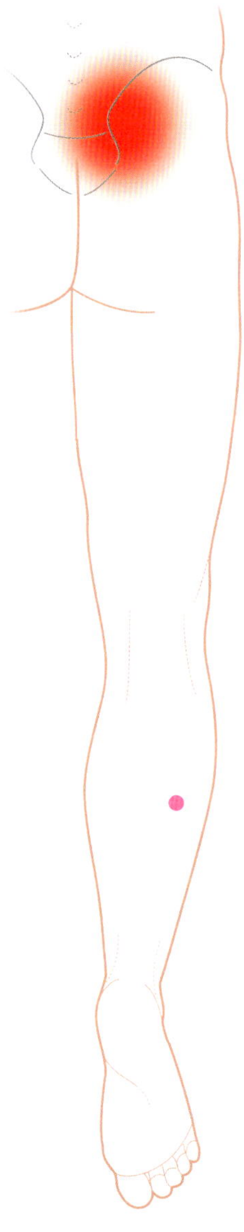

Lateinisch *solea*, Scholle (Fisch)

Teil des M. triceps surae. Der M. soleus ist so benannt, weil seine Form einem Fisch ähnelt. Die Achillessehne des M. soleus und M. gastrocnemius ist die dickste und stärkste Sehne im Körper.

URSPRUNG

Rückseite des Fibulaköpfchens (Caput fibulae) und oberes Drittel des Fibulakörpers. Linea musculi solei und mittleres Drittel des medialen Fibularandes. Sehnenbogen zwischen Tibia und Fibula.

ANSATZ

Zusammen mit der Sehne des M. gastrocnemius in die Rückseite des Calcaneus.

FUNKTION

Plantarflexion des Sprunggelenks. Beim Stehen häufig in Kontraktion, um zu verhindern, dass der Körper im Sprunggelenk nach vorn kippt, d.h. um die Zuglinie durch das Schwerkraftzentrum des Körpers auszugleichen und damit zu helfen, die aufrechte Haltung beizubehalten. Antagonist: M. tibialis anterior.

INNERVATION

Nervus tibialis, L5, S**1**, **2**.

GRUNDBEWEGUNG

Beispiel: Stehen auf den Zehenspitzen.

ÜBERTRAGENE SCHMERZEN

Schmerzen in der distalen Achillessehne und in der Ferse bis zur hinteren Fußhälfte. Wadenschmerzen vom Knie bis direkt über den Ursprung der Achillessehne. 4–5 cm große Schmerzzone in der gleichseitigen Iliosakralregion (selten).

ÜBERSICHT

INDIKATIONEN
Schmerzen in Wade/Ferse/Kniekehle/Knierückseite, langes Tragen hoher Absätze, Fasciitis plantaris, chronische Verkürzung der Wadenmuskulatur, Wadenschmerzen beim Treppensteigen, Schmerzen im unteren Rücken, Krämpfe im Bein.

URSACHEN
Nach Fraktur, Schienen, schlechte Einlagen, langes Autofahren, Sport, Schuhwerk (hohe Absätze), einseitige Beinverkürzung, berufsbedingtes Stehen, direkter Stoß/Trauma, Druck auf die Wade.

DIFFERENTIALDIAGNOSE
Tendinitis der Achillessehne. Kompartmentsyndrom. Gefäßerkrankung. Fersensporn. Fasciitis. Probleme im Subtalargelenk. Venöser Pumpmechanismus. Sehnenriss. Baker-Zyste. Schienbeinkantensyndrom. Stressfraktur. Beinlängendifferenz.

VERBINDUNGEN
M. popliteus, M. gastrocnemius, M. tibialis posterior, M. quadratus plantae (des Fußes), M. abductor hallucis (des Fußes), M. piriformis, gelegentlich bis zum Kiefer.

MANUELLE TECHNIKEN

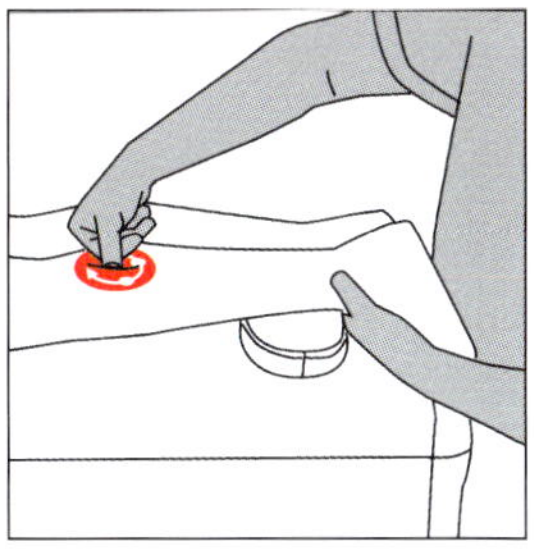

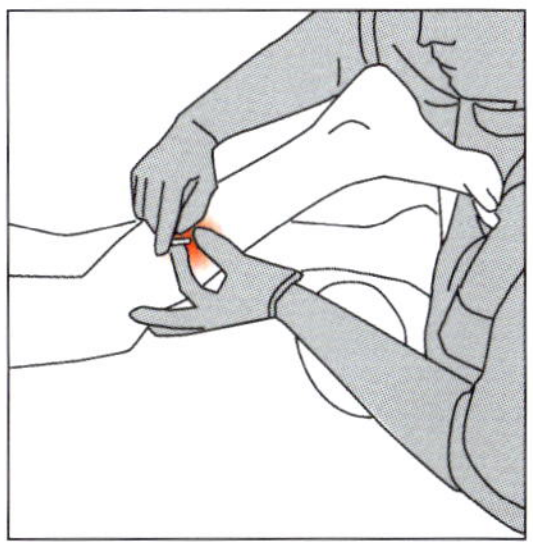

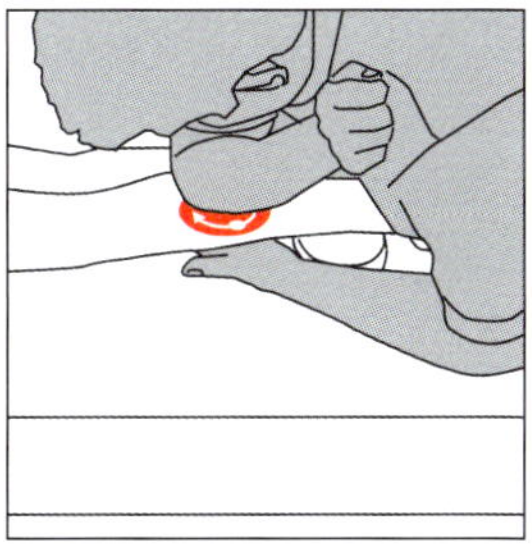

✓	✓	Sprühen und Dehnen
✓		Trockenes Nadeln
✓	✓	Tiefe Streichmassage
✓	✓	Kompressionstechnik
✓	✓	Muskelenergietechnik
✓	✓	Positional-Releasetechnik
		Injektionen

(Inhibitions-)Kompressionstechnik
- Identifizieren Sie den Triggerpunkt.
- Bringen Sie den Patienten in eine bequeme Position, in der der betroffene Muskel (Gastmuskel) in die volle Dehnung kommen kann.
- Üben Sie einen vorsichtigen, allmählich zunehmenden Druck auf den Triggerpunkt aus, während Sie den betroffenen Muskel (Gastmuskel) verlängern, bis Sie an eine palpable Barriere kommen. Der Patient sollte das als unangenehm, aber nicht als schmerzhaft empfinden.
- Üben Sie anhaltenden Druck auf, bis Sie spüren, dass der Triggerpunkt weicher wird. Das kann wenige Sekunden bis mehrere Minuten lang dauern.
- Wiederholen Sie den Vorgang, verstärken Sie dabei den Druck auf den Triggerpunkt, bis Sie an die nächste Barriere kommen etc.
- Für ein (noch) besseres Ergebnis können Sie versuchen, während der Wiederholungen die Richtung des Drucks zu ändern.

SELBSTHILFE

Selbstmassagetechniken können hilfreich sein. Diese sind sogar mit dem anderen Knie durchzuführen. Bälle und Druckhilfsmittel sollten von Anfängern nicht verwendet werden, da es sich um einen tiefen Muskel handelt und es in dem Bereich viele oberflächliche und tiefe Venen gibt. Dehnen ist für störende Triggerpunkte in der Wadenmuskulatur ausgezeichnet. Die Verwendung von Schaumstoffrollen kann sehr wirksam sein.

RAT
Schuhwerk wechseln. Lauftechniken/Laufflächen wechseln und variieren. Schuhe mit hohen Absätzen wechseln/vermeiden. Regelmäßige Dehnübungen ausführen. Zu Hause und in der Arbeit die Beine ausruhen lassen. Kälte anwenden. Nach dem Sport Massage, vor dem Sport aufwärmen und danach abkühlen. Haltung prüfen.

SELBSTHILFETECHNIK
1. Studieren Sie die Anatomie.
2. Identifizieren Sie den Triggerpunkt.
3. Mit dem anderen Knie auf dem Triggerpunkt verweilen, bis dieser weicher wird.

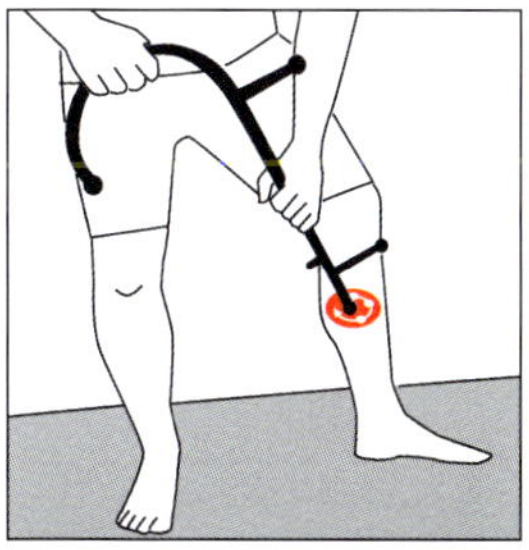

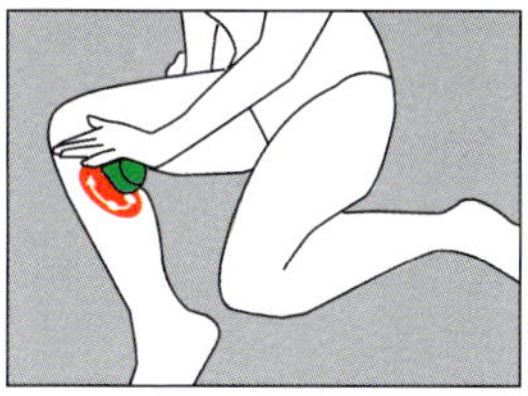

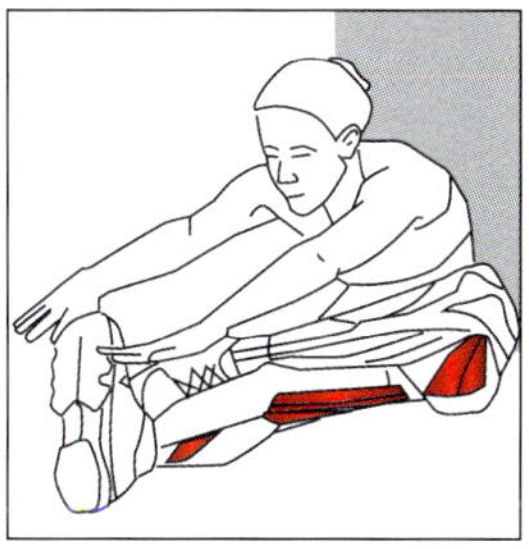

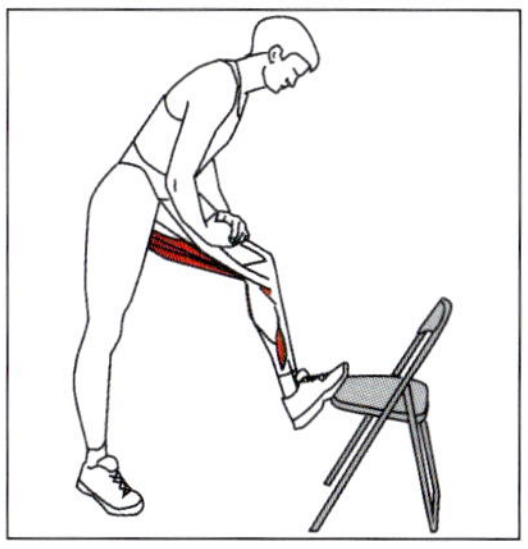

MUSCULUS POPLITEUS

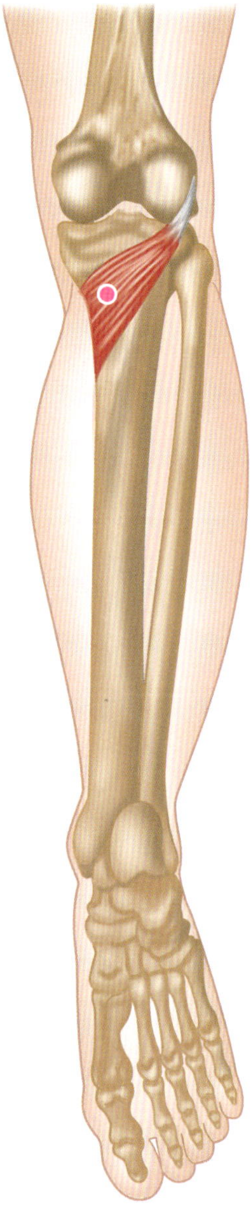

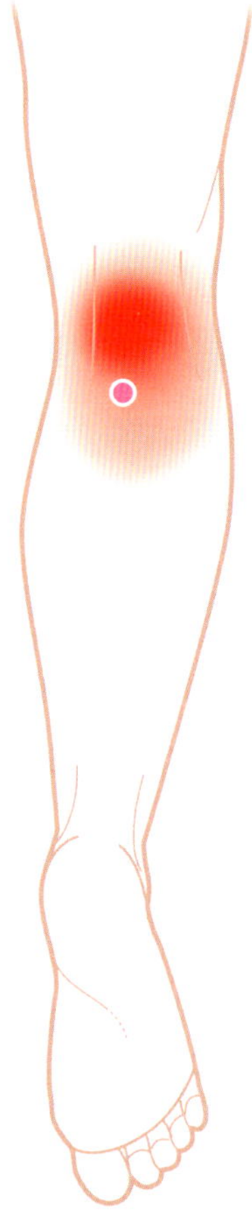

Lateinisch *poples*, Kniekehle

Die Sehne vom Ursprung des M. popliteus liegt in der Kniegelenkskapsel.

URSPRUNG
Am Condylus lateralis femoris. Ligamentum popliteum obliquum des Kniegelenks.

ANSATZ
Oben-hinten an der Tibia, über der Linea solea.

FUNKTION
Außenrotation des Femur auf der Tibia, wenn der Fuß am Boden fixiert ist. Rotation der Tibia auf dem Femur nach medial, wenn das Bein nicht belastet ist. Hilft bei der Beugung des Kniegelenks (der M. popliteus »entriegelt« das gestreckte Kniegelenk, um die Beugung des Beins zu initiieren). Hilft die hinteren Bänder des Kniegelenks zu verstärken.

INNERVATION
Nervus tibialis, L**4**, **5**, S**1**.

GRUNDBEWEGUNG
Beispiel: Gehen.

ÜBERTRAGENE SCHMERZEN
Lokalisierte 5–6 cm große Schmerzzone (hinter dem Knie und in der Kniemitte) mit diffus ausstrahlendem Schmerz in alle Richtungen, besonders nach unten.

ÜBERSICHT

INDIKATIONEN

Schmerzen hinten im Knie bei Kniebeugen/in der Hocke/beim Gehen/Laufen, Schmerzen hinter dem Knie/in der Wade beim Bergaufgehen und Treppenhinuntergehen, steifes Knie bei passiver Beugung/Streckung, Fasciitis plantaris, chronische Verkürzung der Wadenmuskulatur, Schmerzen im unteren Rücken, Krämpfe im Bein.

URSACHEN

Nach Fraktur, Schienen, schlechte Einlagen, langes Autofahren, Sport mit Verdrehungen (Fußball, Klettern, Skifahren, Baseball), verbunden mit vielen Knieproblemen.

DIFFERENTIALDIAGNOSE

Knöcherner Ausriss. Instabilität der Kreuzbänder. Baker-Zyste. Osteoarthritis. Tendinitis. Knorpelverletzung (Meniskus). Vaskulär (tiefe Venenthrombose, Thrombose). Sehnenscheidenentzündung.

VERBINDUNGEN

Hamstrings (M. biceps femoris), M. gastrocnemius (Lig. Patellae), M. plantaris.

MANUELLE TECHNIKEN

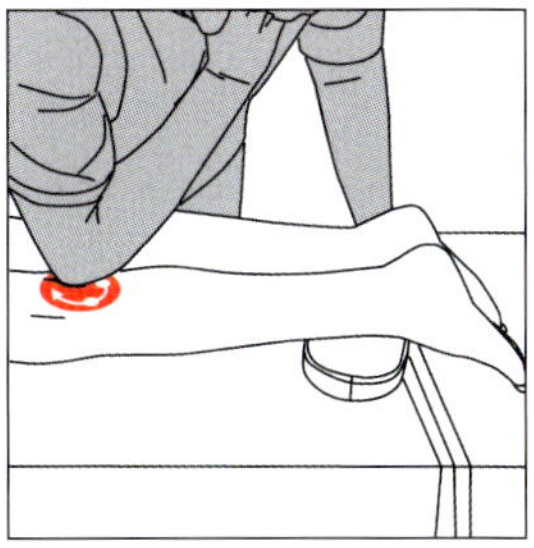

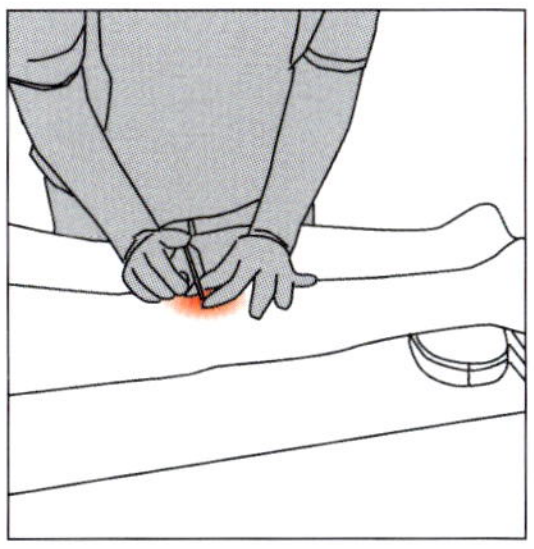

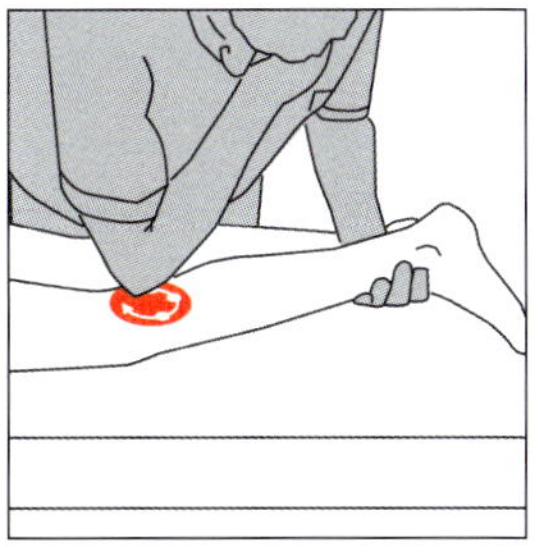

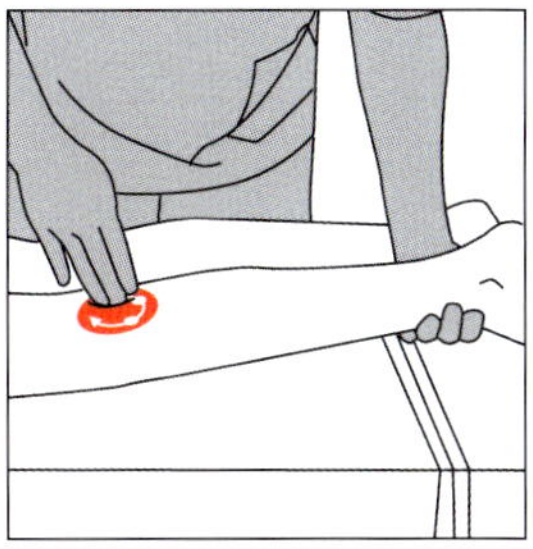

		Sprühen und Dehnen
✓		Trockenes Nadeln
		Tiefe Streichmassage
✓	✓	Kompressionstechnik
✓	✓	Muskelenergietechnik
✓	✓	Positional-Releasetechnik
		Injektionen

(Inhibitions-)Kompressionstechnik

- Identifizieren Sie den Triggerpunkt.
- Bringen Sie den Patienten in eine bequeme Position, in der der betroffene Muskel (Gastmuskel) in die volle Dehnung kommen kann.
- Üben Sie einen vorsichtigen, allmählich zunehmenden Druck auf den Triggerpunkt aus, während Sie den betroffenen Muskel (Gastmuskel) verlängern, bis Sie an eine palpable Barriere kommen. Der Patient sollte das als unangenehm, aber nicht als schmerzhaft empfinden.
- Üben Sie anhaltenden Druck auf, bis Sie spüren, dass der Triggerpunkt weicher wird. Das kann wenige Sekunden bis mehrere Minuten lang dauern.
- Wiederholen Sie den Vorgang, verstärken Sie dabei den Druck auf den Triggerpunkt, bis Sie an die nächste Barriere kommen etc.
- Für ein (noch) besseres Ergebnis können Sie versuchen, während der Wiederholungen die Richtung des Drucks zu ändern.

SELBSTHILFE

Selbstmassagetechniken können hilfreich sein. Dabei dürfen auch Bälle und Druckhilfsmittel verwendet werden – aber nicht von Anfängern, da es sich um einen tiefen Muskel handelt und es in dem Bereich viele oberflächliche und tiefe Venen gibt. Dehnen ist für störende Triggerpunkte in der Wadenmuskulatur ausgezeichnet.

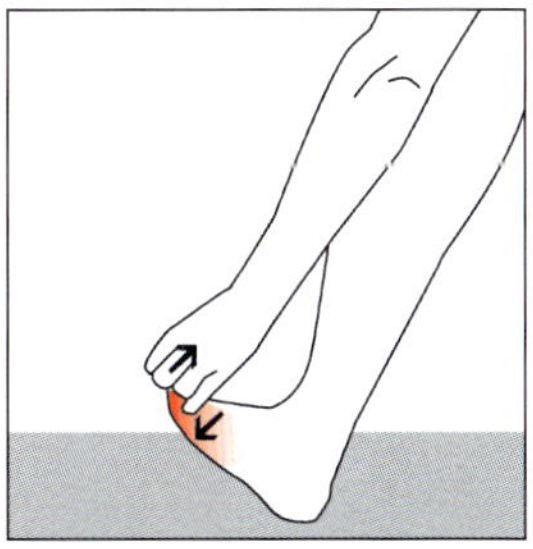

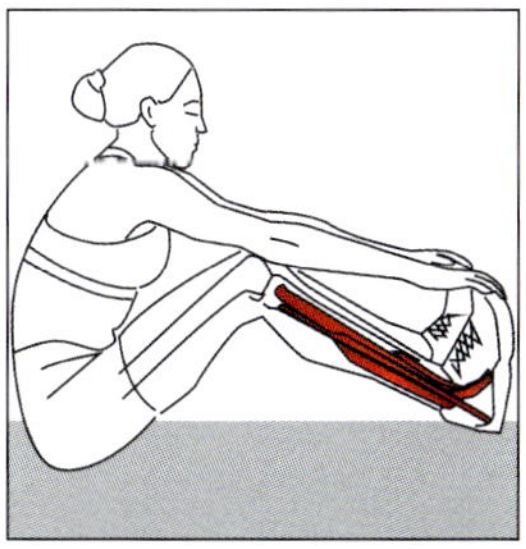

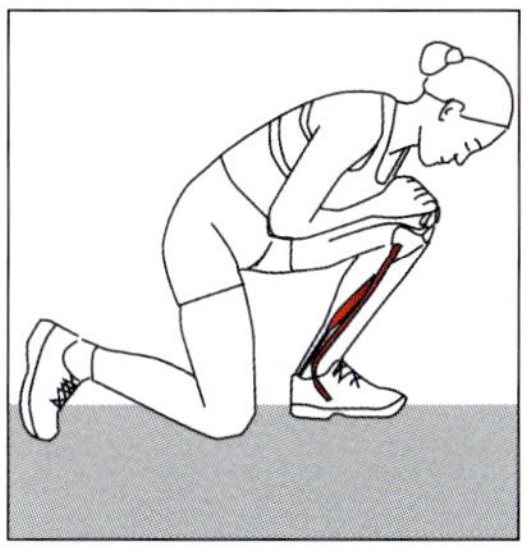

RAT

Vermeiden Sie eine Überbelastung bei Aktivitäten unter Belastung. Schuhe mit Einlagen tragen. Dehnprogramm durchführen. Die richtige Haltung beim Radfahren prüfen.

M. FLEXORUM DIGITORUM LONGUS/M. FLEXOR HALLUCIS LONGUS

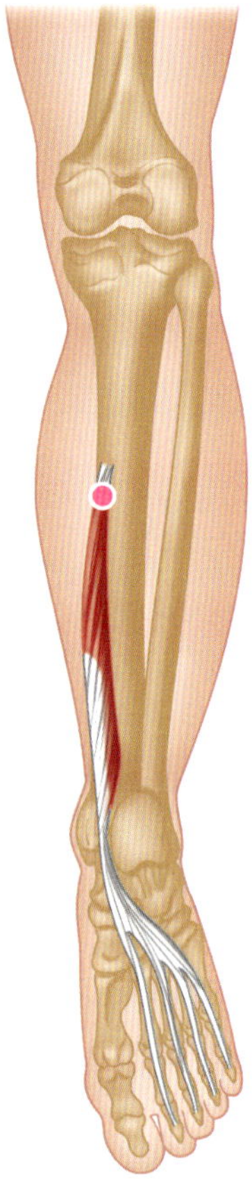

M. flexor digitorum longus

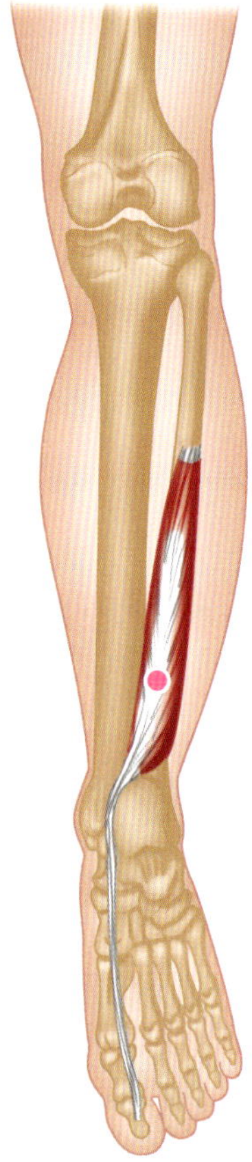

M. flexor hallucis longus

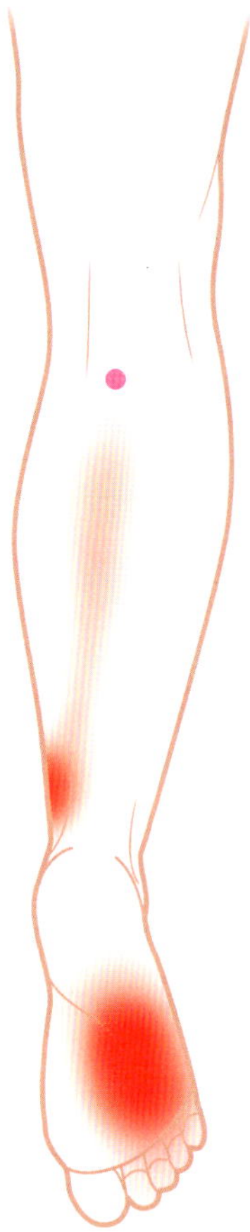

M. flexor digitorum longus

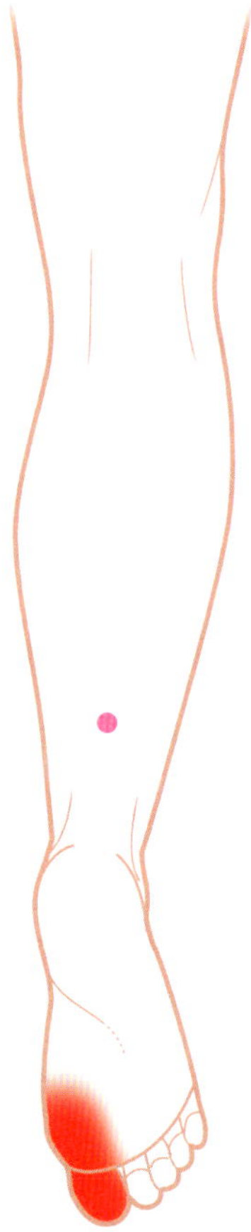

M. flexor hallucis longus

Lateinisch *flectere*, beugen; *digitus*, Zehe; *longus*, lang; *hallux*, Großzehe

Der Sehnenansatz des M. flexor digitorum longus in den lateralen vier Zehen entspricht dem Ansatz des M. flexor digitorum profundus in der Hand. Der M. flexor hallucis longus hilft, das mediale Längsgewölbe des Fußes zu erhalten.

URSPRUNG

M. flexor digitorum longus: Medialer Teil der Tibiarückseite, unter der Linea solea.
M. flexor hallucis longus: Untere zwei Drittel der Fibularückseite. Membrana interossea. Benachbartes intermuskuläres Septum.

ANSATZ

M. flexor digitorum longus: Basen der distalen Zehenglieder der 2. bis 5. Zehe.
M. flexor hallucis longus: Basis des distalen Großzehenglieds.

FUNKTION

M. flexor digitorum longus: Beugt alle Gelenke der lateralen vier Zehen. Hilft bei der Plantarflexion des Sprunggelenks und bei der Einwärtsdrehung (Eversion) des Fußes. Antagonisten: M. extensor digitorum longus, M. extensor digitorum brevis.
M. flexor hallucis longus: Beugt alle Großzehengelenke und ist wichtig für den finalen Antriebsschub des Fußes beim Gehen. Hilft bei der Plantarflexion des Sprunggelenks und bei der Einwärtsdrehung (Inversion) des Fußes. Antagonist: M. extensor hallucis longus.

INNERVATION

Nervus tibialis, L**5**, S**1**, (2).

GRUNDBEWEGUNG

Gehen/Abstoßen vom Untergrund beim Gehen (besonders barfuß auf unebenem Grund). Stehen auf den Zehenspitzen.

ÜBERTRAGENE SCHMERZEN

M. flexor digitorum longus: Diffuser linearer Schmerz medial in der Wade, Hauptsymptome sind Schmerzen im plantaren Vorderfuß.
M. flexor hallucis longus: Starker Schmerz in der Großzehe, sowohl plantar als auch in das 1. Mittelfußköpfchen ausstrahlend.

ÜBERSICHT

INDIKATIONEN
Fußschmerzen bei Belastung/unebenem Untergrund, Schmerzen in der Großzehe, Krämpfe im Bein, Taubheit unter der Großzehe.

URSACHEN
Arthritis in der Großzehe/den Zehen, schlechtes Schuhwerk/schlechte Einlagen, Sport (Gehen, Joggen, Laufen), hypomobile Sprunggelenke, Plattfüße, Gichtzehe.

DIFFERENTIALDIAGNOSE
Schienbeinkantensyndrome. Kompartmentsyndrome. Sehnenrisse. Instabilität von Fuß/Sprunggelenk (medial). Stressfraktur/Marschfraktur (durch Überbelastung beim Gehen). Morton-Neuralgie. Hammerzehe/Klauenzehe. Hallux valgus. Metatarsalgie. Osteoarthritis des 1. Metatarsophalangealgelenks. Gicht. Fasciitis plantaris.

VERBINDUNGEN
Oberflächliche/tiefe intrinsische Fußmuskeln, M. tibialis posterios, lange/kurze Zehenextensoren.

MANUELLE TECHNIKEN

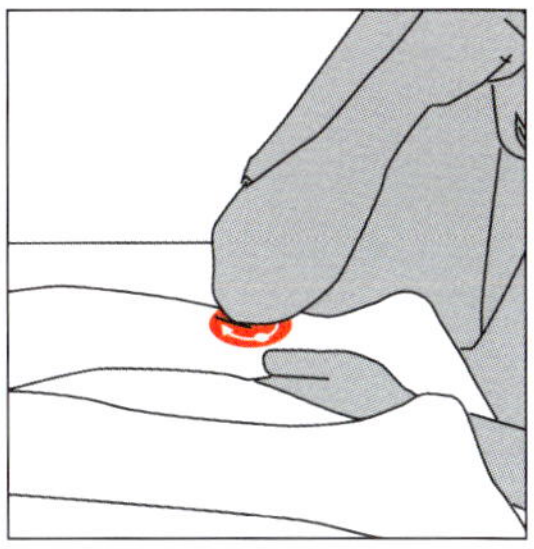

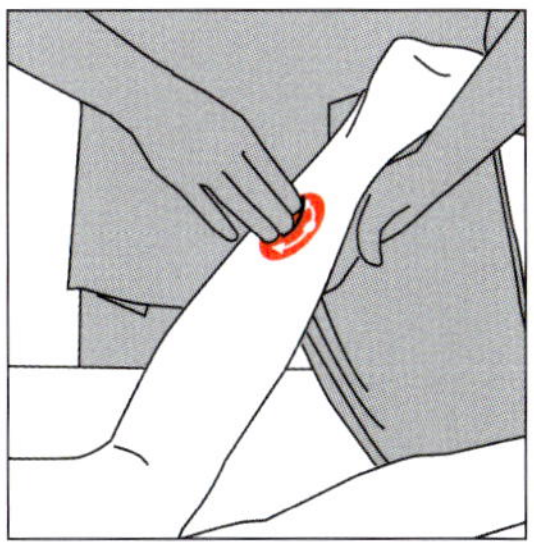

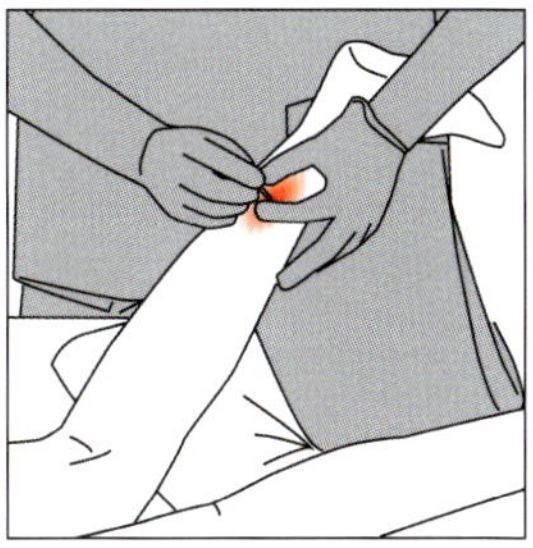

✓	✓	Sprühen und Dehnen
✓		Trockenes Nadeln
✓		Tiefe Streichmassage
✓	✓	Kompressionstechnik
✓	✓	Muskelenergietechnik
✓	✓	Positional-Releasetechnik
		Injektionen

Postisometr. Relaxationstechnik (PIR)
Indikationen: Subakute bis chronische Zustände
- Identifizieren Sie den Triggerpunkt.
- Bringen Sie den Patienten in eine bequeme Position, in der der betroffene Muskel (Gastmuskel) in die volle Dehnung kommen kann.
- Bitten Sie den Patienten, mit 10–25% seiner Muskelkraft den betroffenen Muskel (Gastmuskel) zu seiner maximalen schmerzfreien Länge zu kontrahieren, während Sie für 3–10 Sekunden isometrischen Widerstand geben. Stabilisieren Sie den Körperteil, um eine Muskelverkürzung zu verhindern.
- Bitten Sie den Patienten, den Muskel zu entspannen oder »loszulassen«.
- Während dieser Relaxationsphase verlängern Sie vorsichtig den Muskel, indem Sie ihn bis zum Punkt des (passiven) Widerstands spannen – registrieren Sie jede Veränderung der Länge.
- Wiederholen Sie diese Übung mehrere Male (üblicherweise dreimal).

SELBSTHILFE

Dehnen ist für störende Triggerpunkte in der Wadenmuskulatur ausgezeichnet. Schwimmen ist eine gute Übung für die Zehenmuskeln.

RAT
Prüfen/wechseln Sie Ihr Schuhwerk. Analysieren Sie Gang und Haltung. Regelmäßige Dehnübungen machen. Zur Lauftechnik beraten lassen (z. B. auf glatten Flächen laufen).

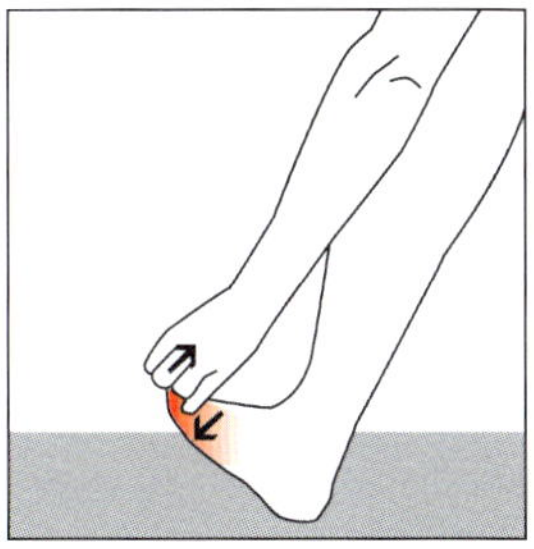

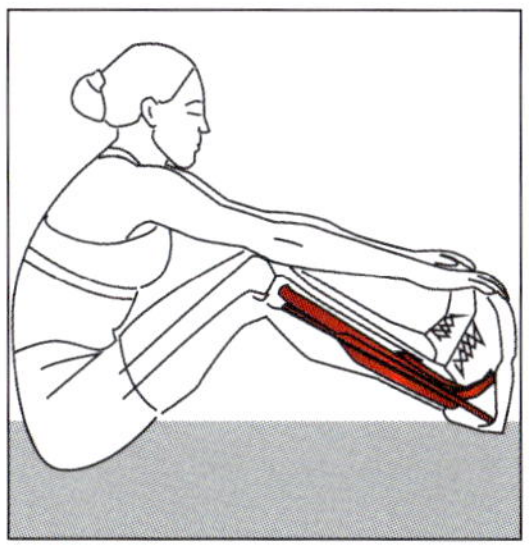

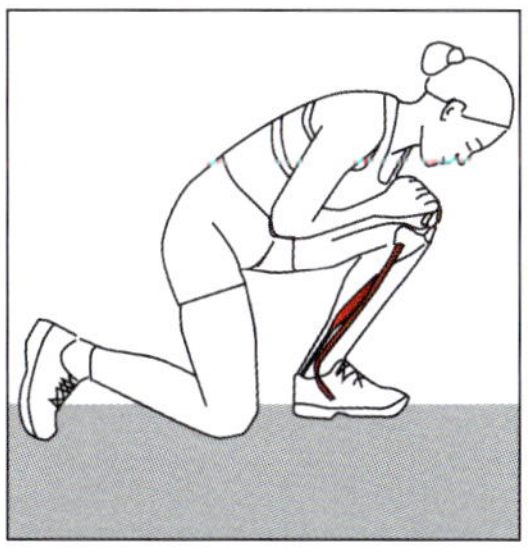

MUSCULUS TIBIALIS POSTERIOR

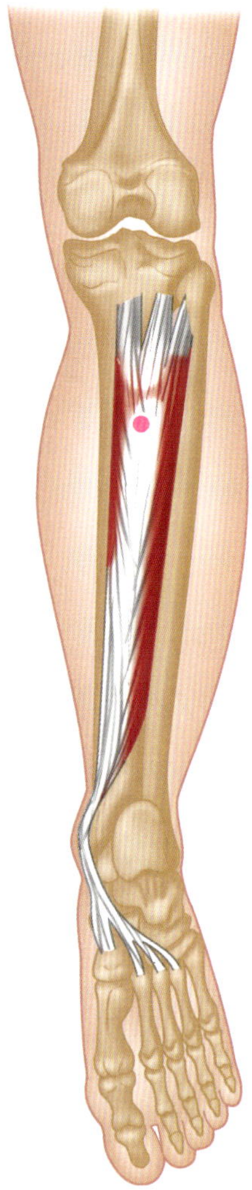

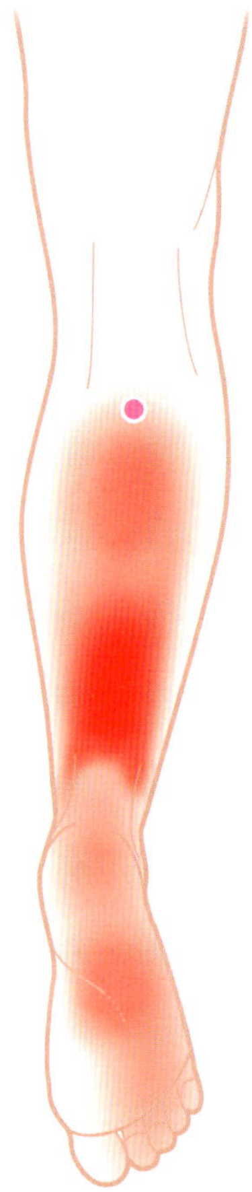

Lateinisch *tibia*, Pfeife oder Flöte/ Schienbein; *posterior*, hinter

Der M. tibialis posterior ist der tiefste Muskel der Beinrückseite. Er hilft das Fußgewölbe zu erhalten.

URSPRUNG

Seitlich-hinten an der Tibia. Obere zwei Drittel der hinteren Fibulafläche. Großteil der Membrana interossea.

ANSATZ

Tuberositas des Os naviculare. Durch weitere Faserzüge am Sustentaculum tali, drei Ossa cuneiformia, Os cuboideum und die Basen der 2., 3. und 4. Mittelfußknochen.

FUNKTION

Einwärtsdrehung (Inversion) des Fußes. Hilft bei der Plantarflexion des Sprunggelenks.
Antagonist: M. tibialis anterior.

INNERVATION

Nervus tibialis, L(4), **5**, S**1**.

GRUNDBEWEGUNG

Beispiele: Stehen auf den Zehenspitzen; Hinunterdrücken der Pedale im Auto.

ÜBERTRAGENE SCHMERZEN

Diffuser Wadenschmerz mit zunehmender Intensität entlang der Achillessehne zur Ferse/Fußsohle.

ÜBERSICHT

INDIKATIONEN
Tendinitis der Achillessehne, Schmerzen in Wade/Ferse, Fasciitis plantaris, Schmerzen beim Laufen/Gehen auf unebenem Untergrund, Morton-Neuralgie, Taubheit im Fuß fleckförmig um die Mittelfußknochen, Zehenkrämpfe, Hammer-/Klauenzehe, Tarsaltunnelsyndrom.

URSACHEN
Arthritis in den Zehen, schlechtes Schuhwerk (Absätze) oder schlechte Einlagen, Sport, hypomobile Sprunggelenke, Plattfüße, langes Autofahren (Pedaltreten).

DIFFERENTIALDIAGNOSE
Schienbeinkantensyndrome. Hinteres tibiales Kompartmentsyndrom (tief). Sehnenriss. Sehnenscheidenentzündung. Kardiovaskuläre Erkrankung. Tendinitis der Achillessehne. Tiefe Venenthrombose.

VERBINDUNGEN
M. flexor digitorum longus, Peronealmuskulatur, M. flexor hallucis longus, Biomechanik des Fußes.

MANUELLE TECHNIKEN

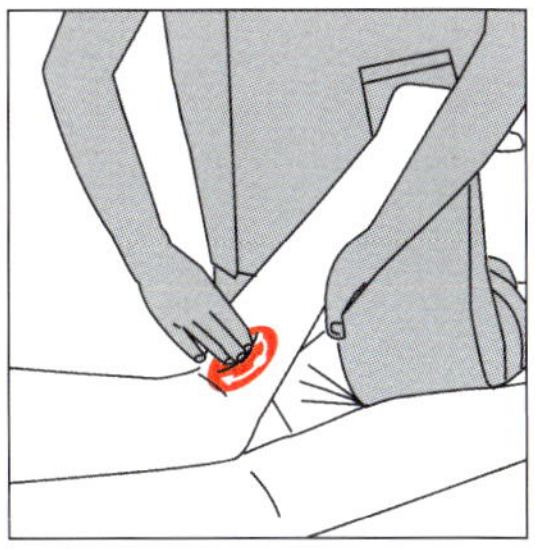

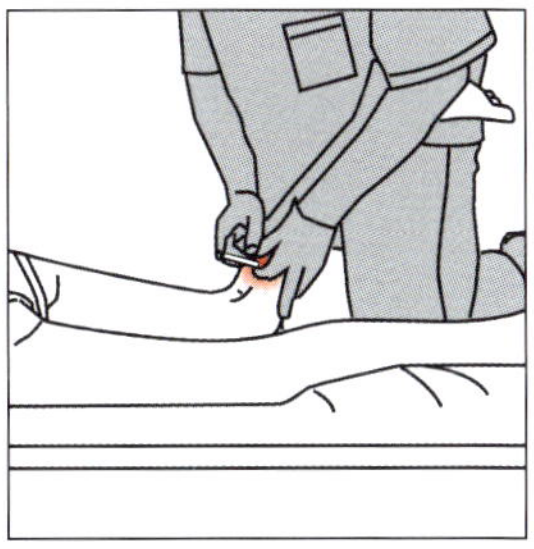

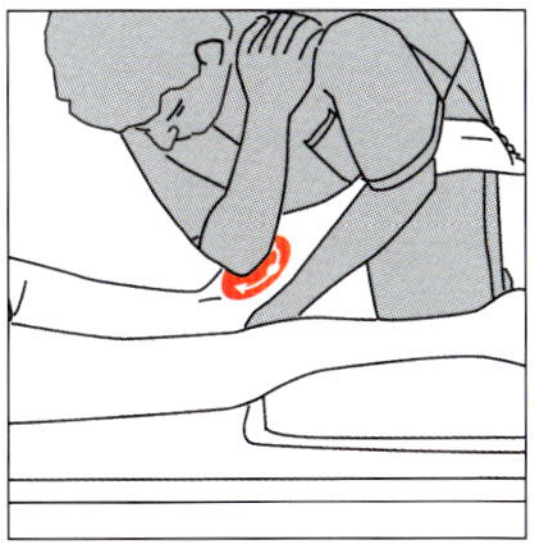

✓	✓	Sprühen und Dehnen
		Trockenes Nadeln
✓		Tiefe Streichmassage
✓	✓	Kompressionstechnik
✓	✓	Muskelenergietechnik
✓	✓	Positional-Releasetechnik
		Injektionen

(Inhibitions-)Kompressionstechnik
- Identifizieren Sie den Triggerpunkt.
- Bringen Sie den Patienten in eine bequeme Position, in der der betroffene Muskel (Gastmuskel) in die volle Dehnung kommen kann.
- Üben Sie einen vorsichtigen, allmählich zunehmenden Druck auf den Triggerpunkt aus, während Sie den betroffenen Muskel (Gastmuskel) verlängern, bis Sie an eine palpable Barriere kommen. Der Patient sollte das als unangenehm, aber nicht als schmerzhaft empfinden.
- Üben Sie anhaltenden Druck auf, bis Sie spüren, dass der Triggerpunkt weicher wird. Das kann wenige Sekunden bis mehrere Minuten lang dauern.
- Wiederholen Sie den Vorgang, verstärken Sie dabei den Druck auf den Triggerpunkt, bis Sie an die nächste Barriere kommen etc.
- Für ein (noch) besseres Ergebnis können Sie versuchen, während der Wiederholungen die Richtung des Drucks zu ändern.

SELBSTHILFE

Dehnen ist für störende Triggerpunkte in der Wadenmuskulatur ausgezeichnet, Schwimmen eine gute Übung für diesen Muskel. Selbstbehandlung durch Druck oder mit Druckhilfsmitteln ist nicht zu empfehlen, da es sich um einen tiefen Muskel handelt und es in diesem Bereich viele empfindliche Venen gibt.

RAT
Fußgewölbestützen/Einlagen tragen. Laufschuhe/Lauffläche wechseln. Zu Hause Dehnprogramm durchführen. Mit Kälte und Dehnen arbeiten.

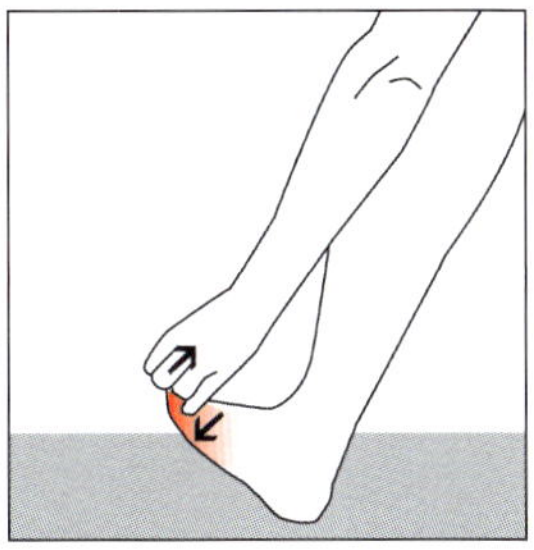

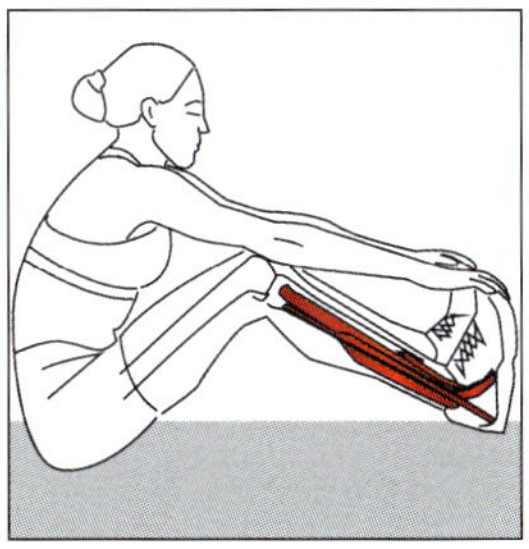

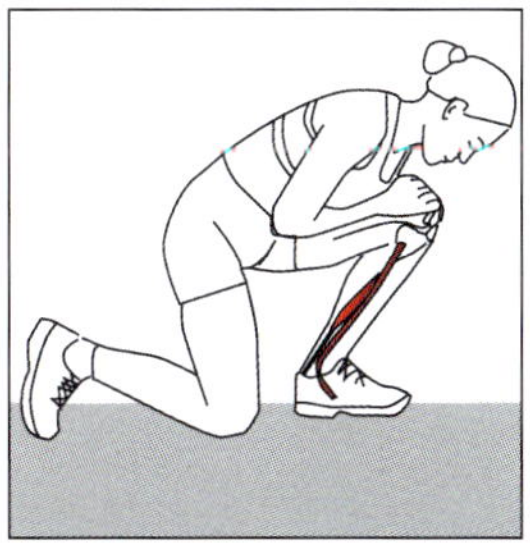

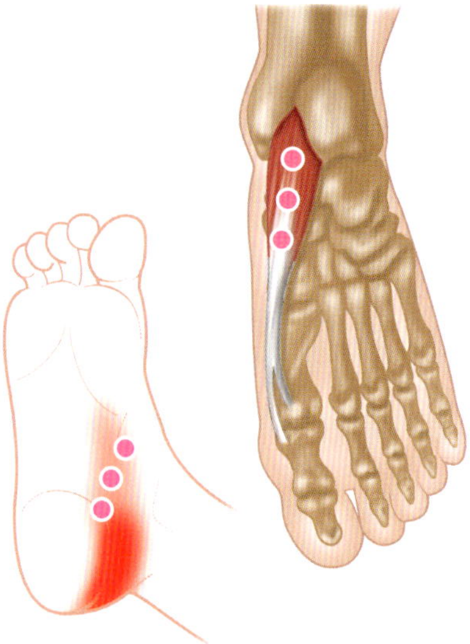

M. abductor hallucis

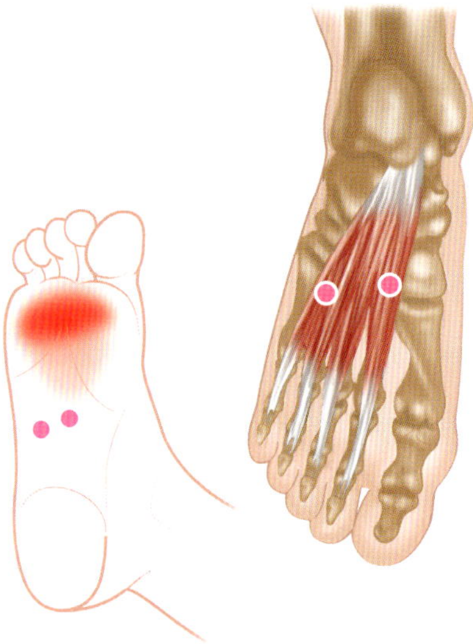

M. flexor digitorum brevis

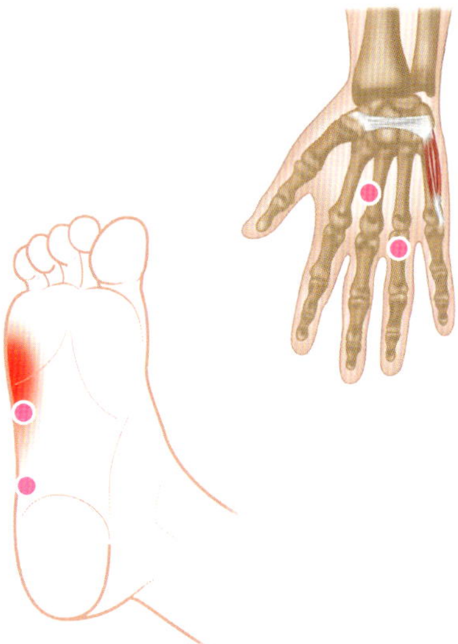

M. abductor digiti minimi

Lateinisch *abducere*, wegführen von; *hallux*, Großzehe; *flectere*, beugen; *digitus*, Zehe; *brevis*, kurz; *minimi*, kleinste; *extendere*, strecken

Dazu gehören: M. abductor hallucis, M. flexor digitorum brevis, M. abductor digiti minimi; M. extensor digitorum brevis.

URSPRUNG

M. abductor hallucis: Tuber calcanei (Fersenbeinhöcker). Retinaculum musculorum flexorum pedis. Plantaraponeurose.
M. flexor digitorum brevis, M. abductor digiti minimi: Fersenbeinhöcker. Plantaraponeurose. Benachbarte intermuskuläre Septen.
M. extensor digitorum brevis: Vorne-oben-seitlich am Calcaneus. Ligamentum talocalcaneum laterale. Retinaculum extensorum inferius.

ANSATZ

M. abductor hallucis: Medial an der Basis des proximalen Großzehenglieds.
M. flexor digitorum brevis: Mittlere Glieder der 2. bis 5. Zehen.
M. abductor digiti minimi: Seitlich an der Basis des proximalen Zehenglieds der 5. Zehe.
M. extensor digitorum brevis: Basis des proximalen Großzehenglieds. Seitlich an den Sehnen des M. extensor digitorum longus zur 2., 3. und der 4. Zehe.

FUNKTION

M. abductor hallucis: Abduziert die Großzehe und hilft, sie im Metatarsophalangealgelenk zu beugen. Antagonist: M. adductor hallucis.
M. flexor digitorum brevis: Beugt alle Gelenke der lateralen vier Zehen mit Ausnahme der distalen Interphalangealgelenke. Antagonisten: M. extensor digitorum longus, M. extensor digitorum brevis.
M. abductor digiti minimi: Abduziert die 5. Zehe. Antagonist: M. flexor digiti minimi brevis.
M. extensor digitorum brevis: Streckt die Gelenke der medialen vier Zehen. Antagonisten: Mm. flexor digitorum longus/brevis.

INNERVATION

M. abductor hallucis, M. flexor digitorum brevis: Nervus plantaris medialis, L4, **5**, S**1**.
M. abductor digiti minimi: Nervus plantaris lateralis, S**2**, 3.
M. extensor digitorum brevis: Nervus fibularis (peroneus) profundus, L4, **5**, S**1**.

GRUNDBEWEGUNG

Beispiele: Erleichtert das Gehen, unterstützt beim Gehen und Laufen die Fußstabilität und Kraft, hilft durch Beteiligung der Großzehe, etwas mit dem Fuß aufzuheben.

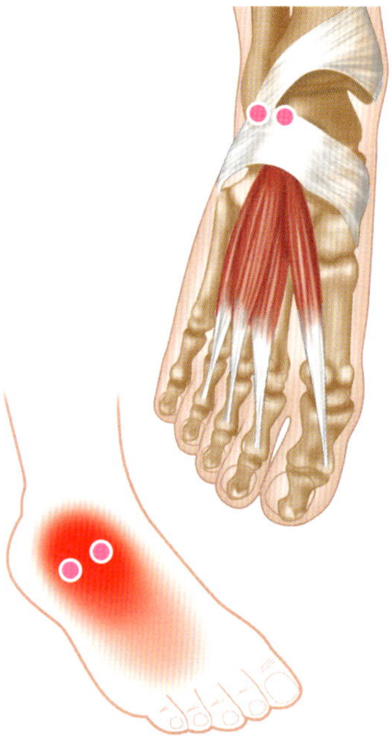

M. extensor digitorum brevis

ÜBERTRAGENE SCHMERZEN

M. abductor hallucis: Medialer Fersenschmerz, der entlang dem medialen Fußrand ausstrahlt.
M. flexor digitorum brevis: Schmerzen im plantaren Teil des Fußes unter den Mittelfußköpfchen (2., 3. und 4.).
M. abductor digiti minimi: Schmerzen im plantaren Teil des Fußes unter dem 5. Mittelfußköpfchen.
M. extensor digitorum brevis: Ovale Zone (4-5 cm) starker überlappender Schmerzen im lateralen Fußrücken direkt unter dem Malleolus lateralis.

ÜBERSICHT

INDIKATIONEN
Fußschmerzen (dorsal/plantar), »Muskelkater« beim Gehen und »Schmerz« in Ruhe, Schmerzen beim Stehen auf Zehenspitzen/Belastung/beim Aufstehen aus dem Sitzen, häufiges Tragen hoher Absätze, Morton-Neuralgie, Zehenkrämpfe, Hammer-/Klauenzehe, tauber Fuß.

URSACHEN
Arthritis in den Zehen, schlechtes Schuhwerk (Absätze) oder schlechte Einlagen, Sport (Schwimmen, Gehen, Joggen, Laufen, Sprinten), hypomobile Sprunggelenke, Klauenzehen, Trauma.

DIFFERENTIALDIAGNOSE
Abrissfraktur des Proc. styloideus. Hallux valgus. Plattfüße. Hallux rigidus oder Hypermobilität. Metatarsalgie. Hammer-/Klauenzehe. Fersensporn. Stressfraktur/Marschfraktur (beim Gehen). Kompartmentsyndrome. Varus- oder Valgusstellung des Fußes.

VERBINDUNGEN
Mm. interossei palmares, M. quadratus plantae, M. adductor hallucis, Mm. extensor digitorum longus/brevis, M. flexor digitorum brevis, Biomechanik von Hüfte/Knie/Sprunggelenk/Fuß, M. extensor hallucis brevis. M. abductor hallucis.

MANUELLE TECHNIKEN

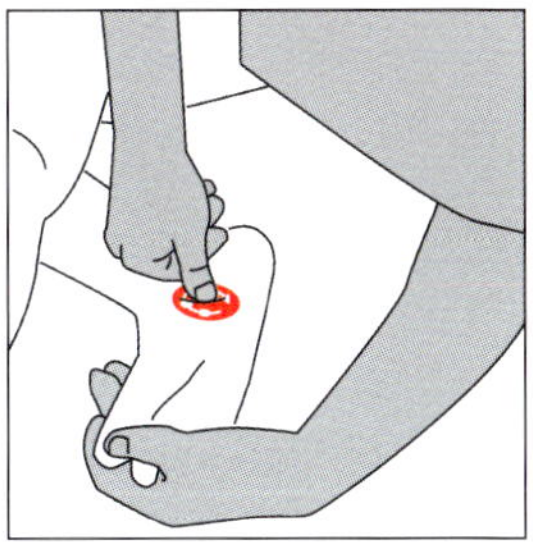

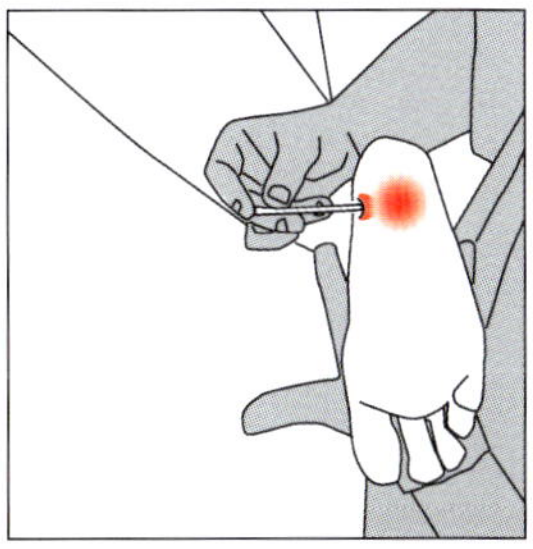

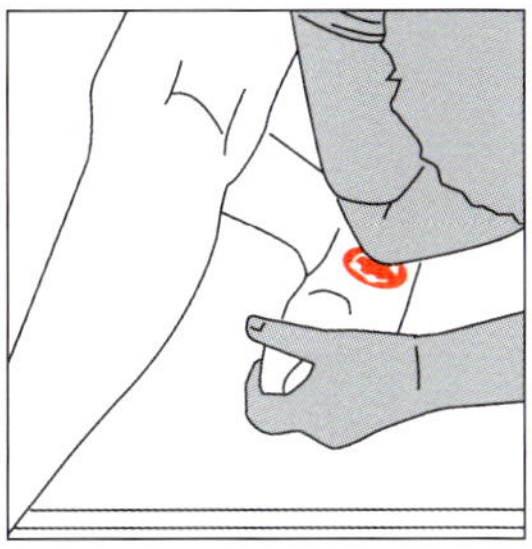

✓	✓	Sprühen und Dehnen
✓		Trockenes Nadeln
✓		Tiefe Streichmassage
✓	✓	Kompressionstechnik
✓	✓	Muskelenergietechnik
✓	✓	Positional-Releasetechnik
✓		Injektionen

(Inhibitions-)Kompressionstechnik
- Identifizieren Sie den Triggerpunkt.
- Bringen Sie den Patienten in eine bequeme Position, in der der betroffene Muskel (Gastmuskel) in die volle Dehnung kommen kann.
- Üben Sie einen vorsichtigen, allmählich zunehmenden Druck auf den Triggerpunkt aus, während Sie den betroffenen Muskel (Gastmuskel) verlängern, bis Sie an eine palpable Barriere kommen. Der Patient sollte das als unangenehm, aber nicht als schmerzhaft empfinden.
- Üben Sie anhaltenden Druck auf, bis Sie spüren, dass der Triggerpunkt weicher wird. Das kann wenige Sekunden bis mehrere Minuten lang dauern.
- Wiederholen Sie den Vorgang, verstärken Sie dabei den Druck auf den Triggerpunkt, bis Sie an die nächste Barriere kommen etc.
- Für ein (noch) besseres Ergebnis können Sie versuchen, während der Wiederholungen die Richtung des Drucks zu ändern.

SELBSTHILFE

Selbsthilfetechniken durch Druck und/oder Druckhilfsmittel sind empfehlenswert, da diese oberflächlich verlaufenden Muskeln gut auf Druck ansprechen.

RAT
Gang/Haltung analysieren. Einlagen prüfen. Dehnübungen machen mit Golf-/Tennisball oder Teigroller. Niedrige Absätze tragen. Wärme und Dehnen wirken günstig.

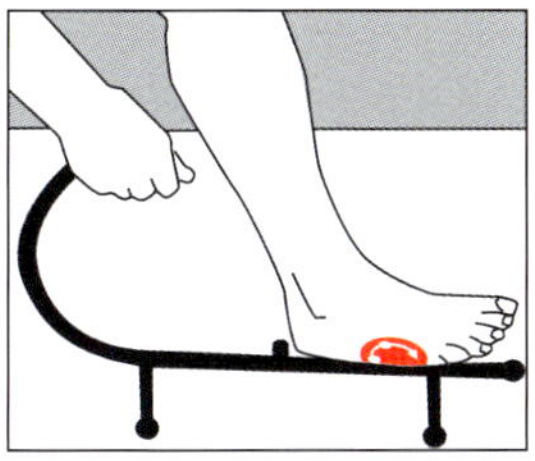

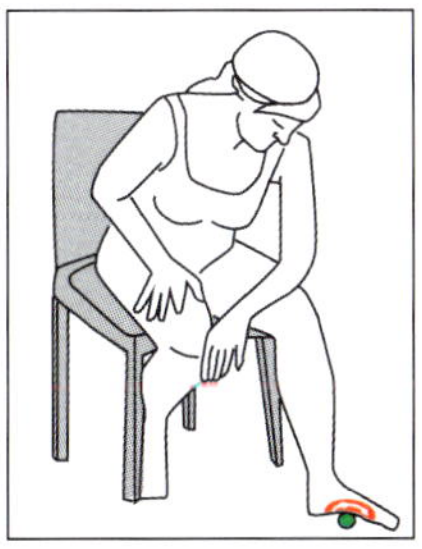

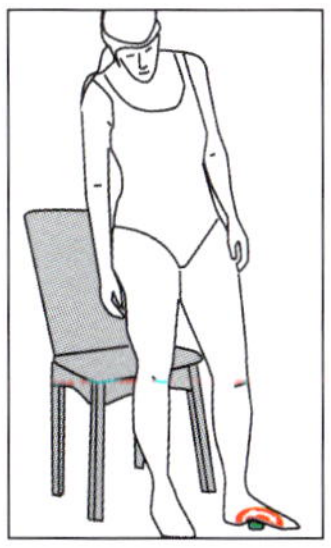

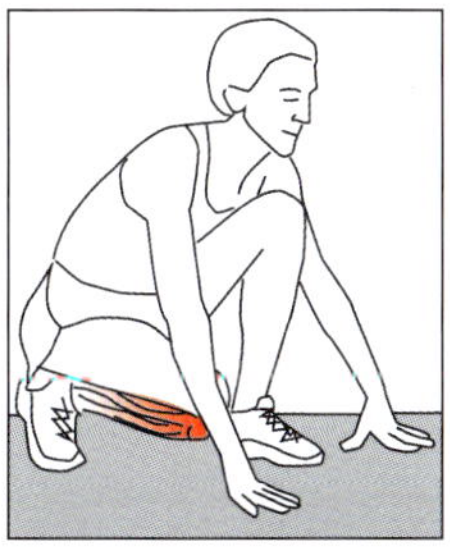

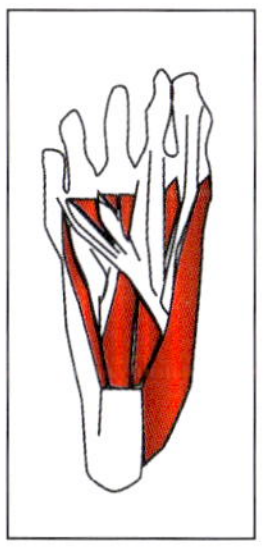

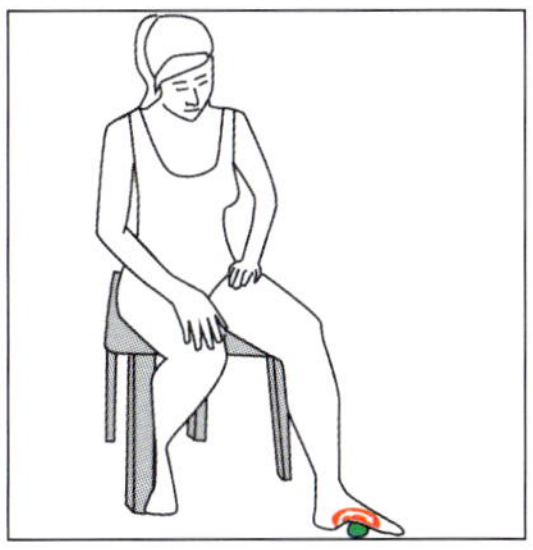

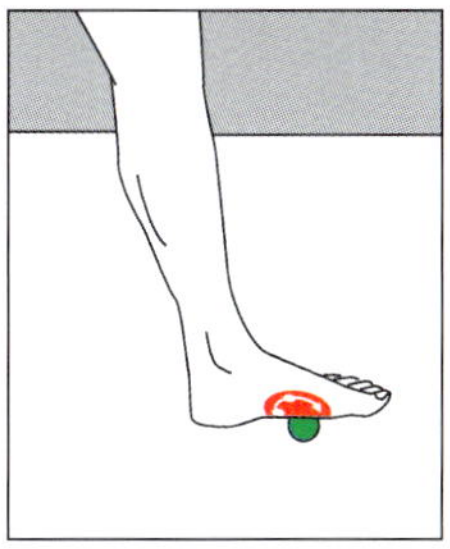

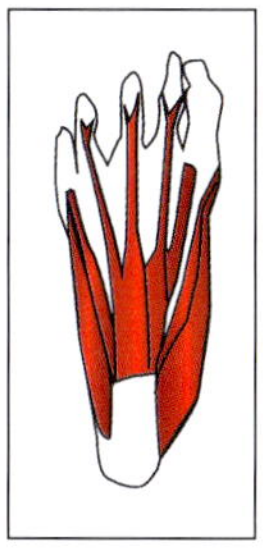

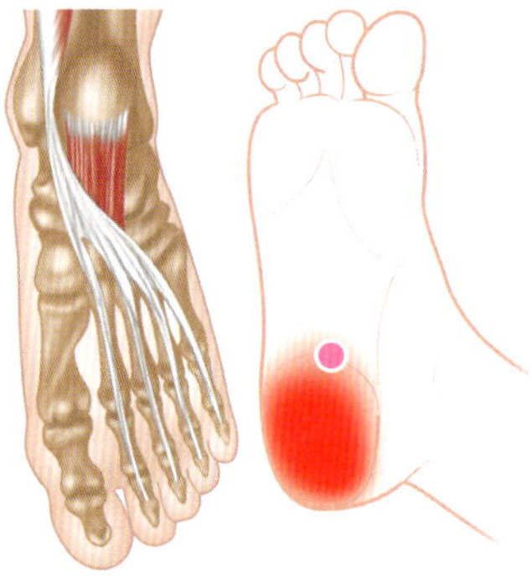

M. quadratus plantae

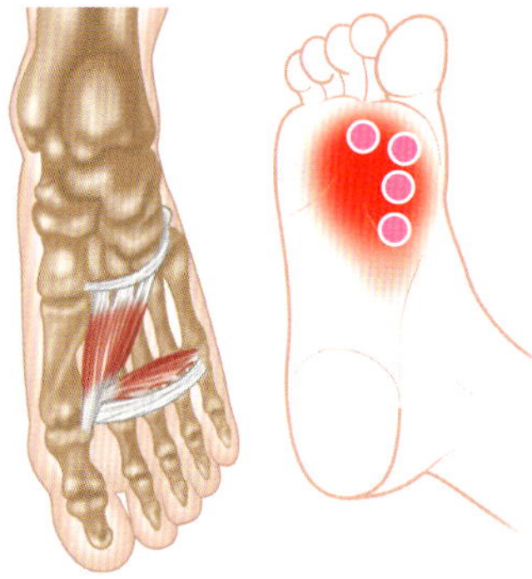

M. adductor hallucis

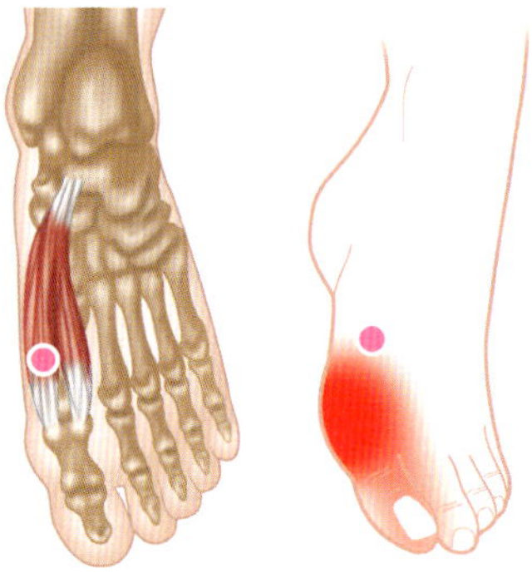

M. flexor hallucis brevis

Lateinisch *quadratus*, quadratisch; *planta*, Fußsohle; *adducere*, hinführen zu; *hallux*, Großzehe; *flectere*, beugen; *brevis*, kurz; *dorsum*, Rücken; *interosseus*, zwischen Knochen

Dazu gehören: M. quadratus plantae, M. adductor hallucis, M. flexor hallucis brevis, Mm. interossei dorsales, Mm. interossei plantares.

URSPRUNG

M. quadratus plantae: Medialer Kopf – medial am Calcaneus; lateraler Kopf – seitlicher Rand der Sohlenfläche des Calcaneus.
M. adductor hallucis: Schräger Kopf – Basis des 2., 3. und 4. Mittelfußknochens. Sehnenscheide des M. peroneus longus; transversaler Kopf – plantare Metatarsophalangealligamente der 3., 4. und 5. Zehe. Ligamenti metatarsales transversi. Antagonist: M. abductor hallucis.
M. flexor hallucis brevis: Medialer Teil der plantaren Seite des Os cuboideum. Benachbarter Teil des lateralen Os cuneiforme. Sehne des M. tibialis posterior. Antagonist: M. extensor hallucis longus.
Mm. interossei dorsales: Benachbarte Seiten der Mittelfußknochen. Antagonist: Mm. interossei plantares.
Mm. interossei plantares: Basen und mediale Seiten des 3., 4. und 5. Mittelfußknochens. Antagonist: Mm. interossei dorsales.

ANSATZ

M. quadratus plantae: Seitl. Rand der Sehne des M. flexor digitorum longus.
M. adductor hallucis: Seite der Basis des proximalen Großzehenglieds.
M. flexor hallucis brevis: Medialer Anteil – mediale Seite der Basis des proximalen Großzehenglieds; lateraler Anteil – Seite der Basis des proximalen Großzehenglieds.
Mm. interossei dorsales: Basen der proximalen Zehenglieder: 1. Ast – mediale Seite des proximalen Zehenglieds der 2. Zehe; 2–4. Ast – laterale Seiten der proximalen Zehenglieder der 2–4. Zehe.
Mm. interossei plantares: Mediale Seiten der Basen der proximalen Zehenglieder derselben Zehen.

FUNKTION

M. quadratus plantae: Beugt die distalen Zehenglieder der 2.-5. Zehe. Verändert die schräge Zuglinie der Sehnen des M. flexor digitorum longus, um sie mit der langen Fußachse auf eine Linie zu bringen.
M. adductor hallucis: Adduziert die Großzehe im Metatarsophalangealgelenk und hilft, sie zu beugen.
Mm. interossei dorsales: Abduziert die Zehen (spreizt sie ab). Beugt die Metatarsophalangealgelenke.
Mm. interossei plantares: Adduziert die Zehen (führt sie zusammen). Beugt die Metatarsophalangealgelenke.

INNERVATION

M. quadratus plantae, M. adductor hallucis, Mm. interossei dorsales, Mm. interossei plantaris: Nervus plantaris lateralis, S1, **2**.
M. flexor hallucis brevis: Nervus plantaris medialis, L4, **5**, S**1**.

GRUNDBEWEGUNG

Beispiele: Einen Stift zwischen Zehen und Fußballen halten. Hilft, unter Beteiligung der Großzehe etwas mit den Zehen aufzuheben. Großzehe von der benachbarten Zehe abspreizen. Erleichtert das Gehen.

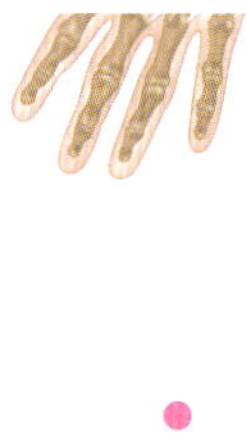

Mm. interossei dorsales

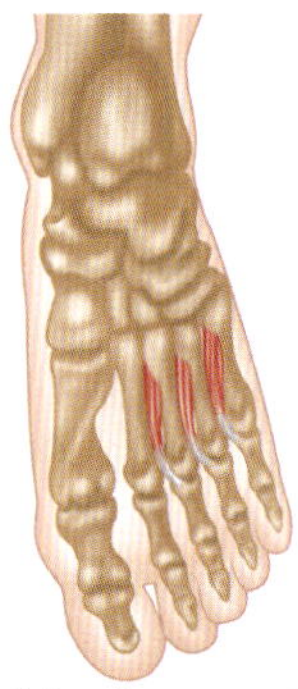

Mm. interossei plantares

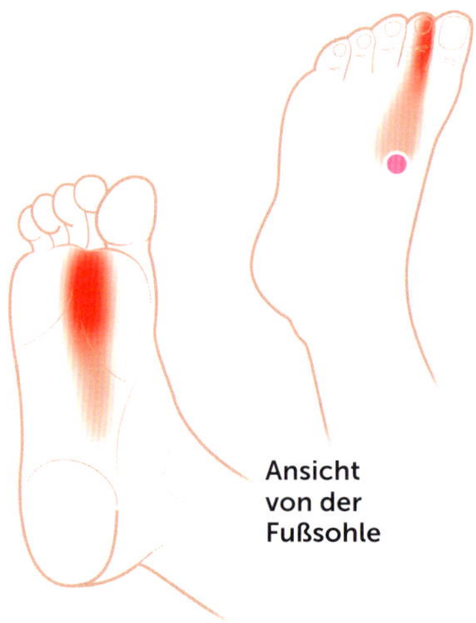

Mm. interossei dorsales

ÜBERTRAGENE SCHMERZEN

M. quadratus plantae – Fersenschmerz. M. adductor hallucis – Schmerz im Vorderfuß. M. flexor hallucis brevis – Schmerzen um das 1. Metatarsophalangealgelenk. Mm. interossei dorsales/plantares – Schmerzen in der 2. Zehe (vorne-hinten).

ÜBERSICHT

INDIKATIONEN
Schmerzen in Fuß/Ferse, Schmerzen im 1. Metatarsophalangealgelenk, entzündete Fußballen/Hallux valgus, Schmerzen in der 2. Zehe, Schmerzen im Vorderfuß, Steifigkeit im Gewebe (Tragen von Einlagen dadurch nicht möglich), Probleme beim Gehen, Taubheit im Fuß, Schmerzen in Hüfte/ Knie/Sprunggelenk, Fersensporn, Fasciitis plantaris (M. quadratus plantae).

URSACHEN
Arthritis in den Zehen, schlechtes Schuhwerk (Absätze) oder schlechte Einlagen, Sport (Schwimmen, Gehen, Joggen, Laufen, Sprinten), hypomobile Sprunggelenke, Klauenzehen, Trauma, Auskühlen in nassen Socken/ kaltem Wasser.

DIFFERENTIALDIAGNOSE
Morton-Neuralgie. Metatarsalgie. Fasciitis plantaris. Fersensporn. Stressfraktur. Gelenksdysfunktionen. Verletzung der Ossa sesamoidea. Lumbale Radikulopathie (Fallfuß). Hallux valgus. Kompartmentsyndrom des Calcaneus. Gicht. Arthritis.

VERBINDUNGEN
Probleme in Hüfte/Knie/Sprunggelenk, M. flexor digitorum brevis.

MANUELLE TECHNIKEN

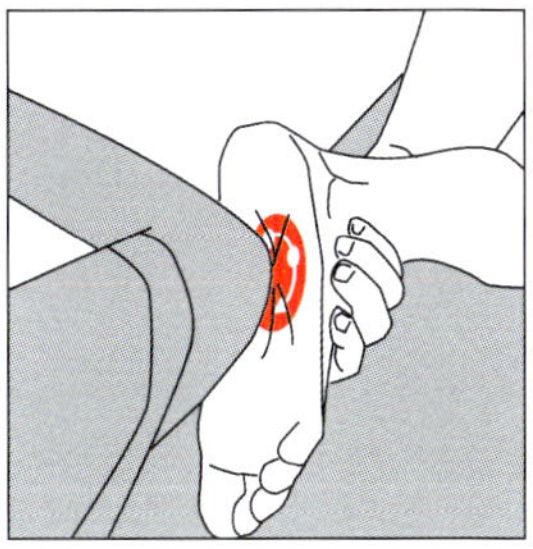

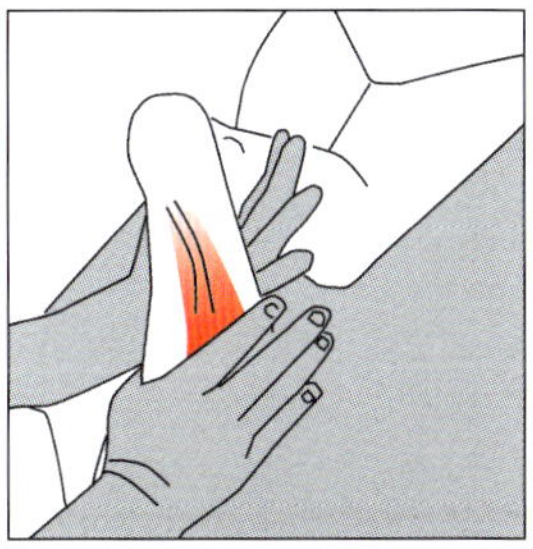

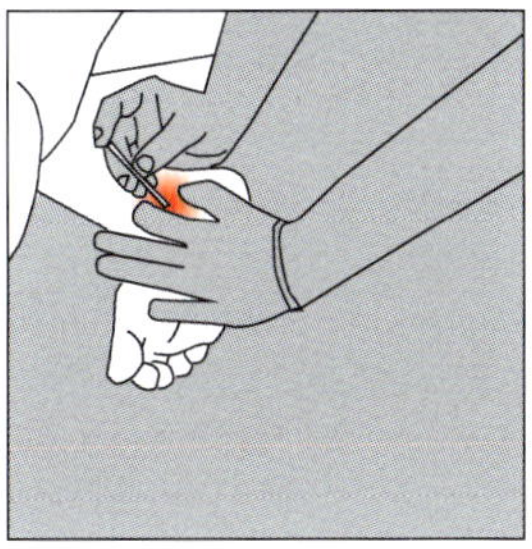

✓	✓	Sprühen und Dehnen
✓		Trockenes Nadeln
✓	✓	Tiefe Streichmassage
✓	✓	Kompressionstechnik
✓	✓	Muskelenergietechnik
✓	✓	Positional-Releasetechnik
✓		Injektionen

(Inhibitions-)Kompressionstechnik
- Identifizieren Sie den Triggerpunkt.
- Bringen Sie den Patienten in eine bequeme Position, in der der betroffene Muskel (Gastmuskel) in die volle Dehnung kommen kann.
- Üben Sie einen vorsichtigen, allmählich zunehmenden Druck auf den Triggerpunkt aus, während Sie den betroffenen Muskel (Gastmuskel) verlängern, bis Sie an eine palpable Barriere kommen. Der Patient sollte das als unangenehm, aber nicht als schmerzhaft empfinden.
- Üben Sie anhaltenden Druck auf, bis Sie spüren, dass der Triggerpunkt weicher wird. Das kann wenige Sekunden bis mehrere Minuten lang dauern.
- Wiederholen Sie den Vorgang, verstärken Sie dabei den Druck auf den Triggerpunkt, bis Sie an die nächste Barriere kommen etc.
- Für ein (noch) besseres Ergebnis können Sie versuchen, während der Wiederholungen die Richtung des Drucks zu ändern.

SELBSTHILFE

Selbsthilfetechniken durch Druck und/ oder Druckhilfsmittel sind empfehlenswert, da diese Muskeln oberflächlich verlaufen und gut auf Druck ansprechen. Versuchen Sie es mit einem Stift mit aufgestecktem Radiergummi.

RAT
Dehnen mit Kälte (und/oder Hitze) ist günstig. Schuhwerk prüfen (ist es vielleicht zu eng?). Gelenksdysfunktionen behandeln. Dehnübungen über einem Tennis-/ Golfball durchführen. Geeignete Einlagen tragen. Gang und Haltung analysieren.

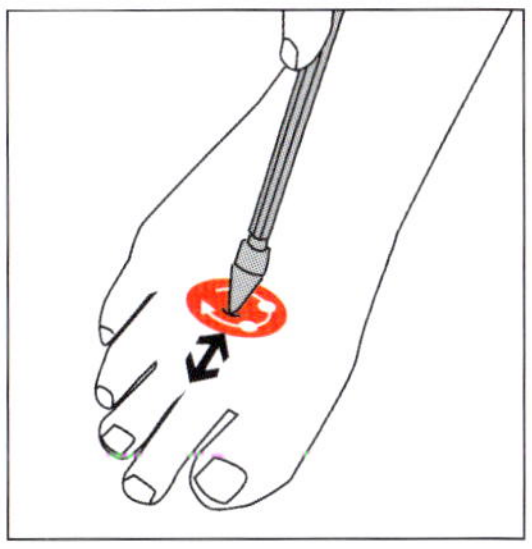

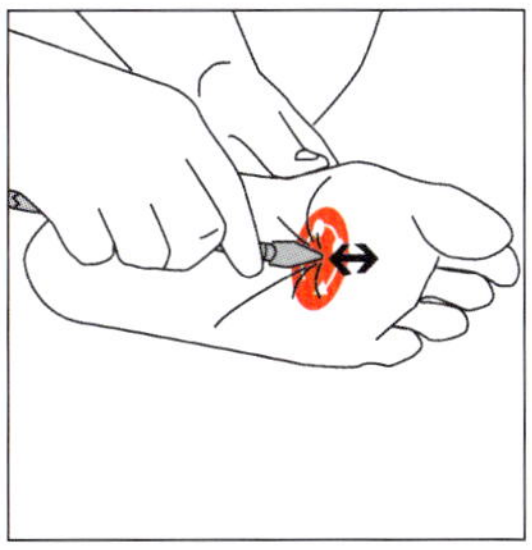

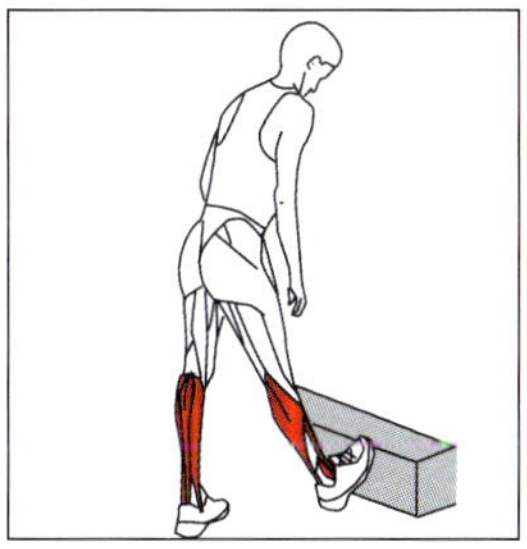

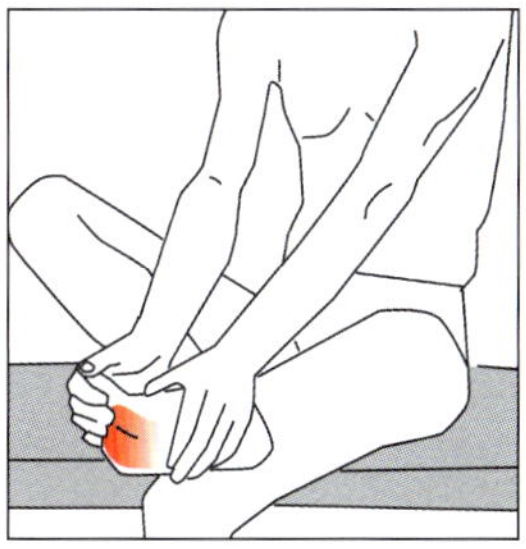

SCHMERZEN IM SPRUNGGELENK

INDIKATIONEN

Wiederholte Überdehnungen durch Inversion/Eversion, Tendinitis, Tarsaltunnelsyndrom und Arthritis.

STEP 1 Studieren Sie die Anatomie und die Ausrichtung der Muskelfasern.

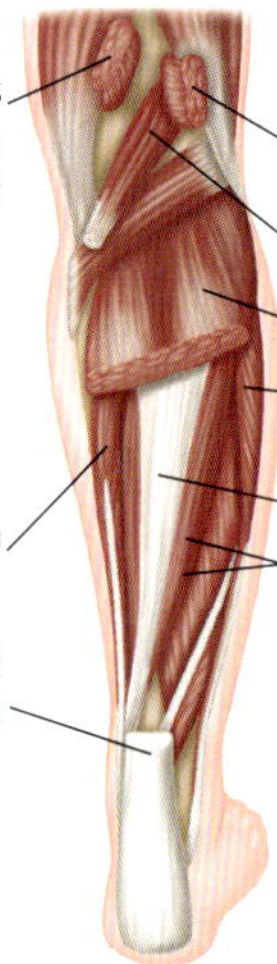

STEP 2 In Bauchlage das Gelenk in die Inversion und Eversion zum Talocruralgelenk bringen.

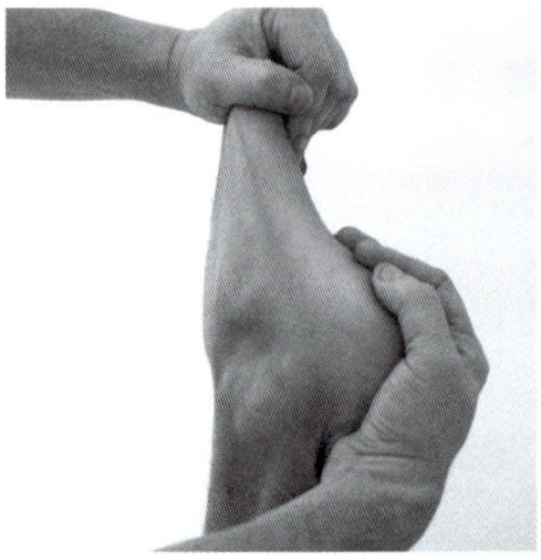

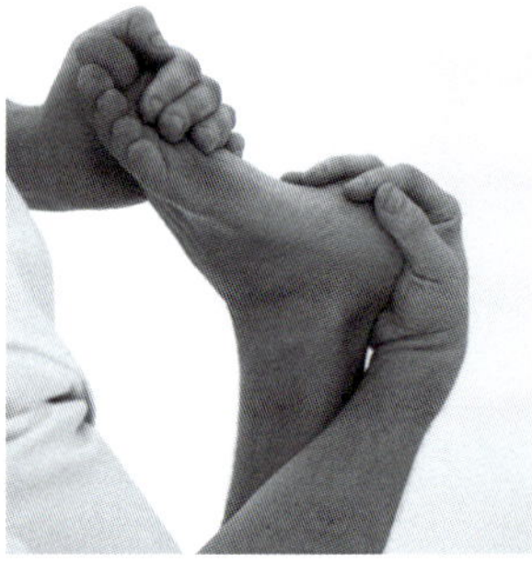

STEP 3 ICT in Bauchlage für:

M. gastrocnemius

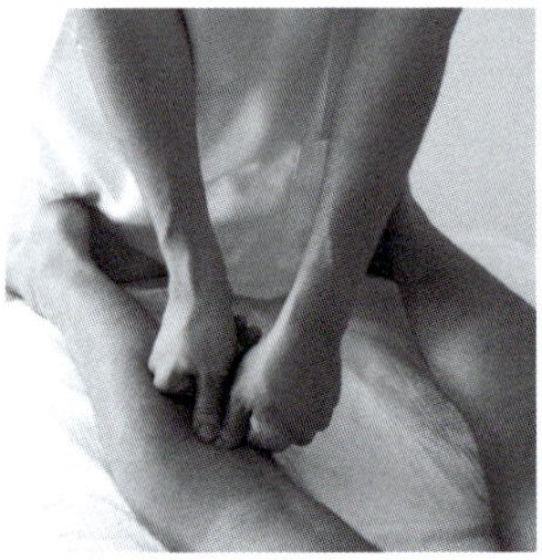

M. soleus

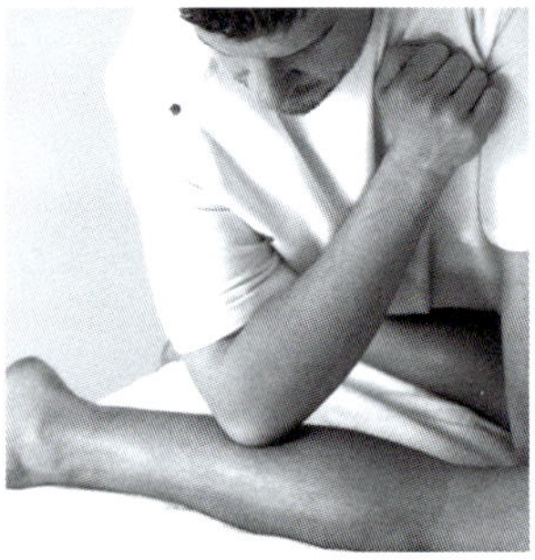

M. plantaris

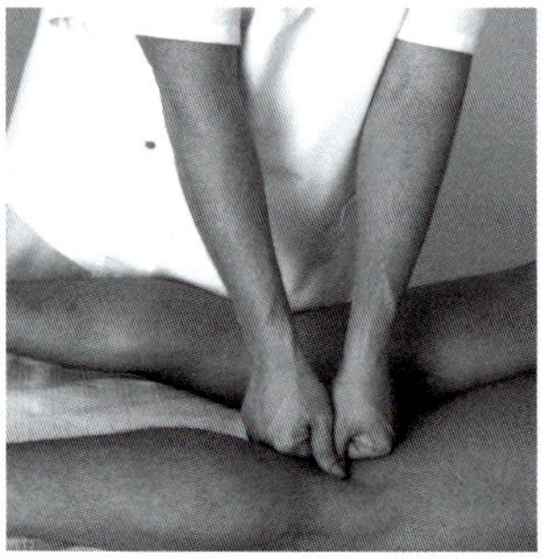

M. tibialis posterior

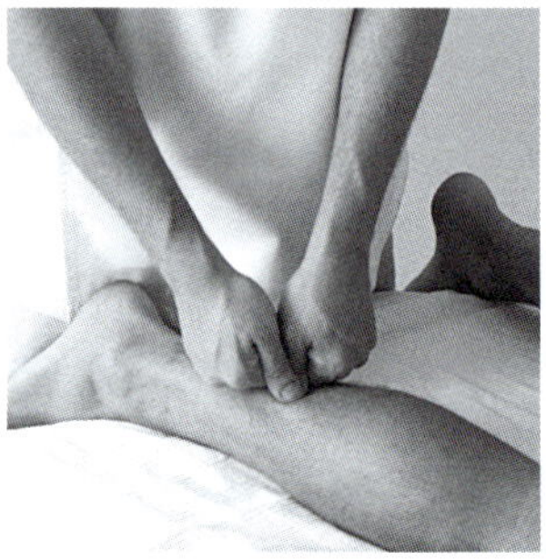

STEP 4 Tiefe Streichmassage in Seitlage für Fibularis-(Peroneus-)Gruppe

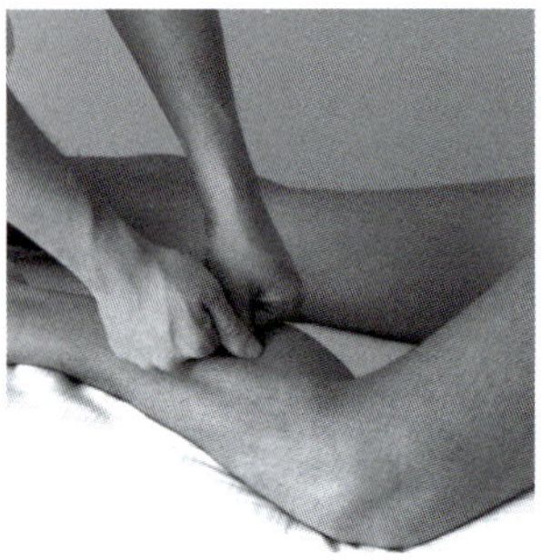

Gründliche ICT in Rückenlage für:

M. extensor digitorum brevis
Sehne des M. extensor digitorum longus (STP)
Vorderes Talocruralgelenk

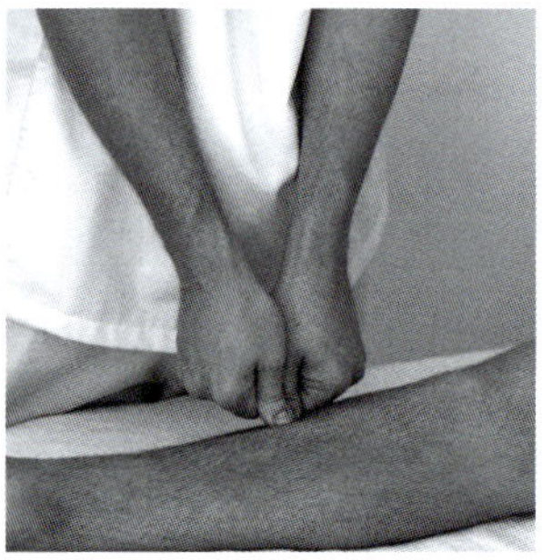

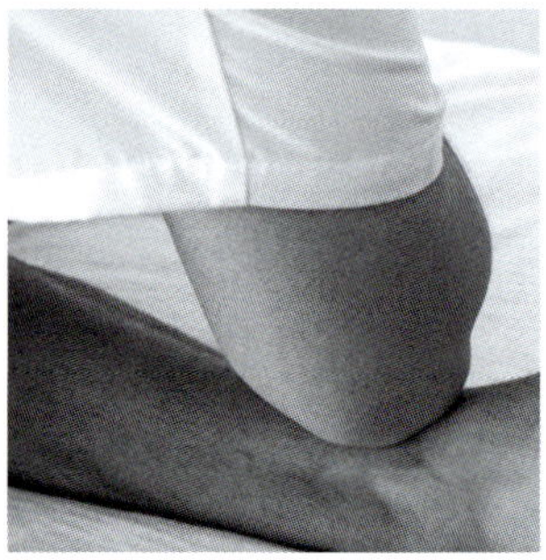

INDIKATIONEN
Fersenschmerz, Metatarsalgie, Fasciitis plantaris, Myalgie, Sesamoiditis, Fersensporn, Muskelkater beim Gehen/in Ruhe.

STEP 1 Studieren Sie die Anatomie und die Ausrichtung der Muskelfasern.

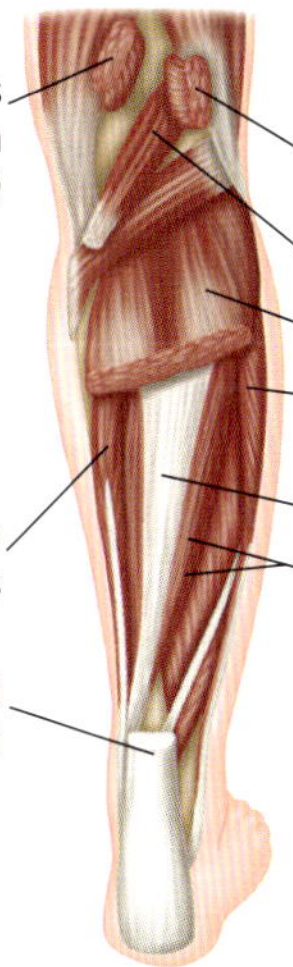

STEP 2 ICT in Seitlage für:

M. gastrocnemius (medialer Muskelkopf)

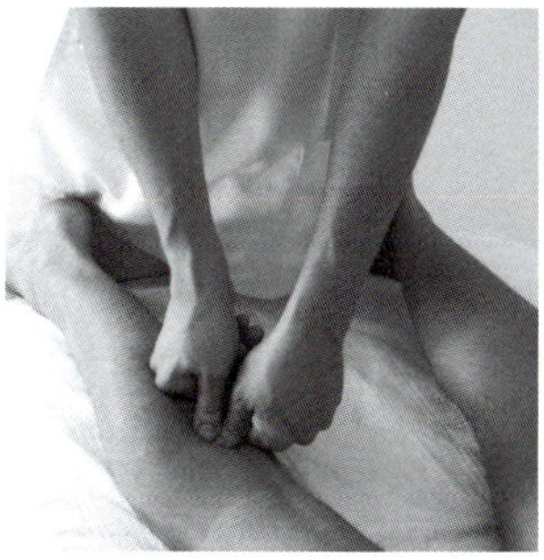

M. soleus (untere Punkte/Triggerpunkte)

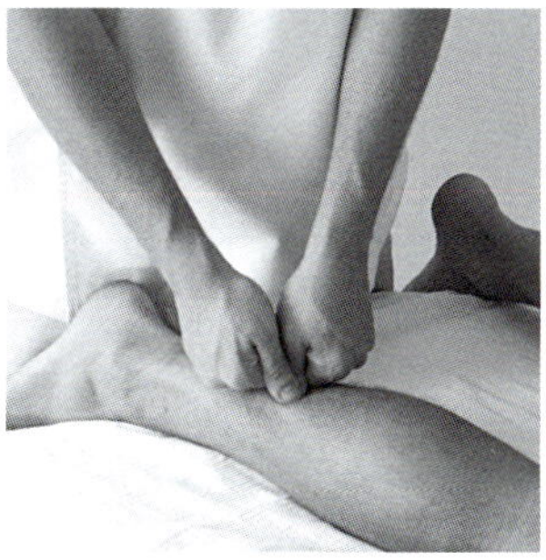

STEP 3 Den Bereich ausgiebig massieren.

STEP 4 ICT in Bauchlage für:

M. tibialis posterior

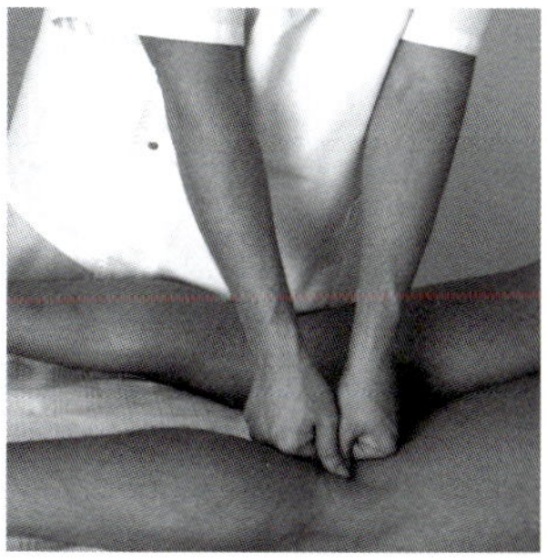

M. flexor digitorum longus (STP)

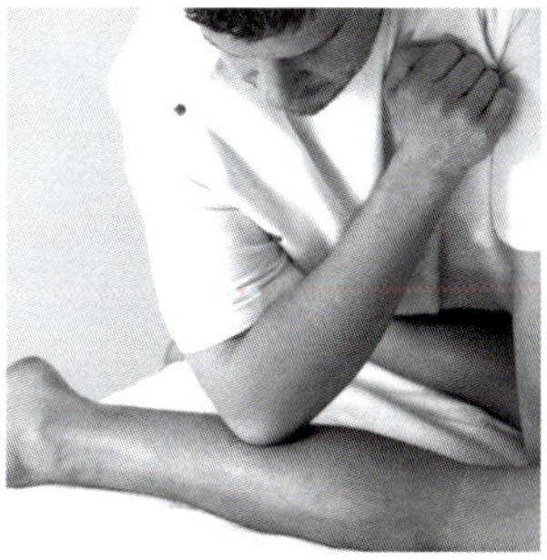

STEP 5 Gründliche ICT in Rückenlage für:

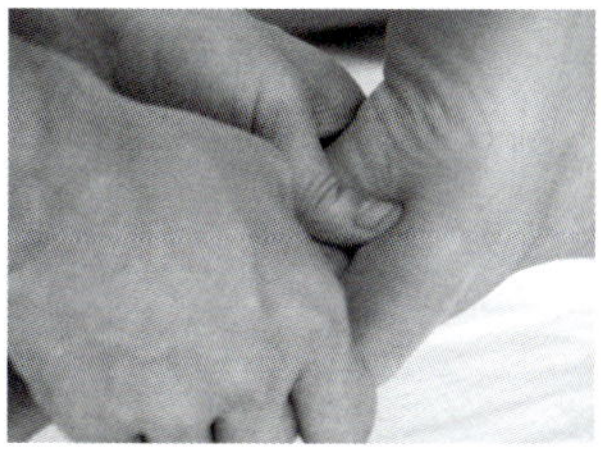
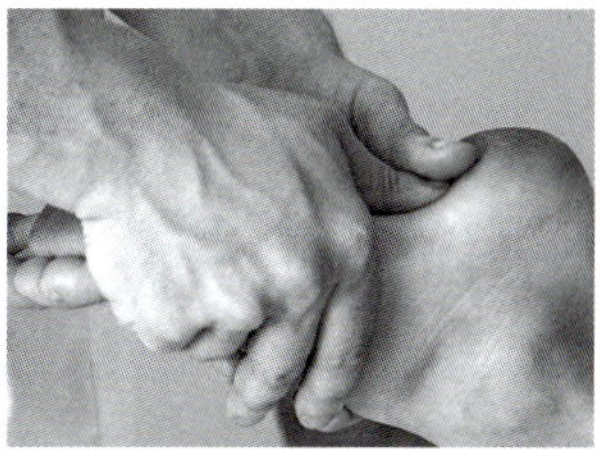
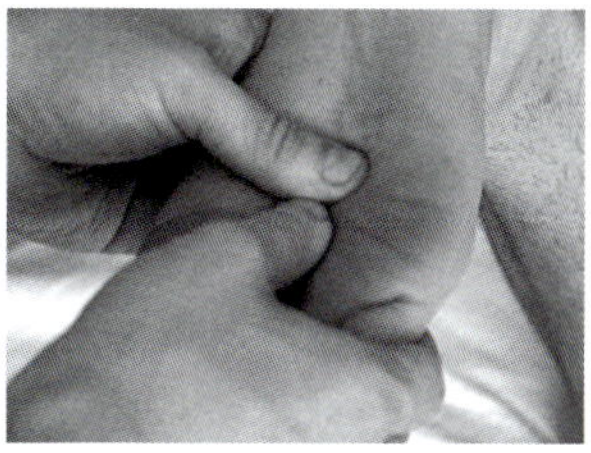

Fascia plantaris, beginnend an der Ferse und für die kleinen Fußmuskeln; der Bereich um einen Fersensporn fühlt sich in der Regel knorpelig und klumpig an, daher auf diese Knoten die (Inhibitions-)Kompressionstechnik anwenden.

Glossar: anatomische Lage-/Richtungsbezeichnungen

Abduktion	Bewegung weg von der Mittellinie des Körpers (Gegenteil von Adduktion).
Adduktion	Bewegung zur Mittellinie des Körpers (Gegenteil von Abduktion).
Anatomische Grundposition	Aufrechter Stand, Arme und Hände nach vorne gedreht.
Anterior	Zur Vorderseite oder ventralen Seite des Körpers oder Organs (Gegenteil von posterior).
Bauchlage	Körperposition, bei der die Körpervorderseite nach unten zeigt (Gegenteil von Rückenlage).
Depression	Bewegung eines hohen Körperteils nach unten in seine ursprüngliche Position.
Distal	Weiter entfernt von der Körpermitte oder von der Stelle, an der ein Körperglied ansetzt (Gegenteil zu proximal).
Dorsal	Auf die Rückseite oder den hinteren Anteil bezogen (Gegenteil zu ventral).
Eversion	(Auswärtsdrehung) Bewegung, bei der die Fußsohle nach auswärts gedreht wird (Gegenteil von Inversion).
Extension	Gelenkbewegung, die dazu führt, dass zwei ventrale Flächen sich weiter voneinander entfernen (Gegenteil von Extension).
Flexion	Gelenkbewegung, die dazu führt, dass zwei ventrale Flächen näher zusammenkommen (Gegenteil von Extension).
Hebung	Bewegung eines Körperteils nach oben in die Koronalebene.
Horizontale Ebene	Eine Transversalebene, rechtwinklig zur langen Körperachse.
Inferior	Unter oder am weitesten vom Kopf entfernt.
Inversion	Bewegung, bei der die Fußsohle nach innen gedreht wird (Gegenteil von Eversion).
Ipsilateral	Auf derselben Seite.
Kontralateral	Auf der gegenüberliegenden Seite.
Lateral	Von der Körpermitte oder Mitte eines Organs entfernt (Gegenteil von medial).
Medial	Nahe bei oder in der Körpermitte oder Mitte eines Organs lokalisiert (Gegenteil von lateral).
Median	Zentral lokalisiert oder in der Körpermitte.
Oberflächlich	An oder nahe an der Oberfläche (Gegenteil von tief).
Palmar	Auf die Handfläche bezogen.
Plantar	Auf die Fußsohle bezogen.
Posterior	Zum Rücken oder der hinteren Seite des Körpers oder Organs hin (Gegenteil von anterior).
Pronation	Bewegung, bei der die Handfläche nach unten zum Boden oder weg von der anatomischen und der fetalen Lage gedreht wird.
Protraktion	Bewegung eines Körperteils nach vorne in die Transversalebene.
Proximal	Näher an der Körpermitte oder der Stelle, wo ein Körperglied ansetzt.
Retraktion	Bewegung eines Körperteils nach hinten in die Transversalebene.
Rotation	Drehung um eine feste Achse.

Rückenlage	Körperposition, bei der die Körpervorderseite nach oben zeigt (Gegenteil von Bauchlage).
Sagittalebene	Vertikale Ebene, die sich in anteroposteriorer Richtung erstreckt und den Körper in rechte und linke Abschnitte unterteilt.
Seitlage	Position, in der der Körper auf der Seite liegt.
Superior	Über oder am nächsten am Kopf.
Supination	Bewegung, bei der die Handfläche nach oben zur Decke oder in die anatomische und fetale Lage gedreht wird.
Tief	Von der Oberfläche entfernt (Gegenteil zu oberflächlich).
Ventral	Auf den vorderen oder anterioren Anteil bezogen (Gegenteil von dorsal).
Vertikale Ebene	Rechtwinklig zur Sagittalebene, die den Körper in vordere (anterior) und hintere (posterior) Segmente unterteilt. Auch als Frontalebene bekannt.
Zirkumduktion	Bewegung, bei der das distale Ende eines Knochens kreisförmig bewegt wird, während das proximale Ende unbeweglich bleibt.

Bibliographie

Anderson, D.M. (chief lexicographer) 2003. *Dorland's Illustrated Medical Dictionary*, 30th edn. Saunders: Philadelphia.

Bengtsson, A., Henrikkson, K., & Larsson, J. 1986. Reduced High Energy Phosphate Levels in the Painful Muscles Patients With Primary Fibromyalgia. *Arthritis and Rheumatism* **29**:817–821.

Bezerra Rocha, C.A.C., Ganz Sanchez, T, & Tesseroli de Siqueira, J.T. 2008. Myofascial Trigger Point: A Possible Way to Modulating Tinnitus. *Audiol Neurotol* **13**:153–160.

Brostoff, J. 1992. *Complete Guide to Food Allergy*. Bloomsbury: London.

Burke, D., & Gandeva, S.C. 1990. Peripheral Motor System. In: Paxines, G., *The Human Nervous System*, 1–133. Academic Press: San Diego.

Caillet, R. 1991. *Shoulder Pain*. F.A. Davis: Philadelphia.

Chaitow, L. 1996. *The Acupuncture Treatment of Pain*. Inner Traditions: Rochester, VT.

Chaitow, L., & DeLany, J. 2000. *Clinical Applications of Neuromuscular Techniques*. Churchill Livingstone: Edinburgh.

Chaitow, L., & Fritz, S. 2006. *A Massage Therapist's Guide to Understanding, Locating and Treating Myofascial Trigger Points*. Churchill Livingstone: Edinburgh.

Clemente, C.M. (ed.) 1985. *Gray's Anatomy of the Human Body*, 30th edn. Lea & Febiger: Philadelphia.

Davies, C. 2004. *The Trigger Point Therapy Workbook*, 2nd edn. New Harbinger: Oakland, CA.

deJong, R.N. 1967. *The Neurological Examination*, 2nd and 3rd edns. Harper & Row: New York.

Doggweiler-Wiygul, R. 2004. Urologic Myofascial Pain Syndromes. *Curr Pain Headache Rep* **8**:445–451.

Dommerholt, J. 2004. Dry Needling in Orthopaedic Physical Therapy Practice. *Orth Phys Ther Pract* **16**(3): 15–20.

Dommerholt, J., Bron, C., & Franssen, J. 2006. Myofascial Trigger Points: An Evidence-Informed Review. *J Man Manip Ther* **14**(4):203–221.

Dommerholt, J., & Issa, T. 2003. Differential Diagnosis: Myofascial Pain. In: Chaitow, L. (ed.) *Fibromyalgia Syndrome: A Practitioner's Guide to Treatment*, 149–177. Churchill Livingstone: Edinburgh.

Ferguson, L.W., & Gerwin, R. 2004. *Clinical Mastery of Treatment of Myofascial Pain.* Lippincott Williams & Wilkins: Philadelphia.

Ferner, H., & Staubesand, J. 1984. *Sabotta Atlas of Human Anatomy*, Vol. 10. Lippincott Williams & Wilkins: Baltimore, MD.

Fishbain, D.A., Goldberg, M., Meagher, B.R., et al. 1986. Male and Female Chronic Pain Patients Categorized by DSM-III Psychiatric Diagnostic Criteria. *Pain* **26**:181–197.

Foerster. O., & Bumke, O. (eds) 1936. *Handbuch der Neurologie*, Vol. V. Publisher unknown: Breslau.

Friction, J.R., Kroening, R., Haley, D., et al. 1985. Myofascial Pain Syndrome of the Head and Neck: A Review of Clinical Characteristics of 164 Patients. *Oral Surg* **60**:615–623.

Frohlich, D., & Frohlich, R. 1995. Das Piriformiss Syndrom: Eine Haufige Differential Diagnose des Lumboglutaalen Schmerzez (Piriformis Syndrome: A Frequent Item in the Differential Diagnosisof Lumbogluteal Pain). *Manuelle Medizin* **33**:7–10.

Funt, L.A., & Kinnie, B.H. 1984. *Anatomy of a Headache: The Kinnie-Funt System of Referred Pain*. European Orthodontic Products, Inc.: St. Paul, MN.

Garland, W. 1994. Somatic Changes in Hyperventilating Subject. Presentation at the Respiratory Function Congress, Paris.

Gee, D. 1984. Fatal Pneumothorax Due to Acupuncture. *BMJ* **288**(6411):114.

Gerwin, R.D. 1995. A Study of 96 Subjects Examined Both for Fibromyalgia and Myofascial Pain (abstract). *J Musculoskel Pain* **3**(1):121.

Gerwin, R.D., & Dommerholt, J. 2006. Treatment of Myofascial Pain Syndromes. In: Boswell, M.V., & Cole, B.E. (eds), *Weiners Pain Management: A Practical Guide for Clinicians*, 477–492. CRC Press: Boca Raton, FL.

Gerwin, R.D., Dommerholt, J. & Shah, J.P. 2004. An Expansion of Simons' Integrated Hypothesis of Trigger Point Formation. *Curr Pain Headache Rep* **8**:468–475.

Good, M.G. 1950. The Role of Skeletal Muscle in the Pathogenesis of Diseases. *Acta Medica Scand* **138**:285–292.

Grinnel, A.D., Chen Kashani, A., Lin, J., et al. 2003. The Role of Integrins in the Modulation of Neurotransmitter Release from Motor INNERVATION Terminals by Stretch and Hypertonicity. *J Neurocytol* **32**(5–8):489–503.

Gunn, C. 1997. Radiculopathic Pain: Diagnosis and Treatment of Segmental Irritation or Sensitisation. *J Musculoskel Pain* **5**:119–134.

Harris, R., & Piller, N. 2004. Three Case Studies Indicating Effectiveness of MLD on Patients with Primary and Secondary Lymphedema. *J Bodywork Movement Ther* **7**(4):213–222.

Haymaker, W., & Woodhall, B. 1953. *Peripheral INNERVATION Injuries*, 2nd edn. W.B. Saunders Co.: Philadelphia.

Hecker, H.-U., Steveling, A., Peuker, E., et al. 2001. *Color Atlas of Acupuncture*. Thieme: Stuttgart, Germany.

Hodges, P., Heinjnen, I., & Gandevia, S. 2001. Postural Activity of the Diaphragm is Reduced in Humans When Respiratory Demand Increases. *J Physiol* **537**(3):999–1008.

Hong, C.-Z. 1996. Pathophysiology of the Myofascial Trigger Point. *J Formosan Med Assoc* **95**(2):93–104.

Hong, C.-Z., Chen, Y.-N., Twehous, D., & Hong, D. 1996. Pressure Threshold for Referred Pain by Compression on the Trigger Point and Adjacent Areas. *J Musculoskel Pain* **4**:61–79.

Hubberd, D.R. 1996. Chronic and Recurrent Muscle Pain: Pathophysiology and Treatment and Review of Pharmacologic Studies. *J Musculoskel Pain* **4**:123–143.

Hunt, V. 1997. *Infinite Mind: Science of the Human Vibrations of Consciousness*. Malibu Publishing: Malibu, CA.

Huxley, A.F., & Niedergerke, R. 1954. Structural Changes in Muscle During ContrFUNKTION: Interference Microscopy of Living Muscle Fibres. *Nature* **173**:971–973.

Janda, V. 1996. Evaluation of Muscular Imbalance. In: Leibenson, C. (ed.), *Rehabilitation of the Spine*. Lippincott Williams & Wilkins: Baltimore, MD.

Janda, V. 2002. Muscles and Cervicogenic Pain Syndromes. In: Grant, R. (ed.), *Physical Therapy of the Cervical and Thoracic Spine*. Churchill Livingstone: Edinburgh.

Janda, V. 2005. Muscle Weakness and Inhibition in Back Pain Syndromes. In: Boyling, J.D., & Jull, G.A., *Grieve's Modern Manual Therapy: The Vertebral Column*, 3rd edn, 197–201. Churchill Livingstone, Edinburgh.

Jarmey, C. 2008. *The Concise Book of Muscles, 2nd edn*. Lotus Publishing / North Atlantic Books: Chichester, UK / Berkeley, CA.

Jarmey, C. 2004. *The Atlas of Musculoskeletal Anatomy*. Lotus Publishing / North Atlantic Books: Chichester, UK / Berkeley, CA.

Jarmey, C. 2006. *The Concise Book of the Moving Body*. Lotus Publishing / North Atlantic Books: Chichester, UK / Berkeley, CA.

Juhan, D. 1987. *Job's Body*. Station Hill Press: Barrytown, NY.

Kawakita, K., Itoh, K., & Okada, K. 2002. The Polymodal Receptor Hypothesis of Acupuncture and Moxibustion, and Its Rational Explanation of Acupuncture Points. *International Congress Series: Acupuncture – Is There a Physiological Basis?* **1238**:63–68.

Kendall, F.P., & McCreary, E.K. 1983. *Muscles, Testing & Function*, 3rd edn. Lippincott Williams & Wilkins: Baltimore, MD.

Knopf, K. 2011. *Foam Roller Workbook*. Ulysses Press: Berkeley.

Knott, M., & Voss, D. 1968. *Proprioceptive Neuromuscular Facilitation: Patterns and Techniques*, 2nd edn. Harper & Row: New York.

Kraft, G.H., Johnson, E.W., & LeBan, M.M. 1968. The Fibrositis Syndrome. *Arch Phys Med Rehabil* **49**:155–162.

Kraus, H. 1941. The Use of Surface Anaesthesia in the Treatment of Painful Motion. *JAMA* **16**:2582–2583.

Kuchera, W., & Kuchera, L. 1994. *Osteopathic Principles in Practice*. Greyden Press: Dayton, OH.

Lewis, C., Khan, A., Souvlis, T., & Sterling, M. 2010. A Randomised Controlled Study Examining the Short-Term Effects of Strain-Counterstrain Treatment on Quantitative Sensory Measures at Digitally Tender Points in the Low Back. *Manual Therapy* **15**(6):536–541.

Lewis, C., Souvlis, T., & Sterling, M. 2011. Strain-Counterstrain Therapy Combined with Exercise Is Not More Effective Than Exercise Alone on Pain and Disability in People with Acute Low Back Pain: A Randomised Trial. *J Physiother* **57**(2):91–98.

Lewit, K. 1981. Muskelfazilitations- und inhibitions- techniken in der Manuuellen Medizin. Teil II. Post isometrische Musklerelaxation. *Manuelle Med* **19**:12–22.

Lewit, K. 1999. *Manipulative Therapy in Rehabilitation of the Locomotor System*. 3rd edn. Butterworth Heineman: London.

Lowe, J., & Honeyman-Lowe, G. 1998. Facilitating the Decrease in Fibromyalgic Pain During Metabolic Rehabilitation. *J Bodywork Movement Ther* **2**(4):208–217.

Mark, A.L., Victor, R.G., Nerhed, C., & Wallin, B.G. 1985. Microneurographic Studies of the Mechanisms of Sympathetic INNERVATION Responses to Static Exercise in Humans. *Circ Res* **57**:461–469.

McGill, S., Sherratt, M., & Seguin, J. 1995. Loads on Spinal Tissues During Simultaneous Lifting and Ventilatory Challenge. *Ergonomics* **38**(9):1772–1792.

Melzack, R. 2001. Pain and the Neuromatrix in the Brain. *J Dent Educ* **65**(12):1378–1382.

Melzack, R., Stillwell, D.M., & Fox, E.J. 1977. Trigger Points and Acupuncture Points for Pain: Correlations and Implications. *Pain* **3**(1):3–23.

Meyers, R.A. 1999. Anatomy and Histochemistry of Spread-Wing Posture in Birds. *J Morphol* **233**(1):67–76.

Mills, S. 2005. Exeter University, Lecture Series, Complementary Health Studies.

Mitchell, J.H., & Schmidt, R.F. 1983. Cardiovascular Reflex Control by Afferent Fibers from Skeletal Muscle Receptors. In: Shepherd, J.T., et al. (eds), *Handbook of Physiology*, Sect. 2, Vol. III, Part 2, 623–658. American Physiological Society: Bethesda, MA.

Myers, T. 2013. *Anatomy Trains: Myofascial Meridians for Manual and Movement Therapists, 3rd edn*. Elsevier Science: Edinburgh.

Myklebust, B.M., Gottlieb, G.L., Penn, R.D., & Agarwal, G.C. 2004. Reciprocal Excitation of Antagonistic Muscles as a Differentiating Feature in Spasticity. *Annals Neurol* **12**(4):367–374.

Nakamura, H., Konishiike, J., Sugamura, A. & Takeno, Y. 1986. Epidemiology of Spontaneous Pneumothorax in Women. *Chest J* **89**(3):378–382.

Norris, C. 1998. *Sports Injuries: Diagnosis and Management*, 2nd edn. Butterworth: London.

Oschman, J. 1981. The Connective Tissue and Myofacial Systems. Privately published manuscript.

Oschman, J. 1989–90. How Does the Body Maintain Its Shape? A series of three articles that appeared in *Rolf Lines*, the news magazine for Rolf Institute members, Boulder, CO, ending with **18**(1):24–25.

Oschman, J. 1994. Sensing Solutions in Soft Tissues. *Guild News* (Guild for Structural Integration, Boulder, CO) **3**(2):22–25.

Oschman, J.L. 2003. *Energy Medicine in Therapeutics and Human Performance*. Butterworth Heinemann: Edinburgh.

Penfield, W.G., & Jasper, H.H. 1954. *Epilepsy and the Functional Anatomy of the Human Brain.* Little Brown: Boston, MA.

Plotnikoff, G.A., & Quigley, J.M. 2003. Prevalence of Severe Hypovitaminosis D in Patients with Persistent, Nonspecific Musculoskeletal Pain. *Mayo Clinic Proc* **78**(12):1463–70.

Qerama, E., Kasch, H., & Fuglsang-Frederiksen, A. 2008. Occurrence of Myofascial Pain in Patients with Possible Carpal Tunnel Syndrome: A Single Blinded Study. *Eur J Pain* **13**(6):588–591.

Quintner, J., & Cohen, M. 1994. Referred Pain of Peripheral INNERVATION URSPRUNG: An Alternative to the Myofascial Pain Construct. *Clinical J Pain* **10**:243–251.

Ramachandran, V.S., & Blakeslee, S. 1999. *Phantoms in the Brain: Probing the Mysteries of the Human Mind.* Harper Perennial: New York.

Reitinger, A., Radner, H., Tilscher, H., et al. 1996. Morphologische Untersuchung an Triggerpunkten. *Manuelle Medizin* **34**:256–262.

Romanes, G.J. (ed.) 1972. *Cunningham's Textbook of Anatomy*, 11th edn. Oxford University Press: London.

Schaible, H. 2006. Peripheral and Central Mechanisms of Pain Generation. *Handbook Exp Pharmacol* **177**:3–28.

Schleip, R. 2003. Fascial Plasticity: A New Neurobiological Explanation. *J Bodywork Movement Ther* **7**(1):11–19 and **7**(2):104–116.

Schultz, R., & Feitis, R. 1996. *The Endless Web – Fascial Anatomy & Physical Reality*. North Atlantic Books: Berkeley, CA.

Shah, J., Phillips, T., Danoff, J., & Gerber, L. 2003. A Novel Microanalytical Technique for Assaying Soft Tissue Demonstrates Significant Quantitative Biochemical Differences in Three Clinically Distinct Groups: Normal, Latent and Active. *Archives Phys Med* **84**:9.

Shah, J.P., Phillips, T.M., Danoff, J.V., & Gerber, L.H. 2005. An In Vivo Microanalytical Technique for Measuring the Local Biochemical Milieu of Human Skeletal Muscle. *J Appl Physiol* **99**(5):1977–1984.

Shankland, W. 1996. *TMJ – Its Many Faces: Diagnosis of TMJ and Related Disorders*, 2nd edn. A N a D E M Inc.

Sharkey, J. 2008. *The Concise Book of Neuromuscular Therapy: A Trigger Point Manual*. Lotus Publishing / North Atlantic Books: Chichester, UK / Berkeley, CA.

Simons, D. 1988. Myofascial Pain Syndromes: Where Are We, Where Are We Going? *Arch Phys Med Rehabil* **69**: 207–212.

Simons, D. 1990. Muscular Pain Syndromes. *Adv Pain Res Ther* **17**:1–41.

Simons, D.G., Hong, C.-Z., & Simons, L.S. 2002. Endplate Potentials Are Common to Mid-fiber Myofascial Trigger Points, *Am J Phys Med Rehabil* **81**:212–222.

Simons, D.G., Travell, J.G., & Simons, L.S. 1998. *Travell and Simons' Myofascial Pain and Dysfunction: The Trigger Point Manual*, Vol. 1, 2nd ed. Lippincott Williams & Wilkins: Baltimore, MD.

Skelly, M., & Helm. A.: 1999. *Alternative Treatments for Fibromyalgia & Chronic Fatigue Syndrome*. Hunter House: Alameda, CA.

Skootsky, S.A., Jaeger. B., & Oye, R.K. 1989. Prevalence of Myofascial Pain in General Internal Medicine Practice. *West J. Med.* **151**(2):157–160.

Spaleholz, W. (date unknown). *Hand Atlas of Human Anatomy*, Vols. II and III, 6th edn. J.B. Lippincott: London.

Starlanyl, D.J., & Copeland, M.E. 2001. *Fibromyalgia and Chronic Myofascial Pain: A Survival Manual*, 2nd edn. New Harbinger Publications: Oakland, CA.

Starlanyl, D., & Sharkey, J. 2013. *Healing through Trigger Point Therapy: A Guide to Fibromyalgia, Myofascial Pain and Dysfunction.* Lotus Publishing / North Atlantic Books: Chichester, UK / Berkeley, CA.

Teachey, W.S. 2004. Otolaryngic Myofascial Pain Syndromes. *Curr Pain Headache Rep* **8**(6):457–462.

Thelen, M.D., Dauber, J.A., & Stoneman, P.D. 2008. The Clinical Efficacy of Kinesio Tape for Shoulder Pain: A Randomized, Double-Blinded, Clinical Trial. *J Orthopaed Sports Phys Ther* **38**(7):389–396.

Travell, J.G., & Simons, D.G. 1992. *Myofascial Pain and Dysfunction: The Trigger Point Manual*, Vol. 2. Lippincott Williams & Wilkins: Baltimore, MD.

Waldrop, M.M. 1992. *Complexity: The Emerging Science at the Edge of Order and Chaos*. Simon & Schuster: Englewood Cliffs, NJ.

Wang, F., & Audette, J. 2000. Electrophysiological Characteristics of the Local Twitch Response with Active Myofascial Pain of Neck Compared with a Control Group with Latent Trigger Points. *Am J Phys Med Rehabil* **79**:203.

Weis, J.T., Niel-Asher, S., Latham, M., et al. 2003. A Pilot Randomised Placebo Controlled Trial of Physiotherapy and Osteopathic Treatment for Frozen Shoulder. *British J Rheumatol* **42**(Suppl. 1):146.

Wilmore, J.H., & Costill, D.L. 1994. *Physiology of Sport and Exercise*. Human Kinetics: Champaign, IL.

Zinc, J. 1981. The Posterior Axillary Folds – A Gateway for Osteopathic Treatment of the Upper Extremities. *Osteopathic Annals* **9**(3):81–88.

Zohn, D., & Mennell, J.M. 1987. *Musculoskeletal Pain: Diagnosis and Physical Treatment*, 2nd edn. Lippincott Williams & Wilkins: Baltimore, MD.

Register

F

G

H

I

J

K

L

M

N

O

Osteopathisch-manuelle Therapie (OMT), 36

P

R

S

T

U

V

W

Z

Ebenfalls lieferbar:

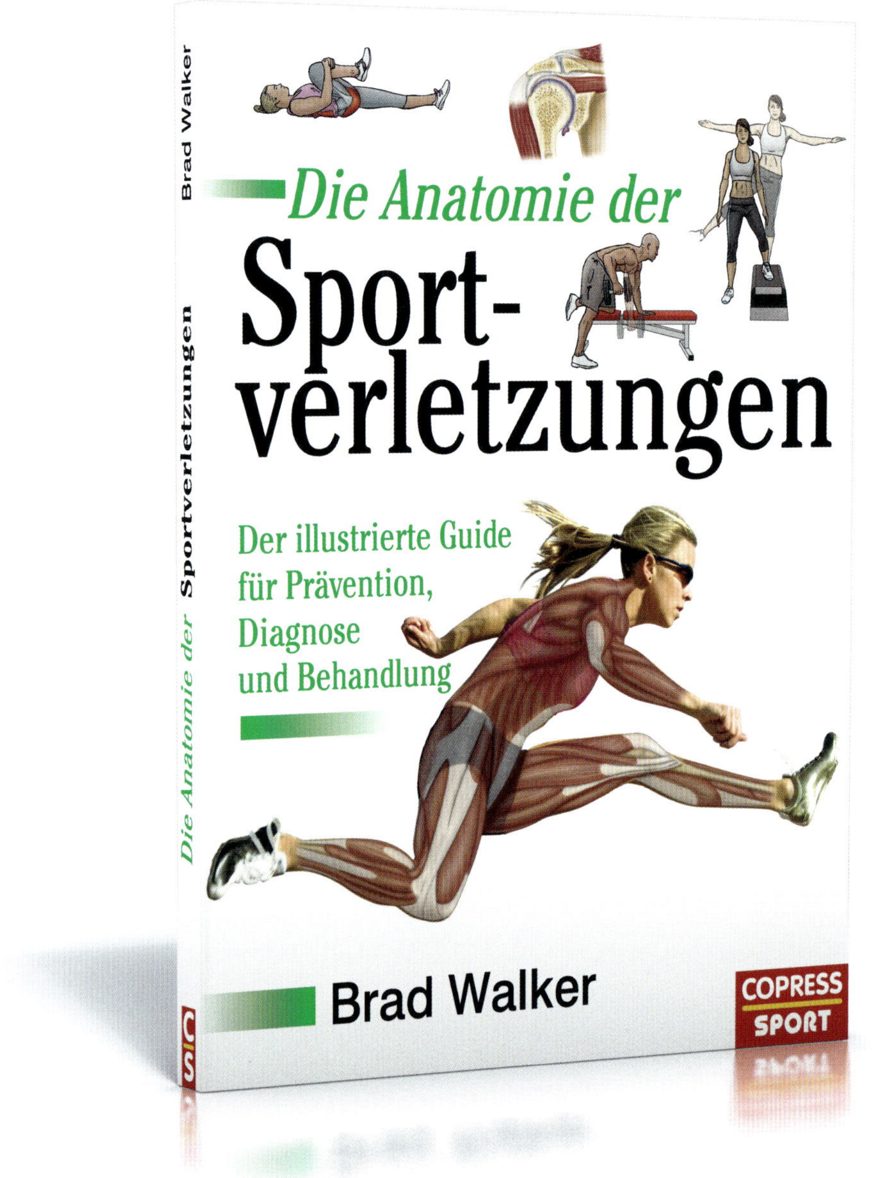

Jo Ann Staugaard-Jones

Die Anatomie der Sportverletzungen

Der illustrierte Guide für Prävention, Diagnose und Behandlung

ISBN 978-3-7679-1233-5

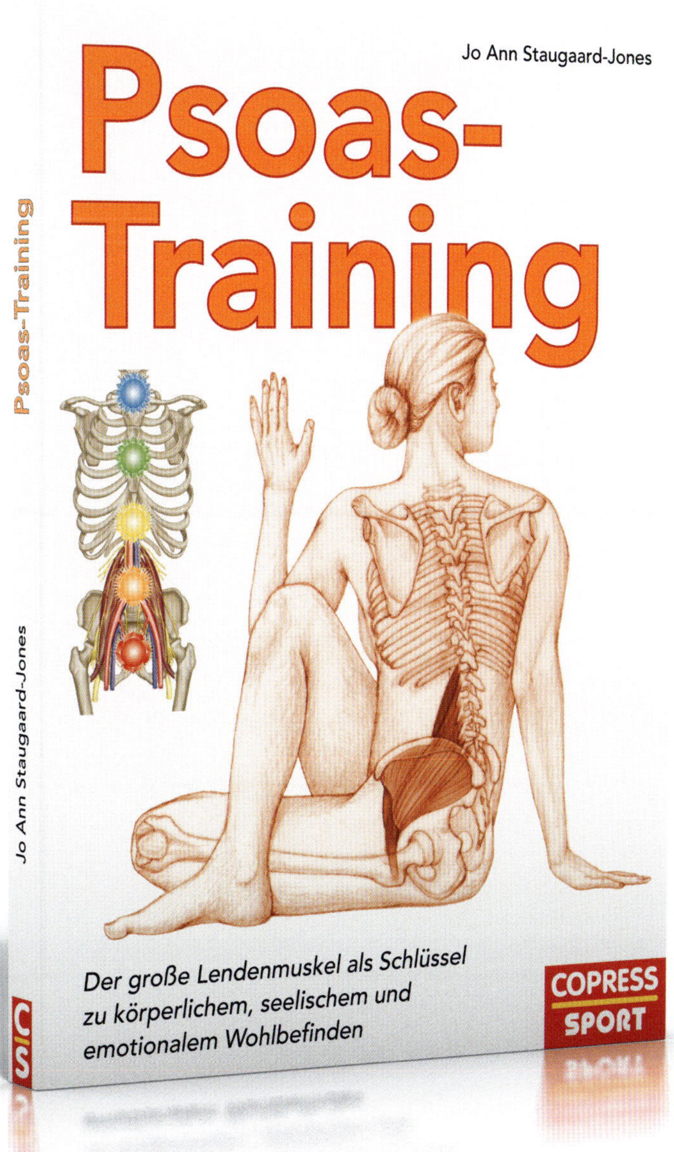

Jo Ann Staugaard-Jones

Psoas-Training

Der große Lendenmuskel als Schlüssel zu körperlichem, seelischem und emotionalem Wohlbefinden

ISBN 978-3-7679-1180-2